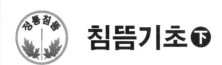

침뜸기초 下

개정판
경락경혈학

정통침뜸교육원 교재위원회 엮음

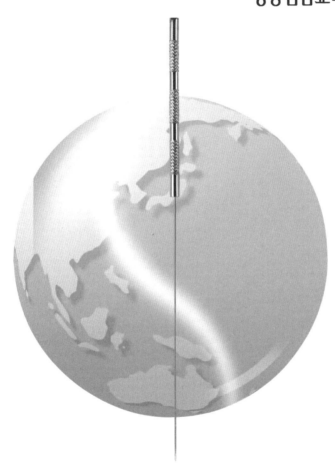

정통침뜸연구소

■ 개정판 머리말

경락(經絡)은 체내 기혈의 운행 통로이며, 경혈은 경맥(經脈)과 낙맥(絡脈)이 관통하는 부위이다. 경락과 경혈은 장부와 관계가 깊고, 조직이나 기관과 연계되어 있어 질병이 생기면 해당 경혈 부위에 이상 반응이 나타나기도 한다.

특히 경혈은 인체 내부의 병변을 반영하기도 하지만 반대로 외부 자극에 의하여서도 생리적, 병리적 반응을 하게 되므로 경혈을 통해 경락 기혈을 조절하여 정기(正氣)를 돕고 사기(邪氣)를 없애 질병을 예방하고 치료한다.

이처럼 인체의 근간을 이루는 경락경혈을 책으로 만든 지 벌써 13년이 되었고, 16쇄까지 발행할 정도로 독자의 사랑을 받아 왔다. 경락과 경혈이 바뀌는 것은 아니지만, 세월의 흐름에 따라 다양한 욕구가 있어 이번에 대대적인 개정을 단행하고 새롭게 독자의 곁으로 다가가고자 한다.

이번 개정판의 5대 특징은 다음과 같다.

첫째 각 경혈의 효능을 간략하게 추가하였다.

둘째 혈명(穴名)의 유래를 재정비하였다.

셋째 혈성(穴性)을 새롭게 삽입하였다.

넷째 혈위(穴位) 및 취혈(取穴)의 용어를 침뜸의학 용어로 통일시키는 데 주력하였다.

다섯째 서로 다른 경락의 경혈이 같은 선상에 위치한 혈들은 각 혈마다 나열하였다[예 : 신궐(神闕)·황유(肓兪)·천추(天樞)·대횡(大橫)은 횡렬선(橫列線)에 위치한다].

이런 특징을 참고해서 개정판 『경락경혈학』을 공부하면 더욱 좋은 효과가 있을 것으로 생각한다.

침뜸을 공부하는 모든 독자가 이번 개정판 『경락경혈학』 발간으로 환자 없는 세상을 위한 행보에 가일층 탄력이 붙기를 소망해 본다.

2015년 3월
정통침뜸교육원 교재위원회

■ 책을 펴내며

무릇 생명은 스스로 건강하게 살고자 한다. 천지간에 우뚝 각자의 생존체계를 갖추고, 세상 만물과 더불어 살아가는 것이다. 의술은 이 모든 생명의 건강을 회복시키기 위한 방편에서 나왔다. 따라서 의술은 어느 누구도 사사로이 소유해서는 안 되는 자연(自然)의 도술(道術)인 것이다. 이를 일러 인술(仁術)이라 한다. 하지만 우리의 의술이 상술의 하나로 전락해 버렸다는 것은 부인할 수 없는 현실이다.

최근 반세기 정도의 짧은 기간 동안 우리는 농경사회－산업사회－정보사회라는 세 시대를 한꺼번에 겪고 있다. 이에 따른 사회환경과 자연환경의 큰 변화를 마주한 우리 모두에게는 심신의 건강을 지키는 일이 더없이 중요하게 대두되고 있다. 질병은 늘어나고 있는 가운데서 의술은 상술로 되어 병 고치는 일보다도 돈 버는 일에 더 치중하는 양상을 띠고 있다. 그리하여 자연의 도(道)를 거스르고 생명의 조화를 깨뜨리는 쪽으로 치닫고 있다. 수천 만 년 동안 민초들의 병고를 고치며 발전시켜온 민간의술도 돈벌이에 미치는 영향에 따라 왜곡되어 왔고, 일부 집단의 이익추구 수단으로 전락해버린 현실이다. 지금 이 땅에는 인술회복운동이 절실하다.

이런 시기에 『경락경혈학』을 편찬해내는 뜻은 각별할 수밖에 없다. 이 책은 탁월한 우리의 전통 민간의술인 침과 뜸을 살려 국민들에게 되돌려주고, 나아가 전세계 인류가 침뜸으로 건강하게 살 수 있도록 노력하는 분들을 위하여 만들었다. 이 책으로 공부한 사람들은 침과 뜸을 연구·보급하며, 문화유산을 전승하는 지킴이가 되고, 홍익인간의 정신을 오늘에 되새기며 인술을 베풀고, 침뜸의 계승발전을 위한 제도를 마련하고, 마침내 건강한 삶, 온전한 세상을 만들어나가는 데 기여해주길 바란다.

2002년 6월
정통침뜸교육원 교재위원회
위원장 김남수

일러두기

1. 그림이나 도표를 제외하고 주요한 단어는 한자를 병기하되 의미 전달에 문제가 없는 경우에는 한글로만 표기하였다.

2. 발음상 혼선이 있는 한자어는 두음법칙에 따라 표기하고 한자를 병기하였다.
   예) 낙혈(絡穴) …에 낙(絡)한다. 이증(裏症) 등

3. 제2편 제2장 「경혈각론」에서는 십이정경(十二正經)에 앞서 기경(奇經)의 임맥(任脈)과 독맥(督脈)을 먼저 다루었는데 이는 몸통 부위와 머리의 취혈(取穴)에 있어서 기준이 되기 때문이다.

4. 「경혈각론」의 그림은 학습에 무리가 없도록 최대한 간결하고 쉽게 표현하려고 노력하였다. 반면 가능한 한 주위의 주요 경혈과 바로 앞쪽에서 다룬 내용을 괄호로 묶어 표시하여 경혈 간의 연계성에 대한 학습과 복습효과를 가질 수 있도록 하였다.

5. 서로 다른 경락의 경혈이 같은 선상에 위치한 혈들은 각 혈마다 나열하였다.
   (예 : 신궐(神闕) · 황유(肓兪) · 천추(天) · 대횡(大橫)은 횡렬선(橫列線)에 위치한다.)

6. 경외기혈(經外奇穴)에 둔압(臀壓)혈을 추가하였다.

취혈 관련 참고용어

1. 단(端) : 끝
   예) 상단(上端), 위쪽 끝

2. 연(緣) : 가장자리
   예) 전연(前緣), 앞 가장자리, 앞쪽 모서리

3. 함중(陷中) : 오목한 곳의 중심

4. 적백육제(赤白肉際) : 손등과 손바닥, 또는 발등과 발바닥의 경계

5. 조면(粗面) : 융기부, 튀어나온 곳
   예) 주상골조면(舟狀骨粗面) - 주상골 내측의 튀어나온 부분

6. 요측(橈側), 척측(尺側) : 팔에서 요골(橈骨) 쪽 혹은 엄지 쪽은 요측, 척골(尺骨) 쪽 혹은 새끼손가락 쪽은 척측(※팔이 회전되어도 요측, 척측은 고정되어 있음)

7. 안쪽[內側=內方], 바깥쪽[外側=外方] : 몸의 가운데[정중선] 쪽은 안쪽, 반대쪽은 바깥쪽(※팔의 경우 손바닥을 앞으로 한 것을 기준으로 내 · 외측을 구분함)

■ 차 례

제1편 경락학

제2편 경혈학

부　록

제 1 편

경락학

경락의 이해

경락은 경맥과 낙맥을 합친 말이며 기혈이 운행하는 길이다.
이 중 경맥은 통로라는 뜻으로 세로로 뻗은 간선이고, 대부분 인체의 깊은 부위를 순행한다.
낙맥은 망락(網絡)이라는 뜻으로 경맥에서 갈라져 나와 전신을 그물처럼 얽은 지선을 말한다.
경맥과 낙맥은 서로 연결되고 온몸에 퍼져 교섭하며 일정한 운행 규율이 있다.
이처럼 인체의 오장육부 및 모든 조직기관은 경락으로 긴밀하게 연결되어
하나의 유기적인 정체를 이루어 생명활동을 유지한다.

구당(灸堂) 김남수(金南洙) 선생은 경락경혈(經絡經穴)을 전깃줄과 스위치로 판단한다.
사람의 몸속에는 경락이라는 전깃줄과 같은 쇠줄이 있고,
쇠줄에는 쇳가루가 가득하며, 이 쇳가루를 만들어 내는 것이 뜸이라는 것이다.
어느 곳에 전기가 필요하면 스위치 역할을 하는 경혈에 머리카락 같은 가는 쇠로 만든
침을 이용해 기(氣)를 통하게 한다. 우리 몸속에서 전기가 통할 수 있는 것은 쇠줄이다.
경락은 쇠줄이고 경혈은 스위치인 것이다.

뜸은 피를 만들어 내는 것이고, 그 피인 적혈구는 쇳가루이다.
또한, 약 12만km에 달하는 인체의 혈관 속에는 쇳가루로 가득 차 있는
쇠줄이 있으며 경락과 같은 이치이나 말만 다를 뿐이다.
기가 통하는 줄인 것은 동일(同一)한 것이다.

1 경락계통의 구성

경락계통(經絡系統)이라 함은 인체에서 위아래로 종행(縱行)하는 경맥(經脈)과 그 경맥들을 횡(橫)으로 이으며 전신에 퍼져 있는 낙맥(絡脈)을 합친 말이다.

경맥(經脈)에는 장부(臟腑)와 연계되어 기혈운행(氣血運行)의 주요 간선(幹線)이 되는 십이 경맥(十二經脈)과 경맥에서 별도로 분출하여 다시 본경(本經)이나 표리관계(表裏關係)에 있는 경맥으로 합치는 십이경별(十二經別), 장부로 가지 않고 체표에 분포된 십이경근(十二經筋), 피부상의 경락 분포를 나타내는 십이피부(十二皮部), 그리고 십이정경(十二正經) 외 별도 경맥으로 전신을 종횡으로 연결하는 기경팔맥(奇經八脈)이 있다.

낙맥(絡脈)은 경맥에서 갈라져 나온 가지를 말하며 경맥보다는 가늘고 얕은 곳에 그물망처럼 분포되어 있다. 십이경맥과 임맥(任脈), 독맥(督脈)에는 각각 하나의 낙맥이 있고 비(脾)의 대락(大絡)을 합하여 십오낙맥(十五絡脈)이라 부른다. 낙맥은 십오낙맥을 주체로 하여 손락(孫絡)으로, 손락은 다시 경락의 말단가지로 갈라져 더욱 얕은 부위를 흐르는데 살갗에 분포된다는 의미에서 이를 부락(浮絡)이라 한다. 낙맥은 손락, 부락 등을 포괄하면서 표리, 음양(陰陽)의 관계가 되는 경맥 사이를 이어 온몸 구석구석까지 기운이 가게 함으로써 인체를 영양하고 피부를 윤택하게 하며 땀과 체온조절, 외사(外邪)에 대한 방어작용을 하게 하는 등 경맥이 소통하고 기혈이 운행하는 통로가 된다.

이들 경맥과 일부 낙맥은 장부와 연결되어 내속(內屬)관계를 이루고 있으며 십이경근과 십이피부는 장부에 들어가지 않고 근육이나 체표상에만 분포되므로 외연(外連)관계를 형성하고 있다.

〈표 1-1-1〉 경락계통의 구성

구분		장부(臟腑)	
안 (內)	경맥 (經脈)	십이경맥(十二經脈)	기혈운행의 주요간선. 장부와 연계
		십이경별(十二經別)	경맥에서 분리된 후 다시 경맥으로 합함
		기경팔맥(奇經八脈)	십이경맥을 종횡으로 연결
	낙맥 (絡脈)	십오낙맥(十五絡脈)	낙맥 중 크고 주된 줄기
		손락(孫絡)	낙맥보다 가늘게 분포하는 분지
		부락(浮絡)	체표에 드러나는 가장 가는 낙맥
밖(外)		십이경근(十二經筋)	십이경맥 순행 부위에 분포된 근육계통의 총칭
		십이피부(十二皮部)	십이경맥과 그 낙맥이 분포하는 피부 부위

2 경락의 기능

경락(經絡)은 체내 기혈(氣血)의 운행 통로로써 안으로는 오장육부(五臟六腑), 밖으로는 사지백해(四肢百骸)를 골고루 영양하며 생명활동을 유지시켜주는 독특한 계통으로 영혈(營血)[1], 위기(衛氣)[2]가 전신을 순환하는 반응 노선이며 체내 장부 및 조직을 자양(滋養)한다.

1) 생리상 운수(運輸)작용

내외(內外)를 소통(疏通)하고 사지(四肢)와 몸체를 연결한다.

인체 장부의 생리기능은 서로 다르지만 유기적(有機的)이고 총체적인 활동으로써 조화와 통일을 유지한다. 이러한 상호간의 연결·소통은 경락계통의 연락작용을 통해 실현되는 것이다. 십이경맥과 그 분지는 종횡으로 교차되며 내외·상하로 장부와 연락하거나 소속된다. 기경팔맥(奇經八脈)은 십이경맥(十二經脈)과 통하고 십이경근(十二經筋), 십이피부(十二皮部)는 근(筋), 맥(脈), 피(皮), 육(肉)과 연결되므로 인체의 조직기관이 유기적으로 연계되어 통일체를 구성한다.

기혈(氣血)을 운행시키고 신체를 자양(滋養)한다.

경락계통(經絡系統)은 온몸에 분포되어 안으로는 장부(臟腑)에, 밖으로는 지절(肢節)에까지 이르지 않는 곳이 없다. 기혈은 경락을 통하여 온몸으로 운행되고 음양(陰陽)을 조화하며 근골(筋骨)을 영양(營養)·습윤(濕潤)하고 관절을 윤활하게 한다. 십이경맥과 그 분지는 서로 엇갈리면서 표리(表裏)를 연결하고 상하를 통하게 하며 장부(臟腑)를 잇고 기경팔맥(奇經八脈)을 연계시키며 십이경별(十二經別), 십이경근(十二經筋), 십이피부(十二皮部)를 개통시킨다.

---

[1] 영(營)은 혈(血) 중의 기(氣)이므로 영혈이라 부르며 일반적으로 혈을 가리킨다. 영혈은 혈맥 안으로 순환하면서 인체를 습윤(濕潤)시켜주는 기능을 한다.

[2] 살갗과 주리(腠理) 등 겉면에 분포된 양기(陽氣). 수곡(水穀)의 정미로운 곡기(穀氣)에서 생기고 혈맥 밖으로 순환하면서 분육(分肉)을 덥혀주고 살갗을 든든하게 하며 주리를 영양하고 땀구멍을 여닫는 기능으로 외부 환경에 잘 적응하게 하면서 외사(外邪)의 침입을 방어한다.

외사(外邪)를 물리치고 신체를 보위(保衛)한다.

경락계통의 기혈운행은 온몸에 도달하여 영양을 공급하는 것 외에도 경맥 주위에 충만 되어 외사의 침습을 막는 위기(衛氣)의 작용으로 병사(病邪)를 방어하는 능력을 강화시킨다. 만일 위기가 튼튼하면 외사는 쉽게 침입할 수 없으나 정기(精氣)가 든든하지 못하고 주리(腠理)가 허술하면 외사는 허한 틈을 타서 침입하여 질병을 발생시킨다.

2) 병리상 반응(反應)작용

병사(病邪)가 침입(侵入)하는 곳이다.

외사(外邪)가 장부를 침입하는 것은 필수적으로 경락을 통하여 전도된다. 정기(精氣)가 부족할 때는 쉽게 외사의 침습을 받게 된다. 발병 후 병사는 경락을 따라 겉에서 속으로, 얕은 곳에서 깊은 곳으로 전도 변화하며, 경맥병(經脈病)에서 내장병(內臟病)으로, 표증(表證)에서 이증(裏證)으로 발전되고, 반대로 장부병도 경락에 영향을 끼친다.

병후(病候)를 반영한다.

경락은 질병이 발생한 후 장부(臟腑)와 장부, 장부와 체표(體表)의 조직기관 사이에 서로 영향을 미치고 반영하는 중요한 경로이다. 내장 질환이 있을 때는 주로 경락의 순행노선(循行路線)상에 동통(疼痛), 압통(壓通), 과민(過敏) 혹은 한온(寒溫) 등 특징적인 증상이 나타나고, 소속 경락이 통과하는 원혈(原穴) 부위, 오관(五官), 사지(四肢), 근골(筋骨), 피육(皮肉), 혈(穴) 등에도 병태(病態)가 출현하게 된다.

3) 치료상 전도(傳導)작용

기혈(氣血)과 음양(陰陽) 실조(失調)로 질병이 발생되었을 때, 침뜸 시술을 통해 나타나는 감응(感應)이 경락전도(經絡傳導)를 통해 상응하는 부위에 도달되면, 허(虛)는 보(補)해 주고 실(實)은 사(瀉)함으로써 기혈과 음양이 조절되어 질병이 퇴치된다.

3 경락개념의 기원과 발전

경락학설은 침뜸의학 기초이론의 주요한 구성부분이다. 경락계통은 침뜸의학의 생리 · 병리 · 진단 · 치료 등에 모두 밀접한 관계를 갖는다. 실제로 침뜸 임상에서 침을 놓고 뜸을 뜨는 이론은 모두 이러한 경락학설에 근간을 두고 있다. 경락학설의 형성은 경험론적 관점에서 보는 경우가 대부분으로 인류의 장기간에 걸친 임상 경험 중에 형성되고 발전된 것이다.

경락의 유래는 크게 두 가지 설이 있다. 하나는 점에서 선으로 발전한 설로, 반응점(反應點)과 순경감전(循經感傳)3)을 통한 임상경험의 축적과 해부학적 지식에 의한 발전이다.

다른 하나는 선에서 점으로 발전한 설로 인체의 경락노선을 인식한 후에 임상과 경험을 통하여 체표 반응점들을 분류 · 귀납하여 발전되었다4)는 것이다.

1) 경험에 의한 경락개념의 태동

본능 행동은 전체적 반응으로 환경의 변화, 사물의 특성에 따라 발생한다. 가르쳐주지 않아도 아이가 어머니의 젖을 빨고 병아리가 스스로 달걀 껍질을 깨뜨리고 부화하듯 아픈 곳이 있으면 인간은 본능적으로 그 부위를 누르거나 문질러 통증을 경감시키고 제거한다. 아픈 곳을 침으로 찌르거나 뜸으로 뜨는 침뜸의학은 이렇게 본능적으로 자연 발생한 원시의학이다.

---

3) 경락 노선을 따라 나타나는 일종의 전도(傳導) 감각으로 경락현상(經絡現象), 경락민감현상(經絡敏感現象), 침구감응현상(鍼灸感應現象)이라고도 한다. 이러한 현상은 인체에 어떤 문제가 있을 때 자침(刺鍼) · 뜸 · 통전(通電) · 안마(按摩) 등으로 경혈을 자극하거나 기공을 수련하는 과정에서 발생한다. 순경감전(循經感傳)의 성질은 자극의 원인과 각 개인의 체질에 따라 다르다. 자침은 대개 산(酸) · 창(脹) · 중(重) · 마감(麻感)이 있고 뜸은 열기감(熱氣感)이 있으며 통전은 전마감(電麻感)이 있고 안마는 창(脹) · 마감(麻感) 등이 있는데 일반적으로 대상(帶狀) · 선상(線狀) · 방사상(放射狀)으로 퍼지면서 감전노선과 경락분포가 부합된다. 어떤 경우는 표리 사이의 경맥에, 어떤 경우는 수족(手足) 동명(同名) 경맥 사이에 상호 전도(傳導) 현상이 나타기도 한다.

4) 『음양십일맥구경(陰陽十一脈灸經)』, 『족비십일맥구경(足臂十一脈灸經)』

고대 원시생활 중 발생한 통증에 우연히 불로 지지거나 따뜻한 온기(溫氣)를 쬐어 병통(病痛)을 해소하게 되는 경험이 축적되면서 뜸 치료가 시작되었을 것이다. 사냥 중에 우연히 예리한 돌이나 가시덤불에 피부를 긁히거나 찔렸는데 오히려 원래의 병통이 경감되거나 사라지는 것이 계기가 되어 침 치료가 시작되었을 것이다.

이러한 초기의 간단한 의료경험이 장기간 반복됨으로써 인체의 특정지점이 국부 동통을 경감시키거나 제거한다는 것을 알게 되었다. 이것이 경혈로 발전하게 되고 경락계통의 성립으로 이어지게 되었다. 고대 문헌에 보면, 피부를 불로 지지는 방법을 뜸 구(灸), 태울 설(焫)을 써서 구설(灸焫)이라고 하였다.[5]

병을 치료하는 예리한 돌조각이나 돌침을 일컬어 폄석(砭石)이라 하였다. 그 당시에는 오늘날처럼 가는 침이 없었고 넓적한 돌을 예리하게 연마하여 만든 수술용 칼에 해당하는 의료기기인 폄석으로 침을 대신했다.

인류 사회 진보와 의료 발전에 따라 돌로 만들어진 폄석은 동물의 뼈를 이용한 골침(骨鍼), 도자기를 이용한 도침(陶鍼)으로 대체되었고 철기시대를 거치면서 금속침구(金屬鍼具)로 발전하게 되었다. 동시에 구설(灸焫)은 쑥뜸으로 대체되었다. 이것은 이기(利器)의 발전에 따라 자연스럽게 이루어진 의료 발전이다.

춘추전국시대에 이르러 사회생산력은 이전과 비교하여 크게 향상된다. 각종 학술사상(學術思想)도 크게 진보하였으며 각종 학파(學派)도 형성되었다. 이와 동시에 의료 활동을 전문적으로 시행하고 발전시킬 의가(醫家) 집단이 출현하게 되고 이로써 의료 기구와 의학은 임상경험과 함께 이론도 체계를 갖추어 발전하고 진보하였다. 침뜸시술 경험의 축적을 통하여 치료하는 체표상(體表上) 일정 부위의 발견이 늘어나면서 침뜸을 했을 때 느끼는 기의 흐름을 알게 되었다. 이로 인하여 경락현상에 대한 설명은 더욱 설득력을 가지며 체계화된 경락학설로 발전되었다.

---

5) 『소문·이법방의론』에 보면 "장(臟)이 차가워져 복부가 더부룩하고 팽만한 증상이 발생하면 이를 치료하는데 구설(灸焫)을 사용해야 한다."고 하는데 여기서 말하는 구설(灸焫)은 뜸을 뜨고 불로 지지고 태우는 뜸법을 말한다.

2) 기혈, 근맥개념 형성에 의한 경락현상

침뜸의학에서 경락의 개념은 처음에는 혈맥(血脈), 근맥(筋脈), 맥도(脈道)에서 출발하였다. 먼저 그 중심이 되는 '맥(脈)'에 대하여 알아보자.

다음과 같이 맥의 자형(字型)을 분석해 보면 맥은 '피가 순환하는 줄기'라는 의미를 담고 있다. 즉 맥(脈)의 본뜻은 혈관이다.

$$血 + 派 = 衇 = 脈$$

※혈(血 : 몸속을 흐르고 있는 피)과 파(派 : 시내가 여러 갈래로 흐르는 모양)의 합자. 혈액이 흐르는 혈관을 나타냄. 나중에 혈(血)이 육(肉→月월)으로 바뀌어 맥(脈)으로 발전됨.

춘추전국시대 『관자 · 수지편(管子 · 水地篇)』은 "물은 땅의 혈기(血氣)이다. 이는 근맥(筋脈)의 흐름과 같다."고 쓰고 있다. 여기서 '근맥'은 혈기의 흐름을 말하는 것으로 물의 흐름은 마치 인체 근맥에 혈기가 흐르는 것과 같다고 비유하고 있다.

인체의 근맥은 자연계에 뻗어 있는 수로(水路)와 같다고 생각한 것을 보여준다. 수로가 막힘없이 흐르는 것이 자연스러운 것처럼 인체 내 혈기를 소통시키는 경락 또한 막힘없이 흘러야 정상적이라는 인식이 당시 사회에 보편적으로 인정되었던 사실임을 알 수 있다. 경혈명칭 중 수구(水溝), 양지(陽池), 태계(太谿)와 같이 구-溝[도랑], 지-池[연못], 계-谿[시냇물] 등 물을 상징하는 이름이 많은 것도 모두 이러한 인식에서 출발한 것이다.

『소문 · 조경론(素問 · 調經論)』에 보면, 경수(經隧)라는 말이 나온다. "오장의 길은 모두 경수(經隧)에서 나오며 이를 통해 기혈이 운행된다. 만약 기혈이 조화롭지 않으면 만병이 발생하므로 경수를 보호해야 한다."고 하면서 경수의 중요성을 강조한다.

여기서 수(隧)는 잠도(潛道)로서 땅 밑으로 흐르는 지하도이다. 경수는 경맥 내 통로로 맥도(脈道)와 비슷한 의미를 지닌다. 경수 역시 경락의 또 다른 의미로 기혈이 운행하는 통로로 질병의 진단 · 치료에 응용된 구조임을 알 수 있다.

위에서 이미 언급한 바와 같이 경락이란 용어는 근맥, 경수, 혈맥보다 늦게 출현하였다. 경락은 맥에 대한 분석을 통해 확장되고 발전된 개념이다.

경(經)의 본뜻은 '종사(縱絲)〔잉아〕'로, 베틀의 날실을 끌어 올리도록 맨 굵은 줄을 의미한다. 낙(絡)은 '망락(網絡)'으로 올이 가는 작은 그물줄이라는 뜻이다.

경락은 경맥과 낙맥의 합칭(合稱)이다. 그중 경맥(經脈)은 전신을 수직으로 흐르는 굵은 대로(大路)이고 낙맥(絡脈)은 전신을 그물처럼 이곳저곳을 연결하며 가로로 흐르는 비교적 가는 지선(支線)이다.

『영추·맥도』는 "경맥은 인체의 심부(深部)를 순행하는데 여기에서 갈라져 나와 횡으로 흐르는 것은 낙맥이고, 다시 낙맥에서 갈라져 나온 것은 손락(孫絡)이다."라고6) 했다. 여기서는 경맥에 대한 인식이 더욱 발전하여 경맥의 굵기나 깊이에 따라 각각 경맥·낙맥·손맥[손락(孫絡)]으로 경맥에 대한 개념이 세분화(細分化)되었음을 볼 수 있다.

『소문·피부론』은 "피부(皮膚)에는 그 분부(分部, 나뉘어 속하는 부위)가 있고 경맥(經脈)에는 종횡(縱橫)으로 분포함이 있고, 근(筋)에는 연결됨과 이어짐이 있고, 골(骨)에는 대소·장단이 있다."7)고 서술하였다. 단순히 혈관의 개념으로만 사용되었던 맥은 경락이라는 확장된 개념으로 발전되고 그에 따라 그 분포와 작용범위에 소속되는 조직(組織)도 세분화되었음을 발견할 수 있다.

경락에 대한 이러한 다양한 명칭의 출현은 모두 각양각색의 기혈운행 통로를 설명하고 분석하기 위함이다. 이 통로들 중 사람의 육안으로 가장 구체적이고 확실히 그 상태를 볼 수 있는 것이 바로 혈관(血管), 혈맥(血脈)이다. 고대인들은 이를 더욱 확장시켜 다양한 개념을 생산해 냈고 실제 맥의 범위를 훨씬 초월한 개념으로 발전시켰다.

위에서 이미 언급하였듯이 맥의 본뜻은 동한(東漢)시대 허신(許慎)의 『설문해자(說文解字)』의 해설에 의하면 '혈이 흐르는 곳'이다. 오대(五代)시대 서착(徐鍇)의 『설문해자계전(說文解字繫傳)』은 '오장육부의 기혈이 사지(四肢)로 나누어 흐르는 곳'이라고 하여 전작(前作)보다 확장된 해석을 하였다. 이렇게 맥은 단순한 혈관의 개념에서 기혈(氣血)이 흐르는 곳이고 장부와 사지가 연결되는 곳이라는 인식으로 발전되었다.

경락개념의 기원을 정리해 보면, 초기에 경락은 몸속을 흐르는 혈관의 개념에서 시작되었다. 즉 혈관이 오장육부로 들어갔다 다시 체표면으로 나오면서 전신의 내외상하를 순환하는 것으로 이해한 것이다. 초기의 단순한 혈관의 의미는 더욱 발전하여 맥의 깊이와 굵기에 따라 경맥, 낙맥, 손맥 등으로 세분화되었다.

또한 맥의 흐름은 단순한 '혈액의 흐름'에서 눈에 보이지 않는 형이상학적 개념인 기의 의미가 더해져 '기혈의 흐름'으로 확장되었다.

---

6) 經脈爲裏, 支而橫者爲絡, 絡之別者爲孫絡.『靈樞·脈度』
7) 皮有分部, 脈有經紀, 筋有結絡, 骨有度量.『素問·皮部論』

3) 기혈운행에 대한 인식

이미 언급한 것과 같이 경락이론은 상고시대 사람들이 순경감전(循經感傳)을 관찰하여 질병을 진단하고 순경감전과 질병 사이에 존재하는 규율성을 응용하여 질병을 치료하는 과정에서 형성된 것이다.[8] 여기서 순경감전의 물질 기초가 되는 것이 기혈(氣血)이다.

경락은 혈기(血氣)의 운행을 주관한다고 하였다. 반복된 임상경험의 축적으로 발견하게 된 기혈 흐름 현상인 순경감전을 해석하기 위한 노력은 끊임없이 제시되었고 춘추전국시대에는 적지 않은 저작물에서 이러한 혈기에 관하여 언급하고 있다.

예를 들어, 『논어 · 계씨』[9]는 "소년기는 혈기가 정해져 있지 않으니 색을 경계하고, 장년기는 혈기가 왕성하니 싸움을 경계하고, 노년기는 혈기가 쇠약해지니 얻으려고만 하는 것을 경계해야 한다."고 하면서 혈기를 생명력으로 표현하고 있다.

인체의 기혈운행 현상은 경락개념을 형성하는 객관적 근거가 된다. 이러한 기혈운행 현상은 눈에 보이는 혈류현상이기도 하고 눈에 보이지 않는 기의 흐름이기도 하다.

『영추 · 영위생회(靈樞 · 營衛生會)』는 "혈과 기는 그 이름은 다르나 같은 종류이다."라고 하였다. 이는 혈과 기는 완전히 분리된 것이 아니라 혈이 기가 되고 기가 혈이 되면서 상호영향을 미치는 관계임을 의미한다.

섭취한 음식물이 소화되면 정미물질(精微物質)인 정기(精氣)로 변화한다. 이때 정기가 조화되고 변화되어 붉게 된 것이 혈(血)이다. 곧 혈과 기는 원래 하나지만 그 나타나는 형태와 기능만을 달리할 뿐이다.

인체 내에서 혈과 기는 그 형태와 작용에 따라 '영혈(營血)'과 '위기(衛氣)'로 부른다. 이때 '영(營)'이란 영양한다는 의미로 음식물에서 얻어진 정기 중 영양의 바탕이 되는 것으로 경맥 안을 흐르며 전신을 순환한다. '위(衛)'는 음식물에서 얻어지는 정기이지만, 그 성질이 날래고 매끄러워 경맥 밖을 흐르면서 외사(外邪)를 막고 체온과 땀의 조절을 관장한다.

인체의 생리기능을 담당하는 이 기혈영위(氣血營衛)는 경락을 통해 몸 안을 구석구석 순행(循行)한다.

"경락은 단순히 기혈이 유통하는 노선이 아니라 기혈이 유통함으로 인하여 일어나는 영위(營衛) 반응을 나타내는 노선"이라고 하는데, 이는 정혈(精血)에 의하여 기질적인 형체(形體)

8) 蔡秀娟 외 : 중국경락이론의 형성과 현대연구의 오류, 침구임상잡지, 1996, 12(5), 1-4.

9) 少之時, 血氣未定, 戒之在色. 及其長也, 血氣方剛, 戒之在鬪, 及其老也, 血氣旣衰, 戒之在得. 『論語 · 季氏』

를 영양하는 혈(血)의 기능발현 상태인 영(營)과 정기(精氣)에 의하여 기능적인 상태를 보위(保衛)하는 기(氣)의 기능발현 현상인 위(衛)가 일정한 위치로 반응하는 노선을 말한다.

따라서 이 경락이 막히면 기혈이 순환하지 못하므로 병이 발생된다. 이러한 원리를 이용하여 침뜸의학은 경락을 소통시켜 기혈 순환을 정상적으로 되돌리는 요법으로 침뜸을 사용한다.

이러한 기혈운행에 대한 인식은 『내경(內經)』에 잘 나타나 있다. 침뜸을 시술했을 때 나타나는 순경감전(循經感傳) 현상, 혈자리 주치작용 등 반복적인 경험 축적을 통하여 기혈운행에 대한 인식이 체계화되었다.

침뜸과 기혈운행

침뜸은 외치요법(外治療法)이다. 침뜸 치료는 아픈 곳을 침이나 뜸으로 자극하는 것에서 시작했다.

『영추·경근』은 "아픈 곳이 혈자리다."[10]라고 했고, 『영추·오사』는 "손으로 꾹 눌러봤을 때 시원한 느낌이 들면 그 부위에 침을 놓는다."[11]고 하였다. 이를 통해 보면 침뜸은 가장 아픈 곳과 눌렀을 때 시원하고 편안한 느낌을 주는 부위를 중심으로 시술되었음을 알 수 있다. 이러한 부위의 침뜸 시술을 통해 국부 혹은 관련 증상이 호전되는 경험을 통해 기혈운행에 대한 인식을 갖게 했다.

타박상이나 근육 뭉친 곳에 피를 뽑으면 증세가 호전이 되는 경우가 있다. 흔히 "피를 뽑으니 시원하다."고 말하는데 이는 울혈(鬱血)이나 충혈(充血)된 부위의 막힌 기혈운행을 소통시켜 주었기 때문에 나타나는 효과이다.

또한 자침할 때 나타나는 각종 순경감전 반응 역시 기혈운행을 설명하는 계기가 되었다. 이러한 기혈 흐름의 정황은 사람에 따라 다르게 나타나게 된다.

『영추·행침』은 "사람마다 혈기 정황이 달라 어떤 경우는 신기(神氣)가 쉽게 동(動)하여 기가 빨리 오고, 어떤 경우는 침을 놓은 후에 바로 기가 느껴지며, 어떤 경우는 침을 뽑고 난 후에 기가 느껴지고, 어떤 경우는 여러 차례 침을 놓아야만 반응이 느껴진다."[12]라고 하여 사람에 따라 기감(氣感)이 다르게 나타남을 파악했다. 이외에도 경락을 흐르는 기의 흐름은 시간과 계절에 따라, 혹은 외부 기후와 환경에 따라 다양하게 반응함을 표현하고 있는데 이는 모두 침뜸의 직접적인 시술을 통하여 경험적으로 체득한 기혈운행에 대한 정보이다.

---

10) 以痛爲輸. 『靈樞·經筋』
11) 以手疾按之, 快然乃刺之. 『靈樞·五邪』
12) 百姓之血氣各不同形, 或神動而氣先行, 或氣與鍼相逢, 或鍼已出氣獨行, 或數刺乃知. 『靈樞·行鍼』

질병증후와 기혈운행

침뜸은 치병(治病)과정에서 질병으로 인한 인체 내 기혈운행의 이상현상을 조절한다.

『영추·주비』는 "주비(周痺)가 몸에 있으면 경맥을 따라 상하로 이동하고 동통 부위가 상하좌우로 상응한다."13)라고 하였다.

『소문·장기법시론』은 "심(心)에 병이 들면 흉중에 통증이 있고 협륵부가 더부룩하며 옆구리에 통증이 오고, 가슴, 등, 어깨 사이와 양쪽 팔 안쪽에 통증이 온다."14)고 하여 심통(心痛)이 해당 경맥(經脈)이 흐르는 부위와 상응하게 나타나는 것을 보여준다. 이러한 통증의 상하연결, 내외상응 관계에 대한 기록은 인체 기혈운행에 대한 인식을 반영한다.

혈자리 주치작용과 기혈운행

침뜸 국부취혈은 언급한 것처럼 "통증이 있는 곳이 혈자리"15)라는 개념에서 출발했다.

처음에는 혈자리 주치(主治) 작용에 따른 선혈(選穴) 위주였다. 이것이 바로 『내경』에서 말하는 '치주병자(治主病者)'로 매 혈자리마다 잘 치료되는 특별한 증상이 있다는 것이다. '치주병자'는 혈자리 주치작용에 대한 일정한 규율을 표현한 것이다.

경험이 축적됨에 따라 국부 혈자리로 국부 통증을 치료하는 것에만 머무르지 않고 관련 있는 원거리 부위의 통증을 치료할 수 있다는 인식을 하기 시작했다.16) 이는 기혈운행에 대한 인식을 치료에 구체적으로 응용한 예이다.

『영추·종시』에서 "병이 상부에 있으면 하부의 혈자리를 취하고, 병이 하부에 있으면 상부의 혈자리를 취해야 한다. 병이 머리에 있으면 발 부위의 혈자리를 취하고, 병이 허리 부위에 있으면 오금 부위의 혈자리를 취한다."17)고 한 것은 바로 이러한 인식의 틀을 반영한다.

경락학설에서 말하는 순행경로는 모두 이러한 기혈운행에 대한 인식을 반영한다. 이러한 연관성은 사지부의 혈자리와 머리·몸통 사이의 주치(主治) 관계를 설명하고 머리·몸통 혈자리와 장부(臟腑)·오관五官 사이의 주치 상관성을 의미한다. 내장질환인 충수염에 난미혈(闌尾穴)을 사용하거나 안면부 질환은 손등의 합곡(合谷)을 사용하는 것은 모두 이러한 원리를 적용한 것이다.

---

13) 周痺之在身也, 上下移徙隨脈, 其上下左右相應. 『靈樞·周痺』
14) 心痛者, 胸中痛, 脇支滿, 脇下痛, 膺背肩胛間痛, 兩臂內痛. 『素問·臟氣法時論』
15) '통증이 있는 곳이 혈자리'의 개념은 다음과 같이 두 가지로 이해할 수 있다. 1) 아시혈 개념이다. 2) 상응혈 개념이다. 예를 들어, 소화가 안 되면 지양이나, 비유, 위유에 압통이 있다. 치질환자의 공최를 눌러보면 현저한 압통을 호소하는 경우가 있는데, 이는 국부경혈의 압통이 장부의 정보를 반영하는 것을 의미한다.
16) 이에 대한 이론적 기반은 근결표본根結標本 이론에 따른다.
17) 病在上者下取之, 病在下者高取之, 病在頭者取之足, 病在腰者取之膕. 『靈樞·終始』

해부학적 인식과 기혈운행

『영추·경수』는 "보통 사람이라면 피육(皮肉)은 살아 있을 때는 재 보거나 손으로 만져서 가늠할 수 있고 …〈중략〉… 오장(五臟)의 견실함과 허약함, 육부(六腑)의 크고 작음, 수곡(水穀)의 많고 적음, 맥(脈)의 장단(長短), 혈(血)의 청탁(淸濁), 기(氣)의 다소(多小) 및 십이경맥 중에 혈이 많고 기가 적은지, 혈이 적고 기가 많은지, 기와 혈이 모두 많은지 아니면 기혈이 모두 적은가 하는 데는 모두 일정한 규율이 있고 이를 치료할 때는 침이나 뜸으로써 각각의 경기를 조절한다."[18]고 하였다.

여기서 사람의 건강상태는 외부 피육(皮肉)의 관찰을 통해 경락기혈의 성쇠를 파악한다고 언급하고 있다. 고대인의 경락체계에 대한 이해의 출발점을 시사하는 내용으로 외부에 나타나는 증상을 통해 기혈의 성쇠, 장부의 허실을 종합하고 그 정보를 바탕으로 침뜸치료에 응용하고 이를 통해 경기(經氣)를 조절하였다.

이상의 내용을 정리하면, 경락의 초기 인식은 '아픈 곳이 바로 혈자리'라는 의미에서 출발하였다.

그 후 맥도(脈道)를 자극했을 때 나타나는 출혈현상을 보고 혈(血)과 맥(脈)에 대한 인식으로 발전하게 된다. 의료경험이 축적되면서 맥도(脈道)는 다시 경맥과 낙맥으로 확대발전한다.

또한 침뜸, 기공 등을 통해 순경감전(循經感傳) 현상을 경험하게 되면서 혈의 흐름과 함께 기의 흐름도 인식하게 되고 전신을 아우르는 기혈이 흐르는 길을 경맥이라고 명명하였다.

경맥의 수는 완전하지 않았고 그 유주(流注) 방향도 분명하지 않았으나 『내경』에 이르러 비로소 계통적으로 정리되면서 오늘날의 경락학설을 형성하였다.[19]

---

18) 若夫八尺之士, 皮肉在此, 外可度量切循而得之…〈중략〉…十二經之多血少氣, 與其少血多氣, 與其皆多血氣, 與其皆少血氣, 皆有大數, 其治以鍼艾, 各調其經氣. 『靈樞·經水』

19) 靳士英 외 : 經絡穴位與鍼灸槪要, 北京, 人民衛生出版社, 1996.

제 2 장

십이정경의 이해

십이경맥은 기혈이 순환하는 주요한 통로로서
경락계통에서 원줄기에 해당하며
시작점과 끝나는 점, 순행하는 부위와 교접하는 순서,
인체 내의 분포와 순환경로 등에 일정한 규율이 있으며
장부와 직접 연결되어 소속관계를 이루고 있다.

이 경맥을 통하여 경기(經氣)가 해당 장부와 기관들에 가서
정상적인 기능을 유지하게 하며
온몸을 하나의 통일체로 연결시켜 주는 기능을 수행한다.

1 십이정경의 개요

1) 십이경맥(十二經脈)의 구성

인체를 끊임없이 순환하고 있는 기혈(氣血)의 흐름 중 열두 가닥의 큰 줄기를 일컬어 십이 경맥이라 한다. 십이경맥은 각각 손끝·발끝에서 시작되거나 손끝·발끝에 도달하여 다른 경 맥으로 이어지는데 그 시작되거나 끝나는 부위에 따라서 경맥의 이름 앞에 수(手) 또는 족(足) 이 붙는다. 또한 십이경맥은 다시 음경(陰經)과 양경(陽經)으로 나뉘는데 음경은 사지(四肢)의 안쪽, 몸체의 앞쪽으로 흐르고, 양경은 사지의 바깥쪽, 몸체의 뒤쪽으로 흐른다. 단, 족양명위 경(足陽明胃經)만은 앞쪽 흉복부를 거쳐 다리의 바깥쪽으로 흐른다.

〈표 1-2-1〉 십이경맥의 구성 I

	안쪽〔手掌〕	바깥쪽〔手背〕
전(前)〔橈側〕	태음경(太陰經)	양명경(陽明經)
중(中)	궐음경(厥陰經)	소양경(少陽經)
후(後)〔尺側〕	소음경(少陰經)	태양경(太陽經)

음경(陰經)은 각각 하나의 장(臟)에, 양경(陽經)은 각각 하나의 부(腑)에 연계되므로 각 경 (經)에 소속되는 장부(臟腑)의 이름이 붙는다.

〈표 1-2-2〉 십이경맥의 구성 II

수삼음경 (手三陰經)	수태음폐경 (手太陰肺經)	수궐음심포경 (手厥陰心包經)	수소음심경 (手少陰心經)
수삼양경 (手三陽經)	수양명대장경 (手陽明大腸經)	수소양삼초경 (手少陽三焦經)	수태양소장경 (手太陽小腸經)
족삼음경 (足三陰經)	족태음비경 (足太陰脾經)	족궐음간경 (足厥陰肝經)	족소음신경 (足少陰腎經)
족삼양경 (足三陽經)	족양명위경 (足陽明胃經)	족소양담경 (足少陽膽經)	족태양방광경 (足太陽膀胱經)

2) 십이경맥의 접속

수삼음경(手三陰經)과 수삼양경(手三陽經)은 손에서 만나고,
수삼양경(手三陽經)과 족삼양경(足三陽經)은 머리에서 만난다.
족삼양경(足三陽經)과 족삼음경(足三陰經)은 발에서 만나고,
족삼음경(足三陰經)과 수삼음경(手三陰經)은 흉복부에서 만난다.

음경과 양경은 사지에서 서로 만난다
수태음폐경(手太陰肺經)과 수양명대장경(手陽明大腸經)은 둘째 손가락에서,
수소음심경(手少陰心經)과 수태양소장경(手太陽小腸經)은 새끼손가락에서,
수궐음심포경(手厥陰心包經)과 수소양삼초경(手少陽三焦經)은 넷째 손가락에서,
족양명위경(足陽明胃經)과 족태음비경(足太陰脾經)은 엄지발가락 내측에서,
족태양방광경(足太陽膀胱經)과 족소음신경(足少陰腎經)은 새끼발가락에서,
족소양담경(足少陽膽經)과 족궐음간경(足厥陰肝經)은 엄지발가락 외측에서 만난다.

양경과 양경은 두면부(頭面部)에서 이어진다
수양명대장경(手陽明大腸經)과 족양명위경(足陽明胃經)은 코 옆에서 만나고,
수태양소장경(手太陽小腸經)과 족태양방광경(足太陽膀胱經) 눈 안쪽에서 만나며,
수소양삼초경(手少陽三焦經)과 족소양담경(足少陽膽經) 눈 바깥쪽에서 만난다.

음경과 음경은 흉부(胸部)에서 이어진다
족태음비경(足太陰脾經)과 수소음심경(手少陰心經)은 심중(心中)에서 만나고,
족소음신경(足少陰腎經)과 수궐음심포경(手厥陰心包經)은 흉중(胸中)에서 만나며,
족궐음간경(足厥陰肝經)과 수태음폐경(手太陰肺經)은 폐중(肺中)에서 만난다.

3) 십이경맥의 순행

머리는 모든 양(陽)이 모인 곳으로 수 · 족 삼양경은 모두 머리에 모이게 된다
수 · 족 소양경(少陽經)은 머리의 양옆 쪽을 순행(循行)한다.
수 · 족 양명경(陽明經)은 얼굴을 순행한다.

족태양경(足太陽經)은 뒷머리와 목뒤를 순행하고 수태양경(手太陽經)은 뺨을 순행한다.

몸통

수 · 족 삼음경(三陰經)은 흉복부(胸腹部)를 순행한다.

수 · 족 삼양경(三陽經)은 요배부(腰背部)를 순행한다. 단, 족양명위경(足陽明胃經)은 몸의 앞면을 순행한다.

사지(四肢)에서 음경은 안쪽을 순행하고 양경은 바깥쪽을 순행한다

상지(上肢) 안쪽 앞은 태음경(太陰經), 가운데는 궐음경(厥陰經), 뒤는 소음경(少陰經)이 순행한다. 상지 바깥쪽 앞은 양명경(陽明經), 가운데는 소양경(少陽經), 뒤는 태양경(太陽經)이 순행한다.

하지(下肢) 안쪽 복사뼈 위 8촌 되는 곳 아래까지 앞은 궐음경, 가운데 태음경, 뒤로 소음경이 순행하고, 8촌 이상부터 앞은 태음경, 가운데 궐음경, 뒤는 소음경이 순행한다. 하지 바깥쪽 앞은 양명경, 가운데 소양경, 뒤는 태양경이 순행한다.

4) 십이경맥의 표리(表裏)

수 · 족 삼음경과 삼양경은 십이경별과 별락(別絡)[20]을 통해 서로 관련 있는 음경과 양경으로 구성된 여섯 쌍의 표리관계(表裏關係)가 이루어진다. 표리관계를 이루는 경맥은 사지 안팎 양쪽으로 상대되는 위치로 순행하며 손과 발에서 접속된다.

〈표 1-2-3〉 십이경맥의 표리관계

표(表)	리(裏)
수양명대장경(手陽明大腸經)	수태음폐경(手太陰肺經)
수태양소장경(手太陽小腸經)	수소음심경(手少陰心經)
수소양삼초경(手少陽三焦經)	수궐음심포경(手厥陰心包經)
족양명위경(足陽明胃經)	족태음비경(足太陰脾經)
족태양방광경(足太陽膀胱經)	족소음신경(足少陰腎經)
족소양담경(足少陽膽經)	족궐음간경(足厥陰肝經)

---

20) 본경에서 갈라져 나와 다른 경맥으로 연결되는 지선(支線).

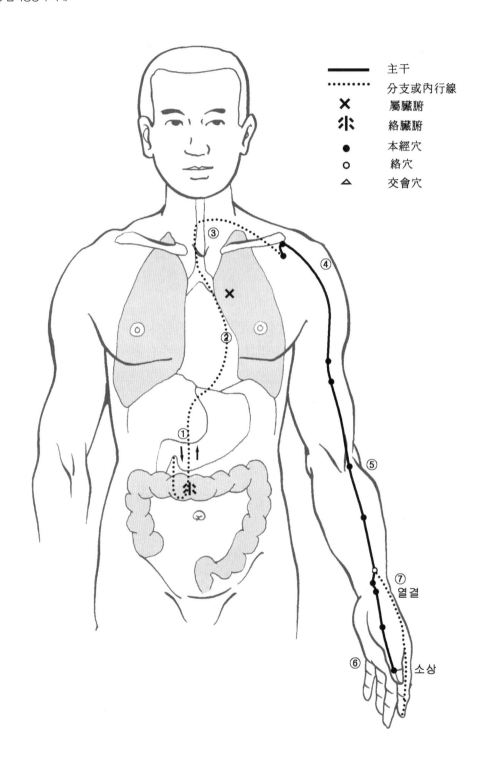

——	主幹
⋯⋯	分支或內行線
✕	屬臟腑
㐱	絡臟腑
●	本經穴
○	絡穴
△	交會穴

2   십이경맥의 유주와 순행

유주(流注)는 십이경맥을 두루 도는 경기(經氣)의 흐름을 말하는 것으로 수태음폐경(手太陰肺經)을 시작으로 하여 각 경맥은 순차적으로 끊임없이 순환한다.

수태음폐경 → 수양명대장경 → 족양명위경 → 족태음비경
(手太陰肺經)   (手陽明大腸經)   (足陽明胃經)   (足太陰脾經)

수소음심경 → 수태양소장경 → 족태양방광경 → 족소음신경
(手少陰心經)   (手太陽小腸經)   (足太陽膀胱經)   (足少陰腎經)

수궐음심포경 → 수소양삼초경 → 족소양담경 → 족궐음간경
(手厥陰心包經)   (手少陽三焦經)   (足少陽膽經)   (足厥陰肝經)

1) 수태음폐경(手太陰肺經)

순행(循行)

안으로 흐름 중초(中焦)의 위부(胃部) 중완(中脘)에서 시작하여 내려가 대장(大腸)에 낙(絡)하고 다시 올라가 위상구(胃上口)를 돌아 횡격막(橫膈膜)을 지나 폐에 들어간 다음, 다시 인후(咽喉)를 지나 양옆으로 나뉘어져 겨드랑이 밑에 이른다.

밖으로 흐름 겨드랑이 밑에서 중부(中府)로 나와, 팔 앞면의 안쪽으로 흘러 팔꿈치 안쪽 척택(尺澤)에 이르고, 팔의 엄지 쪽 요골 가장자리로 해서 팔목 맥 뛰는 자리인 태연(太淵)으로 들어간다. 다시 어제(魚際)를 지나 엄지손가락 안쪽 끝에 이른다.

갈라짐 팔목 위 열결(列缺)에서 갈라져 수양명대장경의 기시점(起始點)인 집게손가락 끝의 상양(商陽)으로 연결된다.

좌우에 각각 11개씩의 소속혈(所屬穴)이 있다.

주요 병증(病症)

경락병증 폐경의 기가 넘치거나 모자라면 가슴이 가득 찬 듯 답답하고, 숨이 가쁘면서 기침이 나고, 결분(缺盆)혈 부위가 쑤시고 아프게 된다. 시야가 흐리고, 팔에 기가 잘 돌지 못해서 차고 시리며 저리고 쑤신다.

장부병증 폐부(肺腑)에 병이 들면 폐경에 있는 혈들에도 그 울림이 나타난다. 또한 기침이 나며 가래가 끓고 기의 역상(逆上)으로 호흡이 거칠고, 마음이 번조하고 불안하다. 가슴이 답답하고, 팔뚝 안쪽으로 쑤시고 아프고 시리거나, 손바닥이 뜨겁다.

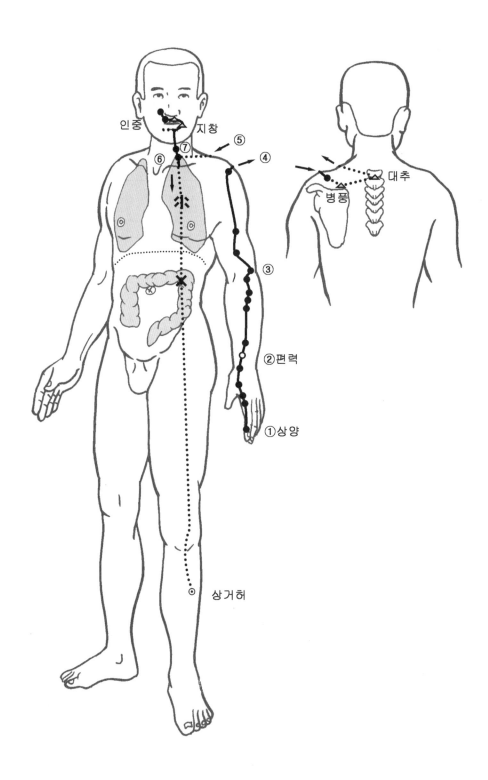

인중

지창

⑦

⑤

⑥

④

③

②편력

①상양

상거허

대추

병풍

2) 수양명대장경(手陽明大腸經)

순행(循行)

밖으로 흐름 집게손가락 안쪽 끝 상양(商陽)에서 시작하여 엄지손가락과 집게손가락 사이 합곡(合谷)을 지나고, 팔목 위 엄지손가락 뒤 양 근(筋) 간의 움푹 들어간 곳 양계(陽谿)를 지나 팔뚝의 바깥쪽 가장자리로 팔꿈치 전면(前面)의 곡지(曲池)를 지나서 어깨관절의 앞 견우(肩髃)에 이른다. 다음 뒤쪽으로 넘어가 대추(大椎)에 교회(交會)한 후 다시 앞으로 와 쇄골 위쪽 오목한 자리, 결분(缺盆)으로 내려간다.

안으로 흐름 결분에서 가슴으로 들어가 폐에 낙(絡)한 후 횡격막을 지나 하행(下行), 대장(大腸)에 속(屬)하고 다시 아래로 내려가 대장(大腸)의 하합혈(下合穴)인 무릎 아래의 상거허(上巨虛)까지 그 기(氣)가 미친다.

갈라짐 결분에서 상행하여 목 옆을 거쳐 볼로 올라가며 아래 잇몸으로 들어간다. 다시 입 양쪽을 끼고 좌우로 돌아 인중(人中)에서 교차한 후 콧구멍 옆 영향(迎香)에서 족양명위경과 만난다.

좌우에 각각 20개씩의 소속혈이 있다.

주요 병증(病症)

경락병증 경맥(經脈)의 흐름이 원활하지 못하면 목 옆이 붓고 목 안이 아프며, 이가 아프다. 또 눈이 누렇고, 입이 마르고, 코피가 나거나, 목이 잠기고, 어깨 앞 팔뚝이 아프고, 집게손가락이 아파 잘 움직이지 못한다.

장부병증 수양명대장경의 혈로써 다스릴 수 있는 병증은 눈이 흐리거나 누렇고, 입이 마르며, 콧물이 많이 흐르거나 코피가 터지는 것 등이다.

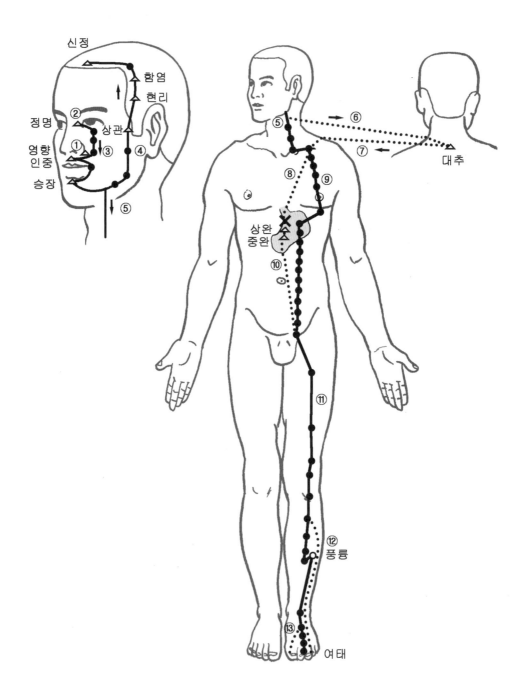

3) 족양명위경(足陽明胃經)

순행(循行)

밖으로 흐름 대장경 종점인 코 양옆 영향(迎香)에서 시작하여 코를 끼고 좌우로 올라가 비근부(鼻根部)에서 만난 다음 정명(睛明)에서 족태양방광경과 만난다. 그 후 코의 가장자리로 돌아 내려와 윗잇몸에 들어가고 입술을 돌아 입 양쪽 모서리 지창(地倉)을 거쳐 밑으로 돌아 내려와 입술 밑 오목한 자리인 임맥 끝 승장(承漿)에서 만난다. 그 다음 아래턱뼈를 따라 저작근(咀嚼筋) 가장자리인 대영(大迎)에 이른 후 턱 위로 흘러 광대뼈 아래쪽 가장자리를 돌아 아래턱과 귀 앞 광대뼈 가장자리인 하관(下關)으로 올라가 족소양담경의 상관(上關)과 만나고 머리털이 난 가장자리를 돌아 족소양담경의 현리(懸釐), 함염(頷厭)과 만난 후 두유(頭維)를 지나 이마로 가서 독맥(督脈)의 신정(神庭)과 만난다.

갈라짐 대영(大迎) 앞쪽에서 목 옆을 따라 내려가 인영(人迎)에 이르고 기도(氣道)를 따라 내려가다 뒤로 돌아 독맥의 대추를 거쳐 돌아와 쇄골 위쪽 움푹 파인 곳, 결분(缺盆)에 닿는다.

안으로 흐름 결분에서 흉강에 들어가 횡격막을 거쳐 위(胃)에 속(屬)하고 비(脾)에 낙(絡)한다.

밖으로 흐름 비에 낙한 후 직행하여 상행한 줄기는 결분에서 체표로 나와 젖꼭지를 지나고 배꼽 옆으로 내려와 음모(陰毛) 양측 가랑이 주름진 자리, 기충(氣衝)에 이른다.

갈라짐 한 지맥(支脈)이 위하구(胃下口) 유문부(幽門部)에서 뱃속을 지나 내려가 배의 아래 가랑이 쪽의 맥 뛰는 곳 기충(氣衝)에 이르러 밖으로 흐르는 맥과 합한 후 계속하여 허벅다리 앞쪽으로 내려가 정강이 바깥쪽 앞을 지나 발등으로 내려가고 둘째 발가락 끝 여태(厲兌)에서 끝난다. 또 그 지맥 일부는 위의 하합혈(下合穴)인 무릎 아래 3촌 족삼리(足三里)에서 갈라져 나와 가운데 발가락 외측 끝으로 나온다. 발등의 충양(衝陽)에서 다시 한 지맥이 갈라져 나와 엄지발가락 안쪽으로 달려 족태음비경(足太陰脾經)의 은백(隱白)과 접합한다.

좌우에 각각 45개씩의 소속혈이 있다.

주요 병증(病症)

경락병증 경맥(經脈)의 흐름이 원활하지 못하면 코피가 나고, 입이 돌아가거나, 입술이 헐고, 목이 붓고 아프다. 무릎이 붓고 아프고, 가슴, 유방(乳房), 기충(氣衝) 부위, 허벅다리와 종아리 전외측, 발등이 아프고, 가운데 발가락을 쓰지 못한다. 병이 깊으면 종아리의 혈류가 원활하지 못하여 굳고 시고 저리다.

장부병증 족양명위경의 병증은 피와 관련된 경우가 많다. 병이 일어나면 오싹오싹 춥고 떨리며 하품을 자주 하고, 자주 허리를 편다. 얼굴이 누렇고 사람 만나기를 싫어하고, 등불을 좋아하고, 나무그릇 부딪히는 소리에도 놀라서 가슴이 뛰고, 마음이 편치 않고, 홀로 문을 닫고 방에서 잠만 잔다. 병이 깊어지면 높은 곳에 올라가 노래를 부르거나, 옷을 벗고 뛰어 다닌다. 배가 붓고 트림이 나며 위장(胃腸)에서 소리가 난다. 또한 흥분을 잘 하고, 열병·학질에 잘 걸리고 땀이 많이 나고, 복수(腹水)가 찬다.

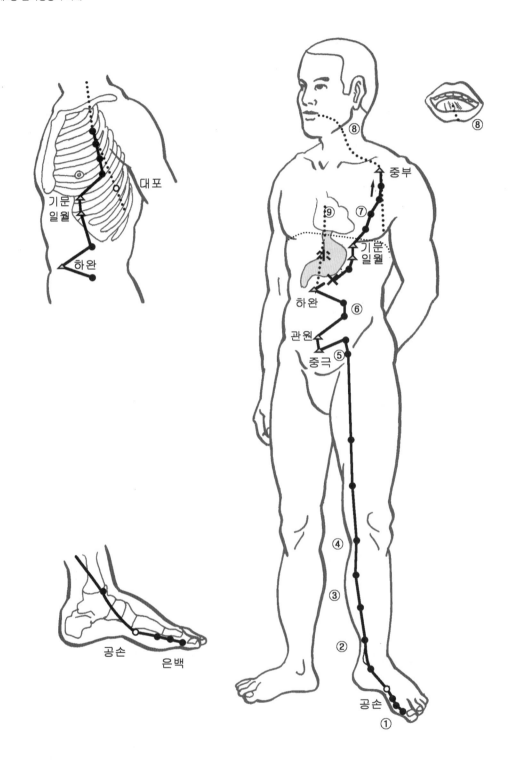

4) 족태음비경(足太陰脾經)

순행(循行)

밖으로 흐름 엄지발가락 안쪽 끝 은백(隱白)에서 시작하여 그 안쪽 적백육제(赤白肉際)를 따라 엄지발가락 본절[大趾本節] 뒤를 지나 위로 올라가 안쪽 복사뼈 앞쪽 가장자리를 지나 경골(脛骨) 안쪽 뒤 가장자리를 타고 올라가다가 발목 안쪽으로부터 8촌 되는 곳에서 족궐음간경을 넘어 앞쪽으로 나오고, 무릎을 거쳐 넓적다리 안쪽 앞으로 올라 가랑이 사이를 지나 뱃속으로 들어간다.

안으로 흐름 가랑이에서 뱃속으로 따라 들어가 임맥(任脈)의 중극(中極), 관원(關元), 하완(下脘) 등과 교회하면서 올라가 비(脾)에 속(屬)한 다음, 위(胃)에 낙(絡)하고 명치를 거쳐 식도를 따라 올라가 혀뿌리에 이르러 혀 밑에 넓게 퍼진다.

갈라짐 한 갈래는 위(胃)에서 갈라져 명치를 지나 위로 횡격막(橫膈膜)을 거쳐 심장으로 들어가며 수소음경과 이어진다.

좌우에 각각 21개씩의 소속혈이 있다.

주요 병증(病症)

경락병증 경맥(經脈)의 흐름이 원활하지 못하면 혀뿌리가 뻣뻣하고 음식을 먹으면 넘어오거나, 위부가 붓고 당기며 트림이 많게 된다. 온몸이 나른하고 무겁고, 몸을 움직일 수 없고, 오래 서 있지 못하고, 종아리와 넓적다리가 붓고, 시리고, 엄지발가락을 움직이지 못한다.

장부병증 윗배가 쓰리거나 울렁거리며 멀미, 헛배, 트림, 가슴이 답답하고 명치 끝이 아프고 소화가 잘 안 된다. 대변이 무르고 설사가 있거나 단내가 나고, 뱃속에 덩어리가 있고, 밥을 적게 먹고, 소변이 잘 통하지 않으며 황달이 있고 잠을 잘 자지 못한다.

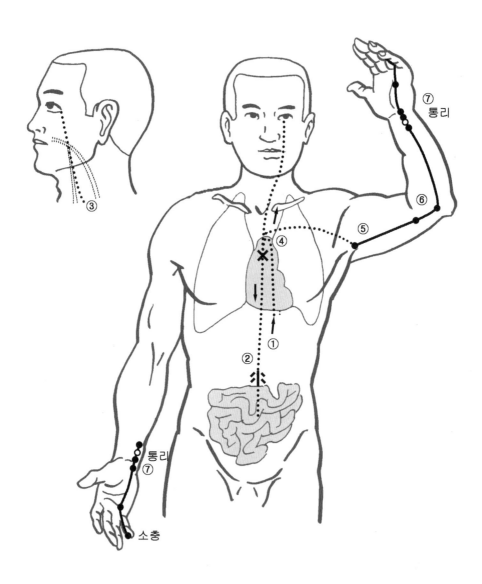

5) 수소음심경(手少陰心經)

순행(循行)

안으로 흐름 심중(心中)으로부터 일어나서 심계(心系)[21]에 속하고 밑으로 횡격막을 거쳐 소장(小腸)에 낙(絡)한다.

갈라짐 심계(心系)에서 갈라져 나와 식도를 끼고 상행하여 목계(目系)[22]로 이어진다. 목계(目系)에서 내려와 직행한 경맥은 다시 심계를 거쳐 상행하여 폐를 지나 겨드랑 밑 극천(極泉)으로 들어간다.

밖으로 흐름 겨드랑 밑 극천(極泉)으로 나와서 수궐음경 뒤로 팔 앞쪽의 뒷면 가장자리를 따라 내려와 손바닥 가장자리로 들어가 새끼손가락 안쪽 끝 소충(少衝)으로 나와 수태양소장경과 이어진다.

좌우에 각각 9개씩의 소속혈이 있다.

주요 병증(病症)

경락병증 경맥(經脈)의 흐름이 원활하지 못하면 인후가 건조하고 심장부가 아프며 목이 말라 물을 찾게 된다. 그리고 전비부(前臂部)의 기혈역조(氣血逆阻)가 생기며 마목(痲木), 시리고 저린 통증이 나타난다.

장부병증 심(心)에 관련된 병증으로는 눈이 누렇고 가슴과 옆구리에 통증이 있으며, 팔을 구부릴 때에는 팔 뒤쪽 가장자리가 아프고 팔이 싸늘해지고 손바닥이 뜨겁다.

---

21) 심장과 기타 장부를 연결하는 낙맥(絡脈)을 말한다. 『동양의학대사전』
22) 안계(眼系)·목본(目本)이라고도 한다. 뇌에 연결되어 있는 안구 안의 맥락으로 시신경 등에 해당한다. 『동양의학대사전』

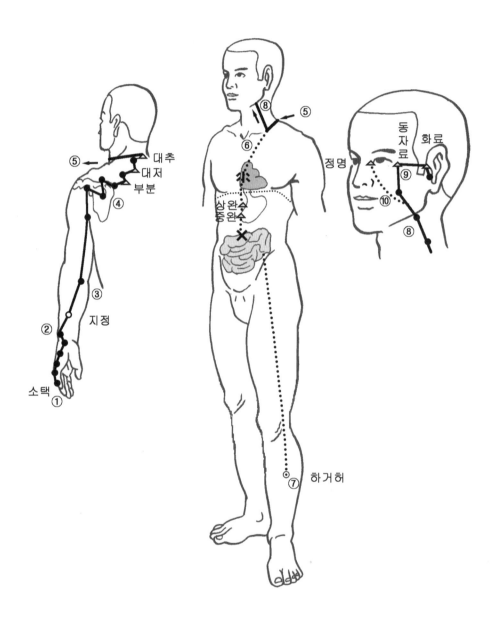

6) 수태양소장경(手太陽小腸經)

순행(循行)

밖으로 흐름 새끼손가락 바깥쪽 끝 소택(少澤)에서 시작하여 손의 가장자리를 지나 손등 뒤쪽으로 손목을 지나고 척골(尺骨) 모서리를 거쳐 팔꿈치 뒤 안쪽 두 뼈 사이로 나와 팔뚝 뒤쪽 가장자리로 흐른다. 위 팔뚝 바깥쪽 어깨 모서리를 거쳐 어깨 부위를 두루 돌아 감싸고 제7경추 아래 대추(大椎)에서 만난 다음 앞으로 빗장뼈의 오목한 자리인 결분으로 들어간다.

안으로 흐름 결분에서 체내로 들어가 심장에 낙(絡)하고 식도를 따라 내려가 횡격막을 지나 위(胃)에 이른 후 상완, 중완혈 깊은 곳에서 임맥과 만나고 소장에 속(屬)한다. 그 기(氣)는 아래로 내려가 소장(小腸)의 하합혈(下合穴)인 무릎 아래 하거허(下巨虛)까지 미친다.

갈라짐 한 갈래는 결분에서 다시 목 위로 올라 흉쇄유돌근(胸鎖乳突筋) 뒤로 해서 뺨을 지나 눈 바깥쪽을 거쳐 귓속으로 들어간다. 또 한 갈래는 턱에서 갈라져 코 뿌리를 거쳐 눈 안쪽 모서리 정명(睛明)에서 족태양방광경과 이어진다.

좌우에 각각 19개씩의 소속혈이 있다.

주요 병증(病症)

경락병증 경맥(經脈)의 흐름이 원활하지 못하면 목구멍이 아프고, 귀가 먹고, 뺨이 붓고, 턱 밑이 부어 고개를 돌리지 못하고, 팔이 마치 부러진 것처럼 아파서 들지 못하고, 고환이 당기고 어깨가 빠지는 것 같고, 목과 턱 아래, 어깻죽지뼈, 위 팔뚝, 팔의 뒤쪽 가장자리가 아프다.

장부병증 소장경의 침혈들은 진액과 관련된 병증을 다스리는데 그 증상은 난청에 귀가 먹기도 하고, 눈동자가 누렇고 흐리며, 아랫배가 팽팽하면서 허리까지 이어 아프거나, 고환이 당기면서 아랫배가 아프다.

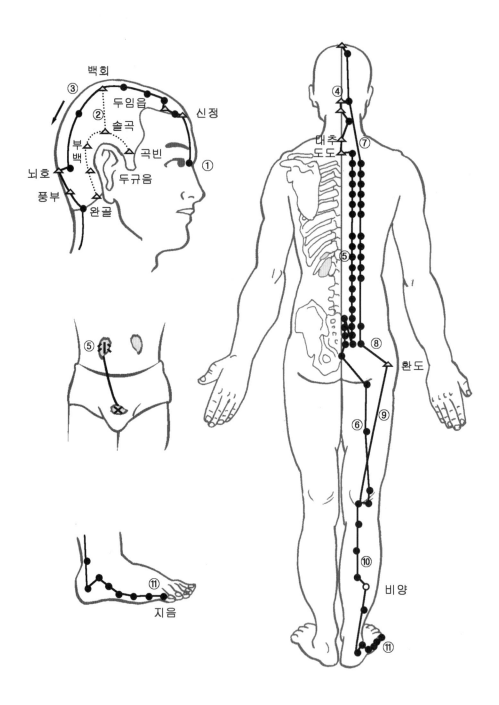

7) 족태양방광경(足太陽膀胱經)

순행(循行)

밖으로 흐름 눈 안쪽 모서리 정명(睛明)에서 일어나 위쪽 이마로 올라가 머리 정수리 백회(百會)를 지난다.

갈라짐 한 갈래는 머리 정수리에서 나와 양쪽으로 갈라져 귀 윗부분 이상각(耳上角)으로 내려온다.

밖으로 흐름 머리 정수리에서 큰 줄기는 곧게 내려와 뇌로 들어가 얽고 다시 뒷목을 돌아 천주(天柱)에서 두 갈래로 나뉘어 하행한다. 한 갈래는 하행하여 독맥의 대추(大椎)에서 만난 후 견갑 내측을 따라 척추(脊椎) 양옆 1.5촌으로 나란히 내려와 흐른다.

안으로 흐름 척추 양옆으로 근육을 따라 몸속으로 깊게 들어가 신(腎)에 이르러 낙(絡)하고 방광에 속(屬)한다.

밖으로 흐름 다른 작은 갈래는 허리에서 나와 양쪽 척추를 따라 아래로 흐르다 엉덩이를 관통하여 방광경의 하합혈(下合穴)인 오금 한가운데 위중(委中)으로 들어간다.

계속하여 목 뒤에서 갈라진 또 다른 갈래는 견갑골 안쪽 가장자리를 따라 등뼈에서 양옆으로 각각 3촌 너비로 내려간다. 엉치를 돌아 엉덩이의 환도를 지나서 넓적다리 바깥 뒤쪽 가장자리를 지나 밑으로 내려가 오금에서 앞의 갈래와 만나고 밑으로 내려가 비장근을 지나 다시 바깥쪽 복사뼈 뒤 곤륜(崑崙)으로 나와 발의 외측 가장자리로 흘러 새끼발가락 끝 지음(至陰)으로 나와서 족소음신경과 이어진다.

좌우에 각각 67개씩의 소속혈이 있다.

주요 병증(病症)

경락병증 경맥(經脈)의 흐름이 원활하지 못하면 머리가 무겁고 아프고, 눈이 빠지는 듯 쑤시고 아프며 뒷덜미가 당긴다. 고환이 당기고 뻗치고 아프며, 등뼈와 등줄기, 허리가 쑤시고 아프다. 고관절(股關節)을 구부리기 어렵고 오금이 뭉쳐 무릎이 잘 굽혀지지 않고 장딴지가 갑자기 뒤틀려 굳어 터지는 듯이 아프다. 바깥 복사뼈 부위에 기혈역조(氣血逆阻)가 생기면 발이 시리고 굳거나, 저리고 쑤신다.

장부병증 방광경의 침혈들은 주로 뒷목·등·허리의 근(筋)과 관련된 병증을 다스린다. 주요 증상은 치질, 학질, 또는 미쳐 날뛰거나, 소변이 돌지 않거나, 막히거나, 또는 소변을 지리고, 눈물이 많고 눈이 노랗고, 코피가 난다.

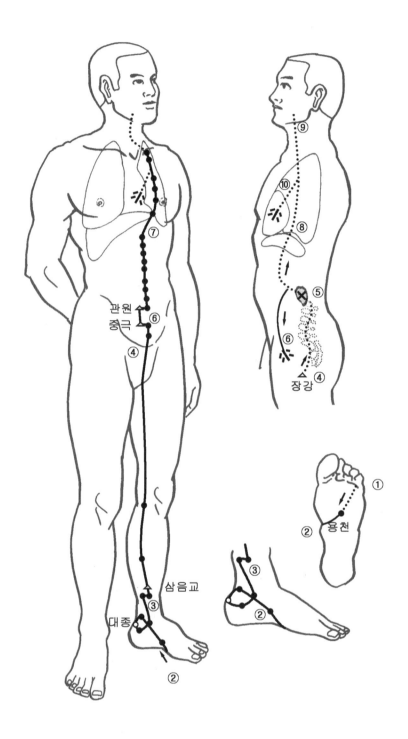

관원
중극
④
⑥
⑦

삼음교
대종
③
②

⑨
⑩
⑧
⑤
⑥
장강
④

용천
①
②
③
②

8) 족소음신경(足少陰腎經)

순행(循行)

밖으로 흐름 새끼발가락 아래서 일어나 발바닥 한가운데로 비스듬히 흘러 족심(足心)의 용천(湧泉)을 지나 연곡(然谷)으로 나와 안쪽 복사뼈 뒤로 한 바퀴 돌아 발뒤축 가운데로 나뉘어 들어가고, 위로 종아리 안쪽 뒤 가장자리로 올라가 오금 안쪽 두 힘줄 사이로 나와 넓적다리 안쪽의 뒤편으로 돌아 올라가 꼬리뼈 아래 독맥의 장강(長强)에 이른 다음 몸속으로 들어간다.

안으로 흐름 장강에서 등뼈 속으로 들어가 신(腎)에 속(屬)하고 방광(膀胱)에 낙(絡)한 후 임맥의 관원(關元)과 중극(中極)에 모인다.

밖으로 흐름 한 갈래는 넓적다리 안쪽의 끝에서 나와 배꼽을 끼고 가슴을 따라 올라가 쇄골 바로 밑의 유부(俞府)에 도달한다.

안으로 흐름 신(腎)에서 위로 올라온 경맥은 계속해서 간(肝)을 지나 옆으로 명치와 횡격막을 거쳐 폐(肺)로 들어가 인후를 타고 올라가 혀뿌리 양쪽에 닿는다.

갈라짐 폐에서 갈라져 나온 지맥은 심장을 감싸 가슴 한가운데로 흘러 수궐음심포경으로 이어진다.

좌우에 각각 27개씩의 소속혈이 있다.

주요 병증(病症)

경락병증 경맥(經脈)의 흐름이 원활하지 못하면 등과 허리, 척추뼈 등이 아프고, 허벅지 내측 뒷부분이 쑤시고 아프거나 저리고 시리며, 발이 시리거나 저리고 힘이 없고, 입 안에 열이 있고, 입과 혀가 마르고, 목 속이 붓고 아프며, 발바닥에서 열이 나고 아프다.

장부병증 족소음신경의 병증은 신(腎)과 관련된 경우가 많다. 그 병증은 배가 고파도 먹고 싶지 않고, 얼굴색이 검게 되고, 숨이 차고 천식, 기침, 각혈이 나타나며, 머리가 어지럽고, 가슴이 텅 빈 것 같으며 불안하다. 신기(腎氣)가 허할 경우 잘 놀라고 마치 적장(敵將)에게 붙잡힌 것 같은 공포심을 갖게 된다. 그리고 골(骨) 깊은 곳에 기혈조역(氣血阻逆)이 생기면 마비나 시리고 저린 통증이 일어나게 된다.

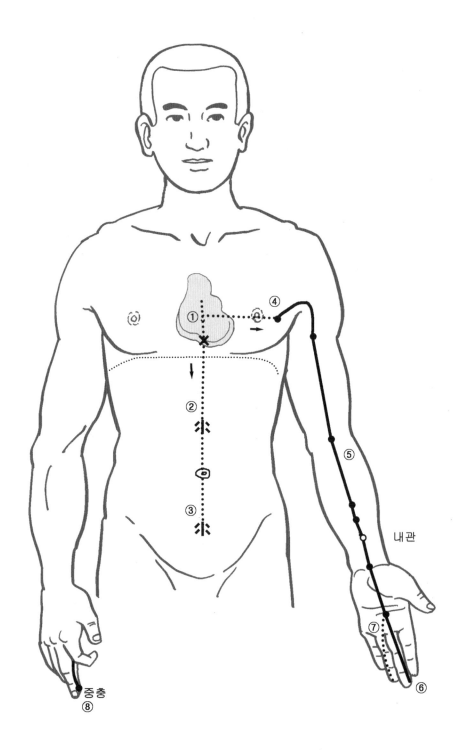

9) 수궐음심포경(手厥陰心包經)

순행(循行)

안으로 흐름 가슴에서 시작되어 심포(心包)에 속(屬)하고 상초(上焦)·중초(中焦)·하초(下焦) 삼초(三焦)에 낙(絡)한다.

갈라짐 그중 한 지맥(支脈)은 가슴에 넓게 퍼져 겨드랑이 밑 3촌의 천지(天池)로 이어진다.

밖으로 흐름 겨드랑이 밑 3촌의 천지(天池)에서 체표로 나와 겨드랑이를 거쳐 수태음과 수소음 사이 즉 팔 안쪽 중앙으로 달려 팔꿈치에 이르고 밑으로 손목을 지나 손바닥의 노궁(勞宮)에 들어가서 가운뎃손가락 끝 중충(中衝)으로 나온다.

갈라짐 그중 또 하나의 지맥은 손바닥 노궁(勞宮)에서 갈라져 넷째 손가락 끝 관충(關衝)으로 가서 수소양삼초경과 만난다.

좌우에 각각 9개씩의 소속혈이 있다.

주요 병증(病症)

경락병증 경맥(經脈)의 흐름이 원활하지 못하면 얼굴이 붉고, 겨드랑이 임파가 붓기도 하며, 팔뚝 앞에서 팔꿈치까지 저리고 굴신(屈伸)이 어렵다. 겨드랑이 밑이 붓고 손바닥이 뜨겁다.

장부병증 심포경의 침혈들은 주로 맥(脈)과 관련된 질환을 치료한다. 그 증상은 가슴과 옆구리가 그득하면서 아프고, 가슴이 크게 뛰면서 답답하고 불안하며, 얼굴이 붉고 눈이 누렇게 되고 웃음을 멈추지 못한다.

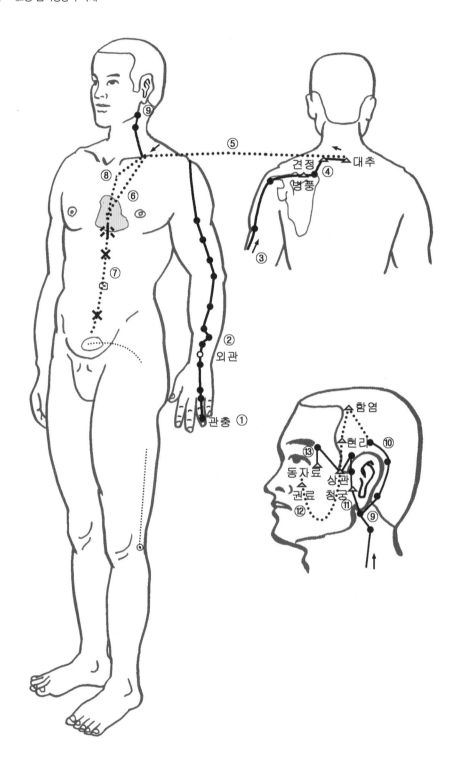

10) 수소양삼초경(手少陽三焦經)

순행(循行)

밖으로 흐름 넷째 손가락 끝 관충(關衝)에서 시작하여 손등으로 흘러 손목 마디 한가운데를 거쳐 척골(尺骨)과 요골(橈骨) 사이를 지나고 계속해서 팔꿈치 끝을 넘어서 팔 외측을 따라 어깨에 이르러 족소양담경의 견정(肩井)과 만나고 독맥의 대추(大椎)에 모여 어우러진 후 위경의 결분(缺盆)으로 들어간다.

안으로 흐름 결분에서 전중(膻中)에 나뉘어 펼쳐지고 심포에 낙(絡)하고 밑으로 횡격막을 지나서 중초, 하초에 두루 속(屬)하고 삼초(三焦)의 하합혈(下合穴)인 위양(委陽)까지 그 기(氣)가 미친다.

갈라짐 한 지맥은 임맥의 전중(膻中)을 따라 올라가 결분으로 다시 나와 목 쪽으로 올라가 귀 뒤의 예풍(翳風)을 지나 귀 꼭대기로 올라갔다가 밑으로 구부러져 뺨에 이른다.

또 한 지맥은 귀 뒤 예풍(翳風)에서 갈라져 귓속으로 따라 들어가 귀 앞으로 다시 나오고 담경의 상관(上關)을 지나 뺨에서 앞의 분지와 만나며 눈 바깥쪽 동자료(瞳子髎)에 이르러 족소양담경과 만난다.

좌우에 각각 23개씩의 소속혈이 있다.

주요 병증(病症)

경락병증 경맥(經脈)의 흐름이 원활하지 못하면 목과 얼굴, 뺨이 붓고 아프고, 눈 바깥쪽이 아프고, 이명(耳鳴)이 생기거나 귀가 안 들리고, 또한 귀 뒤에서부터 어깨, 위팔, 팔꿈치, 앞팔 등 삼초경이 지나는 곳이 모두 아프거나 넷째 손가락의 움직임이 원활하지 못하다.

장부병증 삼초경의 침혈들은 주로 기(氣)와 관련된 병증을 다스리는데 병이 일어나면 땀이 절로 흐르거나 배가 그득하거나 소변이 안 나온다.

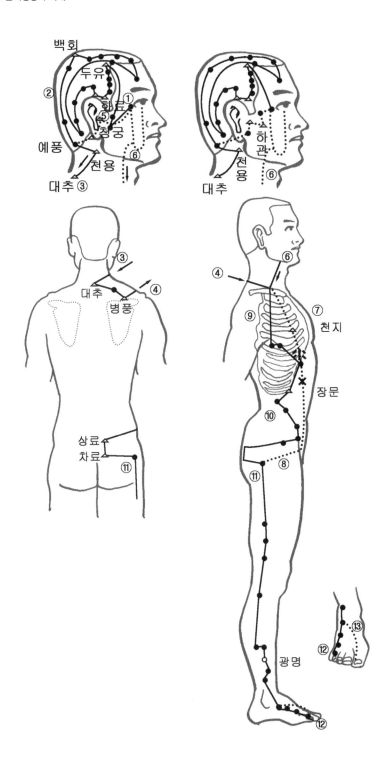

11) 족소양담경(足少陽膽經)

순행(循行)

밖으로 흐름 눈꼬리 옆 동자료(瞳子髎)에서 시작되어 위로 이마 모서리 두유(頭維)로 가고, 귀 뒤로 완골(完骨)까지 내려왔다가 다시 옆머리를 돌아올라 이마를 지나서 눈썹 위 양백(陽白)에 닿고 재차 뒤로 돌아 풍지(風池)에 이른다. 수소양경 앞으로 어깨 위에 이르고 좌우가 독맥의 대추(大椎)에서 교차하여 앞으로 나가 결분으로 들어간다.

갈라짐 한 갈래는 귀 뒤에서 나와 귓속으로 들어갔다 다시 귀 앞으로 나와 눈꼬리에서 끝난다. 다른 한 갈래는 눈꼬리에서 갈라져 위경의 대영(大迎)으로 하행하여 볼에 분포되어 있는 수소양경의 지맥과 만난 후 눈자위 밑에 이른 후 다시 협거(頰車)를 지나 밑으로 목 옆을 지나 대추에서 교차하여 내려오던 경맥(經脈)과 결분에서 합쳐진다.

안으로 흐름 얼굴에서 내려온 경맥과 뒷목을 거쳐 돌아온 줄기가 결분(缺盆)에서 만나 모인 후 가슴 속으로 들어가 명치를 지나 간(肝)에 낙(絡)한 후 담(膽)에 속(屬)하고 옆구리 갈비뼈 가장자리를 따라 흐르다가 위경의 기충(氣衝)으로 나와 서혜부(鼠蹊部) 주름살을 따라 음모(陰毛) 가까이에서 돌아 고관절(股關節) 마디인 환도(環跳)에 이른다.

밖으로 흐름 한 줄기는 결분에서 겨드랑이를 따라 몸의 측면으로 내려와 옆구리를 지나고 밑으로 엉덩이 환도(環跳)에서 다른 지맥과 만난 후 다시 아래로 흘러 넓적다리 옆으로 내려와 무릎 밖으로 나온다. 담(膽)의 하합혈(下合穴)인 비골두(腓骨頭) 앞 가장자리의 양릉천(陽陵泉)을 지나 비골 아래 끝까지 곧장 내려온다. 바깥 복사뼈 앞 아래로 나와 발등 가장자리 넷째 발가락뼈와 다섯째 발가락뼈 사이로 들어가 넷째 발가락 바깥쪽 끝 족규음(足竅陰)에서 끝난다.

갈라짐 발등 족임읍(足臨泣)에서 한 갈래가 갈라져 나와 엄지발가락 등쪽으로 가서 족궐음 간경과 만난다.

좌우에 각각 44개씩의 소속혈이 있다.

주요 병증(病症)

경락병증 경맥(經脈)의 흐름이 원활하지 못하면 옆머리와 눈꼬리가 아프고, 결분이 붓고 아프고, 겨드랑이가 붓고, 가슴과 옆구리가 아파서 몸을 돌리지 못하고, 얼굴에 기미가 끼고 피부에 윤기가 없으며 먼지가 낀 것 같고, 귀가 안 들린다. 넓적다리 바깥쪽과 종아리 아래, 바깥 복사뼈 앞의 뼈마디가 쑤시고 아프다. 넷째 발가락 부위가 아프고 움직이기 힘들며, 병이 깊어져 족소양 경락이 지나는 자리에 기혈역조가 생기면 마비감이 오고 시리고 저린 증상이 따른다.

장부병증 입이 쓰고, 트림이 나고, 학질에 걸리고, 식은땀이 나고, 목이나 겨드랑이에 멍울이나 연주창 등이 생긴다.

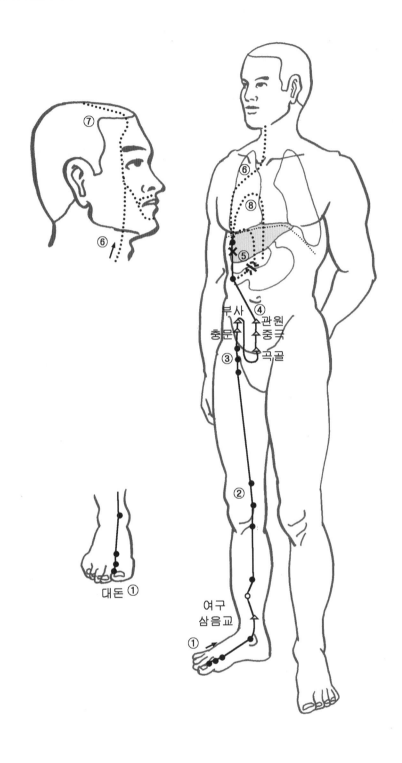

대돈 ①

부사
충문
여구
삼음교
관원
중극
곡골

12) 족궐음간경(足厥陰肝經)

순행(循行)

밖으로 흐름 엄지발가락의 등쪽 털 난 부위에서 시작되어 위로 첫째 발가락과 둘째 발가락 사이로 흘러 안쪽 복사뼈 앞 중봉(中封)을 지나 종아리 안쪽을 따라 올라가며, 복사뼈 위 8촌에서 족태음비경과 교차하여 뒤로 넘어간다. 계속하여 무릎 안쪽을 지나 허벅지 안쪽 한가운데로 올라가 음모(陰毛)가 있는 부위에 도달하며 생식기를 돌아 아랫배로 들어간다.

안으로 흐름 아랫배로 들어간 다음 위(胃)를 끼고 올라와 간(肝)에 속(屬)하고 담에 낙(絡)한다. 위로 횡격막을 지나 옆구리에 나뉘어 퍼지고 성대 뒤쪽을 따라 올라가 목구멍, 코 부위에 이르며 위로는 목계(目系)에 연결되고 이마를 지나 정수리 백회(百會)에 이르러 독맥과 만난다.

갈라짐 한 갈래는 눈 가장자리를 따라 퍼지고, 밑으로 뺨 속으로 흘러 입술 속으로 돌아 들어간다. 또 다른 갈래는 다시 간(肝)에서 갈라져 횡격막을 지나 폐로 들어갔다 중완까지 내려가 수태음폐경에 이어진다.

좌우에 각각 14개씩의 소속혈이 있다.

주요 병증(病症)

경락병증 경맥(經脈)의 흐름이 원활하지 못하면 머리가 아프고, 어지럽고, 목이 마르고, 고환이 당기며 허리가 아프다. 깊어지면 얼굴에 티끌이 일며 빛을 잃는다.

장부병증 가슴이 그득하고 답답하며 구토와 설사가 일어나고, 장산통(腸疝痛)과 소변 불통이 나타나며, 아랫배와 고환이 붓고, 몸이 삭고 시들어 몸을 그르쳐서 쓰지 못하게 된다.

3 십이경별

경별(經別)은 순행경로를 따라 사지(四肢)에서 시작되어 인체 깊숙이 내장으로 들어간 후 머리나 목 부위로 나온다. 이들의 출입(出入)·이합(離合)[23]은 경맥(經脈)과 마찬가지로 인체에 있어서 중요한 작용을 한다. 십이경별은 십이경맥의 순행노선과는 달리 '별도로 운행하는 정경(正經)'으로 음양표리(陰陽表裏), 속락(屬絡)의 배합관계인 합(合)에 따라 총 6개의 쌍으로 나누어 이를 '육합(六合)'이라 한다. 이들은 십이경맥의 분포와 연계 부위를 조밀하게 하고 십이경맥이 미치지 않는 기관과 부위를 지나므로 십이경맥의 부족한 부분을 보충한다.

십이경별의 음경과 양경은 함께 출입(出入)하며, 사지 말단에서 갈라져 내장으로 들어간 후에 머리로 올라간다. 그중 양경은 체강(體腔) 내부에서 자신과 표리가 되는 장부를 지나 체표(體表)의 두경부(頭頸部) 등으로 천출(淺出)하여 다시 본경(本經)으로 들어가며, 음경의 경별은 자신이 속해 있는 본장(本臟)만을 순행하다가 표리관계에 있는 양경으로 들어간다[離入出合]. 그리하여 여섯 조가 이루어지는데 이를 십이경별의 육합(六合)이라고 한다. 예를 들어 수삼음경(手三陰經)은 흉부에서 손으로 주행하나, 수태양경에서 별도로 주행하는 정경은 겨드랑이에서 곧바로 내려가 내장으로 들어가고, 수소양경(手少陽經)과 수양명경(手陽明經)에서 별도로 주행하는 정경은 두경부(頭頸部)에서 등을 따라 내려와 내장으로 들어간다. 그리고 족삼음경(足三陰經)은 다리에서 배로 주행하나, 족삼음경에서 별도로 주행하는 정경은 발에서 머리로 올라가 족삼양경(足三陽經)과 합쳐진다. 또한 족삼양경은 머리에서 발로 주행하나, 족삼양경에서 별도로 주행하는 정경은 발에서 머리로 주행한다.

이들 별도로 순행하는 정경은 질병을 치료할 때 독특한 작용을 한다. 예컨대 십이경맥(十二經脈) 중의 육음경(六陰經)은 대부분 두면부(頭面部)에 이르지 않으나, 두면부의 질병을 치료할 때 음경을 취하여 치료한다. 또한 십이경맥이 이르지 않는 부위에 어떤 국부질환(局部疾患)이 발생하였을지라도 관련 경맥을 취하여 치료할 수 있다.

---

23) 십이경별의 분포 특징을 크게 출입(出入)·이합(離合)으로 나눈다. 십이경별은 대부분 사지부(四肢部)의 본경(本經)에서 별도로 나오는데 이를 일컬어 '이(離)'라 한다. 별출(別出)된 십이경별이 흉복부 안으로 들어가 분포하는 것을 일컬어 '입(入)'이라 한다. 체내의 음양경별(陰陽經別)은 서로 나란히 흘러 목덜미 근처로 나오는데 이를 일컬어 '출(出)'이라 한다. 머리에서 표리관계인 음경경별(陰經經別)이 해당 양경경별(陽經經別)과 만나거나 해당 양경경맥(陽經經脈)과 만나는 것을 일컬어 '합(合)'이라 한다. 『중국침구학』

일합(一合)

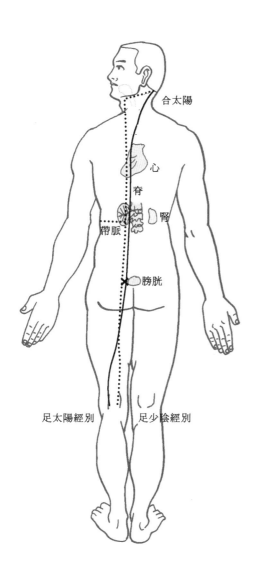

合太陽

心

脊

腎

帶脈

膀胱

足太陽經別　　足少陰經別

족태양방광경(足太陽膀胱經)의 별도 정경(正經)은 경맥에서 갈라져 오금의 위중혈(委中穴)로 들어가고, 다른 한 갈래는 엉덩이 아래 5촌 부위의 승부혈(承扶穴)에 이른 다음, 갈라져 항문으로 들어가 방광(膀胱)에 속하고 신(腎)으로 가서 퍼지며, 등골을 따라 올라가 심부(心部)에 퍼진다. 직행하는 지맥(支脈)은 등골에서 목으로 올라가 다시 족태양방광경에 이어진다.

족소음신경의 별도 정경(正經)은 경맥에서 분리된 후 오금의 위중혈에 이르러 별도로 주행하여 족태양경과 합해진 후, 올라가 신(腎)에 이르고 십사추(十四椎) 부위에서 나와 대맥(帶脈)에 이어진다. 직행하는 지맥은 신(腎)에서 설근(舌根)에 이어진 다음 뒷목으로 나와서 족태양방광경과 합해진다.

이합(二合)

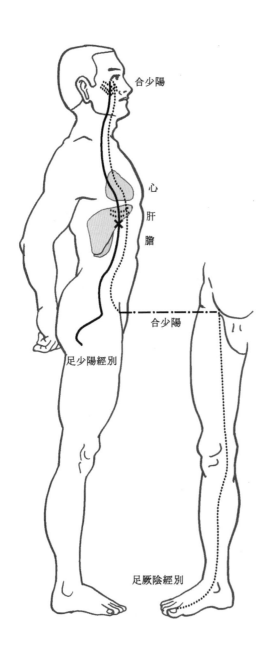

족소양담경(足少陽膽經)의 별도 정경(正經)은 비골(髀骨)을 돌아 음모(陰毛) 부위로 들어가서 족궐음간경(足厥陰肝經)과 합해진다. 여기서 갈라진 지맥(支脈)은 계륵부(季肋部) 사이에 들어가 가슴 속에서 담(膽)으로 이어지며, 간(肝)에 퍼진 다음 상부의 심(心)을 꿰뚫고 인후(咽喉)를 끼고 올라가 턱으로 나오며 얼굴에 퍼졌다가 눈 주위에 이어져 족소양(足少陽)의 정경(正經)과 눈 바깥쪽 모서리에서 합한다.

족궐음간경(足厥陰肝經)의 별도 정경(正經)은 발등에서 갈라져 올라가 음모 부위에서 족소양담경과 합해져서 함께 운행한다.

삼합(三合)

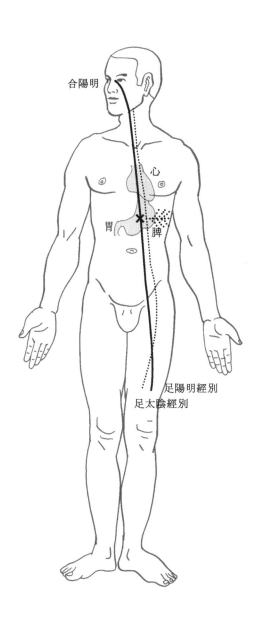

족양명위경(足陽明胃經)의 별도 정경(正經)은 넓적다리로 올라가 뱃속으로 들어간 다음 위(胃)에 이어지며, 비(脾)에 퍼졌다가 올라가서 심(心)을 관통하고 목구멍을 따라 올라가 입으로 나오며, 다시 콧등을 따라 올라가 목계(目系)에 이어진 다음 족양명(足陽明)의 정경과 합한다.

족태음비경(足太陰脾經)의 별도 정경은 넓적다리로 올라가 족양명위경과 합해져 위경(胃經)에서 갈라진 정경과 함께 순행하여 목구멍에 이어진 후 설본(舌本)을 관통하여 족양명위경과 배합된다.

사합(四合)

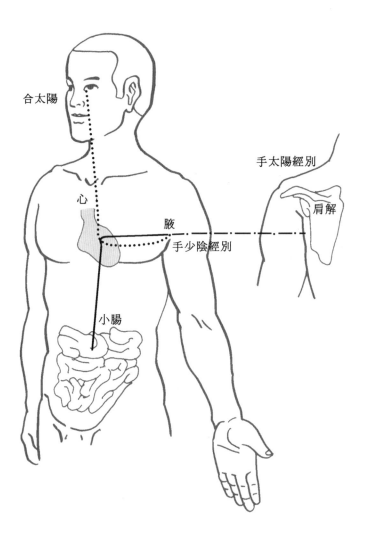

수태양소장경(手太陽小腸經)의 별도 정경(正經)은 위에서 아래로 운행하는데, 견관절(肩關節)에서 별도로 갈라져 겨드랑이로 들어간 다음 심(心)으로 주행하여 소장에 이어진다.

수소음심경(手少陰心經)의 별도 정경은 별도로 연액혈(淵腋穴) 부위의 근육 사이로 들어가서 심(心)에 이어지고, 후강(喉腔)을 따라 올라가 얼굴로 나와 수태양소장경과 눈 안쪽 모서리에서 합한다.

오합(五合)

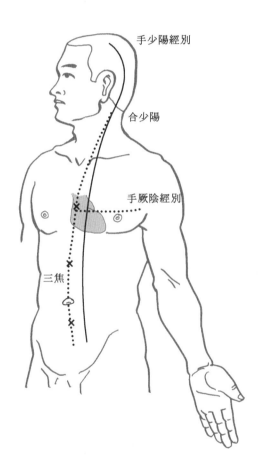

手少陽經別

合少陽

手厥陰經別

三焦

수소양삼초경(手少陽三焦經)의 별도 정경
(正經)은 밖에서 안으로 운행하는데, 정수리
에서 갈라져 결분(缺盆)으로 들어가고, 다시
삼초(三焦)로 내려가 가슴에 퍼진다.

수궐음심포경(手厥陰心包經)의 별도 정경
은 연액혈(淵腋穴) 아래 3촌 부위에서 별도
로 갈라져 가슴으로 들어간 다음 다시 갈라
져 삼초에 이어지며, 후강(喉腔)을 따라 올라
가 귀 뒤로 나와서 수소양삼초경과 완골혈
(完骨穴) 아래에서 합한다.

육합(六合)

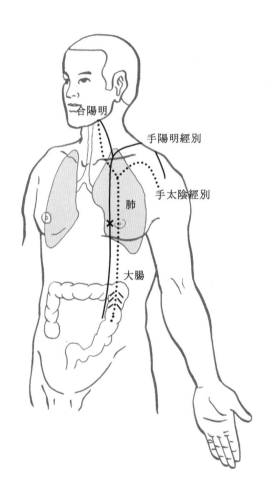

수양명대장경(手陽明大腸經)의 별도 정경(正經)은 손에서 가슴과 젖 사이로 올라간 후 견우혈(肩髃穴) 부위에서 별도로 갈라져 쇄골(鎖骨)에 들어간 다음 대장(大腸)으로 내려가 폐(肺)에 이어지고, 다시 후강(喉腔)을 따라 올라가 결분으로 나와서 수양명대장경과 합한다.

수태음폐경(手太陰肺經)의 별도 정경은 연액혈(淵腋穴) 부위의 수소음심경 앞쪽에서 별도로 갈라져 폐로 들어간 후 대장에 퍼지며, 위로 올라가 결분(缺盆)으로 나온 후 후강(喉腔)을 따라 다시 수양명대장경과 합한다.

4 십이경근

십이경근(十二經筋)은 경락계통의 외부 연결부분으로 십이경맥의 기(氣)가 근육과 관절에서 결(結), 취(聚), 산(散), 락(絡)되는 체계로 그 분포는 십이경맥과 기본적으로 일치하나 그 작용은 다르다. 십이경근은 인체의 모든 근육·관절을 연결·자양하고 전신운동을 총괄한다. 십이경근의 특징은 근육 사이를 순행하며 결코 내장(內臟)으로 들어가지 않는다는 것이다. 십이경근은 모두 사지말단에서 시작하여 머리와 몸을 향하여 올라간다. 족삼양경근(足三陽經筋)은 얼굴의 뺨에서, 족삼음경근(足三陰經筋)은 복부의 음기(陰器)에서, 수삼양경근(手三陽經筋)은 머리의 이마 모서리 부위에서, 수삼음경근(手三陰經筋)은 흉격(胸膈)에서 합쳐진다. 각각의 경근은 순행과정에서 발목, 오금, 무릎, 허벅지, 고관절, 손목, 팔꿈치, 팔, 겨드랑이, 어깨, 목 등의 관절이나 골격에 모인다. 특히 족궐음경근은 음기(陰器)에 모이고 모든 경근을 총괄한다. 경근은 체표의 근육 관절로만 흐르고 내부장부로 연결되지 않는 특성이 있어 경근에 의한 병은 장부까지 영향을 미치지 않는다. 그러므로 동일한 근육통이라도 장부로 인한 경우에는 오수혈(五腧穴)을 이용하고 순수한 경근의 병일 경우는 아시혈(阿是穴)을 이용한다. 주치병증(主治病證)은 비통(痺痛), 강직, 경련, 근무력 등이다.

〈표 1-2-6〉 십이경근(十二經筋)의 분포

십이경근	기시부(起始部)	결합부(結合部)
수태음경근	엄지손가락 위	어제(魚際) 뒤, 주중(肘中), 견우(肩髃) 앞, 결분(缺盆), 흉중(胸中)
수양명경근	둘째 손가락 말단	완배(腕背), 주부외측(肘部外側), 견우(肩髃), 코 옆
족양명경근	제2·3·4발가락	발등, 무릎 외측, 고관절, 음부(陰部), 결분(缺盆), 코 옆, 귀 앞
족태음경근	엄지발가락 내측	내과(內踝), 무릎 안쪽, 보골(輔骨), 대퇴, 음부(陰部), 제(臍), 늑부(肋部)
수소음경근	새끼손가락 내측	장후예골(掌後銳骨), 주부 내측(肘部內側), 흉중(胸中)
수태양경근	새끼손가락 위	완배부(腕背部), 주부예골(肘部銳骨), 액하(腋下), 완골(完骨), 턱, 두각(頭角)
족태양경근	새끼발가락	외과(外踝), 발꿈치, 무릎, 오금, 종아리, 엉덩이, 설본(舌本), 침골(枕骨), 코, 견우(肩髃), 완골(完骨)
족소음경근	새끼발가락 아래	족근(足跟), 내보골하(內輔骨下), 음부(陰部), 침골(枕骨)
수궐음경근	가운뎃손가락	주부내측(肘部內側), 액하(腋下), 흉격부(胸膈部)
수소양경근	넷째 손가락 끝	완배(腕背), 주첨(肘尖), 두각(頭角)
족소양경근	넷째 발가락	외과(外踝), 슬외측(膝外側), 복토(伏兎)상부, 꼬리뼈 부위, 결분(缺盆), 코 옆, 눈 외측
족궐음경근	엄지발가락 위	내과전방(內踝前方), 내보골하(內輔骨下), 음부(陰部)

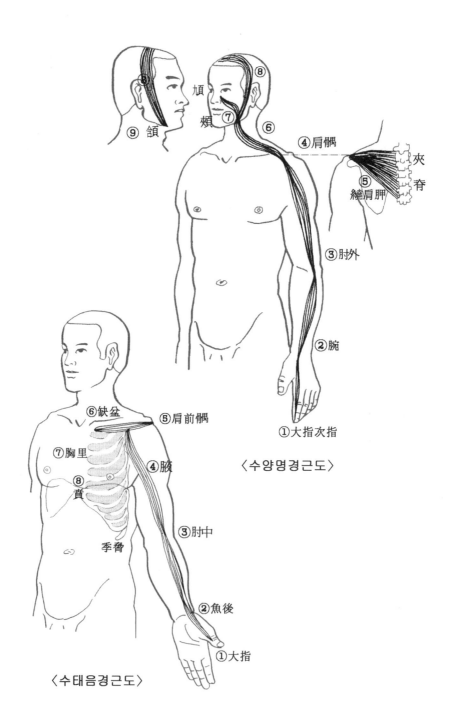

頏

頦

⑨頷

⑧

⑧

⑦頰

⑥

④肩髃

⑤繞肩胛

夾

脊

③肘外

②腕

①大指次指

〈수양명경근도〉

⑥缺盆

⑤肩前髃

⑦胸里

④腋

⑧賁

肘中

季脅

②魚後

①大指

〈수태음경근도〉

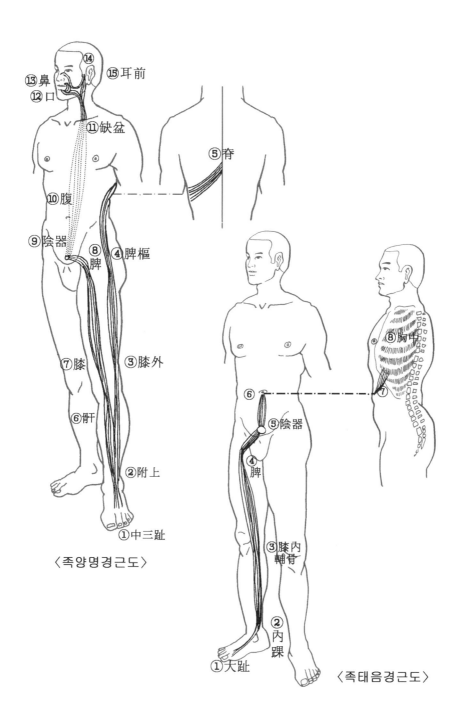

〈족양명경근도〉

〈족태음경근도〉

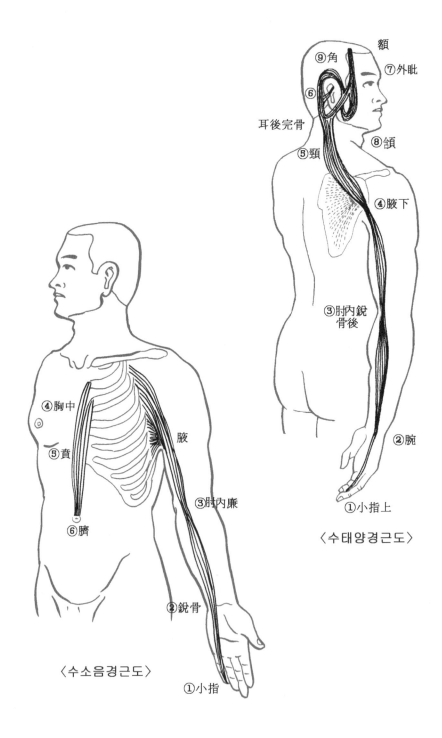

額

⑨角

⑦外眦

⑥

耳後完骨

⑧頷

⑤頸

④腋下

③肘內銳
骨後

②腕

①小指上

〈수태양경근도〉

④胸中

腋

⑤賁

③肘內廉

⑥臍

②銳骨

〈수소음경근도〉

①小指

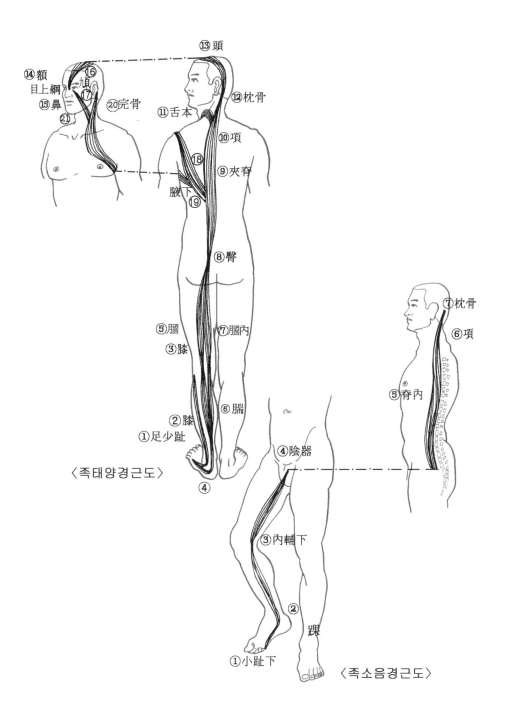

⑬頭

⑭額
目上綱
⑬鼻
㉑

⑯顑
⑰

⑳完骨

⑪舌本

⑫枕骨

⑩項

⑱

⑨夾脊

腋下
⑲

⑧臀

⑤腘

③膝

⑦腘內

⑥腨

②膝

①足少趾

④

〈족태양경근도〉

⑦枕骨

⑥項

⑤脊內

④陰器

③內輔下

②

踝

①小趾下

〈족소음경근도〉

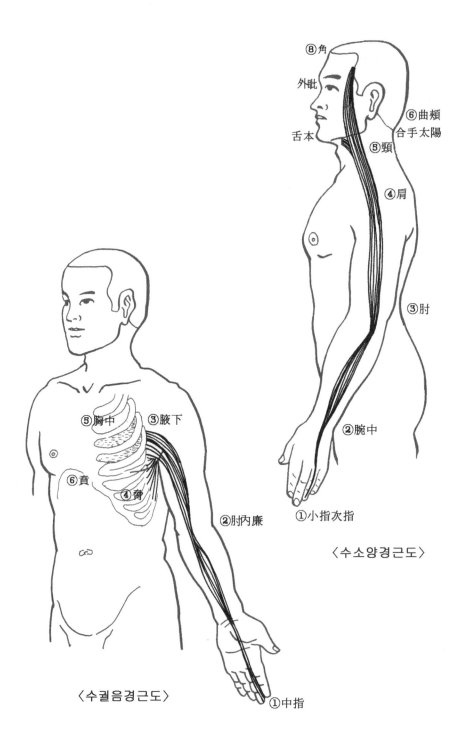

⑧角

外眦

舌本

⑥曲頰
合手太陽

⑤頸

④肩

③肘

②腕中

①小指次指

〈수소양경근도〉

⑤胸中　③腋下

⑥賁

④脅

②肘內廉

②肘內廉

①中指

〈수궐음경근도〉

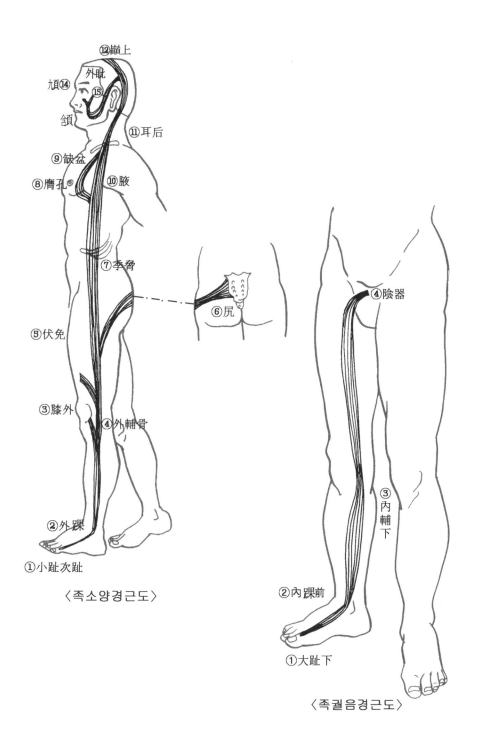

⑫巓上

外眦

䪼⑭

⑮

頷

⑪耳后

⑨缺盆

⑧膺乳

⑩腋

⑦季脅

⑥尻

⑤伏兔

③膝外

④外輔骨

②外踝

①小趾次趾

〈족소양경근도〉

④陰器

③内輔下

②内踝前

①大趾下

〈족궐음경근도〉

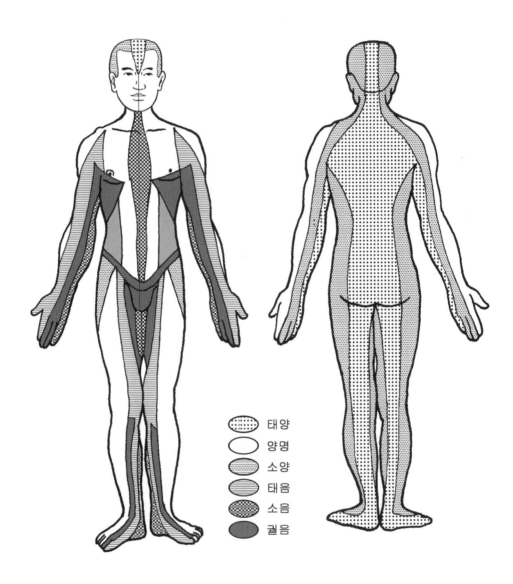

⬭	태양
⬭	양명
⬭	소양
⬭	태음
⬭	소음
⬭	궐음

5 십이피부

피부(皮部)는 십이경맥(十二經脈)의 기능 활동이 인체의 표면에 반영된 것으로 십이경맥이 피부에 분포된 부위를 말한다. 온몸의 피부를 12구역으로 나누어 십이경맥에 소속시키고 이를 십이피부(十二皮部)라고 하였다.

1) 십이피부의 의의

십이피부(十二皮部)는 십이경맥의 순행 부위를 근거로 한 것이고 그 경맥은 표(表)에 있어서 피부간(皮膚間)에 분포하며 생체를 보위(保衛)하고 외사(外邪)에 저항하는 기능을 한다. 피부는 체내 경락(經絡)·장부(臟腑)의 기능 활동과 끊임없이 연관되어 있다. 외사(外邪)가 인체에 침입하면 반드시 피부로부터 시작되며 그 후에 경락(經絡)·장부(臟腑)로 들어간다. 그러므로 질병의 전변(轉變) 과정은 피(皮) — 낙(絡) — 경(經) — 부(腑) — 장(臟) 순(順)으로 발전된다. 반대로 인체 내부의 병리변화 역시 경락을 거쳐 상응하는 피부에 반영된다. 즉 피부의 색깔, 반진(斑疹), 민감 반응점 등을 통해 어느 경에 사기(邪氣)가 침입되었는가를 알 수 있다.

2) 십이피부의 임상응용(臨床應用)

십이피부는 체표의 최상층(最上層)에 위치하므로 피부침(皮膚鍼) 등으로 천자(淺刺)를 하면 위기(衛氣)를 강화시키고 양기(陽氣)를 북돋는 효과를 거둘 수 있다. 음측(陰側)인 음경(陰經)이나 복부(腹部)보다 양측(陽側)인 양경(陽經)이나 배유혈(背俞穴)을 주로 자침(刺鍼)하여 장부(臟腑)의 기(氣)를 발동하게 한다.

제3장

기경팔맥의 이해

기경팔맥은 십이경맥처럼 규칙적이지 않고
오장육부와 직접 연계되는 관계가 없으며
경맥 간에 표리 관계를 가지고 있지 않아
기경(奇經)이라 부른다.

기경팔맥은 십이경맥 사이를 가로세로로 지나면서
십이경맥 사이의 관계를 연결시키고,
십이경맥의 경기(經氣)를 조절한다.

1 기경팔맥의 개요

1) 기경팔맥(奇經八脈)의 구성

기경팔맥은 임맥(任脈), 독맥(督脈), 충맥(衝脈), 대맥(帶脈), 음교맥(陰蹻脈), 양교맥(陽蹻脈), 음유맥(陰維脈), 양유맥(陽維脈)을 가리킨다. 이 중 임맥과 독맥은 인체의 앞뒤 정중앙으로 자체의 경혈을 가지고 있으며 십이경맥과 함께 임상에서 널리 쓰이므로 이 두 경맥과 십이정경(十二正經)을 묶어서 십사경맥(十四經脈)이라 부르기도 한다.

2) 기경팔맥의 특징

기경팔맥은 십이경맥과는 달리 오장육부(五臟六腑)와의 속락관계(屬絡關係)나 경맥간의 표리관계(表裏關係)는 없다. 독맥과 임맥만이 본경에 소속된 경혈이 존재하고 나머지 6개 기경(奇經)의 경혈은 모두 별도의 경혈과 서로 교회(交會)한다. 기경팔맥은 각 경락과 밀접한 연계를 통해 그 기능을 통솔하고 연합하며 각 경락의 기혈성쇠(氣血盛衰)를 조절하는 작용을 함으로써 십이경맥의 작용을 보충하고 영위기혈(營衛氣血)을 조절하는 역할을 한다.

〈표1-3-1〉 기경팔맥 분포와 교회경맥(交會經脈)

기경팔맥	분포	교회경맥(交會經脈)
독맥	후정중선(後正中線)	족태양경, 임맥
임맥	전정중선(前正中線)	족양명경, 독맥
충맥	복부 제1측선(腹部第1側線)	족소음경
대맥	복측(腹側)	족소양경
양교맥	하지 외측, 어깨, 머리	수족태양, 수족양명, 족소양
음교맥	하지 내측, 눈	족소음, 족태양
양유맥	하지 외측, 어깨, 머리, 뒷목	수족태양, 독맥, 수족소양, 족양명
음유맥	하지 내측, 복부 제3측선(腹部第3側線), 목	족소음, 족태음, 족궐음, 임맥

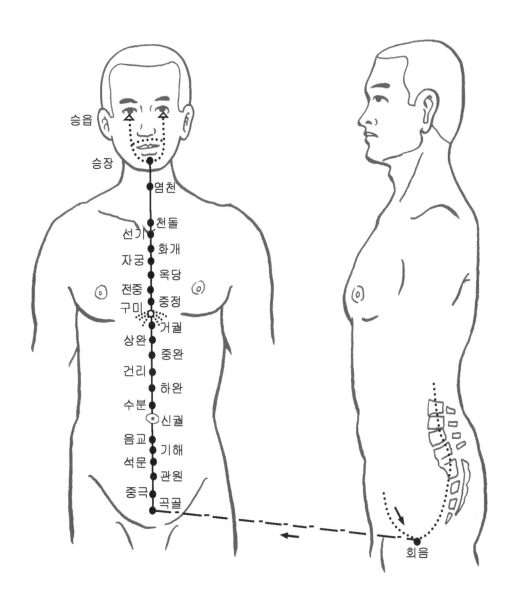

2 기경팔맥의 순행

1) 임맥(任脈)

　온몸의 음경(陰經)과 연결되는 임맥(任脈)은 음경의 기혈을 조절한다. 정(精), 혈(血), 진액(津液)은 임맥에 의해 조절된다. 그래서 임맥은 음맥지해(陰脈之海)라고 부른다.

　또한 임맥은 임신(姙娠)을 주관한다. 포(胞)에서 시작되어 자궁(子宮)과 연결되므로 여자의 월경, 대하, 임신과 관계가 깊다.

순행(循行)

밖으로 흐름 하복부 중극(中極)의 아래에서 시작되어 회음부로 나와 외음부(外陰部)를 들렀다가 음모제(陰毛際)를 상행, 배꼽을 거쳐 흉부(胸部), 후두(喉頭)를 지나 아랫입술 밑에 이른다.

갈라짐 아랫입술 밑에서 둘로 나뉘어져 입술을 돌아 은교(齦交)에서 독맥과 만나고 다시 갈라져서 안면(顔面)으로 나와 눈 밑의 승읍(承泣)에서 족양명위경(足陽明胃經)과 만난다.

주요 병증(病症)

　치질, 설사, 기침, 가래, 각혈, 치통, 인후종통, 가슴과 배가 붓고 아프거나 시리고, 흉부번민, 중풍, 요통, 멀미, 딸꾹질 등이 많으며 남자는 주로 요통과 장산통(腸疝痛)과 함께 고환이 붓거나 아프다. 여자는 냉대하, 아랫배 종괴(腫塊), 월경이상, 유산, 불임, 하복부 통증 등 자궁과 관련된 모든 통증과 유방통, 하혈 등이 많이 나타난다.

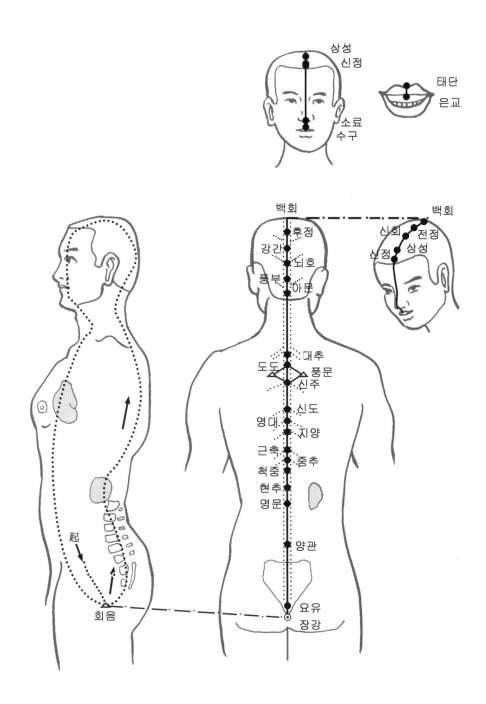

2) 독맥(督脈)

여섯 개 양경(陽經)은 모두 독맥(督脈)의 대추(大椎)에서 만나므로 독맥은 양경의 기혈을 조절하는 기능을 가진다. 인체의 양맥(陽脈)을 감독하므로 양맥지해(陽脈之海)라고도 부른다.

또한 독맥은 생식 기능을 주관하며 뇌(腦), 수(髓), 신(腎)의 기능을 반영한다. 독맥은 뇌(腦)로 들어가고 신(腎)을 연결시키므로 뇌와 척수의 기능과 관계가 있다.

순행(循行)

아랫배에서 일어나 회음(會陰)으로 내려가 임맥과 만난 뒤 등뼈를 따라 올라 넓게 퍼진다.

그 주된 줄기는 견갑부(肩胛部)에서 좌우로 나뉘었다가 다시 후정중선(後正中線)에서 합하여 상행하고 뒷목의 풍부(風府)에 이르러 뇌로 들어갔다가 머리 꼭대기로 올라가고 다시 머리의 정중선을 따라 이마, 코, 윗입술을 지나 윗잇몸에서 끝난다.

다른 줄기는 꼬리뼈 끝에서 족태양경과 만나고 척추를 뚫고 들어가 신(腎)과 연결된다.

또 한 줄기가 아랫배에서 위로 배꼽을 지나 심(心)에 들어가고 인후(咽喉)에서 임맥과 만나고 턱 아래를 지나 입술을 돌아 두 눈 사이의 중간에서 끝난다.

또 다른 줄기가 족태양경과 함께 눈가에서 시작하여 이마로 올라가고 정수리에서 좌우로 엇갈리며 머리 속으로 들어간다.

주요 병증(病症)

허리와 등 부위가 아프고 풍(風)에 의해 경련이 일어나며, 아랫배가 아프고 소변을 잘 보지 못하며, 고환이 붓고 아프다. 그 밖에도 치질, 불임 등 비뇨·생식계통의 질병과 정신이상이 생기고 아이들은 잘 놀란다.

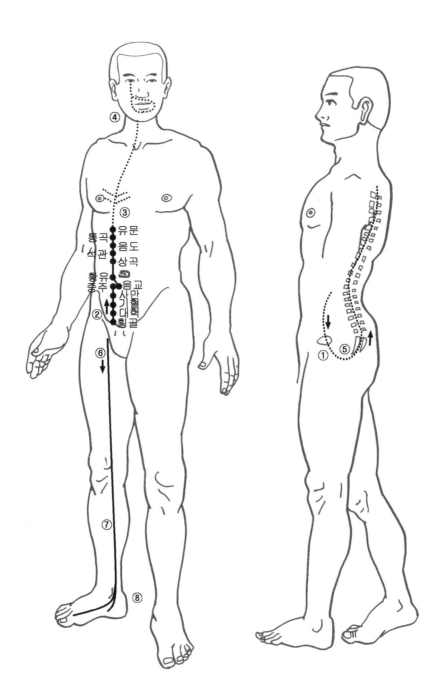

3) 충맥(衝脈)

충(衝)은 통한다는 의미이다. 머리에서 발끝까지, 앞에서 뒤로, 온몸을 순행하는 기혈의 요충(要衝)으로서 임맥, 독맥과 연결되어 십이경맥의 기혈을 받아들여 온몸에 필요한 기혈을 조절하는 충맥(衝脈)은 '십이경맥의 바다'·'오장육부의 바다'·'혈해(血海)'라고 부른다. 그 시작이 모두 포중(胞中)이어서 '양맥의 바다'인 독맥, '음맥의 바다'인 임맥과 함께 '일원삼기(一源三岐)'라 칭한다.

남녀의 생식기능 또한 충맥과 관계가 깊으며 주로 간(肝), 신(腎), 비위(脾胃)를 통해 기(氣)의 승강(昇降) 운동을 조절한다.

순행(循行)

하복부의 포(胞)에서 시작되어 회음부로 나와 세 가닥으로 갈라진다.

한 줄기는 복강(腹腔) 앞쪽 벽을 따라 족소음경과 만나 배꼽 가장자리를 돌아 가슴에 넓게 퍼지고 위로 인후(咽喉)를 지나 입술을 돈 후 눈 밑에 이른다.

또 한 줄기는 아랫배에서 나와 독맥과 만나고 복강(腹腔) 뒤쪽 벽을 올라 척추 안으로 타고 위로 오른다.

또 한 줄기가 방광의 아래에서 기충(氣衝)으로 나와 허벅지 아래 가장자리를 지나 오금 한 가운데로 들어가서 종아리뼈 안쪽 가장자리를 지나 안쪽 복숭아뼈 뒤를 돌아 발바닥에 닿는다. 그 한 지맥은 종아리뼈 안쪽 가장자리에서 다시 복숭아뼈로 들어가서 발등에 이르고 발등에 퍼져 엄지발가락에 닿는다.

주요 병증(病症)

기(氣)의 승강(昇降)이 실조되면 천식(喘息), 심통(心痛), 복통(腹痛), 장명(腸鳴) 증상이나, 생식계통으로 월경부조(月經不調), 붕루, 유산, 불임증(不妊症) 등 특히 부인병이 많다.

4) 대맥(帶脈)

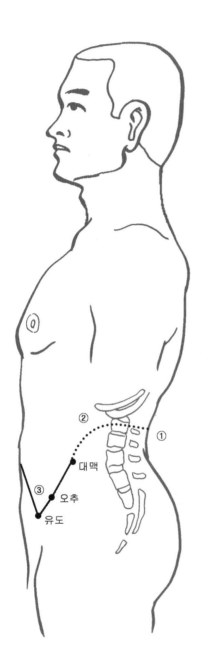

세로로 흐르는 모든 경맥(經脈)에 관여하는 대맥(帶脈)은 허리에서 나와서 비스듬히 복부 앞쪽을 돌아 몸을 한 바퀴 도는데 마치 띠를 맨 것과도 같아서 모든 경맥을 제약하여 망행(妄行)을 단속하는 것으로 태아(胎兒)를 보호하고 대하(帶下)를 주관한다. 『난경(難經)』에서 '모든 맥이 모두 대맥에 속한다'고 하였다.

순행(循行)

제2요추에서 나와 제11늑골 아래부터 시작하여 요복을 순행하고 비스듬히 복부 앞쪽을 돌아 몸을 한 바퀴 싸고 돈 후 다시 내려가 아랫배에 이른다.

주요 병증(病症)

대맥이 조화롭지 못하면 주로 부인의 월경부조, 적백대하, 복부팽만, 요부무력 등이 나타난다.

5) 음교맥(陰蹻脈)

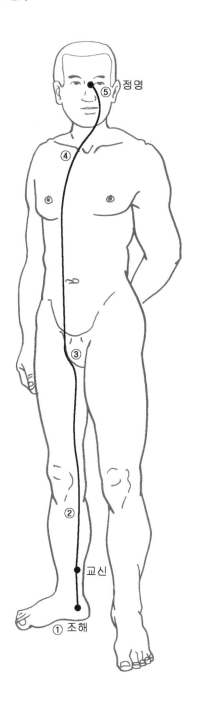

⑤ 정명

④

⑧

③

교신

② ① 조해

음교맥과 양교맥은 안팎으로 상대되는 경맥으로 각각 안쪽과 바깥쪽의 복사뼈 아래에서 시작된다. 인체의 좌우측 음(陰)을 주관하는 음교맥(陰蹻脈)은 인체를 정면에서 보았을 때 내측으로 순행하면서 족소음신경, 족태양방광경과 교회한다. 눈을 자양(滋養)하고 눈꺼풀의 열고 닫음과 하지(下肢)의 운동을 주관한다.

순행(循行)

음교맥은 족소음신경의 별맥으로서 발바닥에서 일어나 조해(照海)혈에서 시작하여 안쪽 복사뼈 위쪽으로 올라간 다음, 대퇴 내측을 따라 곧바로 올라가 생식기로 들어가며, 계속 올라가 흉부를 지나 결분(缺盆)으로 들어가서 인영(人迎)의 앞쪽으로 나온 다음, 광대뼈 부위로 들어가 눈 안쪽 모서리에 이어지고 족태양방광경의 정명(睛明)에서 만나 상행한 다음, 다시 내려와 눈 부위를 자양한다.

주요 병증(病症)

하지(下肢)의 안쪽 근육은 경련이 나고 바깥쪽 근육은 늘어져 발목이 안쪽으로 꺾인다. 인후(咽喉)가 아프며 잠이 많이 온다. 전간(癲癇), 하복통, 요통, 음부(陰部) 산증(疝症), 대하(帶下) 등과 눈병이 생긴다.

6) 양교맥(陽蹻脈)

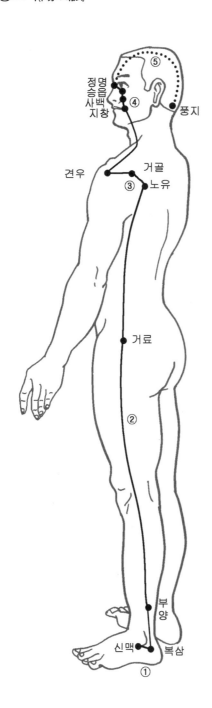

인체의 좌우측 양(陽)을 주관하는 양교맥 (陽蹻脈)은 인체를 정면에서 보았을 때 외측으로 순행하면서 수족태양경, 수족양명경, 족소양경과 교차되어 양기를 대표한다. 눈을 자양하고 눈꺼풀의 열고 닫음을 주관하며 음교맥과 같이 양교맥 또한 하지(下肢)의 운동을 주관한다.

순행(循行)

양교맥은 발바닥에서 일어나 바깥쪽 복사뼈 아래 족태양경의 신맥(申脈)혈에서 나와 바깥쪽 복사뼈 뒤로부터 대퇴부 외측, 옆구리, 늑골, 견갑의 외측을 지나 어깨와 목 부위의 바깥쪽을 거쳐 입술 옆을 지나 눈가에 이르러 수족태양경, 음교맥(陰蹻脈)과 만나고 다시 위로 머리를 지나 귀 뒤에 이르러 족소양담경(足少陽膽經)과 풍지혈(風池穴)에서 만난다.

주요 병증(病症)

하지(下肢)의 바깥쪽 근육은 경련이 나고 안쪽 근육은 늘어져 발목이 바깥쪽으로 꺾인다. 잠을 못 자고, 눈가가 벌겋고 아프다. 허리와 등이 뻗치고 아프며, 심하면 정신이상이 생긴다.

7) 음유맥(陰維脈)

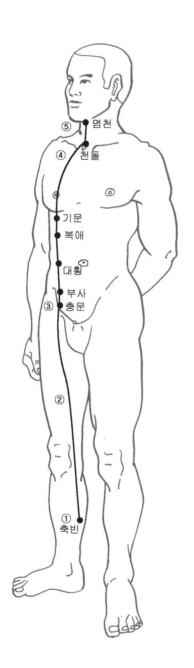

유(維)란 연결과 그물을 뜻하는데, 유맥은 전신 음양의 기를 망라하는 그물 같은 맥으로 음유맥은 족삼음과 임맥과 교회하여 모든 음맥(陰脈)을 망라하며 특히 족태음비경, 족소음신경과의 관계가 밀접하다.

순행(循行)

음유맥은 정강이 안쪽 족소음신경 축빈(築賓)에서 시작되어 하지(下肢)의 안쪽을 따라 복부(腹部)로 올라 족태음비경(足太陰脾經)과 함께 옆구리와 갈비뼈로 오르고 족궐음간경(足厥陰肝經)과 만나 횡격막을 거쳐 인후(咽喉)로 올라가 임맥(任脈)의 염천(廉泉)에서 만난다.

주요 병증(病症)

매사에 의욕이 없거나 마음이 계속 설레면서 가슴과 심장 부위가 아프고, 허리와 음부가 아프다. 옆구리와 위완부(胃脘部)가 아프고 복통(腹痛), 설사(泄瀉), 탈항(脫肛)이 생긴다.

8) 양유맥(陽維脈)

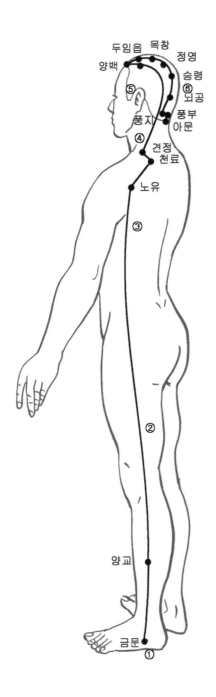

인체의 양맥(陽脈)을 연결하는 양유맥은 족삼양경과 수태양, 수소양, 독맥과 교회하여 모든 양을 망라하며 특히 족태양방광경, 족소양담경과의 연계가 밀접하다.

순행(循行)

양유맥은 바깥 복사뼈 아래 금문혈(金門穴)에서 시작하여 족소양담경(足少陽膽經)과 함께 순행하며 종아리와 무릎, 허벅지의 외측 가장자리를 따라 올라가 옆구리 뒤쪽을 거쳐 겨드랑이 뒤에서 어깨뼈 가장자리에 이른 후 목과 귀 뒤를 지나 앞으로 이마에 나와 옆머리와 목 뒤로 퍼지고 뒷목의 풍부(風府), 아문(瘂門)에서 독맥(督脈)과 만난다.

주요 병증(病症)

인체 경맥은 태양경이 표(表)를 주관하고 소양이 반표반리(半表半裏)를 주관하는데, 이 두 경의 경기(經氣)가 불완전하면 양유맥이 영향을 받게 되어 주로 한열(寒熱)이 반복되는 증상이 나타난다. 또 발목과 발에 힘이 없고, 두항부(頭項部)가 아프다.

제 **2** 편

경혈학

제 1장

경혈의 이해

경혈은 장부의 기가
체표 부위에 모이고, 흐르고, 머무는 곳으로
체표, 경락, 장부가 상통하는 관점이다.

혈위(穴位), 공혈(孔穴),
수혈(腧穴), 유혈(俞穴)이라고 부르기도 한다.

1 경혈의 개요

1) 경혈의 기능

기혈(氣血)이 흘러들고 나가는 곳이다

경혈(經穴)은 경맥(經脈)과 낙맥(絡脈)이 관통하는 부위이고, 경맥의 기혈(氣血)은 경혈을 통해 서로 만나고 소통하며 온몸을 하나의 유기체로 구성한다.

질병의 반응(反應)이 나타나는 곳이다

경락·경혈은 장부와 관계가 깊고 조직·기관과 연계되어 있어서 질병이 생기면 해당 경혈 부위에 이상반응이 나타나기도 한다.

특정혈인 배유혈(背俞穴), 모혈(募穴), 극혈(郄穴), 원혈(原穴) 등에 압통, 과민, 부어오름, 단단한 감, 차고 더운 감, 근육의 견실(堅實)·허연(虛軟)이나 두드러짐과 오목함, 피부의 색, 어점(瘀点), 구진(丘疹) 등의 반응이 나타난다. 예로 위장에 질병이 생기면 족삼리(足三里), 지기(地機)에 압통 과민이 생기고 때로는 제5흉추와 제8흉추 사이의 부근에 이물감(異物感)이 만져진다.

질병을 예방하고 다스리는 곳이다

경혈은 인체 내부의 병변을 반영하기도 하지만 반대로 외부 자극에 의하여서도 생리적, 병리적 반응을 하게 되므로 경혈을 통해 경락 기혈을 조절하여 정기(正氣)를 돕고 사기(邪氣)를 없애 질병을 예방하고 치료한다.

2) 경혈의 치료작용

근치작용(近治作用)

경혈은 모두 위치한 부위와 가까운 인근 조직, 기관의 병증을 치료할 수 있다. 예를 들어 눈 부위의 정명(睛明), 승읍(承泣), 사백(四白)혈은 모두 눈병을 치료하고, 귀 부위의 청궁(聽宮), 청회(聽會), 예풍(翳風)혈은 모두 귓병을 치료하며, 위(胃) 부위의 중완(中脘), 건리(建里), 양문(梁門)혈은 모두 위병(胃病)을 치료한다.

원치작용(遠治作用)

십이경맥의 팔꿈치와 무릎 관절 이하에 있는 경혈(經穴)은 국부(局部)의 병을 치료할 뿐 아니라 경맥이 순행하는 먼 부위의 조직, 기관, 장부의 병증도 치료하고 온몸에 영향을 주는 작용을 하기도 한다. 예를 들어 손등의 합곡(合谷)은 위팔의 병뿐만 아니라 목, 머리, 얼굴 부위의 병증도 치료하고 감기로 인한 발열도 치료한다. 또 무릎 아래의 족삼리(足三里)는 다리의 병뿐만 아니라 소화계통을 조절하고, 온몸의 면역체계에 큰 작용을 한다.

특수작용(特殊作用)

일부 경혈은 병증의 양면을 양방향으로 조절하는 작용을 한다. 예를 들어 배꼽 옆의 천추(天樞)는 설사(泄瀉)와 변비(便秘)를 치료하며, 내관(內關)은 심장 박동이 너무 빠르거나 반대로 너무 느린 것도 치료할 수 있다.

한편, 상대적인 특이성도 있다. 예를 들어 제7경추 극돌기 아래 대추혈(大椎穴)은 열(熱)을 내리고, 새끼발가락 끝의 지음(至陰)혈은 태아의 위치를 바로잡아준다.

3) 경혈의 종류

경혈(經穴)은 그 위치나 쓰임에 따라 여러 가지 명칭으로 불린다. 십이경맥(十二經脈)과 임맥(任脈), 독맥(督脈)에 속하며 그 순행로에 분포되어 있는 십사경맥(十四經脈)의 경혈(經穴)[1]과 십사경맥에 속하지 않고 흩어져 있으나 특수한 치료 효과가 있어 널리 쓰이고 있는 경외기혈(經外奇穴),[2] 그리고 고정된 부위가 없이 현재 압통이 있거나 치료를 요하는 증상이 발현된 곳, 누르면 통증이나 쾌감, 또는 특수한 감각이 있는 아시혈(阿是穴)[3] 등이 있다.

---

1) 『황제내경(黃帝內經)』 160개 혈, 『비급천금요방(備急千金要方)』 349개 혈, 『십사경발휘(十四經發揮)』 354개 혈, 『침구봉원(針灸逢源)』 361개 혈.

2) 『비급천금요방』 187개 혈, 『침구대성(針灸大成)』 35개 혈, 『침구집성(針灸集成)』 144개 혈.

3) 압통점(壓痛點) 혹은 병리반응점(病理反應點)을 혈로 간주하여 질병을 치료하는 경우가 있는데 이 혈을 아시혈이라고 한다. 부정혈(不定穴), 천응혈(天應穴)이라 부르기도 한다. 『영추(靈樞)·경근(經筋)』에서 "통증 부위를 유혈(俞穴)로 삼는다."고 한 것과 같다.

2 혈위(穴位)의 탐색

1) 골도분촌법(骨度分寸法)

뼈마디를 주요한 표지로 삼아 촌수(寸數)를 정하는 것을 골도법(骨度法)이라 하고, 취혈시 골도법으로 정한 촌수를 비례로 환산하여 혈의 위치를 정하는 것을 분촌법(分寸法)이라고 한다. 이것을 골도분촌법이라고 하는데, 환자 본인의 몸을 기준으로 한다.

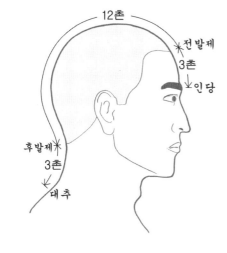

머리
- 앞머리카락 끝[전발제(前髮際)]에서 뒷 머리카락 끝[후발제(後髮際)]까지 12촌
- 이마 두 각[액발각(額髮角)] 사이 9촌

목
- 좌우 인영혈(人迎穴) 사이 3촌
- 뒤 두 유양돌기(乳樣突起) 사이 9촌

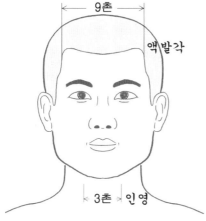

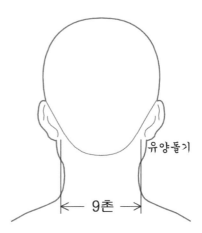

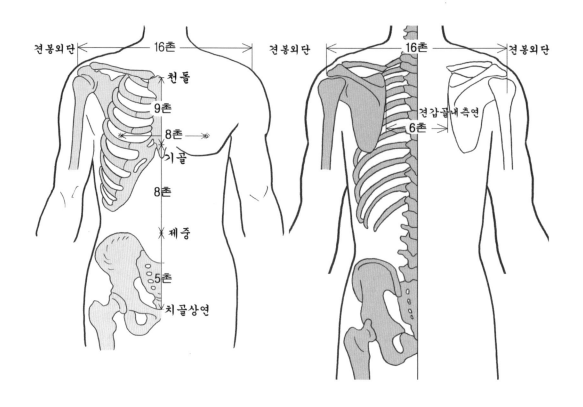

가슴, 배

- 천돌(天突)에서 기골(岐骨)까지 9촌
- 기골(岐骨)에서 제중(臍中)[배꼽 중앙]까지 8촌
- 제중(臍中)에서 치골상연(恥骨上緣)까지 5촌
- 두 젖꼭지[유두(乳頭)] 사이 8촌
- 양 견봉외단(肩峰外端) 사이 16촌

등

- 양 견갑골(肩胛骨) 내측연(內側緣) 사이 6촌
- 양 견봉외단(肩峰外端) 사이 16촌

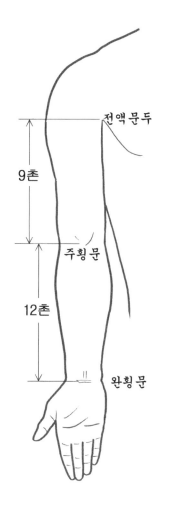

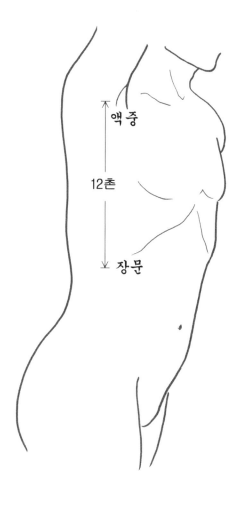

팔

- 전액문두(前腋紋頭)에서 팔꿈치 앞
  주횡문(肘橫紋)까지 9촌
- 주횡문(肘橫紋)에서 완횡문(腕橫紋)까지
  12촌

몸 옆 부위

- 액중(腋中)에서 제11늑골단(肋骨端) 하제
  (下際)[장문혈(章門穴)]까지 12촌

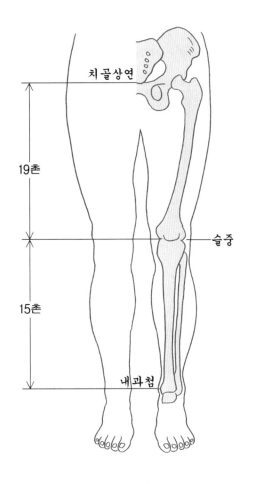
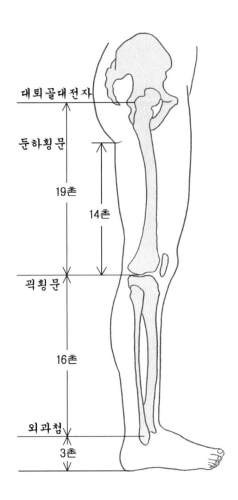

다리

- 치골상연(恥骨上緣)에서 슬중(膝中)[괵횡문(膕橫紋)·오금의 가로주름]까지 19촌
- 슬중(膝中)에서 경골내측과하연(脛骨內側顆下緣)까지 2촌
- 슬중(膝中)에서 내과첨(內踝尖)[안쪽 복사뼈 최고점(最高點)]까지 15촌
- 외과첨(外踝尖)[바깥 복사뼈 최고점(最高點)]에서 발바닥까지 3촌
- 둔하횡문(臀下橫紋)[엉덩이 밑 주름]에서 괵횡문(膕橫紋)까지 14촌
- ※ 슬중(膝中)은 대퇴골(大腿骨)과 경골(脛骨)의 경계점(境界點)
- 괵횡문(膕橫紋)에서 외과첨(外踝尖)까지 16촌

2) 간편 취혈법

간편하게 찾기 쉬운 방법으로 임상에서 많이 쓰인다. 예를 들어 좌우 두 손 엄지와 검지를 벌려 교차한 뒤 한 손의 검지를 다른 한 손목의 두드러진 뼈에 올려놓으면 검지 끝에 오목한 곳이 열결(列缺)이 된다.

손에 힘을 주지 않고 주먹을 쥐어 가운뎃손가락 끝이 손바닥에 닿는 곳에서 노궁(勞宮)을 취한다.

3) 자연표지법(自然標識法)

인체에 나타나는 자연표지를 이용하여 혈의 위치를 정하는 법.

고정표지

오관(五官), 모발(毛髮), 손톱, 발톱, 젖꼭지, 배꼽이나 뼈마디가 튀어나오거나 들어간 곳, 근육이 두드러진 곳 등의 특징을 이용한다.

예를 들면 코끝에서 소료(素髎), 두 눈썹 중간에 인당(印堂), 두 젖꼭지 중간에 전중(膻中), 비골소두(腓骨小頭) 하단(下端) 앞에 양릉천(陽陵泉), 제7경추 극돌기 아래에 대추(大椎)를 취한다.

활동표지

관절, 근육, 피부의 활동으로 나타나는 구멍 사이, 오목한 곳, 주름 등을 이용한다.

예로 입을 벌려야 이문(耳門), 청궁(聽宮), 청회(聽會)를 취할 수 있다. 하관(下關)을 취할 때는 입을 다물어야 한다. 팔을 수평으로 벌리면 오목해지는 곳에서 견우(肩髃)와 견료(肩髎)를, 엄지손가락을 뒤로 펴면 드러나는 두 힘줄 사이 오목한 곳에 양계(陽谿)를 취한다.

4) 손가락 동신촌법(同身寸法)

손가락 동신촌법이란 환자본인의 손가락을 기준으로 분촌(分寸: 경혈측량단위)을 정하여 경혈을 취하는 근거로 삼는 방법을 말한다. 그러나 **골도분촌법이나 자연표지법에 비해 정확성이 떨어지므로 실제 임상에서는 사용하지 않는다.**

5) 지골 부위(指骨部位) 명칭(名稱)

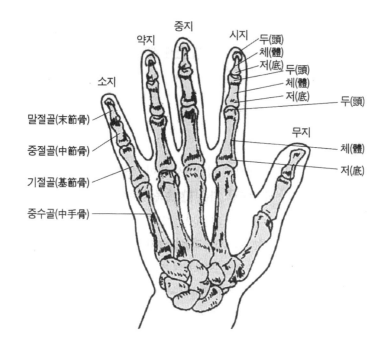

경혈 이름의 의미

경혈의 이름은 모두 해부적인 부위와 형태, 고대 인체 부위 명칭, 생리·병리적 작용, 음양오행상의 일정한 뜻을 포함하고 있어 그 뜻을 이해하면 경혈의 기능과 부위를 알 수 있다.

1) 천문성상과 기후

〈표 2-1-1〉 천문성상과 기후

비유	경혈
천문 일반 현상	일월(日月), 상성(上星), 천종(天宗), 사만(四滿), 열결(列缺), 풍륭(豊隆)
별자리와 별 이름	천충(天衝), 자궁(紫宮), 화개(華蓋), 선기(璇璣), 중극(中極), 천지(天池), 천천(天泉), 천추(天樞)

2) 지리와 지형

〈표 2-1-2〉 지리와 지형

한자	비유	경혈
谷	산골짜기 물이 없는 곳	솔곡(率谷), 합곡(合谷), 양곡(陽谷), 음곡(陰谷), 전곡(前谷), 연곡(然谷), 함곡(陷谷), 누곡(漏谷), 통곡(通谷)
谿	산골짜기 물이 흐르는 곳	천계(天谿), 양계(陽谿), 후계(後谿), 협계(俠谿), 해계(解谿), 태계(太谿)
池	물이 머무는 곳	풍지(風池), 양지(陽池), 곡지(曲池), 천지(天池)
海	모든 강이 흘러드는 곳	기해(氣海), 혈해(血海), 소해(小海), 소해(少海), 조해(照海)
澤	수위가 얕고 수초가 자라는 곳	곡택(曲澤), 척택(尺澤), 소택(少澤)
泉	물이 땅속에서 나오는 곳	염천(廉泉), 용천(湧泉), 수천(水泉), 극천(極泉), 천천(天泉), 양릉천(陽陵泉), 음릉천(陰陵泉), 곡천(曲泉)
淵	수위가 깊은 못	태연(太淵), 청냉연(淸冷淵), 연액(淵液)
瀆	큰 하천	중독(中瀆), 사독(四瀆)
渠	물이 지나가는 곳	경거(經渠)
溝	물줄기가 가는 길	수구(水溝), 지구(支溝), 여구(蠡溝)
渚	강물 사이의 작은 연못	중저(中渚)

井	깊고 오목한 곳에 물이 있는 것	견정(肩井), 천정(天井)
丘	흙이 높은 곳	양구(梁丘), 상구(商丘), 외구(外丘)
墟	큰 언덕	구허(丘墟), 영허(靈墟)
陵	높고 큰 언덕	대릉(大陵), 외릉(外陵)
敦	흙더미	대돈(大敦)
封	흙을 쌓아 무덤이 된 것	중봉(中封), 신봉(神封)
道	통행이 가능한 곳	도도(陶道), 수도(水道), 신도(神道), 영도(靈道), 유도(維道)
關	지리상의 문호	양관(陽關), 슬관(膝關), 석관(石關), 격관(膈關), 내관(內關), 외관(外關), 상관(上關), 하관(下關), 비관(髀關)
	산(山) 이름	일월(日月), 곤륜(崑崙), 태을(太乙)

3) 거처와 사회

〈표 2-1-3〉 거처와 사회

한자	비유	경혈
宮	왕의 거처	자궁(紫宮), 노궁(勞宮), 청궁(聽宮)
都	백성이 모여 사는 곳	대도(大都), 음도(陰都), 중도(中都)
府	부유층이 모여 사는 곳	풍부(風府), 중부(中府), 천부(天府), 유부(俞府), 소부(少府)
里	가(街), 방(坊), 전(廛), 시(市), 여(閭), 읍(邑)을 통틀어	수삼리(手三里), 족삼리(足三里), 수오리(手五里), 족오리(足五里), 통리(通里)
市	매매거래가 일어나는 곳	풍시(風市), 음시(陰市)
倉	물건을 저장하는 곳	지창(地倉), 위창(胃倉)
闕	높고 큰 집	거궐(巨闕), 신궐(神闕)
堂	넓고 밝은 거실	옥당(玉堂), 신당(神堂)
庭	당의 앞, 문 안의 공간	신정(神庭), 중정(中庭), 내정(內庭)
窓, 牖	통풍이 되고 빛이 들어오는 곳	천창(天窓), 응창(膺窓), 목창(目窓), 천유(天牖)
門	사람이 출입하는 문 소리가 전달되는 곳	신문(神門), 이문(耳門), 운문(雲門), 관문(關門), 충문(衝門), 유문(幽門), 경문(京門), 풍문(風門), 액문(液門), 극문(郄門), 양문(梁門), 활육문(滑肉門), 혼문(魂門), 황문(肓門), 기문(箕門), 은문(殷門), 금문(金門), 장문(章門), 기문(期門), 석문(石門), 명문(命門), 아문(瘂門)
戶	반쪽으로 된 문(집)	기호(氣戶), 백호(魄戶), 뇌호(腦戶)
室	창과 호의 안쪽(방)	지실(志室)

房	실(室) 옆	고방(庫房)
鄕	두 계단 사이	흉향(胸鄕)
突	굴뚝	천돌(天突), 수돌(水突), 부돌(扶突)
臺	올라가서 쉴 수 있는 곳	영대(靈臺)
舍	집	기사(氣舍), 의사(意舍), 부사(府舍)

4) 연관 장부와 형체

인체 각 부위의 이름과 혈 자리 주변의 부위를 참고하여 상응하는 이름을 붙인다.

〈표 2-1-4〉 연관장부와 형체

비유		경혈
장부 위치		각 경락(經絡) 배유혈(背俞穴)은 해당 장부(臟腑)의 위치와 대체로 일치
인체 국소 부위 형상	두면부 (頭面部)	백회(百會), 상성(上星), 오처(五處), 소료(素髎), 정명(睛明), 찬죽(攢竹), 동자료(瞳子髎), 사죽공(絲竹空), 두유(頭維)
	흉복부 (胸腹部)	결분(缺盆), 구미(鳩尾), 유중(乳中), 유근(乳根), 거골(巨骨), 견정(肩井), 견우(肩髃), 견료(肩髎), 대추(大椎) 등
	사지(四肢)	어제(魚際), 완골(腕骨), 편력(偏歷), 협백(俠白) 등
	옛 해부용어	완골(完骨), 완골(腕骨), 횡골(橫骨), 곡골(曲骨), 속골(束骨)

5) 효능과 작용

〈표 2-1-5〉 효능과 작용

부위	경혈
머리·얼굴 부위	승장(承漿), 승읍(承泣), 두임읍(頭臨泣), 청회(聽會), 영향(迎香), 대영(大迎) 등
목·어깨 부위	천정(天鼎), 인영(人迎) 등
가슴·배 부위	불용(不容), 승만(承滿), 수분(水分), 수도(水道), 관원(關元), 기해(氣海), 기충(氣衝) 등
팔다리 부위	관충(關衝), 중충(中衝), 소충(少衝), 간사(間使), 양로(養老), 지기(地機), 승근(承筋), 승산(承山), 행간(行間), 태충(太衝) 등

6) 경혈의 상호관계

<표 2-1-6> 경혈의 상호관계

배열순서와 차례	전정(前頂)―후정(後頂), 상료(上髎)―차료(次髎), 중료(中髎)―하료(下髎), 전곡(前谷)―후계(後谿), 이간(二間)―삼간(三間), 상렴(上廉)―하렴(下廉), 상완(上脘)―중완(中脘)―하완(下脘), 상거허(上巨虛)―하거허(下巨虛) 등
다른 경맥과 대칭관계	상관(上關)―하관(下關), 외관(外關)―내관(內關), 회양(會陽)―회음(會陰), 현종(懸鐘)―삼음교(三陰交), 양릉천(陽陵泉)―음릉천(陰陵泉), 수삼리(手三里)―족삼리(足三里), 수오리(手五里)―족오리(足五里) 등
인접한 경맥과 의존관계	기해(氣海) 옆에 있는 기혈(氣穴), 삼음교(三陰交) 밑에 있는 교신(交信) 등
족삼음경 모두와 관계	음포(陰包)
수삼양경과 서로 회통	회종(會宗)
표리 경맥과 교접 관계	방광경(膀胱經)과 신경(腎經)이 만나는 지음(至陰), 폐경(肺經)과 대장경(大腸經)이 만나는 상양(商陽), 위경(胃經)과 비경(脾經)이 만나는 은백(隱白) 등
경혈 오행 속성	오음(五音) 중 금(金)에 속하는 상(商)―소상(少商), 상양(商陽) 등

4 십사경혈의 주치

1) 소속 경락별 주치(主治)

십사경맥(十四經脈)의 경혈은 본경(本經) 병증을 치료한다. 이와 함께 본경과 관련 있는 다른 경맥의 경혈에서도 같은 병을 치료할 수 있다.

〈표 2-1-7〉 경혈의 분경주치(分經主治)

경락	주치	본경(本經)의 작용	두 경맥의 작용	세 경맥의 작용
수삼음경	수태음	폐(肺), 인후병(咽喉病)	정신병(精神病)	흉부병(胸部病)
	수궐음	심(心), 위병(胃病)		
	수소음	심병(心病)		
수삼양경	수양명	전두(前頭), 코, 입, 치병(齒病)	눈병, 귓병	인후병(咽喉病), 열병(熱病)
	수소양	측두(側頭), 협륵병(脇肋病)		
	수태양	후두(後頭), 견갑(肩胛), 정신병(精神病)		
족삼양경	족양명	전두(前頭), 구치(口齒), 인후병(咽喉病), 위장병(胃腸病)		눈병, 정신병(精神病), 열병(熱病)
	족소양	측두(側頭), 귀병, 협륵병(脇肋病)		
	족태양	후두(後頭), 배요병(背腰病) (배유혈은 장부병 치료)		
족삼음경	족태음	비위병(脾胃病)		전음병(前陰病), 부인병(婦人病)
	족궐음	간병(肝病)		
	족소음	신병(腎病), 폐병(肺病), 인후병(咽喉病)		
임 · 독맥	임맥	회양(回陽), 고탈(固脫), 강장작용(强壯作用)	정신병(精神病), 장부병(臟腑病), 부인병(婦人病)	
	독맥	중풍(中風), 혼미(昏迷), 열병(熱病), 두면병(頭面病)		

2) 소속 부위별 주치(主治)

〈표 2-1-8〉 경혈의 분부주치(分部主治)

부위(部位)	주치 범위
앞, 옆머리 부위	눈, 코, 귀
뒷머리 부위	정신(精神), 국소(局所)
목 부위	정신(精神), 쉰 목소리, 혀, 인후(咽喉), 천식(喘息), 식도(食道), 눈, 머리, 국소(局所)
눈 부위	눈병
코 부위	코병
가슴	가슴, 폐(肺), 심(心)
복부	간(肝), 담낭(膽囊), 비장(脾臟), 위(胃)
하복부	생식기(生殖器), 신(腎), 방광(膀胱), 장(腸)
어깨	국부(局部), 머리와 목의 동통(疼痛)
등	폐(肺), 심(心)
등, 허리	간(肝), 담낭(膽囊), 비장(脾臟), 위(胃)
허리, 꽁무니	신(腎), 방광(膀胱), 장(腸), 생식기(生殖器)
가슴, 옆구리	간(肝), 담낭(膽囊), 국소(局所)
복부 옆쪽	복부(腹部), 위(胃)
위팔 안쪽	팔굽, 팔뚝 안쪽
팔 앞쪽 내측	가슴, 폐(肺), 심(心), 인후(咽喉), 위(胃), 정신계통(精神系統)
손바닥	정신계통(精神系統), 발열(發熱), 혼미(昏迷), 구급(救急)
위팔 바깥쪽	어깨, 팔, 팔꿈치 바깥쪽
팔 앞쪽 외측	머리, 눈, 코, 입, 치아, 인후(咽喉), 옆구리, 어깨, 정신(精神), 발열(發熱)
손등	인후(咽喉), 발열(發熱), 구급(救急)
넓적다리 뒷면	볼기, 국소(局所)
종아리 뒷면	허리, 등, 항문(肛門)
발뒤축, 바깥쪽	머리, 목, 등, 허리, 눈, 정신(精神), 발열(發熱)
넓적다리 앞쪽	다리, 무릎
종아리 앞쪽	위(胃), 장(腸)
발 앞쪽	앞머리, 입, 이, 인후(咽喉), 위장(胃腸), 정신(精神), 발열(發熱)
넓적다리 안쪽	배뇨곤란(排尿困難), 생식기(生殖器)
종아리 안쪽	위(胃), 비장(脾臟), 생식기(生殖器), 배뇨곤란(排尿困難)
발 안쪽	위(胃), 비장(脾臟), 간(肝), 생식기(生殖器), 신(腎), 폐(肺), 인후(咽喉)
넓적다리 바깥쪽	허리, 꽁무니, 슬관절(膝關節), 고관절(股關節)
종아리 바깥쪽	가슴, 옆구리, 목, 눈, 옆머리
발 바깥쪽	옆머리, 눈, 귀, 옆구리, 발열(發熱)

5 특정혈

십사경맥(十四經脈)에서 특수한 작용이 있어 특정한 이름으로 불리는 경혈이다.

1) 오수혈(五腧穴)

십이경맥의 기(氣)가 팔꿈치와 무릎 관절 이하에 흘러드는 것을 물에 비유하여 이름한 혈이다. 정(井), 형(滎), 수(輸), 경(經), 합(合)의 순서로 팔다리의 끝에서 팔꿈치, 무릎 방향으로 자리하고 있다. 『내경』에서는 "오장(五臟)에는 다섯 수혈(腧穴)이 있어서 오(五)에 오(五)를 곱하여 이십오 개의 수혈(腧穴)이 있고, 육부(六腑)에는 여섯 수혈(腧穴)이 있어서 육(六)에 육(六)을 곱하여 서른여섯 개의 수혈(腧穴)이 있다. 십이경맥(十二經脈), 십오낙맥(十五絡脈)이 있어서 모두 이십칠경락(二十七經絡)의 기(氣)가 상하(上下)를 순행하는데, 시작되는 곳을 정혈(井穴)이라 하고, 얕게 흐르는 곳을 형혈(滎穴)이라 하며, 깊게 흐르는 곳을 수혈(輸穴)이라 하고, 힘차게 운행되는 곳을 경혈(經穴)이라 하며, 본장(本臟)으로 들어가는 곳을 합혈(合穴)이라 한다. 이들 이십칠경락(二十七經絡)의 기가 운행하는 곳은 모두 다섯 수혈(腧穴)에 있다"[4]고 기술하고 있다.

정(井) 경맥의 기(氣)가 처음 샘솟아 나오는 부위
형(滎) 물이 가늘게 조금씩 흐르는 것에 비유
수(輸) 물이 점차 크고 깊게 흐르는 것에 비유
경(經) 물이 왕성하게 흘러 경과하는 것에 비유
합(合) 강물이 바다로 흘러들어가는 것에 비유. 경맥의 기(氣)가 깊게 들어가 장부(臟腑)에 이른다.

---

4) 五臟五腧, 五五二十五腧 ; 六腑六腧, 六六三十六腧. 經脈十二, 絡脈十五, 凡二十七氣以上下, 所出爲井, 所溜爲滎, 所注爲輸, 所行爲經, 所入爲合, 二十七氣所行, 皆在五腧也『靈樞・九鍼十二原』

〈표 2-1-9〉 오수혈(五腧穴)

오수혈		정(井)		형(滎)		수(輸)		경(經)		합(合)	
음경	양경	木	金	火	水	土	木	金	火	水	土
수태음폐경		소상(少商)		어제(魚際)		태연(太淵)		경거(經渠)		척택(尺澤)	
수양명대장경		상양(商陽)		이간(二間)		삼간(三間)		양계(陽谿)		곡지(曲池)	
족양명위경		여태(厲兌)		내정(內庭)		함곡(陷谷)		해계(解谿)		족삼리(足三里)	
족태음비경		은백(隱白)		대도(大都)		태백(太白)		상구(商丘)		음릉천(陰陵泉)	
수소음심경		소충(少衝)		소부(少府)		신문(神門)		영도(靈道)		소해(少海)	
수태양소장경		소택(少澤)		전곡(前谷)		후계(後谿)		양곡(陽谷)		소해(小海)	
족태양방광경		지음(至陰)		족통곡(足通谷)		속골(束骨)		곤륜(崑崙)		위중(委中)	
족소음신경		용천(湧泉)		연곡(然谷)		태계(太谿)		복류(復溜)		음곡(陰谷)	
수궐음심포경		중충(中衝)		노궁(勞宮)		대릉(大陵)		간사(間使)		곡택(曲澤)	
수소양삼초경		관충(關衝)		액문(液門)		중저(中渚)		지구(支溝)		천정(天井)	
족소양담경		족규음(足竅陰)		협계(俠谿)		족임읍(足臨泣)		양보(陽輔)		양릉천(陽陵泉)	
족궐음간경		대돈(大敦)		행간(行間)		태충(太衝)		중봉(中封)		곡천(曲泉)	

〈표 2-1-10〉 오수혈(五腧穴)의 음·양경 배합과 주치(主治)

오수혈 (五腧穴)	음경 (陰經)	양경 (陽經)	『영추 구침십이원론 (靈樞 九鍼十二原論)』	『난경(難經) 육십팔난(六十八難)』
정(井)	목(木)	금(金)	소출위정(所出爲井)	심하만(心下滿) 신지병(神志病) 구급(救急)
형(滎)	화(火)	수(水)	소류위형(所溜爲滎)	신열(身熱) 심대열(心大熱) 발열(發熱)
수(輸)	토(土)	목(木)	소주위수(所注爲輸)	체중절통(體重節痛) 관절통(關節痛) 신경통(神經痛)
경(經)	금(金)	화(火)	소행위경(所行爲經)	해수한열(咳嗽寒熱) 인후부병(咽喉部病) 해역감모(咳逆感冒)
합(合)	수(水)	토(土)	소입위합(所入爲合)	육부병(六腑病) 역기이설(逆氣而泄) 만성병(慢性病)

2) 원혈(原穴)

장부(臟府)의 원기(原氣)가 지나가고 머무는 혈을 원혈이라고 하는데 맥기(脈氣)의 성쇠, 장부(臟府)의 허실을 진단하고 치료한다. 십이경맥은 팔다리에 각각 하나의 원혈이 있어 십이원혈(十二原穴)이라 부른다. 장부(臟府) 병변은 종종 십이원혈(十二原穴)에 반응되어 나타나므로 원혈을 자극해서 치료한다.[5]

음경(陰經)의 원혈은 오수혈(五腧穴)의 수혈(輸穴)과 동일하며, 양경(陽經)의 원혈은 오수혈(五腧穴)의 수혈(輸穴) 뒤에 따로 자리하고 있다. 양경(陽經)의 원혈이 따로 있는 이유는 원기(原氣)를 이루는 삼초(三焦)의 기운을 음(陰)은 바로 받는데(陽→陰), 양(陽)은 바로 받기 힘들어(陽→陽) 따로 원혈을 둔다.

3) 낙혈(絡穴)

십오낙맥(十五絡脈)이 본경(本經)에서 갈라져 나온 곳의 혈을 낙혈(絡穴)이라 한다. 그중 팔꿈치와 무릎 관절 아래에 각각 하나씩 있는 십이경맥(十二經脈)의 낙혈은 표리(表裏)의 경맥을 연계시키고 표(表)의 병(病)이 리(裏)로 파급되거나 리의 병이 표로 파급되는 경우, 혹은 표리동병(表裏同病)인 경우를 치료한다. 또한 임맥(任脈)의 낙혈은 배에, 독맥(督脈)의 낙혈은 꼬리뼈에, 비(脾)의 대락(大絡)은 옆구리에 있어 몸통 전·후·측부의 영위 기혈을 소통·조절하고 흉복(胸腹), 배요(背腰), 협륵(脅肋) 부위의 병증을 치료한다.

4) 극혈(郄穴)

극(郄)은 간극(間郄), 틈을 뜻하는데 뼈와 살 사이에 있으면서 기혈(氣血)이 깊게 모이는 곳으로 안압하여 허실을 진단할 수 있고 치료시 진정 효과가 있다. 십이경맥(十二經脈) 및 음교맥(陰蹻脈), 양교맥(陽蹻脈), 음유맥(陰維脈), 양유맥(陽維脈)에 각기 하나씩 모두 열여섯 개의 극혈(十六郄穴)이 있는데 대부분 사지의 팔꿈치와 무릎 아래에 분포되어 있다. 임상에서는 위통에는 양구, 토혈에는 공최를 자침하는 등 주로 급성 병증의 치료에 사용한다.

---

5) 『靈樞·九鍼十二原』. "오장에 병이 있으면 마땅히 십이원혈을 취해야 한다. 십이원혈은 오장의 수곡정미(水穀精微)를 받아 365관절로 모은다."

5) 모혈(募穴)

장부(臟腑)의 기(氣)가 흉복부(胸腹部) 특정 부위에 모여 있는 경혈(經穴)로 복모혈(腹募穴)이라고도 한다. 십이장부(十二臟腑)는 각각 1개의 모혈(募穴)을 갖고 있어 장부의 진단·치료에 많이 사용된다.

6) 배유혈(背俞穴)

장부의 기가 배부(背部)의 특정 부위에 모여 있는 경혈로 방광경(膀胱經) 제1선(線)에 위치한다. 각각 그 이름에 해당하는 내부 장기(臟器)와 밀접한 관련이 있어 장부(臟腑) 병변(病變)의 치료나 진단에 응용한다. 예컨대 장부에 병이 있으면 상응하는 배유혈에 예민감(銳敏感), 압통감(壓痛感)의 이상 반응이 나타나는데, 이곳을 통하여 오장 병변을 치료한다. 십이장부는 모두 각 1개씩의 배유혈과 모혈을 갖는데 배유혈은 인체에서 양에 속하는 등에 있고, 모혈은 음에 속하는 복부에 있어 진단과 치료에 사용한다.[6]

〈표 2-1-11〉 주요 특정혈

	원혈(原穴)	낙혈(絡穴)	극혈(郄穴)	모혈(募穴)	배유혈(背俞穴)
수태음폐경	태연(太淵)	열결(列缺)	공최(孔最)	중부(中府)	폐유(肺俞)
수양명대장경	합곡(合谷)	편력(偏歷)	온류(溫溜)	천추(天樞)	대장유(大腸俞)
족양명위경	충양(衝陽)	풍륭(豊隆)	양구(梁丘)	중완(中脘)	위유(胃俞)
족태음비경	태백(太白)	공손(公孫) 대포(大包)	지기(地機)	장문(章門)	비유(脾俞)
수소음심경	신문(神門)	통리(通里)	음극(陰郄)	거궐(巨闕)	심유(心俞)
수태양소장경	완골(腕骨)	지정(支正)	양로(養老)	관원(關元)	소장유(小腸俞)
족태양방광경	경골(京骨)	비양(飛揚)	금문(金門)	중극(中極)	방광유(膀胱俞)
족소음신경	태계(太谿)	대종(大鐘)	수천(水泉)	경문(京門)	신유(腎俞)
수궐음심포경	대릉(大陵)	내관(內關)	극문(郄門)	전중(膻中)	궐음유(厥陰俞)
수소양삼초경	양지(陽池)	외관(外關)	회종(會宗)	석문(石門)	삼초유(三焦俞)
족소양담경	구허(丘墟)	광명(光明)	외구(外丘)	일월(日月)	담유(膽俞)
족궐음간경	태충(太衝)	여구(蠡溝)	중도(中都)	기문(期門)	간유(肝俞)

* 기타 기경극혈(寄經郄穴) : 음유맥–축빈(築賓) / 양유맥–양교(陽交)
　　　　　　　　　　　　음교맥–교신(交信) / 양교맥–부양(跗陽)

---

6) 『소문(素問) 기병론(奇病論)』은 "담허(膽虛)로 기(氣)가 위로 넘쳐 구고(口苦)가 발생하면, 담(膽)의 모유(募脈)로써 치료한다(故膽虛 氣上溢而口爲之苦 治之以膽募脈)."고 하여 치료에 응용하고 있다.

6 | 회혈(會穴)

1) 팔맥교회혈(八脈交會穴)

십이경맥(十二經脈)과 기경팔맥(奇經八脈)이 서로 통하는 여덟 개의 경혈(經穴)로 유주팔혈
(流注八穴), 교경팔혈(交經八穴)이라고도 한다.

이 혈들은 팔다리에 있으며 상하(上下) 상대로 긴밀한 연관성을 가지므로 임상에서 자주 배
합하여 응용하는데 양경(陽經)의 경혈(經穴)은 상호 배합하여 표병(表病) · 육부병(六腑病)을
치료하고 음경(陰經)의 경혈(經穴)은 상호 배합하여 이병(裏病) · 오장병(五臟病)을 치료한다.

〈표 2-1-12〉 팔맥교회혈의 소속과 주치(主治)

음양	본경맥(本經脈)	팔혈(八穴)	기경맥(奇經脈)	주치(主治)
음	족태음비경	공손(公孫)	충맥(衝脈)	심(心), 가슴[胸], 위(胃), 통증 위주
	수궐음심포경	내관(內關)	음유맥(陰維脈)	
양	수태양소장경	후계(後谿)	독맥(督脈)	눈 안 끝, 목[頸項], 귀[耳], 어깨[肩髆],
	족태양방광경	신맥(申脈)	양교맥(陽蹻脈)	소장(小腸), 방광(膀胱)
양	족소양담경	족임읍(足臨泣)	대맥(帶脈)	눈 바깥 끝, 귀 뒤[耳後], 뺨[頰], 목[頸],
	수소양삼초경	외관(外關)	양유맥(陽維脈)	담(痰), 어깨
음	수태음폐경	열결(列缺)	임맥(任脈)	폐계(肺系), 인후(咽喉), 흉격(胸膈)
	족소음신경	조해(照海)	음교맥(陰蹻脈)	

2) 팔회혈(八會穴)

장(臟), 부(腑), 기(氣), 혈(血), 근(筋), 맥(脈), 골(骨), 수(髓)의 정기(精氣)가 집합하는 경
혈(經穴).

〈표 2-1-13〉 팔회혈과 주치(主治)

팔회(八會)	혈명(穴名)	주치(主治)
장회(臟會)	장문(章門)	오장(五臟)의 병증
부회(腑會)	중완(中脘)	육부(六腑)의 병증
기회(氣會)	전중(膻中)	기병(氣病), 정서적 질환, 호흡기 질환
혈회(血會)	격유(膈俞)	순환계 질환
근회(筋會)	양릉천(陽陵泉)	운동계통 질환
맥회(脈會)	태연(太淵)	호흡기, 순환계 질환
골회(骨會)	대저(大杼)	뼈의 이상이나 질병
수회(髓會)	현종(懸鐘)	뼈와 골수(骨髓)의 병증

3) 교회혈(交會穴)

두 경맥(經脈) 혹은 그 이상의 경맥이 만나는 곳에 있는 경혈(經穴)을 가리킨다. 교회혈(交會穴)에는 몇 개의 경맥이 함께 지나는데, 그중 주요 경맥을 본경(本經), 서로 교회하는 경맥을 인경(鄰經) 혹은 타경(他經)이라 한다. 교회혈은 대부분 두면(頭面)과 구간부(軀幹部)에 분포되어 있다. 일반적으로 양경과 양경이 만나고, 음경과 음경이 만난다. 이처럼 경맥과 경맥이 교차하거나 회합하여 맥기와 맥기가 상통하는 혈은 특이한 치료작용을 나타내어 그 부위 및 관련 장기(臟器)의 병증을 치료하므로 하나의 혈로 여러 경맥(經脈)을 동시에 자극할 수 있다. 예컨대 족태음비경(足太陰脾經)에 속하는 삼음교(三陰交)는 간경(肝經), 비경(脾經), 신경(腎經)이 만나는 교회혈이므로 비경병증 외에 신경, 간경병증의 치료에도 효과가 있다.

〈표 2-1-14〉 교회혈

경락	혈명	교회경락	출처
수태음(手太陰)	중부(中府)	手太陰之會 手足太陰之會	『鍼灸甲乙經』 『素問·氣血論』(王冰主)
수양명(手陽明)	비노(臂臑)	手陽明, 手足太陽, 陽維之會 手陽明, 絡之會	『奇經八脈考』 『鍼灸甲乙經』
	견우(肩髃)	手陽明, 陽蹻脈之會 手陽明, 少陽, 陽蹻之會 手太陽, 陽明, 陽蹻之會	『鍼灸甲乙經』 『奇經八脈考』 『類經圖翼』
	거골(巨骨)	手陽明, 陽蹻之會	『鍼灸甲乙經』
	영향(迎香)	手足陽明之會	『鍼灸甲乙經』
족양명(足陽明)	승읍(承泣)	陽蹻, 任脈, 足陽明之會	『鍼灸甲乙經』
	거료(巨髎)	陽蹻, 足陽明之會 手足陽明, 陽蹻脈之會	『鍼灸甲乙經』 『鍼灸大成』
	지창(地倉)	陽蹻, 手足陽明之會 手足陽明, 任脈, 陽蹻之會	『鍼灸甲乙經』 『奇經八脈考』
	하관(下關)	足陽明, 少陽之會	『鍼灸甲乙經』
	두유(頭維)	足少陽, 陽維之會 足少陽, 陽明之會	『鍼灸甲乙經』 『素問·氣府論』(王冰主)
	인영(人迎)	足陽明, 少陽之會	『鍼灸聚英』
	기충(氣衝)	衝脈氣于氣衝 衝脈者會于氣衝街	『黃帝八十一難經』 『素問·痿論』

경락	혈명	교회경락	출처
족태음(足太陰)	삼음교(三陰交)	足太陰, 厥陰, 少陰之會	『鍼灸甲乙經』
	충문(衝門)	足太陰, 厥陰之會 足太陰, 陰維之會	『鍼灸甲乙經』 『外台秘要』
	부사(府舍)	足太陰, 陰維, 厥陰之會 足太陰, 厥陰, 少陰, 陽明, 陰維之會	『鍼灸甲乙經』 『奇經八脈考』
	대횡(大橫)	足太陰, 陰維之會	『鍼灸甲乙經』
	복애(腹哀)	足太陰, 陰維之會	『鍼灸甲乙經』
수태양(手太陽)	천용(天容)	足少陽, 脈氣少發 次脈足少陽也名曰天容	『鍼灸甲乙經』 『靈樞－本輸論』
	노유(臑俞)	手太陽, 陽維, 陽蹻之會 手足太陽, 陽維, 陽蹻之會	『鍼灸甲乙經』 『外台秘要』
	병풍(秉風)	手陽明, 太陽, 手少陽之會	『鍼灸甲乙經』
	권료(顴髎)	手少陽, 太陽之會	『鍼灸甲乙經』
	청궁(聽宮)	手足少陽, 手太陽之會	『鍼灸甲乙經』
족태양(足太陽)	정명(睛明)	手足太陽, 手陽明之會 手足太陽, 手足少陽, 足陽明五脈之會 手足太陽, 足陽明, 陰交, 陽蹻, 五脈之會 足太陽, 督脈之會	『鍼灸甲乙經』 『銅人腧穴鍼灸圖經』
	대저(大杼)	足太陽, 手太陽之會 手足太陽, 少陽, 督脈之會 督脈, 別絡, 手足太陽三脈之會	『鍼灸甲乙經』
	풍문(風門)	督脈, 足太陽之會	『鍼灸甲乙經』
	부분(附分)	足太陽之會 手足太陽之會	『鍼灸甲乙經』
	상료(上髎)	足太陽, 少陽之絡	『鍼灸甲乙經』
	중료(中髎)	足太陽, 厥陰, 少陽三脈左于交結于中 足厥陰, 少陽少結之會	『素問·刺要痛篇』(王冰主) 『鍼灸聚英』
	하료(下髎)	足太陽, 厥陰, 少陽三脈左于交結于中	『素問·刺要痛篇』(王冰主)
	부양(跗陽)	陽交之郄	『鍼灸甲乙經』
	신맥(申脈)	陽交少生	『鍼灸甲乙經』
	복삼(僕參)	足太陽, 陽交少會	『外台秘要』
	금문(金門)	陽維少別屬也	『鍼灸甲乙經』

경혈	혈명	교회경락	출처
족소음(足少陰)	대혁(大赫)	衝脈, 足少陰之會	『鍼灸甲乙經』
	기혈(氣穴)	衝脈, 足少陰之會	『鍼灸甲乙經』
	사독(四瀆)	衝脈, 足少陰之會	『鍼灸甲乙經』
	중주(中注)	衝脈, 足少陰之會	『鍼灸甲乙經』
	황유(肓俞)	衝脈, 足少陰之會	『鍼灸甲乙經』
	상곡(商曲)	衝脈, 足少陰之會	『鍼灸甲乙經』
	횡골(橫骨)	衝脈, 足少陰之會	『鍼灸甲乙經』
	석관(石關)	衝脈, 足少陰之會	『鍼灸甲乙經』
	음도(陰都)	衝脈, 足少陰之會	『鍼灸甲乙經』
	복통곡(腹痛谷)	衝脈, 足少陰之會	『鍼灸甲乙經』
	유문(幽門)	衝脈, 足少陰之會	『鍼灸甲乙經』
	조해(照海)	陰交脈所生	『鍼灸甲乙經』
	교신(交信)	陰蹻之郄	『鍼灸甲乙經』
	축빈(築賓)	陰維之郄	『鍼灸甲乙經』
수궐음(手厥陰)	천지(天池)	手厥陰, 足少陽之會 手足厥陰, 少陽之會	『鍼灸甲乙經』 『鍼灸聚英』
수소양(手少陽)	노회(臑會)	手陽明, 少陽二絡氣之會 手陽明之絡 手少陽, 陽維之會	『鍼灸甲乙經』 『素問 · 氣府論』(王冰注) 『鍼灸聚英』
	사죽공(絲竹空)	足少陽脈氣所發 手足少陽脈氣所發	『鍼灸甲乙經』 『鍼灸聚英』
	천료(天髎)	手少陽, 陽維之會 足少陽, 陽維之會 手足少陽, 陽維三脈之會	『鍼灸甲乙經』 『外台秘要』 『素問 · 氣府論』(王冰注)
	예풍(翳風)	手足少陽之會	『鍼灸甲乙經』
	각손(角孫)	手足少陽, 手陽明之會 手足少陽之會 手太陽, 手足少陽三脈之會	『鍼灸甲乙經』 『銅人腧穴鍼灸圖經』 『素問 · 氣府論』(王冰注)
	화료(和髎)	手足少陽, 手太陽之會 手足少陽之會	『鍼灸甲乙經』 『外台秘要』
족소양(足少陽)	동자료(瞳子髎)	手太陽, 手足少陽之會 手足少陽之會	『鍼灸甲乙經』 『外台秘要』

경락	혈명	교회경락	출처
족소양(足少陽)	상관(上關)	足少陽, 足陽明之會 手足少陽, 足陽明三脈之會 足陽明, 少陽之會	『鍼灸甲乙經』 『素問·氣府論』(王冰注) 『銅人腧穴鍼灸圖經』
	함염(頷厭)	手少陽, 足陽明之會 足少陽, 陽明之會, 手足少陽, 陽明之會	『鍼灸甲乙經』 『外台秘要』 『銅人腧穴鍼灸圖經』
	청회(聽會)	手少陽脈氣少發	『外台秘要』
	현로(懸顱)	手足少陽, 陽明之會 足陽明脈氣少發 足少陽, 陽明之會	『鍼灸聚英』 『素問·氣府論』(王冰注) 『經圖翼』
	현리(懸釐)	手足少陽, 陽明之會	『鍼灸甲乙經』
	곡빈(曲鬢)	足太陽, 少陽之會	『鍼灸甲乙經』
	천충(天衝)	足太陽, 少陽之會	『素問·氣府論』(王冰注)
	솔곡(率谷)	足太陽, 少陽之會	『鍼灸甲乙經』
	부백(浮白)	足太陽, 少陽之會	『鍼灸甲乙經』
	두규음(頭竅陰)	足太陽, 少陽之會 手足太陽, 少陽之會	『鍼灸甲乙經』 『外台秘要』
	완골(完骨)	足太陽, 少陽之會	『鍼灸甲乙經』
	본신(本神)	足太陽, 陽維之會	『鍼灸甲乙經』
	양백(陽白)	足少陽, 陽維之會 手足少陽, 陽明, 陽維五脈之會 足少陽, 足陽明, 陰三脈之會	『鍼灸甲乙經』 『奇經八脈考』 『素問·氣府論』(王冰注)
	두임읍(頭臨泣)	足少陽, 少陽, 陽維之會 足少陽, 太陰之會	『鍼灸甲乙經』 『外台秘要』
	목창(目窓)	足少陽, 陽維之會	『鍼灸甲乙經』
	정영(正營)	足少陽, 陽維之會	『鍼灸甲乙經』
	승령(承靈)	足少陽, 陽維之會	『鍼灸甲乙經』
	뇌공(腦空)	足少陽, 陽維之會	『鍼灸甲乙經』
	풍지(風池)	足少陽, 陽維之會 手足少陽, 陽維之會	『鍼灸甲乙經』 『奇經八脈考』
족소양(足少陽)	견정(肩井)	手足少陽, 陽維之會 手足少陽, 足陽明, 陽維之會	『鍼灸甲乙經』 『奇經八脈考』
	첩근(輒筋)	足少陽, 少陽之會	『鍼灸聚英』

경락	혈명	교회경락	출처
족소양(足少陽)	일월(日月)	足太陰, 少陽之會 足太陰, 少陽, 陽維之會	『鍼灸甲乙經』
	환도(環跳)	足少陽, 太陽二脈之會	『素問·氣血論』
	대맥(帶脈)	足少陽, 帶脈二經之會	『素問·氣府論』
	오추(五樞)	足少陽, 帶脈二經之會	『素問·氣府論』
	유도(維道)	足少陽, 帶脈之會	『鍼灸甲乙經』
	거료(居髎)	陽蹻, 足少陽之會 陽維, 足少陽之會	『鍼灸甲乙經』
	양교(陽蹻)	陽維之郄 陽維, 足少陽之會	『鍼灸甲乙經』
족궐음(足厥陰)	장문(章門)	足厥陰, 少陽之會 足厥陰, 陰維之會	『鍼灸甲乙經』
	기문(期門)	足太陰, 厥陰, 陽維之會 足厥陰, 陰維之會	『鍼灸甲乙經』
임맥(任脈)	승장(承漿)	足陽明, 任脈之會 手足陽明, 督脈, 任脈之會	『鍼灸甲乙經』
	염천(廉泉)	陰維, 任脈之會	『鍼灸甲乙經』
	천돌(天突)	陰維, 任脈之會	『鍼灸甲乙經』
	전중(膻中)	足太陰, 少陰, 手太陽, 少陽, 任脈之會	『鍼灸大成』
	상완(上脘)	任脈, 足陽明, 手太陽之會	『鍼灸甲乙經』
	중완(中脘)	手太陽, 少陽, 足陽明所生任脈之會	『鍼灸甲乙經』
	하완(下脘)	足太陰, 任脈之會	『鍼灸甲乙經』
	음교(陰交)	任脈, 衝脈之會 任脈, 衝脈, 足少陰之會	『鍼灸甲乙經』
	관원(關元)	足三陰, 任脈之會, 足三陰, 陽明, 任脈之會 衝脈, 氣宇關元 三結交者, 陽明, 太陰也 臍下三寸關元也	『鍼灸甲乙經』
	중극(中極)	足三陰, 任脈之會	『鍼灸甲乙經』
	곡골(曲骨)	任脈, 足厥陰之會	『鍼灸甲乙經』
	회음(會陰)	任脈別絡, 挾督脈, 衝脈之會	『鍼灸甲乙經』
독맥(督脈)	신정(神庭)	督脈, 足太陽, 陽明之會 足太陽, 督脈之會	『鍼灸甲乙經』
	수구(水溝)	督脈, 手足陽明之會	『鍼灸甲乙經』

경혈	혈명	교회경락	출처
독맥(督脈)	은교(齦交)	督脈, 任脈二經之會 任脈, 督脈, 足陽明之會	『素問·氣府論』(王冰注) 『奇經八脈考』
	백회(百會)	督, 足太陽之會 手足三陽, 督脈之會 督脈, 足太陽之會, 手足少陽, 足厥陰俱會于此	『鍼灸甲乙經』 『鍼灸聚英』
	뇌호(腦戶)	督脈, 足太陽之會	『鍼灸甲乙經』 『類經圖翼』
	풍부(風府)	督脈, 足太陽, 陽維之會 三陽, 督脈之會	『鍼灸甲乙經』 『奇經八脈考』
	아문(瘂門)	督脈, 陽維之會	『鍼灸甲乙經』
	대추(大椎)	手足三陽, 督脈之會 三陽, 督脈之會	『鍼灸甲乙經』 『銅人腧穴鍼灸圖經』
	도도(陶道)	督脈, 足太陽之會	『鍼灸甲乙經』
	명문(命門)	當十四難, 出屬大脈	『靈樞–經別篇』
	장강(長强)	足少陰, 少陽, 所結會 督脈別絡, 少陰疏決 督脈, 足太陽, 少陰之會	『鍼灸甲乙經』 『銅人腧穴鍼灸圖經』 『奇經八脈考』

4) 하합혈(下合穴)[7]

육부(六腑)의 기(氣)가 하지의 족삼양경(足三陽經)과 합해진 경혈(經穴)을 하합혈이라 하며 육부에 질병이 있을 때 그에 상응하는 하합혈을 취해서 치료한다.

〈표 2-1-15〉 육부(六腑)의 하합혈

육부(六腑)	경혈(經穴)	소재경맥(所在經脈)
위(胃)	족삼리(足三里)	족양명(足陽明)
대장(大腸)	상거허(上巨虛)	족양명(足陽明)
소장(小腸)	하거허(下巨虛)	족양명(足陽明)
방광(膀胱)	위중(委中)	족태양(足太陽)
삼초(三焦)	위양(委陽)	족태양(足太陽)
담(膽)	양릉천(陽陵泉)	족소양(足少陽)

---

[7] 『靈樞 邪氣臟腑病形』. "胃經의 脈氣는 足三里穴에서 모이고, 大腸經의 맥기는 上巨虛穴에서 모이며, 小腸의 脈氣는…"

7 혈 성

약에 약성(藥性)이 있듯이 매 경혈에는 혈성(穴性)이 있다. 혈성을 알면 증상에 따라 혈을 선택하여[選穴] 증상을 다스릴 수 있다.

〈표 2-1-16〉 혈성(穴性)

	보기(補氣)	기해(氣海), 기해유(氣海俞), 중완(中脘), 관원(關元), 족삼리(足三里), 삼음교(三陰交)
	이기(利氣)	전중(膻中), 내관(內關), 기해(氣海), 태충(太衝), 행간(行間), 대릉(大陵)
	보혈(補血)	비유(脾俞), 격유(膈俞), 장문(章門), 삼음교(三陰交), 음릉천(陰陵泉), 족삼리(足三里)
	통맥(通脈)	태연(太淵), 내관(內關), 신문(神門), 심유(心俞), 궐음유(厥陰俞), 격유(膈俞), 혈해(血海), 삼음교(三陰交), 족삼리(足三里)
지혈 (止血)	육혈(衄血)	상성(上星), 격유(膈俞), 척택(尺澤), 화료(禾髎)
	각혈(咯血)	승산(承山), 공최(孔最), 격유(膈俞)
	치질(痔疾), 하혈(下血)	장강(長强), 승산(承山)
	경루(經漏)	교신(交信) 합양(合陽) 충문(衝門) 기충(氣衝)
산어 (散瘀)	급성 요뉴상(腰扭傷)	위중(委中)
	가슴 어혈(瘀血)	족삼리(足三里)
	옆가슴 어혈	대포(大包) 양릉천(陽陵泉)
	팔목 어혈	양지(陽池) 대릉(大陵)
	어깨, 팔 어혈	견정(肩井) 곡지(曲池)
	발목 어혈	구허(丘墟) 곤륜(崑崙)
	슬관절 어혈	슬안(膝眼) 양릉천(陽陵泉)
	통경(通經)	천추(天樞), 수도(水道), 귀래(歸來), 혈해(血海), 수천(水泉), 지기(地機), 태충(太衝)
	최산(催産)	합곡(合谷), 삼음교(三陰交), 지음(至陰), 곤륜(崑崙)
	통유(通乳)	유근(乳根), 전중(膻中), 소택(少澤), 족삼리(足三里)
	지구(止嘔)	내관(內關), 족삼리(足三里), 천추(天樞), 중완(中脘), 공손(公孫), 전중(膻中), 노궁(勞宮), 삼음교(三陰交)
	최토(催吐)	내관(內關), 중완(中脘)

	지사(止瀉)	천추(天樞), 대장유(大腸俞), 족삼리(足三里), 대횡(大橫), 곡택(曲澤), 위중(委中), 내정(內庭)
	통변(通便)	천추(天樞), 대장유(大腸俞), 족삼리(足三里), 풍륭(豊隆), 지구(支溝), 양릉천(陽陵泉), 조해(照海), 대돈(大敦), 내정(內庭)
	생진(生津) 지갈(止渴)	금진(金津), 옥액(玉液), 액문(液門), 조해(照海), 삼음교(三陰交), 연곡(然谷), 태계(太溪)
	발한(發汗)	합곡(合谷), 복류(復溜), 대저(大杼), 대도(大都), 경거(經渠)
	지한(止汗)	음극(陰郄), 후계(後谿), 합곡(合谷)
	이뇨(利尿)	중극(中極), 관원(關元), 방광유(膀胱俞), 삼초유(三焦俞), 음릉천(陰陵泉), 삼음교(三陰交), 신유(腎俞), 수분(水分), 기해(氣海), 열결(列缺), 태단(兌端)
	지해(止咳)	열결(列缺), 태연(太淵), 척택(尺澤), 폐유(肺俞), 천돌(天突)
	정천(定喘)	열결(列缺), 사봉(四縫), 정천(定喘), 전중(膻中), 폐유(肺俞), 선기(璇璣), 기해(氣海), 고황(膏肓)
	거담(祛痰)	풍륭(豊隆), 중완(中脘), 내관(內關), 거궐(巨闕), 비유(脾俞), 열결(列缺), 폐유(肺俞), 상완(上脘), 천돌(天突)
	소화(消化)	족삼리(足三里), 공손(公孫), 비유(脾俞), 선기(璇璣), 중완(中脘), 천추(天樞), 합곡(合谷)
소산 (消散)	연주창(連珠瘡)	천정(天鼎), 소해(小海), 비노(臂臑), 건리(建里)
	편도선염(扁桃腺炎)	합곡(合谷), 소상(少商), 중충(中衝), 노궁(勞宮), 조해(照海)
	해독(解毒)	영대(靈臺), 합곡(合谷), 위중(委中), 축빈(築賓)
소염 (消炎)	편도선염(扁桃腺炎)	소상(少商), 합곡(合谷), 천돌(天突)
	중이염(中耳炎)	이문(耳門), 청회(聽會), 청궁(聽宮), 예풍(翳風), 중저(中渚), 외관(外關), 양릉천(陽陵泉), 구허(丘墟)
	풍습성(風濕性) 관절염(關節炎)	견우(肩髃), 곡지(曲池), 합곡(合谷), 환도(環跳), 양릉천(陽陵泉), 현종(懸鐘), 풍시(風市), 족삼리(足三里), 슬안(膝眼), 신유(腎俞), 요양관(腰陽關), 요안(腰眼)
	맹장염(盲腸炎)	상거허(上巨虛), 족삼리(足三里), 천추(天樞), 곡지(曲池)
	청열(淸熱)	대추(大椎), 곡지(曲池), 합곡(合谷), 도도(陶道), 함곡(陷谷), 내정(內庭), 혈해(血海), 폐유(肺俞), 노궁(勞宮), 소상(少商), 상양(商陽), 중충(中衝), 소부(少府), 소충(少衝), 어제(魚際), 이간(二間), 전곡(前谷), 액문(液門), 해계(解谿), 행간(行間), 대도(大都), 연곡(然谷), 협계(俠谿), 족통곡(足通谷)

거한(祛寒)	신궐(神闕), 중극(中極), 명문(命門), 중완(中脘), 온류(溫溜), 지기(地機), 음릉천(陰陵泉), 기해(氣海), 관원(關元), 장문(章門), 은백(隱白), 열결(列缺), 전중(膻中)
서근(舒筋)	견우(肩髃), 곡지(曲池), 합곡(合谷), 근축(筋縮)
	환도(環跳), 양릉천(陽陵泉), 현종(懸鐘)
항학(抗瘧)	대추(大椎), 도도(陶道), 지양(至陽), 간사(間使), 후계(後谿), 간유(肝俞), 담유(膽俞), 복류(復溜), 합곡(合谷), 족삼리(足三里)
장양(壯陽)	명문(命門), 신유(腎俞), 관원(關元), 기해(氣海), 관원유(關元俞), 신궐(神闕), 중극(中極)
온중회양(溫中回陽)	뜸[灸] : 기해(氣海), 관원(關元), 신궐(神闕) 침(鍼) : 족삼리(足三里), 내관(內關)
거황(祛黃)	지양(至陽), 완골(腕骨), 양강(陽綱), 담유(膽俞), 일월(日月), 양릉천(陽陵泉), 후계(後谿), 음릉천(陰陵泉), 비유(脾俞), 노궁(勞宮), 용천(湧泉), 중완(中脘), 삼음교(三陰交)
거풍(祛風)	풍지(風池), 중부(中府), 백회(百會), 풍문(風門), 곡지(曲池), 곤륜(崑崙)
승혈압(昇血壓)	내관(內關), 심유(心俞)
강혈압(降血壓)	혈해(血海), 족삼리(足三里), 곡지(曲池), 소해(小海), 태충(太衝), 용천(湧泉)
성뇌(醒腦)	수구(水溝), 백회(百會), 십선(十宣), 십이정혈(十二井穴), 노궁(勞宮), 용천(湧泉), 사신총(四神總)
진정(鎭靜)	백회(百會), 사신총(四神總), 간사(間使), 후계(後谿), 풍륭(豊隆), 용천(湧泉), 태충(太衝), 인당(印堂), 신정(神庭)
진경(鎭痙)	백회(百會), 대추(大椎), 인당(印堂), 후계(後谿), 곡지(曲池), 양릉천(陽陵泉), 승산(承山), 태충(太衝), 곤륜(崑崙), 근축(筋縮), 수구(水溝), 찬죽(贊竹), 풍부(風府), 합곡(合谷)
안신(安神)	백회(百會), 신문(神門), 내관(內關), 심유(心俞), 삼음교(三陰交), 태계(太溪)
개규발음(開竅發音)	아문(瘂門), 염천(廉泉), 협거(頰車), 통리(通里), 천돌(天突)
항결핵(抗結核)	중부(中府), 폐유(肺俞), 고황(膏肓), 백호(魄戶), 족삼리(足三里), 환문(患門), 대추(大椎)
제탁(提托)	침(鍼) : 회음(會陰) 뜸[灸] : 기해(氣海), 백회(百會)

지통 (止痛)	두통(頭痛)	태양(太陽), 풍지(風池), 인당(印堂), 열결(列缺), 두유(頭維), 찬죽(攢竹)
	치통(齒痛)	협거(頰車), 합곡(合谷), 내정(內庭), 하관(下關), 승장(承漿), 태계(太谿), 척택(尺澤)
	인후통(咽喉痛)	소상(少商), 상양(商陽), 합곡(合谷), 천돌(天突), 조해(照海)
	목통(目痛)	열결(列缺), 후계(後谿), 천주(天柱), 대추(大椎), 곤륜(崑崙), 풍지(風池), 대저(大杼)
	흉통(胸痛)	내관(內關), 극문(郄門), 전중(膻中), 풍륭(豊隆)
	협심통(狹心痛)	대릉(大陵), 내관(內關), 신문(神門), 극문(郄門), 심유(心俞), 거궐(巨闕)
	위통(胃痛)	중완(中脘), 내관(內關), 족삼리(足三里), 내정(內庭), 공손(公孫)
	복통(腹痛)	중완(中脘), 기해(氣海), 족삼리(足三里), 삼음교(三陰交), 천추(天樞)
	옆구리 통증	지구(支溝), 기문(期門), 일월(日月), 태충(太衝), 양릉천(陽陵泉), 구허(丘墟), 장문(章門)
	허리와 등 통증	후계(後谿), 격유(膈俞), 명문(命門), 신유(腎俞), 위중(委中), 곤륜(崑崙), 대추(大椎), 간유(肝俞)
	허리 꽁무니 통증	십칠추하(十七椎下), 차료(次髎), 질변(秩邊)
	손등 통증	합곡(合谷), 후계(後谿), 팔사(八邪)
	주관절 통증	곡지(曲池), 수삼리(手三里), 천정(天井), 소해(小海), 양계(陽谿), 양로(養老), 외관(外關)
	팔목 통증	양계(陽谿), 양지(陽池), 양곡(陽谷)
	어깨 통증	견우(肩髃), 견료(肩髎), 노유(臑俞), 거골(巨骨), 견정(肩井)
	대퇴(大腿), 관절통(關節痛)	환도(環跳), 승부(承扶), 질변(秩邊), 거료(居髎)
	슬관절통(膝關節痛)	슬안(膝眼), 슬중(膝中), 양릉천(陽陵泉), 질변(秩邊), 승산(承山)
	아랫다리 통증	비관(髀關), 복토(伏兎), 족삼리(足三里), 현종(懸鐘)
	발목 관절통	해계(解谿), 곤륜(崑崙), 상구(商丘), 구허(丘墟)
	발가락 통증	태충(太衝), 족임읍(足臨泣), 팔풍(八風)
	월경통(月經痛)	중극(中極), 기해(氣海), 삼음교(三陰交)

제2장

경혈 각론

"**십이경맥**은… 초학자가 최초로 학습해야 할 곳이며
숙련된 의자(醫者)가 가장 중시할 곳이다.
조잡(粗雜)한 의자는 이를 경시하지만
우수(優秀)한 의자는 정통(精通)하기 위하여 고심한다."

- 十二經脈者… 學之所始. 工之所止也.
  粗之所易. 上之所難也.

-「영추(靈樞) 경별편(經別篇)」

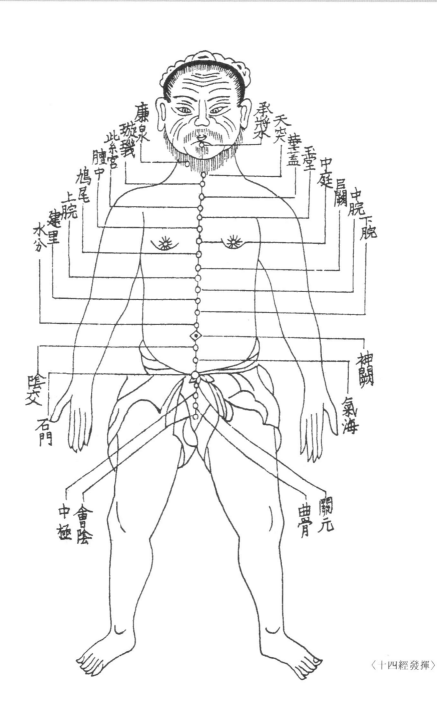

〈十四經發揮〉

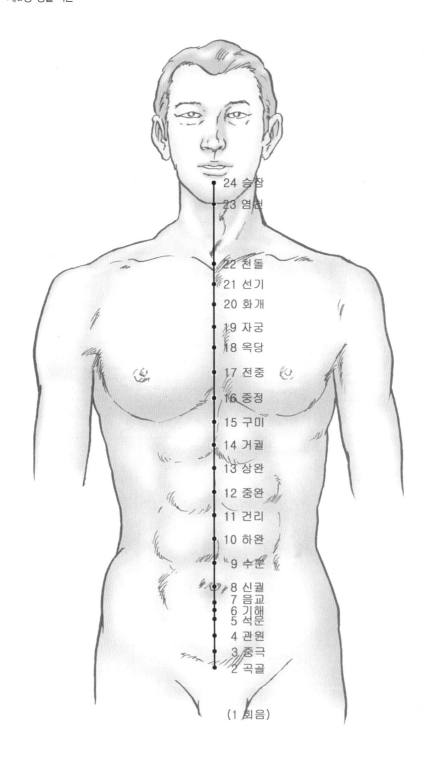

24 승장
23 염천

22 천돌
21 선기
20 화개
19 자궁
18 옥당
17 전중
16 중정
15 구미
14 거궐
13 상완
12 중완
11 건리
10 하완
9 수분
8 신궐
7 음교
6 기해
5 석문
4 관원
3 중극
2 곡골

(1 회음)

1. 임맥(任脈)-CV(Conception Vessel)

임맥(任脈)은 독맥(督脈) 등과 함께 기경팔맥(奇經八脈)의 하나로서 오행혈(五行穴)과 원혈(原穴), 극혈(郄穴), 모혈(募穴), 배유혈(背俞穴)이 없고 낙혈(絡穴)만 있는 것이 정경(正經)과 다른 점이다.

인체의 음측(陰側)을 흐르고 있으며 모든 음경(陰經)이 임맥과 연결되어 음경(陰經)의 기혈을 조절한다. 또한 정(精), 혈(血), 진액(津液) 등도 임맥에 의해 조절되므로 음맥지해(陰脈之海)라 하였으며 포(胞)에서 시작되어 자궁(子宮)과 연결되므로 여자의 월경, 대하와 관계가 깊고 충맥(衝脈)과 함께 임신을 주관하기도 한다.

임맥과 독맥은 인체의 전·후면을 흐르고 있어 나누어진 것 같이 보이나 그 근원은 회음부, 즉 남자는 정장(精藏), 여자는 포중(胞中) 하나로 부단히 이어진다.

임맥에는 인체의 앞쪽 중앙으로 24개의 경혈이 분포되어 있으며 전음과 후음 사이 회음(會陰)에서 시작하여 입술 아래 승장(承漿)에서 끝난다.

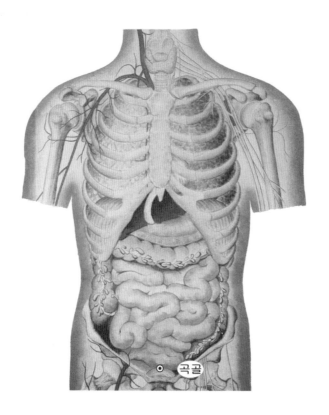

곡골

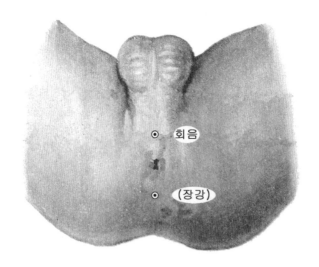

회음

(장강)

CV-1. 회음(會陰)

주로 정신을 일깨우고 놀란 것을 진정시키며, 전음(前陰)과 후음(後陰)을 소통
시켜 조절하는 효능이 있다.

혈위 전음(前陰)과 후음(後陰)의 사이 회음횡근(會陰橫筋) 중에 있다.

취혈 남성은 음낭(陰囊)과 항문(肛門)의 중간, 여성은 대음순(大陰脣)과 항문
의 중간에 취한다.

근육 천회음횡근(淺會陰橫筋) 치골근(恥骨筋)

혈관 회음동맥(會陰動脈) 항문동맥(肛門動脈)

신경 회음신경(會陰神經) 항문신경(肛門神經)

침 0.5~1촌(寸)   **뜸** 3~5장

별명 병예(屛翳) 하극(下極) 금문(金門) 해저(海底) 하음별(下陰別) 평예(平翳)

혈성 성신진경(醒神鎭驚) 통조이음(通調二陰) 청리습열(淸利濕熱)

주치 음부한습(陰部汗濕) 질염(膣炎) 음양(陰痒) 폐경(閉經) 자궁탈(子宮脫) 임질(淋疾) 음경통(陰莖痛)
산후혼미불성(産後昏迷不醒) 전광(癲狂) 고환염(睾丸炎) 음낭염(陰囊炎)

기타 졸도 시 구급혈(救急穴)

會는 서로 만나는 것 집결(集結)하는 것을 말한다. 陰은 전음(前陰), 후음(後陰)을 가리킨다. 이 혈은 두陰 사이에 있으면서 임맥(任脈), 독맥(督脈), 충맥(衝脈)의 시작점으로 간(肝), 비(脾), 신(腎)의 삼음맥(三陰脈)이 만나는 곳이므로 會陰이라 하였다.

CV-2. 곡골(曲骨)

임맥(任脈)과 족궐음간경(足厥陰肝經)이 만나며, 주로 소변을 잘 통하게 하고
월경(月經)을 조절하여 통증을 멈추게 하는 효능이 있다.

혈위 치골결합(恥骨結合) 중앙상연(中央上緣)의 추체근(錐體筋) 중에 있다.

취혈 치골결합(恥骨結合) 중앙상연(中央上緣)에 취한다.

※곡골(曲骨)·횡골(橫骨)·기충(氣衝)·충문(衝門)은 횡렬선(橫列線)에 있다.

근육 추체근(錐體筋) 복직근(腹直筋)

혈관 천복벽동정맥(淺腹壁動靜脈)

신경 장골하복신경(腸骨下腹神經)

침 0.5~1촌   **뜸** 5~10장

별명 굴골(屈骨) 회골(回骨) 요포(尿胞) 굴골단(屈骨端)

혈성 온양이수(溫陽利水) 조경지대(調經止帶)

주치 적백대하(赤白帶下) 유뇨(遺尿) 유정(遺精) 음낭습진(陰囊濕疹) 방광염(膀胱炎)
자궁내막염(子宮內膜炎) 양위(陽萎) 산후자궁수축부전(産後子宮收縮不全)

곡(曲)은 구부러진 것을 의미한다. 치골(恥骨)은 횡골(橫骨)이라고도 하며 그 모양은 만곡(彎曲)되어 있다. 이 혈은 치골의 위쪽 중앙 음모(陰毛) 가운데에 있으므로 曲骨이라 하였다.

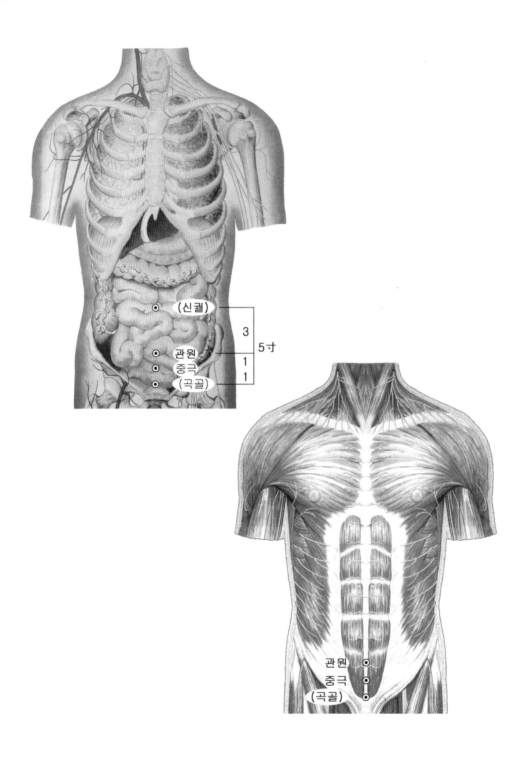

CV-3. 중극(中極) 방광경(膀胱經)의 모혈(募穴)

신(腎)을 보충하고 원기(原氣)를 기르며 열(熱)을 내리고 습(濕)을 내보내는 효능이 있다.

혈위 하복부(下腹部) 정중선(正中線)의 복직근(腹直筋) 중에 있다.

취혈 제중(臍中)과 곡골(曲骨)을 이은 선에서 곡골(曲骨) 상 1촌에 취한다.
  ※취혈(取穴)에서 제(臍)는 배꼽의 정중앙(正中央)인 제중(臍中)을 의미하며 제상(臍上)은 제중의 위를 제하(臍下)는 아래를 지칭한다.
  ※중극(中極)·대혁(大赫)·귀래(歸來)는 횡렬선(橫列線)에 위치한다.

근육 복직근(腹直筋)

혈관 천복벽동정맥(淺腹壁動靜脈) 하복벽동정맥(下腹壁動靜脈)

신경 장골하복신경(腸骨下腹神經)

침 0.5촌~1촌   **뜸** 5~10장

별명 옥천(玉泉) 기원(氣原) 기어(氣魚) 방광모(膀胱募)

혈성 조경지대(調經止帶) 이하초(理下焦) 장원양(壯元陽) 이방광(利膀胱)

주치 방광염(膀胱炎) 전립선염(前立線炎) 골반염(骨盤炎) 신장염(腎臟炎) 수종(水腫)
  월경통(月經痛) 양위(陽萎) 대하(帶下) 산후자궁신경통(産後子宮神經痛)

이 혈은 몸의 거의 중점(中點)이고, 極은 단端(端)을 나타내므로 中極이라 하였다. 이 혈의 심부(深部)는 수액(水液)을 저장(貯藏)하는 방광(膀胱)에 가깝고, 방광(膀胱)의 기(氣)가 모이는 모혈(募穴)이므로 玉泉이라고도 한다.

CV-4. 관원(關元) 소장경(小腸經)의 모혈(募穴)

임맥(任脈)과 족삼음경(足三陰經)이 만나는 곳으로 신기(腎氣)를 기르고 근본을 단단히 하여 소변을 잘 통하게 하고, 양기(陽氣)를 회복시키는 효능이 있다.

혈위 하복부(下腹部) 정중선(正中線)의 복직근(腹直筋) 중에 있다.

취혈 제중(臍中)과 곡골(曲骨)을 이은 선에서 곡골(曲骨) 상 2촌에 취한다.
  ※관원(關元)·기혈(氣穴)·수도(水道)·오추(五樞)는 횡렬선(橫列線)에 있다.

근육 복직근(腹直筋)

혈관 하복벽동정맥(下腹壁動靜脈)

신경 장골하복신경(腸骨下腹神經)

침 0.5~1촌   **뜸** 5~10장

별명 삼결교(三結交) 차문(次門) 하기(下紀) 대중극(大中極) 단전(丹田) 하황(下肓) 황원(肓原)

혈성 온신장양(溫腎壯陽) 통조충임(通調衝任) 보양익기(補陽益氣)

주치 중풍탈진(中風脫盡) 유정(遺精) 유뇨(遺尿) 양위(陽萎) 조설(早泄) 탈항(脫肛) 요실금(尿失禁)
  적백대하(赤白帶下) 복막염(腹膜炎) 절사불생(絶嗣不生) 소복동통(小腹疼痛)

기타 『醫經理解』"男子藏精, 女子畜血之處"

關은 장소(場所) 또는 존재(存在)하는 곳. 元은 원기(元氣)를 가리킨다. 이 혈은 단전(丹田)에 해당하고 몸의 진기(眞氣)와 원기가 발생하는 곳으로 호흡의 관문이며 전신 장부와 경락의 뿌리가 되는 곳이므로 關元이라 하였다.

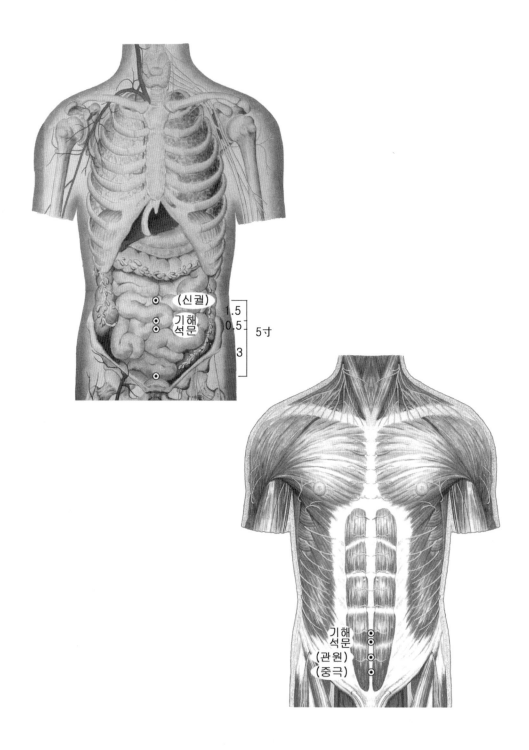

CV-5. 석문(石門) 삼초경(三焦經)의 모혈(募穴)

기(氣)의 운행(運行)을 조절하여 통증을 그치게 하고 물길을 잘 통하게 하는 효능이 있다.

혈위 하복부(下腹部) 정중선(正中線)의 복직근(腹直筋) 중에 있다.

취혈 제중(臍中)과 곡골(曲骨)을 이은 선에서 제하(臍下) 2촌에 취한다.

※석문(石門)·사만(四滿)·대거(大巨)는 횡렬선(橫列線)에 있다.

근육 복직근(腹直筋)

혈관 하복동정맥(下腹動靜脈)

신경 장골하복신경(腸骨下腹神經)

침 0.5~1촌

뜸 금구(禁灸)

별명 이궤(利机) 정로(精露) 단전(丹田) 명문(命門) 절자(絕子) 절잉(絕孕)

혈성 이기지통(理氣止痛) 통리수도(通利水道) 조경지대(調經止帶)

주치 붕루대하(崩漏帶下) 산후출혈(産後出血) 복통(腹痛) 설사(泄瀉) 산기(疝氣) 경폐(經閉) 장간막염(腸間膜炎)

기타 『素注』 "婦人禁鍼, 犯之絕子"

> 石은 막혀 통하지 않는 것을 가리킨다. 門은 경기(經氣)가 드나드는 곳이다. 예로부터 석문혈은 가임기(可姙期) 여성이나 임산부는 사용에 신중을 기했다. 이 혈에 잘못 자침하면 불임(不妊)이 될 수 있다고 생각하여 石門이라 하였다.

CV-6. 기해(氣海)

하초(下焦)를 조절하여 보(補)하고 신기(腎氣)를 더해 주며 양기(陽氣)를 진작시키고 정(精)을 안으로 단단하게 갈무리하는 효능이 있다.

혈위 하복부(下腹部) 정중선(正中線)의 복직근(腹直筋) 중에 있다.

취혈 제중(臍中)과 곡골(曲骨)을 이은 선에서 제하(臍下) 1.5촌에 취한다.

근육 복직근(腹直筋)

혈관 하복동정맥(下腹動靜脈)

신경 장골하복신경(腸骨下腹神經)

침 0.5~1촌

뜸 5~7장

별명 발앙(脖胦) 하황(下肓) 단전(丹田) 하기해(下氣海)

혈성 익기배원(益氣培元) 보신고정(補腎固精) 이기화혈(理氣和血) 거제한습(祛除寒濕) 통조기기(通調氣機)

주치 중풍탈진(中風脫盡) 장질환(腸疾患) 신장질환(腎臟疾患) 생식기질환(生殖器疾患) 신경쇠약(神經衰弱)

기타 강장구혈(强壯灸穴)

> 氣는 선천(先天)의 원기(元氣), 海는 모이는 곳을 가리킨다. 이 혈은 선천의 원기가 모이는 곳이므로 氣海라고 하였다.

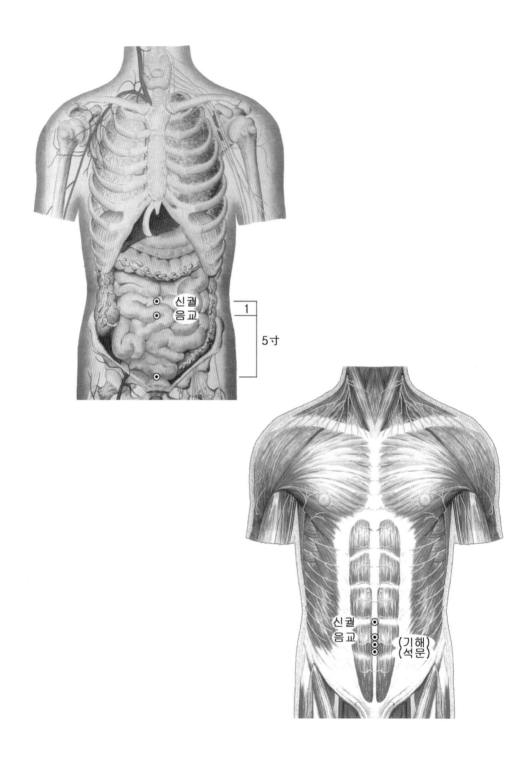

CV-7. 음교(陰交)

생리불순(生理不順), 붕루(崩漏), 대하(帶下), 산기(疝氣)로 인한 복통, 복부창만(腹部脹滿), 수종(水腫) 등을 치료하는 효능이 있다.

혈위 하복부(下腹部) 정중선(正中線)의 복직근(腹直筋) 중에 있다.

취혈 제중(臍中)과 곡골(曲骨)을 이은 선에서 제하(臍下) 1촌에 취한다.

※음교(陰交)·중주(中注)·외릉(外陵)은 횡렬선(橫列線)에 있다.

근육 복직근(腹直筋)

혈관 하복동정맥(下腹動靜脈)

신경 장골하복신경(腸骨下腹神經)

침 0.5~1촌

뜸 5장

별명 소관(少關) 횡호(橫戸) 단전(丹田)

혈성 조경고대(調經固帶) 이수소종(利水消腫)

주치 자궁내막염(子宮內膜炎) 월경불순(月經不順) 불임증(不姙症) 혈쇠(血衰) 음부소양(陰部瘙瘍) 생식기질환(生殖器疾患)

交는 모이는 곳을 가리킨다. 이 혈은 임맥(任脈), 충맥(衝脈), 족소음(足少陰)이 만나는 혈이며 세 가지 경맥이 모두 음(陰)에 속하므로 陰交라고 하였다.

CV-8. 신궐(神闕)

양기(陽氣)를 보(補)하며 정(精)이 새어 나가지 않도록 하는 효능이 있다.

혈위 복직근(腹直筋)의 제중(臍中)에 있다.

취혈 배꼽 정중앙(正中央)에 취한다.

※신궐(神闕)·황유(肓俞)·천추(天樞)·대횡(大橫)·대맥(帶脈)은 횡렬선(橫列線)에 있다.

근육 복직근(腹直筋)

혈관 상복동정맥(上腹動靜脈)

신경 흉곽신경전피지(胸廓神經前皮枝)

침 금침(禁鍼)

뜸 간접구(間接灸)

별명 기사(氣舍) 제중(臍中) 기합(氣合) 명대(命帶) 관음(關陰) 관회(關會)

혈성 온양구역(溫陽救逆) 이수고탈(利水固脫)

주치 뇌일혈(腦溢血) 급만성장염(急漫性腸炎) 수종(水腫) 복부팽만(腹部膨滿) 복통(腹痛) 하리(下痢) 소화불량(消化不良) 장명(腸鳴)

헤아려 알 수 없는 것을 神이라 한다. 闕은 원래 누문(樓門), 누각(樓閣)을 가리키나 여기에서는 중요한 곳을 뜻한다. 이 혈은 태아(胎兒) 때에 탯줄을 통해 선천(先天)의 신기(神氣)를 받는 문호(門戸)이고 그 변화를 헤아려 알 수 없으므로 神闕이라 하였다.

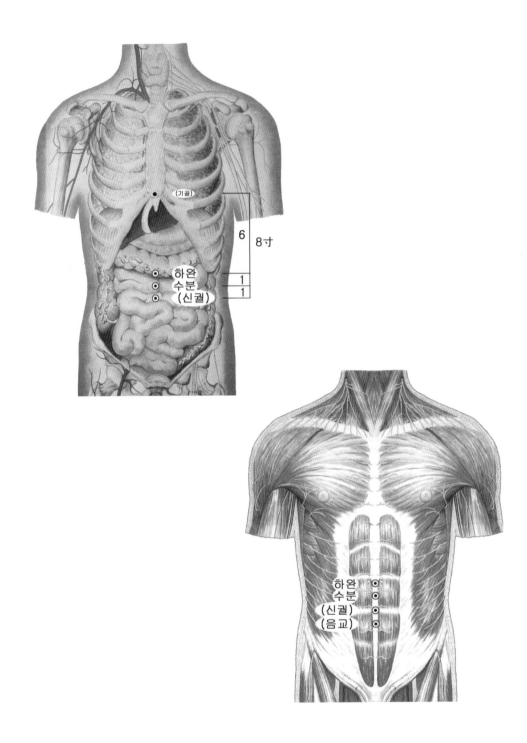

CV-9. 수분(水分)

중초(中焦)를 조화롭게 하고 수습(水濕)을 조절하는 효능이 있다.

혈위 상복부(上腹部) 정중선(正中線)의 복직근(腹直筋) 중에 있다.

취혈 제중(臍中)과 기골(岐骨)을 이은 선에서 제상(臍上) 1촌에 취한다.

※수분(水分)·활육문(滑肉門)은 횡렬선(橫列線)에 있다.

근육 복직근(腹直筋)

혈관 상복동정맥(上腹動靜脈)

신경 흉곽신경전피지(胸廓神經前皮枝)

침 0.5~1촌

뜸 5~7장

별명 중수(中守) 분수(分水)

혈성 통조수도(通調水道) 이기지통(理氣止痛)

주치 수종병(水腫病) 위산과다(胃酸過多) 복부팽만(腹部膨滿) 신염(腎炎) 장산통(腸疝痛) 복명(腹鳴) 배뇨곤란(排尿困難) 설사(泄瀉)

> 갈라져 나온 것을 分이라 한다. 이 혈의 속에는 소장(小腸)이 있다. 청탁(淸濁)을 가려 수액(水液)은 방광(膀胱)으로 보내고 찌꺼기는 대장(大腸)으로 보내므로 水分이라 하였다.

CV-10. 하완(下脘)

임맥(任脈)과 족태음비경(足太陰脾經)이 만나는 경혈로서 중초(中焦)를 조화롭게 하고, 구역질을 가라앉히는 효능이 있다.

혈위 상복부(上腹部) 정중선(正中線)의 복직근(腹直筋) 중에 있다.

취혈 제중(臍中)과 기골(岐骨)을 이은 선에서 제상(臍上) 2촌에 취한다.

※하완(下脘)·상곡(商曲)·태을(太乙)은 횡렬선(橫列線)에 있다.

근육 복직근(腹直筋)

혈관 상복동정맥(上腹動靜脈)

신경 흉곽신경전피지(胸廓神經前皮枝)

침 0.5~1촌

뜸 5~7장

혈성 건비화위(健脾和胃) 강역지구(降逆止嘔)

주치 위확장(胃擴張) 위경련(胃痙攣) 만성위염(慢性胃炎) 만성장염(慢性腸炎) 구토(嘔吐)

> 이 혈은 위(胃)의 하구(下口)에 있는데 위부의 아래쪽을 下脘이라 한다.

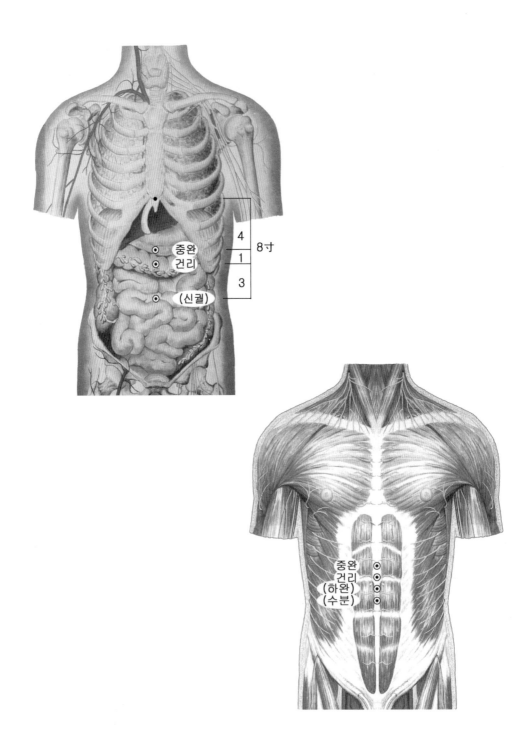

CV-11. 건리(建里)

중초(中焦)를 조화롭게 하고 체(滯)한 것을 풀어주는 효능이 있다.

建은 세운다. 里는 거처(居處)한다는 뜻이다. 이 혈은 바로 여기에서 위(胃)로 들어가고 위기(胃氣)를 다스리는 작용이 있으므로 建里라고 하였다.

혈위 상복부(上腹部) 정중선(正中線)의 복직근(腹直筋) 중에 있다.

취혈 제중(臍中)과 기골(岐骨)을 이은 선에서 제상(臍上) 3촌에 취한다.

　※건리(建里)·석관(石關)·관문(關門)·복애(腹哀)는 횡렬선(橫列線)에 있다.

근육 복직근(腹直筋)

혈관 상복동정맥(上腹動靜脈)

신경 흉곽신경전피지(胸廓神經前皮枝)

침 0.5~1촌

뜸 5~7장

혈성 화위건비(和胃健脾) 강역이수(降逆利水) 화중소적(和中消積)

주치 급만성위염(急慢性胃炎) 수종(水腫) 복막염(腹膜炎) 구토(嘔吐) 위궤양(胃潰瘍) 위통(胃痛)

CV-12. 중완(中脘) 위경(胃經)의 모혈(募穴) 팔회혈(八會穴) 중 부회(腑會)

위(胃)를 조화롭게 하고 비(脾)를 튼튼하게 하며 육부(六腑)의 기(氣)를 소통(疏通)시키는 효능이 있다.

中은 중간(中間), 脘은 위부(胃腑)를 가리킨다. 이 혈은 배꼽과 흉골체(胸骨體) 하연(下緣)을 잇는 선의 중간에 위치하고, 속은 위(胃)의 중앙부에 해당하므로 中脘이라 하였다.

혈위 상복부(上腹部) 정중선(正中線)의 복직근(腹直筋) 중에 있다.

취혈 제중(臍中)과 기골(岐骨)을 이은 선에서 제상(臍上) 4촌에 취한다.

　※중완(中脘)·음도(陰都)·양문(梁門)은 횡렬선(橫列線)에 있다.

근육 복직근(腹直筋)

혈관 상복동정맥(上腹動靜脈)

신경 흉곽신경전피지(胸廓神經前皮枝)

침 0.5~1촌

뜸 5~15장

별명 태창(太倉) 위완(胃脘) 상기(上紀) 중관(中管) 위모(胃募) 중위(中胃) 위중(胃中)

혈성 건비화위(健脾和胃) 강역화중(降逆和中) 화습소체(化濕消滯)

주치 소화불량(消化不良) 복통(腹痛) 위경련(胃痙攣) 구토(嘔吐) 급성위염(急性胃炎) 위궤양(胃潰瘍) 위출혈(胃出血) 식욕부진(食慾不振) 위하수(胃下垂) 복창(腹脹) 복명(腹鳴) 변비(便秘) 설사(泄瀉) 고혈압(高血壓) 정신병(精神病)

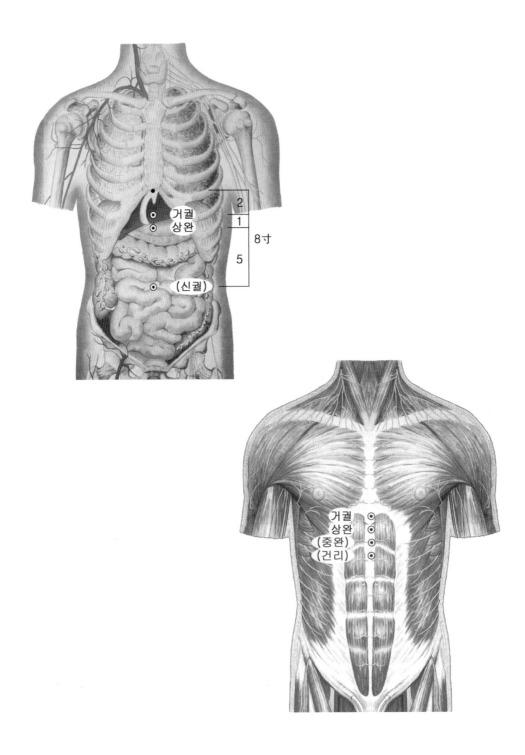

CV-13. 상완(上脘)

임맥(任脈) · 위경(胃經) 및 소장경(小腸經)이 만나는 혈로서 중초(中焦)를 조화 롭게 하여 역기(逆氣)를 내리며, 열(熱)을 내리고 담(痰)을 없애는 효능이 있다.

혈위 상복부(上腹部) 정중선(正中線)의 복직근(腹直筋) 중에 있다.

취혈 제중(臍中)과 기골(岐骨)을 이은 선에서 제상(臍上) 5촌에 취한다.

※상완(上脘) · 복통곡(腹通谷) · 승만(承滿)은 횡렬선(橫列線)에 있다.

근육 복직근(腹直筋)

혈관 상복동정맥(上腹動靜脈)

신경 흉곽신경전피지(胸廓神經前皮枝)

침 0.5~1촌

뜸 5~7장

별명 위완(胃脘) 상관(上管) 상기(上紀) 상관(上關)

혈성 화위강역(和胃降逆) 화담영신(化痰寧神)

주치 중완(中脘)과 함께 위제질환(胃諸疾患)에 응용한다.

脘은 관(管)과 뜻이 통하고, 원래의 뜻은 내강(內腔)이므 로 위강(胃腔)을 가리킨다. 이 혈은 위상구(胃上口), 즉 분 문(噴門) 부위에 있으므로 上 脘이라 하였다.

CV-14. 거궐(巨闕) 심경(心經)의 모혈(募穴)

정신(精神)을 안정(安靜)시켜 마음을 편안하게 하고 막힌 가슴을 풀어 통증을 멈추게 하는 효능이 있다.

혈위 상복부(上腹部) 정중선(正中線)의 복직근(腹直筋) 중에 있다.

취혈 제중(臍中)과 기골(岐骨)을 이은 선에서 제상(臍上) 6촌에 취한다.

※거궐(巨闕) · 유문(幽門) · 불용(不容) · 기문(期門)은 횡렬선(橫列線)에 있다.

근육 복직근(腹直筋)

혈관 상복동정맥(上腹動靜脈)

신경 흉곽신경전피지(胸廓神經前皮枝)

침 0.3~0.5촌

뜸 5~9장

별명 심모(心募)

혈성 안신영심(安神寧心) 관흉지통(寬胸止痛) 화위강역(和胃降逆)

주치 심장염(心臟炎) 심계항진증(心悸亢進症) 심통(心痛) 횡격막경련(橫膈膜痙攣) 늑막염(肋膜炎) 위경련(胃痙攣) 위궤양(胃潰瘍) 구토(嘔吐) 멀미

巨는 크다. 闕은 중요하다는 뜻으로 여기를 통과해 위로 심부(心部)에 다다르므로 巨 闕이라 하였다.

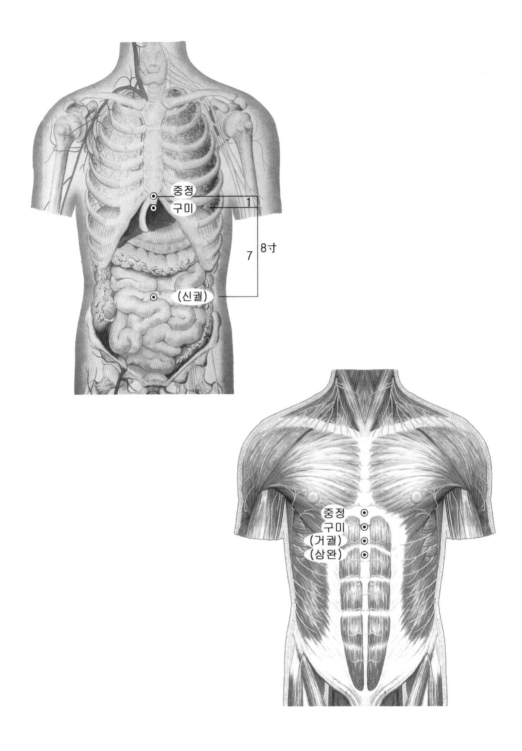

CV-15. 구미(鳩尾) 임맥(任脈)의 낙혈(絡穴)

중초(中焦)를 조화롭게 하여 역기(逆氣)를 내리며, 심장(心臟)의 열을 식히고 담(痰)을 없애는 효능이 있다.

혈위	상복부(上腹部) 정중선(正中線)의 복직근(腹直筋) 중에 있다.
취혈	제중(臍中)과 기골(岐骨)을 이은 선에서 제상(臍上) 7촌에 취한다.
근육	복직근(腹直筋)
혈관	상복동정맥(上腹動靜脈)
신경	흉곽신경전피지(胸廓神經前皮枝)
침	0.1~0.3촌
뜸	3~5장
별명	미예(尾翳) 갈한(鬝骭) 고원(膏原)
혈성	안심영신(安心寧神) 관흉정천(寬胸定喘) 화위강역(和胃降逆)
주치	심장병(心臟病) 기관지병(氣管支病) 위염(胃炎) 애역(呃逆) 구토(嘔吐) 정신병(精神病) 전간(癲癎)

鳩는 비둘기를 가리키고, 尾는 꼬리를 가리킨다. 흉골의 검상돌기(劍狀突起)가 비둘기 꼬리와 닮았으므로 그 아래에 있는 이 혈을 鳩尾라고 하였다.

CV-16. 중정(中庭)

답답한 가슴을 풀어주고 역기(逆氣)를 내려서 구토(嘔吐)를 그치게 하는 효능이 있다.

혈위	제5 늑간(肋間)의 전정중선상(前正中線上) 대흉근(大胸筋) 중에 있다.
취혈	제5 늑간 수평선상의 전정중선에서 흉골체하단(胸骨體下端)과 검상돌기(劍狀突起)가 접합(接合)된 부위 즉, 기골(岐骨)에 취한다. ※중정(中庭)·보랑(步廊)·유근(乳根)·식두(食竇)는 횡렬선(橫列線)에 있다.
근육	대흉근(大胸筋)
혈관	늑간동정맥(肋間動靜脈) 내유동정맥(內乳動靜脈)
신경	늑간신경(肋間神經)
침	0.1~0.3촌
뜸	3~5장
혈성	관흉소창(寬胸消脹) 강역지구(降逆止嘔)
주치	천식(喘息) 폐충혈(肺充血) 심통(心痛) 흉협통(胸脇痛) 식도협착(食道狹窄) 구토(嘔吐) 인통(咽痛)

흉골검결합(胸骨劍結合)의 중앙 제5늑간극(肋間隙)과 같은 높이에 있다. 중정(中庭)은 궁전(宮殿) 앞 광장을 가리킨다. 이 혈은 속에 군주(君主)인 심장(心臟)이 있으므로 中庭이라 하였다.

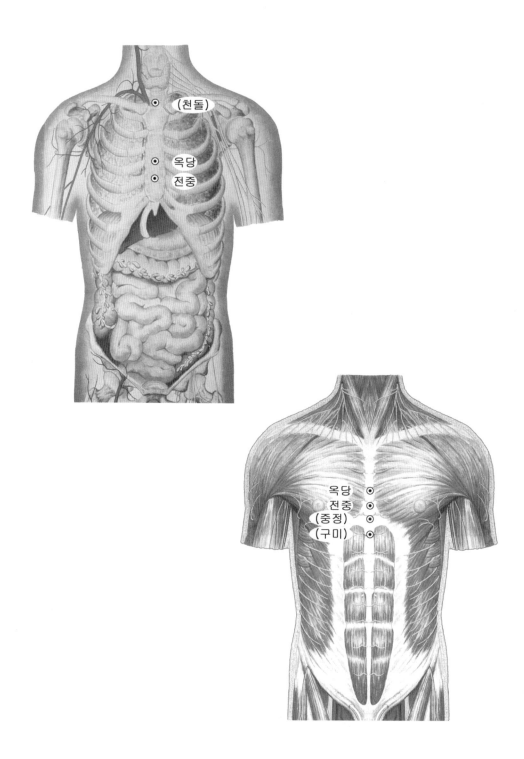

CV-17. 전중(膻中) 심포경(心包經)의 모혈(募穴) 팔회혈(八會穴)중 기회(氣會)

임맥(任脈)과 비경(脾經), 신경(腎經), 소장경(小腸經) 및 삼초경(三焦經)이 만나는 곳이다. 통증을 그치게 하고 진액(津液)을 생성하는 효능이 있다.

혈위 제4 늑간(肋間)의 전정중선상(前正中線上) 대흉근(大胸筋) 중에 있다.

취혈 바로 누운 자세에서 양 유두(乳頭)를 이은 선의 정중앙에 취한다.

※전중(膻中)·신봉(神封)·유중(乳中)·천지(天池)·천계(天谿)는 횡렬선(橫列線)에 있다.

근육 대흉근(大胸筋)

혈관 늑간동정맥(肋間動靜脈) 내유동정맥(內乳動靜脈)

신경 늑간신경(肋間神經)

침 0.1~0.3촌

뜸 3~5장

별명 상기해(上氣海) 흉당(胸堂) 원견(元見)

혈성 이기지통(理氣止痛) 생진증액(生津增液)

주치 흉통(胸痛) 심통(心痛) 흉막염(胸膜炎) 기관지천식(氣管支喘息) 늑간신경통(肋間神經痛) 유즙분비부족(乳汁分泌不足) 유선염(乳腺炎) 식도협착(食道狹窄)

膻은 심(心)의 궁성(宮城)을 가리키고 그 외측(外側)으로 주위의 조직이다. 中은 내외(內外)로 상대하는 것을 가리키고 흉막(胸膜)의 가운데이므로 膻中이라 하였다.

CV-18. 옥당(玉堂)

가슴에 맺힌 기운을 풀어주고 기침과 천식(喘息)을 그치게 하는 효능이 있다.

혈위 제3 늑간(肋間)의 전정중선상(前正中線上) 대흉근(大胸筋) 중에 있다.

취혈 제3 늑간(肋間) 수평선상(水平線上)의 전정중선(前正中線)에 취한다.

※옥당(玉堂)·영허(靈墟)·응창(膺窓)·흉향(胸鄕)은 횡렬선(橫列線)에 있다.

근육 대흉근(大胸筋)

혈관 늑간동정맥(肋間動靜脈) 내유동정맥(內乳動靜脈)

신경 늑간신경(肋間神經)

침 0.1~0.3촌

뜸 3~5장

별명 옥영(玉英)

혈성 관흉지통(寬胸止痛) 지해평천(止咳平喘)

주치 흉통(胸痛) 기관지염(氣管支炎) 구토(嘔吐) 늑막염(肋膜炎)

玉은 백옥(白玉)의 집을, 堂은 높고 큰 건축물이나 주택을 가리킨다. 심(心)이 거처하는 곳은 고귀(高貴)한 곳임을 나타낸다. 폐(肺)의 색은 흰색으로, 이 혈은 폐질환인 흉부팽만(胸部膨滿), 옆으로 눕지 못하고 숨이 차는 것 등을 치료하므로 玉堂이라 하였다.

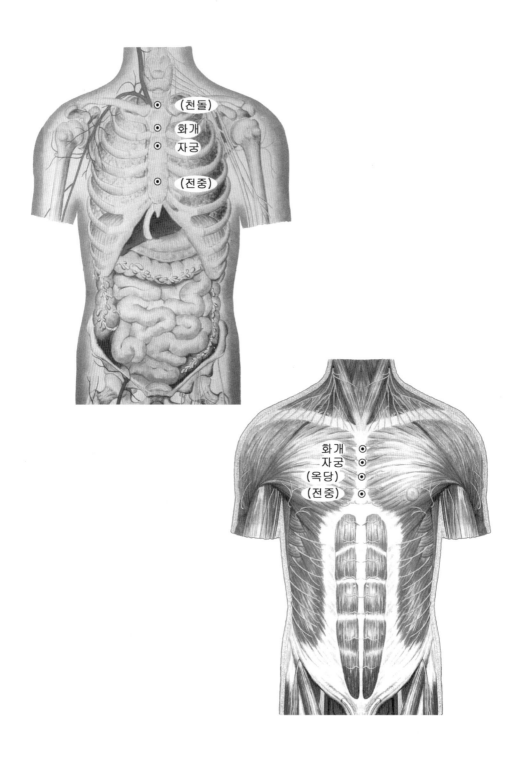

CV-19. 자궁(紫宮)

가슴에 맺힌 기운을 풀어주고 기침과 천식(喘息)을 그치게 하는 효능이 있다.

혈위 제2 늑간(肋間)의 전정중선상(前正中線上) 대흉근(大胸筋) 중에 있다.

취혈 제2 늑간(肋間) 수평선상(水平線上)의 전정중선(前正中線)에 취한다.
　　　※자궁(紫宮) · 신장(神藏) · 옥예(屋翳) · 주영(周榮)은 횡렬선(橫列線)에
　　　있다.

근육 대흉근(大胸筋)

혈관 늑간동정맥(肋間動靜脈) 내유동정맥(內乳動靜脈)

신경 늑간신경(肋間神經)

침 0.1~0.3촌

뜸 3~5장

혈성 관흉이기(寬胸理氣) 지해평천(止咳平喘)

주치 흉협만통(胸脇滿痛) 폐충혈(肺充血) 식도협착(食道狹搾) 기관지염(氣管支炎) 토혈(吐血)

紫는 붉은 색이고, 宮은 중앙이다. 임맥은 여기에 이르러 안으로 심(心)과 만나는데 심은 혈맥(血脈)을 주관하고 색은 적색(赤色)이므로 紫宮이라 하였다.

CV-20. 화개(華蓋)

가슴에 맺힌 기운을 풀고 중격(中膈)을 통하게 하며 기침과 천식(喘息)을 그치게 하는 효능이 있다.

혈위 제1 늑간(肋間)의 전정중선상(前正中線上) 대흉근(大胸筋) 중에 있다.

취혈 제1 늑간(肋間) 수평선상(水平線上)의 전정중선(前正中線)에 취한다.
　　　※화개(華蓋) · 욱중(彧中) · 고방(庫房) · 중부(中府)는 횡렬선(橫列線)에
　　　있다.

근육 대흉근(大胸筋)

혈관 내유동정맥(內乳動靜脈)

신경 늑간신경(肋間神經)

침 0.1~0.3촌

뜸 3~5장

혈성 관흉이격(寬胸利膈) 지수평천(止嗽平喘)

주치 늑막염(肋膜炎) 기관지염(氣管支炎) 편도선염(扁桃腺炎) 인후염(咽喉炎) 토혈(吐血)

華蓋는 옛날 천자(天子), 제왕(帝王)이 외출할 때에 수레에 씌우던 덮개를 가리킨다. 폐(肺)는 오장(五臟)의 화개라고도 하며 특히 가슴의 중앙에 있는 심(心)은 군주(君主)의 관(官)이고 폐엽(肺葉)은 둥근 덮개처럼 그 위를 덮고 있으면서 폐질환을 치료하므로 華蓋라고 하였다.

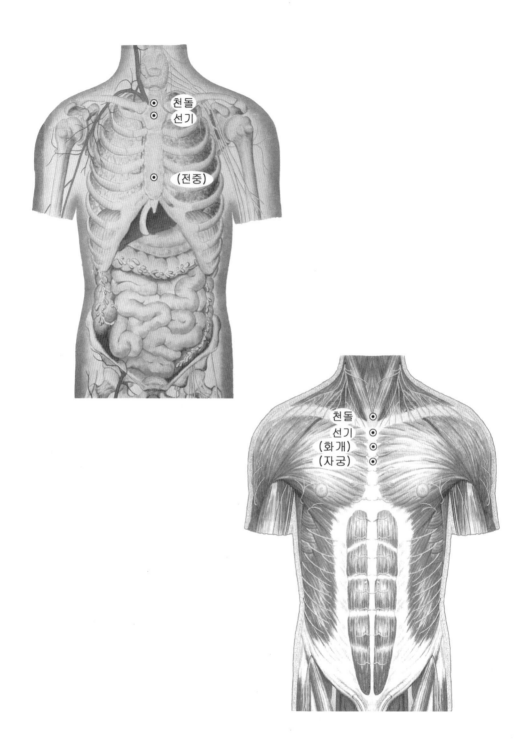

CV-21. 선기(璇璣)

가슴의 맺힌 기운을 풀어주고 폐기(肺氣)를 잘 통하게 하며 기침과 천식(喘息)을 가라앉히는 효능이 있다.

혈위　쇄골 아랫선의 전정중선상(前正中線上) 대흉근(大胸筋) 중에 있다.

취혈　쇄골(鎖骨) 하연(下緣)의 수평선(水平線)과 전정중선(前正中線)이 교차하는 곳으로 천돌(天突) 하 1촌에 취한다.

　　※선기(璇璣) · 유부(俞府) · 기호(氣戶) · 운문(雲門)은 횡렬선에 있다.

근육　대흉근(大胸筋)

혈관　내유동정맥(內乳動靜脈)

신경　늑간신경(肋間神經)

침　0.1~0.3촌　　**뜸**　3~5장

별명　선기(璇機)

혈성　관흉이폐(寬胸利肺) 지해평천(止咳平喘)

주치　흉통(胸痛) 늑간신경통(肋間神經痛) 늑막염(肋膜炎) 천식(喘息) 편도선염(扁桃腺炎)

璇璣는 북두칠성의 첫째 별부터 넷째 별까지를 통틀어 말한다. 옛사람들은 하늘을 자루가 달린 기구(斗)를 닮아 機라고 하였으며, 하늘은 북두칠성을 중심으로 하고 사람은 심(心)을 중심으로 한다고 설명하고 있다. 이 혈은 마치 하늘의 북두칠성과 같아 璇璣라고 하였다.

CV-22. 천돌(天突)

폐기(肺氣)를 선통(宣通)하고 담(痰)과 기침을 그치게 하는 효능이 있다.

혈위　흉골병(胸骨柄) 상단의 흉쇄유돌근(胸鎖乳突筋) 사이에 있다.

취혈　흉골병(胸骨柄) 상연(上緣) 상 0.5촌의 함중(陷中)에 취한다.

　　※천돌(天突) · 기사(氣舍) · 결분(缺盆)은 횡렬선(橫列線)에 있다.

근육　흉쇄유돌근(胸鎖乳突筋)

혈관　외측천경정맥(外側淺頸靜脈)

신경　쇄골상신경(鎖骨上神經)

침　0.5~1.5촌. 흉골병(胸骨柄) 후연(後緣)을 따라 활처럼 휘어지게 아래를 향해 천천히 0.5~1.5촌 자침(刺針)한다.

뜸　3~7장

별명　천구(天瞿) 옥호(玉戶)

혈성　선통폐기(宣通肺氣) 소담지해(消痰止咳) 관흉강역(寬胸降逆) 청리인후(清利咽喉)

주치　인두염(咽頭炎) 후두염(喉頭炎) 천식(喘息) 성문경련(聲門痙攣) 해수(咳嗽) 갑상선염(甲狀腺炎) 매핵기(梅核氣) 편도염(扁桃炎) 연하곤란(嚥下困難)

天은 높은 위치를 말하는데 여기에서는 상부(上部)를 가리킨다. 突은 돌출(突出), 돌기(突起)로 여기에서는 후두융기(喉頭隆起)를 뜻한다. 이 혈은 후두질환, 기침을 멈추게 하는 효과가 있으므로 天突이라 하였다.

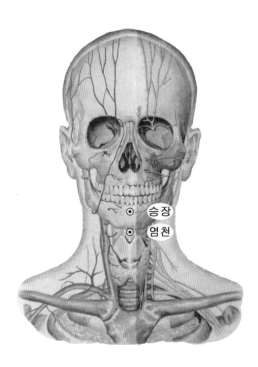

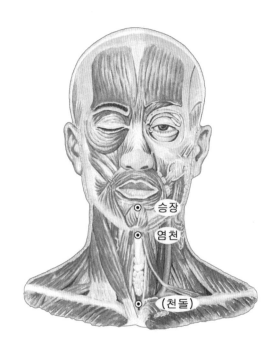

CV-23. 염천(廉泉)

임맥(任脈)과 음유맥(陰維脈)이 만나는 혈로서 열을 내리고 담(痰)을 없애며 인후(咽喉)와 흉격(胸膈)을 잘 소통(疏通)시키는 효능이 있다.

혈위 전경부(前頸部) 정중선(正中線)의 설골상근(舌骨上筋) 중에 있다.

취혈 이극(頤棘·턱뼈의 하연)과 설골(舌骨)의 중간에 취한다.

근육 설골상근(舌骨上筋)

혈관 총경동맥(總頸動脈) 내외경동맥(內外頸動脈) 하악후정맥(下顎後靜脈) 상갑상선동정맥(上甲狀腺動靜脈)

신경 경피신경(頸皮神經) 설인신경(舌咽神經)

침 0.5~1촌

뜸 3~5장

별명 설본(舌本) 본지(本池)

혈성 이후서설(利喉舒舌) 소종지통(消腫止痛)

주치 인후두염(咽喉頭炎) 언어장애(言語障礙) 성문경련(聲門痙攣) 갑상선염(甲狀腺炎) 설하종(舌下腫)

혀를 廉이라고 하며, 또한 뾰족한 모서리를 가리킨다. 泉은 수액(水液)을 가리킨다. 이 혈은 후두융기(喉頭隆起) 위에 있고 이 후두융기가 뾰족한 뿔을 닮았으므로 廉泉이라 하였다.

CV-24. 승장(承漿)

임맥(任脈), 독맥(督脈), 수양명대장경(手陽明大腸經) 및 족양명위경(足陽明胃經)이 만나며 열(熱)을 내리고 풍사(風邪)를 흩어버리며 공규(孔竅)를 열고 정신(精神)을 일깨우는 효능이 있다.

혈위 아랫입술 아래 중앙으로 하순하체근(下脣下製筋)과 이근(頤筋) 사이에 있다.

취혈 이순구(頤脣溝) 중앙(中央)의 함중(陷中)에 취한다.

근육 구륜근(口輪筋) 이근(頤筋) 하순하체근(下脣下製筋)

혈관 하순동정맥(下脣動靜脈) 이동맥(頤動脈)

신경 하악신경(下顎神經) 이신경(頤神經)

침 0.1~0.3촌

뜸 금구(禁灸)

별명 현장(懸漿) 귀시(鬼市) 천지(天池) 중장(重漿)

혈성 생진렴액(生津斂液) 서근활락(舒筋活絡)

주치 구안와사(口眼喎斜=안면신경마비) 구창(口瘡) 안면부종(顔面浮腫) 당뇨병(糖尿病) 치신경통(齒神經痛) 치뉵(齒衄) 중풍(中風) 정신이상(精神異常)

承은 받는다는 것을 가리킨다. 漿은 침(涎)이나 미음을 가리킨다. 침이 흘러나왔을 때 받는 곳이라 하여 承漿이라 하였다.

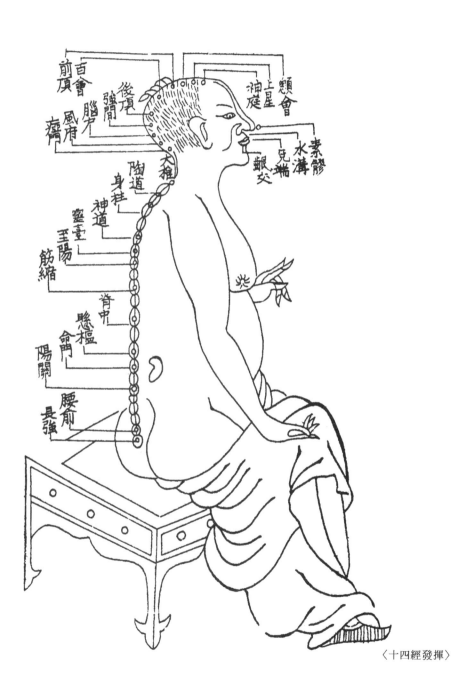

〈十四經發揮〉

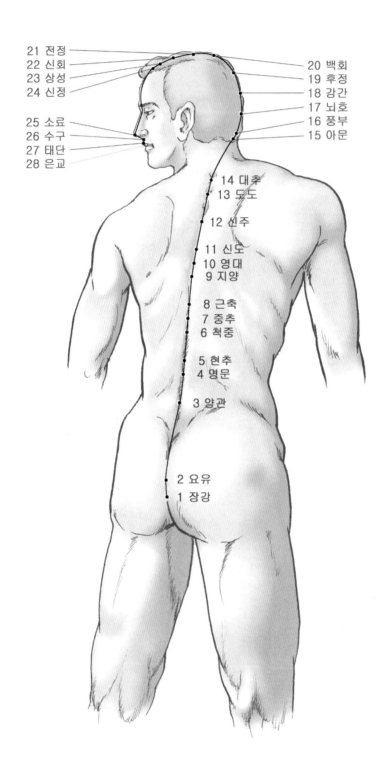

21 전정
22 신회
23 상성
24 신정

25 소료
26 수구
27 태단
28 은교

20 백회
19 후정
18 강간
17 뇌호
16 풍부
15 아문

14 대추
13 도도

12 신주

11 신도
10 영대
9 지양

8 근축
7 중추
6 척중

5 현추
4 명문

3 양관

2 요유
1 장강

2. 독맥(督脈)-GV(Governor Vessel)

독맥(督脈)의 독자(督字)는 총감독(總監督)이라는 의미가 있다.

기경팔맥(奇經八脈) 중의 하나인 독맥(督脈)은 요배(腰背)의 중심을 흐르고 있어 사람의 양측(陽側)을 대표하는 곳으로 여섯 개 양경(陽經)은 모두 독맥(督脈)의 대추(大椎)에서 만나며 양경(陽經)의 기혈(氣血)을 조절하는 기능을 가진다.

전신의 모든 양경이 연관되어 있으므로 양맥지해(陽脈之海)라 하기도 하고 모든 양경(陽經)을 통제하고 감독한다는 뜻으로 도강(都綱)이라 말하기도 한다. 또한 독맥(督脈)은 생식기능(生殖機能)을 주관하며 뇌(腦)로 들어가고 신(腎)을 연결하므로 뇌(腦), 척수(脊髓), 신(腎)의 기능을 반영한다.

그러나 경맥(經脈)은 있어도 소속 장부(臟腑)가 없으며 낙혈(絡穴)만 있고 기타의 오행혈(五行穴)이나 원혈(原穴), 극혈(郄穴), 모혈(募穴), 배유혈(背俞穴) 등도 없으며 양경(陽經)이면서도 아래에서 위로 흐르고 있는 것이 십이정경(十二正經)과의 차이점이다.

독맥(督脈)은 인체의 배면(背面) 중앙으로 28개의 경혈(經穴)이 분포되어 있으며 꼬리뼈 밑의 장강(長强)에서 시작해서 윗입술 안쪽의 은교(齦交)에서 끝난다.

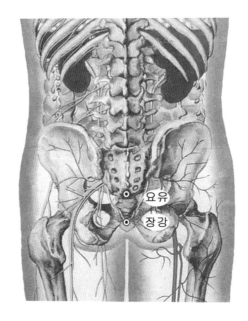

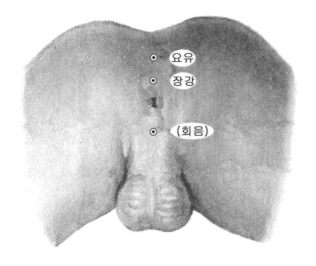

GV-1. 장강(長强) 독맥(督脈)의 낙혈(絡穴)

정신을 편안히 하고 경풍(驚風)을 진정시키며, 대변(大便)을 통하게 하고 치질(痔疾)을 없애는 효능이 있다.

長이란 독맥(督脈)이 길게 분포하고 있는 것을 가리키며 强이란 작용이 강한 것을 가리키므로 長强이라 하였다.

혈위 꼬리뼈 끝 아래의 대둔근(大臀筋) 중 항미인대(肛尾靭帶)에 있다.

취혈 미골단(尾骨端)과 항문(肛門)의 중점(中點)에 취한다.

근육 대둔근(大臀筋)

혈관 항문동정맥(肛門動靜脈)

신경 선골신경(仙骨神經)

침 0.5~1.5촌. 침첨(針尖)을 상향평행(上向平行)으로 자입(刺入)한다.

뜸 5~7장

별명 기지음극(氣之陰郤) 궐골(撅骨) 미취골(尾翠骨) 구골(龜骨) 미려(尾閭) 미골하공(尾骨下空) 궁골(窮骨) 용호(龍虎) 궐골(厥骨)

혈성 영신진경(寧神鎭驚) 통변소치(通便消痔) 고탈지사(固脫止瀉)

주치 치질(痔疾) 탈항(脫肛) 요통(腰痛) 장염(腸炎) 변비(便秘) 두통(頭痛) 정신병발작시(精神病發作時) 간질(癎疾)

GV-2. 요유(腰兪)

허리에서 기운을 수송하는 곳으로 신기(腎氣)를 조절하며 허리와 척추(脊椎)를 강하게 하는 효능이 있다.

腰는 요선부(腰仙部)를 가리키고, 兪는 맥기(脈氣)가 구르는 곳을 가리킨다. 이 혈은 천공열공(薦空裂孔)의 끝에 해당하는 곳이므로 腰兪라고 하였다.

혈위 천골(薦骨)과 미골(尾骨) 접합부(接合部)의 대둔근(大臀筋) 중에 있다.

취혈 천골(薦骨)과 미골(尾骨)의 접합부(接合部) 함중(陷中)에 취한다.

근육 대둔근(大臀筋)

혈관 하둔동정맥(下臀動靜脈)

신경 하둔신경(下臀神經)

침 0.5~0.8촌. 침첨(針尖)을 위로 향해 횡자(橫刺)

뜸 5~7장

별명 배해(背解) 수공(髓孔) 요주(腰柱) 요호(腰戶) 요공(腰空) 요주(腰主) 수공(髓空) 수부(髓府)

혈성 청열(淸熱) 산한제습(散寒除濕)

주치 요신경통(腰神經痛) 월경불순(月經不順) 치질(痔疾) 하지냉증(下肢冷症) 요황색증(尿黃色症)

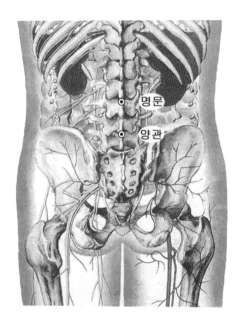

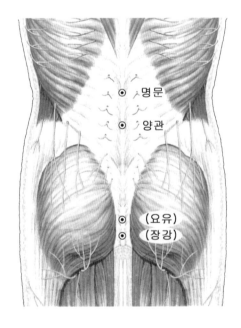

GV-3. 요양관(腰陽關)

신기(腎氣)를 조절하여 허리와 무릎을 잘 돌아가게 하고 한습(寒濕)의 사기(邪氣)를 몰아내는 효능이 있다.

혈위 제4 요추(腰椎)의 요배근막(腰背筋膜) 중에 있다.

취혈 장골릉(腸骨稜) 수평선상(水平線上)의 제4 요추(腰椎) 극돌기(棘突起) 하함중(下陷中)에서 취한다.

※요양관(腰陽關)·대장유(大腸俞)는 횡렬선(橫列線)에 있다.

근육 요배근막(腰背筋膜)

혈관 요추동정맥(腰椎動靜脈)

신경 요추신경(腰椎神經)

침 0.5~0.8촌　　**뜸** 3~7장

별명 양관(陽關) 척양관(脊陽關)

혈성 거한제습(祛寒除濕) 서근활락(舒筋活絡) 강요척(强腰脊)

주치 요통(腰痛) 좌골신경통(坐骨神經痛) 척수염(脊髓炎) 장염(腸炎) 월경불순(月經不順) 유정(遺精) 탈항(脫肛)

문호(門戸)로서 중요하게 만나는 지점을 關이라 하며, 이 혈의 위에 인체의 진화(眞火)가 있는 곳인 명문(命門)이 있다. 이 혈은 양기통행(陽氣通行)에 관련된 곳이므로 陽關이라 하였다.

GV-4. 명문(命門)

원기(原氣)를 기르고 신(腎)을 보(補)하며 정(精)을 단단하게 갈무리하고 양기(陽氣)를 튼튼하게 하며 허리와 척추(脊椎)를 원활히 소통시켜 주는 혈이다.

혈위 제2 요추(腰椎)의 요배근막(腰背筋膜) 중에 있다.

취혈 제2 요추(腰椎) 극돌기(棘突起) 하함중(下陷中)에서 취한다.

※명문(命門)·신유(腎俞)·지실(志室)은 횡렬선(橫列線)에 있다.

근육 요배근막(腰背筋膜)

혈관 요추동정맥(腰椎動靜脈)

신경 요추신경(腰椎神經)

침 0.5~0.8촌　　**뜸** 5~7장

별명 속루(屬累) 죽장(竹杖) 정궁(精宮)

혈성 온익신양(溫益腎陽) 서근진경(舒筋鎭痙) 강건요슬(强健腰膝) 고정지대(固精止帶)

주치 척수질환(脊髓疾患) 비뇨생식기질환(泌尿生殖器疾患) 요통(腰痛) 치질(痔疾) 장산통(腸疝痛) 신장염(腎臟炎) 자궁내막염(子宮內膜炎) 백대하(白帶下) 정력감퇴(精力減退) 이명(耳鳴) 두통(頭痛) 유정(遺精)

命門은 생명의 문을 가리킨다. 이 혈은 신유(腎俞)의 중간에 있고 사람의 생명에 중요한 문호(門戸)이며 신(腎)은 인체의 근본(根本)이므로 命門이라 하였다.

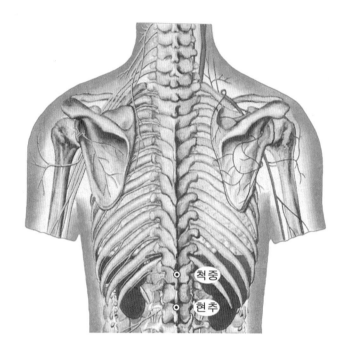

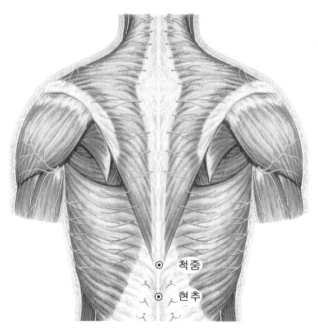

GV-5. 현추(懸樞)

비(脾)와 신(腎)을 따뜻하게 보(補)하여 허리와 척추(脊椎)를 강하게 만드는 효능이 있다.

혈위 제1 요추(腰椎)의 요배근막(腰背筋膜) 중에 있다.

취혈 제1 요추(腰椎) 극돌기(棘突起) 하함중(下陷中)에서 취한다.

※현추(懸樞)·삼초유(三焦俞)·황문(肓門)은 횡렬선(橫列線)에 있다.

근육 요배근막(腰背筋膜)

혈관 요추동정맥(腰椎動靜脈)

신경 흉추신경(胸椎神經)

침 0.3~0.5촌

뜸 3~7장

혈성 조양건비(助陽健脾) 통조장기(通調腸氣)

주치 위장질환(胃腸疾患) 요배통(腰背痛) 신장염(腎臟炎) 복통(腹痛)

懸은 매달아 가는 것, 樞는 운동을 하는 장치를 가리킨다. 이 혈은 삼초유(三焦俞)의 가운데 있고, 삼초는 기(氣)의 운동을 주관하는 지도리 역할을 하므로 懸樞라고 하였다.

GV-6. 척중(脊中)

비(脾)와 신(腎)을 따뜻하게 보(補)하는 효능이 있다

혈위 제11 흉추(胸椎)의 요배근막(腰背筋膜) 중에 있다.

취혈 제11 흉추(胸椎) 극돌기(棘突起) 하함중(下陷中)에서 취한다.

※척중(脊中)·비유(脾俞)·의사(意舍)는 횡렬선(橫列線)에 있다.

근육 요배근막(腰背筋膜)

혈관 늑간동정맥(肋間動靜脈)

신경 흉추신경(胸椎神經)

침 0.3~0.5촌

뜸 3~5장

별명 신종(神宗) 척유(脊俞) 척주(脊柱) 척수(脊䯒)

혈성 건비이습(健脾利濕) 영신진경(寧神鎭驚) 익신강척(益腎强脊)

주치 위장질환(胃腸疾患) 전간(癲癎) 치질(痔疾) 소아탈항(小兒脫肛) 황달(黃疸) 고창(鼓脹)

脊은 척주(脊柱), 中은 중앙을 가리킨다. 이 혈은 척주의 중앙에 있으므로 脊中이라 하였다.

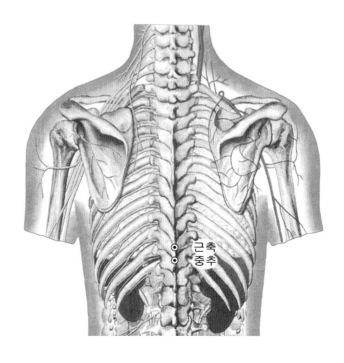

근축
중추

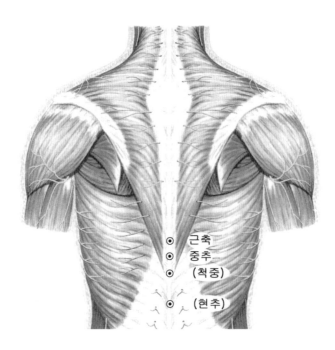

근축
중추
(척중)

(현추)

GV-7. 중추(中樞)

비(脾)를 튼튼하게 하고 습(濕)을 제거하며 열(熱)을 내리고 통증을 그치게 하는 효능이 있다.

혈위 제10 흉추(胸椎)의 요배근막(腰背筋膜) 중에 있다.

취혈 제10 흉추(胸椎) 극돌기(棘突起) 하함중(下陷中)에서 취한다.

　※중추(中樞)·담유(膽俞)·양강(陽綱)은 횡렬선(橫列線)에 있다.

근육 요배근막(腰背筋膜)

혈관 늑간동정맥(肋間動靜脈)

신경 흉추신경(胸椎神經)

침 0.3~0.5촌

뜸 3~5장

혈성 건비이습(健脾利濕) 청열지통(淸熱止痛)

주치 담낭염(膽囊炎) 담석통(膽石痛) 시력장애(視力障碍) 척강(脊强) 구토(嘔吐) 장통(腸痛)

> 樞는 지도리를 가리킨다. 이 혈은 척중(脊中)보다 한마디 위에 있으며 척추 중심부에 가깝고, 몸을 회전시키는 지도리 역할을 하는 곳이므로 中樞라고 하였다.

GV-8. 근축(筋縮)

놀란 것을 가라앉히고 풍기(風氣)를 잠재우며 근골(筋骨)을 소통시켜 잘 돌아가게 하는 효능이 있다.

혈위 제9 흉추(胸椎)의 요배근막(腰背筋膜)과 승모근(僧帽筋) 중에 있다.

취혈 제9 흉추(胸椎) 극돌기(棘突起) 하함중(下陷中)에서 취한다.

　※근축(筋縮)·간유(肝俞)·혼문(魂門)은 횡렬선(橫列線)에 있다.

근육 요배근막(腰背筋膜) 승모근(僧帽筋)

혈관 늑간동정맥(肋間動靜脈)

신경 흉추신경(胸椎神經)

침 0.3~0.5촌

뜸 3~7장

별명 근속(筋束)

혈성 평간식풍(平肝熄風) 영신진경(寧神鎭痙)

주치 요배신경통(腰背神經痛) 근마비(筋麻痺) 신경쇠약(神經衰弱) 근육병(筋肉病) 일체

> 筋은 근육(筋肉), 縮은 수축(收縮)을 가리킨다. 이 혈은 간유(肝俞)의 가운데에 있고, 간은 筋을 주관한다. 이 혈은 근육의 경련(痙攣)과 같은 근의 병을 치료하므로 筋縮이라 하였다.

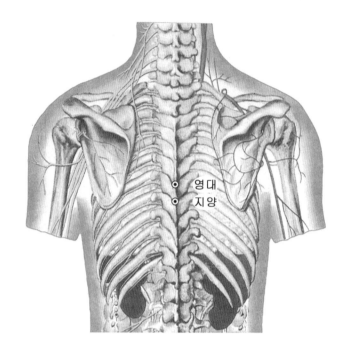

영대
지양

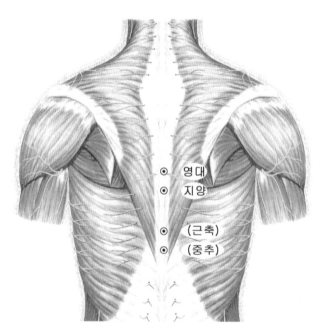

영대
지양

(근축)
(중추)

GV-9. 지양(至陽)

답답한 가슴을 풀어 소통(疏通)시키며 열(熱)을 내리고 습(濕)을 제거(除去)하며 애역(呃逆)에 특효가 있다.

혈위 제7 흉추(胸椎)의 요배근막(腰背筋膜)과 승모근(僧帽筋) 중에 있다.

취혈 제7 흉추(胸椎) 극돌기(棘突起) 하함중(下陷中)에서 취한다.

　※지양(至陽)·격유(膈兪)·격관(膈關)은 횡렬선(橫列線)에 있다.

근육 요배근막(腰背筋膜) 승모근(僧帽筋)

혈관 늑간동정맥(肋間動靜脈)

신경 흉추신경(胸椎神經)

침 0.3~0.5촌

뜸 5~7장

별명 폐저(肺底)

혈성 이담퇴황(利膽退黃) 관흉이격(寬胸利膈) 건비조중(健脾調中)

주치 요배신경통(腰背神經痛) 늑간신경통(肋間神經痛) 위병(胃病) 일체 간염(肝炎) 황달(黃疸)
담석통(膽石痛) 신장병(腎臟病) 해수(咳嗽) 장뇌명(腸雷鳴) 빈혈(貧血)
　※식체(食滯)에 지압을 하거나 두드리면 트림을 하면서 증상이 완화되기도 한다.

> 至는 도달한다. 陽은 배부(背部)를 가리킨다. 상배(上背)는 양(陽) 중의 양이고 이 혈 위로 양에 도달한다는 뜻으로 至陽이라 하였다.

GV-10. 영대(靈臺)

열(熱)을 내리고 담(痰)을 제거(除去)하고 신도(神道)와 함께 뜸을 뜨면 치매(癡呆)에 탁월한 효과가 있다.

혈위 제6 흉추(胸椎)의 승모근(僧帽筋) 중에 있다.

취혈 제6 흉추(胸椎) 극돌기(棘突起) 하함중(下陷中)에서 취한다.

　※영대(靈臺)·독유(督兪)·의희(譩譆)는 횡렬선(橫列線)에 있다.

근육 승모근(僧帽筋) 능형근(菱形筋)

혈관 늑간동정맥(肋間動靜脈)

신경 흉추신경(胸椎神經)

침 0.3~0.5촌

뜸 3~7장

혈성 청열화습(淸熱化濕) 지해정천(止咳定喘) 선폐통락(宣肺通絡)

주치 폐질환(肺疾患) 해수(咳嗽) 기관지천식(氣管支喘息) 요배통(腰背痛) 정신질환(精神疾患)

> 靈은 심령(心靈), 臺는 높고 평평한 지역을 가리킨다. 이 혈의 앞쪽에 심장이 있고, 심장질환을 치료하므로 靈臺라고 하였다.

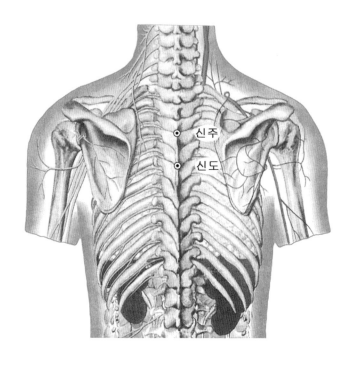

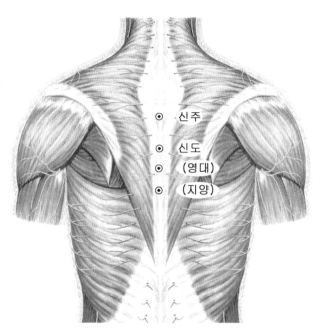

GV-11. 신도(神道)

마음을 편안하게 하고 담(痰)을 없애며 열(熱)을 내리고 풍기(風氣)를 잠재우며 영대와 함께 뜸을 뜨면 치매(癡呆)에 탁월한 효과가 있다.

혈위   제5 흉추(胸椎)의 승모근(僧帽筋) 중에 있다.

취혈   제5 흉추(胸椎) 극돌기(棘突起) 하함중(下陷中)에서 취한다.

   ※신도(神道)·심유(心俞)·신당(神堂)은 횡렬선(橫列線)에 있다.

근육   승모근(僧帽筋) 능형근(菱形筋)

혈관   늑간동정맥(肋間動靜脈)

신경   늑간신경(肋間神經) 흉추신경(胸椎神經)

침   0.3~0.5촌

뜸   3~7장

별명   충도(衝道) 장유(臟俞) 장유(藏俞)

혈성   영신안심(寧神安心) 청열평천(淸熱平喘)

주치   황홀(恍惚) 건망(健忘) 경계(驚悸) 정신병(精神病) 해수(咳嗽) 늑간신경통(肋間神經痛) 두통(頭痛) 히스테리

神은 신명(神明), 즉 정신을 가리키고, 道는 통로(通路)를 가리킨다. 이 혈은 심유(心俞) 가운데에 있으면서 심(心)의 기를 통하는데 신(神)은 심에 통하고 정신신경성 질환을 치료하므로 神道라고 하였다.

GV-12. 신주(身柱)

정기(正氣)를 북돋우고 사기(邪氣)를 몰아내며 정신(精神)을 진정시켜 편안하게 하는 효능이 있다.

혈위   제3 흉추(胸椎)의 승모근(僧帽筋) 중에 있다.

취혈   제3 흉추(胸椎) 극돌기(棘突起) 하함중(下陷中)에서 취한다.

   ※신주(身柱)·폐유(肺俞)·백호(魄戶)는 횡렬선(橫列線)에 있다.

근육   승모근(僧帽筋) 능형근(菱形筋)

혈관   늑간동정맥(肋間動靜脈)

신경   흉추신경(胸椎神經)

침   0.3~0.5촌   **뜸**   5~10장

별명   첨기(尖氣) 진기(塵氣) 지리모(智利毛) 지리개지리(智利介智利) 화리기(和利氣)

혈성   선폐청열(宣肺淸熱) 영신진경(寧神鎭驚)

주치   뇌척수질환(腦脊髓疾患) 정신병(精神病) 해수(咳嗽) 전간(癲癇) 소아경련(小兒痙攣) 유소아병(幼小兒病) 일체

기타   소아건강구(小兒健康灸)

身은 몸체, 柱는 지지(支持)하는 것이니 들보에 해당하는 머리를 떠받치는 柱가 된다. 이 혈의 양쪽에는 폐유(肺俞)가 있고 폐는 전신의 기를 주관하므로 身柱라고 하였다.

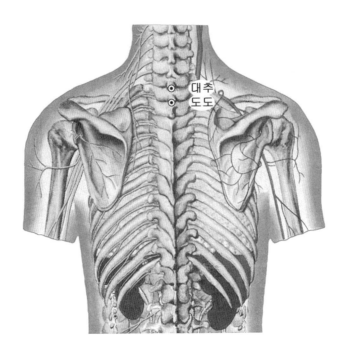

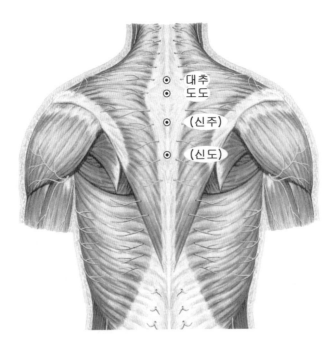

GV-13. 도도(陶道)

열(熱)을 내리고 풍사(風邪)를 흩어버리며 정기(正氣)를 북돋우고 사기(邪氣)를 몰아내며, 대추와 함께 뜸을 뜨면 만성견비통에 특히 효과가 있다.

혈위 제1 흉추(胸椎)의 승모근(僧帽筋) 중에 있다.

취혈 제1 흉추(胸椎) 극돌기(棘突起) 하함중(下陷中)에서 취한다.

　※도도(陶道)·대저(大杼)·천료(天髎)는 횡렬선(橫列線)에 있다.

근육 승모근(僧帽筋) 능형근(菱形筋)

혈관 늑간동정맥(肋間動靜脈)

신경 흉추신경(胸椎神經)

침 0.3~0.5촌

뜸 3~7장

혈성 해표청열(解表淸熱) 절학영신(截瘧寧神)

주치 급성열병(急性熱病) 간헐열(間歇熱) 두통(頭痛) 정신병(精神病) 전간(癲癇) 경척강직통(頸脊强直痛) 뇌신경쇠약(腦神經衰弱)

陶는 즐거울 락(樂)과 뜻이 통하며 마음이 태평하고 괴로움과 걱정이 없는 상태를 말한다. 이 혈은 우울(憂鬱), 번민(煩悶), 두정통(頭頂痛)을 치료하므로 陶道라고 하였다. 한편 독맥(督脈)은 양화기(陽火氣)의 근원으로 마치 도기(陶器)를 만드는 가마(窯)의 화기(火氣)가 타오르는 듯하다. 이 혈은 또한 화기가 타오르는 길이므로 陶道라고 하였다.

GV-14. 대추(大椎)

풍한(風寒)의 사기(邪氣)를 흩어버리며 해표(解表)하여 양기(陽氣)를 소통시키고, 기(氣)의 운행을 조절하여 거스르는 기(氣)를 내려보내며 정신(精神)을 안정시키고 뇌(腦)를 건강하게 하는 효능이 있다.

혈위 제7 경추(頸椎)의 승모근(僧帽筋) 중에 있다.

취혈 제7 경추(頸椎) 극돌기(棘突起) 하함중(下陷中)에서 취한다.

근육 승모근(僧帽筋) 능형근(菱形筋)

혈관 천경동맥(淺頸動脈)

신경 흉신경후피지(胸神經後皮枝) 경신경(頸神經)

침 0.3~0.5촌

뜸 5~10장

별명 백로(百勞)

혈성 청열해표(淸熱解表) 절학지통(截瘧止痛)

주치 급성열병(急性熱病) 간헐열(間歇熱) 뇌막염(腦膜炎) 전간(癲癇) 기관지염(氣管支炎) 해수(咳嗽) 뉵혈(衄血) 두통(頭痛) 편도선염(扁桃腺炎) 정신분열증(精神分裂症) 척배강통(脊背强痛) 감기(感氣)

大는 높고 큰 것 椎는 척추골(脊椎骨)을 가리키고 있다. 제7경추(頸椎) 극돌기(棘突起)의 가장 높은 곳 융추(隆椎)의 아래에 이 혈이 있으므로 大椎라고 하였다.

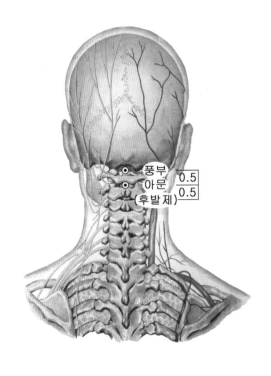

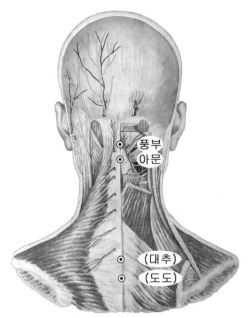

GV-15. 아문(瘂門)

독맥(督脈)과 양유맥(陽維脈)이 만나는 혈로서 경락을 소통시키고 정신(精神)과 공규(孔竅)를 열어 실어증(失語症)을 치료하는 데에 효능이 있다.

혈위 제1·2 경추(頸椎) 사이 두반극근(頭半棘筋) 중에 있다.

취혈 후발제(後髮際) 상 0.5촌으로 제1·2 경추 사이 함중(陷中)에 취한다.

근육 두반극근(頭半棘筋) 두판상근(頭板狀筋) 항인대(項靭帶) 승모근(僧帽筋)

혈관 후두동정맥(後頭動靜脈)

신경 대후두신경(大後頭神經)

침 0.3~0.5촌

뜸 5~7장

별명 아문(啞門) 설횡(舌橫) 설압(舌壓) 음문(瘖門) 설근(舌根) 설종(舌腫) 설압(舌壓) 횡설(橫舌) 압설(壓舌)

혈성 산풍식풍(散風熄風) 개규성신(開竅醒神)

주치 뇌막염(腦膜炎) 뇌충혈(腦充血) 뉵혈(衄血) 중풍(中風) 언어불능(言語不能) 후두통(後頭痛) 농아(聾啞) 설골상근마비(舌骨上筋麻痺) 정신분열증(精神分裂症)
※악몽(惡夢)에 심자(深刺) 다장구(多壯灸)하면 즉시 효과가 있다.

瘂는 벙어리, 門은 문호(門戶)를 가리킨다. 옛날에 여기에 착오로 뜸을 하면 벙어리가 되므로 여기에 자침해 벙어리를 치료할 수 있다고 믿었다. 이 혈은 벙어리를 치료하는 중요한 문호이므로 瘂門이라 하였다.

GV-16. 풍부(風府)

족태양경(足太陽經)과 양유맥(陽維脈)이 독맥(督脈)과 만나는 혈로서 열(熱)을 내리고 풍사(風邪)를 흩어버리며 담(痰)을 없애고 공규(孔竅)를 여는 효능이 있다.

혈위 후두골 하연의 두반극근(頭半棘筋) 중에 있다.

취혈 후발제(後髮際) 상 1촌으로 후두골(後頭骨) 하연(下緣), 즉 후두골과 제1 경추(頸椎) 사이에 취한다.

근육 두반극근(頭半棘筋) 두판상근(頭板狀筋) 항인대(項靭帶)

혈관 후두동정맥(後頭動靜脈)

신경 대후두신경(大後頭神經)

침 0.3~0.5촌

뜸 3~5장

별명 설목(舌木) 귀침(鬼枕) 조원(曹溪) 귀혈(鬼穴) 귀림(鬼林) 열부(熱府) 귀본(鬼本) 조계(曹溪)

혈성 산풍식풍(散風熄風) 통관개규(通關開竅)

주치 중풍(中風) 감기(感氣) 뉵혈(衄血) 현훈(眩暈) 정신분열증(精神分裂症) 경항부신경통(頸項部神經痛) 반신불수(半身不遂)

風은 풍사(風邪), 府는 집회(集會)하는 곳을 가리킨다. 풍은 양(陽)의 사(邪)로 그 성질이 가벼워 머리 꼭대기까지 오른다. 이 혈은 모든 풍사로 인한 질환을 치료하므로 風府라 하였다.

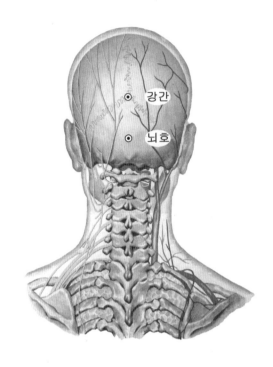

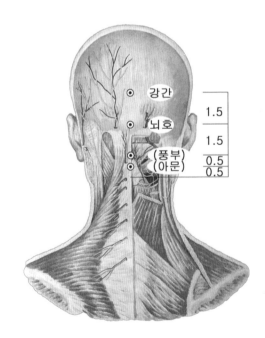

GV-17. 뇌호(腦戶)

열(熱)을 내리고 풍사(風邪)를 흩어버리는 효능이 있다.

혈위 두정중선(頭正中線)의 외후두융기(外後頭隆起) 직상(直上) 후두근(後頭筋) 중에 있다.

취혈 후발제(後髮際) 상 2.5촌으로 풍부(風府) 상방 1.5촌의 두정중선(頭正中線)에 취한다.

근육 후두근(後頭筋) 항인대(項靷帶)

혈관 후두동정맥(後頭動靜脈)

신경 대후두신경(大後頭神經)

침 0.1~0.3촌

뜸 3~5장

별명 뇌풍(腦風) 회액(會額) 합노(合顱)

혈성 성신개규(醒神開竅) 평간식풍(平肝熄風)

주치 뇌충혈(腦充血) 두중(頭重) 두항강직통(頭項强直痛) 언어불능(言語不能) 전간(癲癎) 현훈(眩暈)

> 출입하고 통행하는 곳을 戶라고 한다. 腦의 문호(門戶)로 후두(後頭)의 융기(隆起)부위 위쪽에 있는데, 이곳은 腦의 氣가 출입하는 곳이므로 腦戶라고 하였다.

GV-18. 강간(强間)

정신(精神)을 맑게 하고 뇌(腦)를 일깨우며 근(筋)을 부드럽게 하고 낙맥(絡脈)을 소통시키는 효능이 있다.

혈위 두정골(頭頂骨)의 시상봉합(矢狀縫合)과 측두골(側頭骨)의 삼각봉합(三角縫合)이 교차하는 지점 후두근(後頭筋) 중에 있다.

취혈 후발제(後髮際) 상 4촌으로 뇌호(腦戶) 상방 1.5촌에 취한다.

근육 후두근(後頭筋) 항인대(項靷帶)

혈관 후두동정맥(後頭動靜脈)

신경 대후두신경(大後頭神經)

침 0.1~0.3촌

뜸 3~5장

별명 대우(大羽)

혈성 성신영심(醒神寧心) 평간식풍(平肝熄風)

주치 뇌일혈(腦溢血) 뇌빈혈(腦貧血) 현훈(眩暈) 항강(項强) 전광(癲狂) 두통(頭痛) 구토(嘔吐) 소아경간(小兒驚癎)

> 强은 두개골(頭蓋骨)이 강견(强堅)하다는 것을 가리키고, 間은 간극(間隙)을 가리킨다. 이 혈은 두정부(頭頂部)의 강한 통증을 치료하므로 强間이라 하였다.

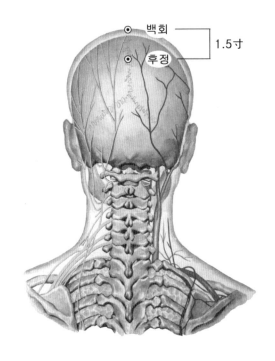

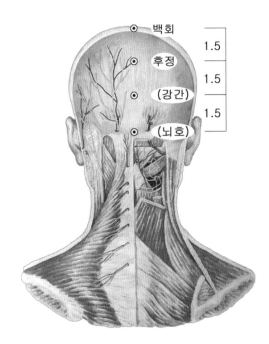

GV-19. 후정(後頂)

머리를 맑게 하고 풍사(風邪)를 흩어버리는 효능이 있다.

혈위 시상봉합(矢狀縫合) 후방(後方) 후두근(後頭筋) 중에 있다.

취혈 후발제(後髮際) 상 5.5촌으로 강간(强間) 상방 1.5촌에 취한다.

근육 두반극근(頭半棘筋) 항인대(項靭帶)

혈관 후두동정맥(後頭動靜脈)

신경 대후두신경(大後頭神經)

침 0.1~0.3촌

뜸 3~5장

별명 교충(交衝)

혈성 성뇌영신(醒腦寧神) 식풍진경(熄風鎭痙)

주치 두통(頭痛) 후두통(後頭痛) 전간(癲癎) 현훈(眩暈) 뇌충혈(腦充血) 뇌빈혈(腦貧血) 불면(不眠)

> 頂은 머리의 중앙에서 가장 높은 곳을 가리킨다. 이 혈은 머리의 정상(頂上)에 있는 백회(百會) 뒤에 있으므로 後頂이라 하였다.

GV-20. 백회(百會)

하늘의 기운을 직접 받아들이는 곳이며, 풍사(風邪)를 흩어버리고 양기(陽氣)를 고르게 하는 혈이다. 머리를 맑게 하여 정신병(精神病), 간질(癎疾), 두통(頭痛)과 같은 모든 머리의 질병에 효과가 있고 기억력과 집중력이 향상되어 총명하게 해주며 새어나가는 것을 단단히 막는 효능이 있다.

혈위 두정골(頭頂骨) 시상봉합(矢狀縫合)의 중앙 모상건막(帽狀腱膜) 중에 있다.

취혈 전발제(前髮際) 상 5촌, 후발제(後髮際) 상 7촌의 두정중선(頭正中線)에 취한다.

근육 모상건막(帽狀腱膜)

혈관 후두동정맥(後頭動靜脈)

신경 대후두신경(大後頭神經)

침 0.1~0.3촌

뜸 3~5장

별명 삼양오회(三陽五會) 천만(天滿) 이환궁(泥丸宮) 유회(維會) 귀문(鬼門) 천산(天山) 황환궁(湟丸宮)

혈성 식풍성뇌(熄風醒腦) 승양고탈(昇陽固脫) 청설열(淸泄熱) 평간잠양(平肝潛陽) 보혈청뇌(補血淸腦)

주치 뇌일혈(腦溢血) 뇌빈혈(腦貧血) 두통(頭痛) 현훈(眩暈) 전간(癲癎) 뇌신경쇠약(腦神經衰弱) 혈압항진(血壓亢進) 중풍(中風) 치질(痔疾) 치출혈(痔出血) 이명(耳鳴) 비색(鼻塞) 탈항(脫肛) 건망(健忘)

> 百은 다종(多種), 다양(多樣), 모두 등을 뜻하고 있다. 머리는 모든 양(陽)이 모이는 곳이며 이 혈은 머리의 정상(頂上)에 있다. 족태양(足太陽), 수소양(手少陽), 족소양(足少陽), 족궐음(足厥陰), 독맥(督脈)이 모이는 곳으로서 백 가지의 기운이 모이고 백병을 모두 주관하므로 百會라 하였다.

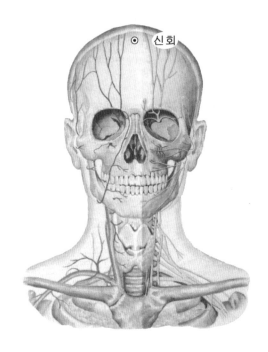

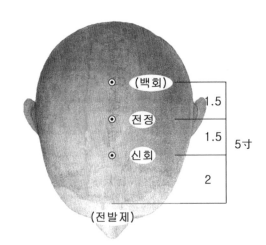

GV-21. 전정(前頂)

신지(神志)를 맑게 하거나 궐역(厥逆)을 치료하는 효능이 있다.

혈위 시상봉합(矢狀縫合)의 전방(前方) 전두근(前頭筋) 중에 있다.

취혈 전발제(前髮際) 상 3.5촌, 백회(百會) 앞 1.5촌의 두정중선(頭正中線)에 취한다.

근육 모상건막(帽狀腱膜) 전두근(前頭筋)

혈관 전두동정맥(前頭動靜脈)

신경 전두신경(前頭神經)

침 0.1~0.3촌

뜸 3~5장

혈성 식풍성뇌(熄風醒腦) 영신진경(寧神鎭驚)

주치 두통(頭痛) 현훈(眩暈) 뇌빈혈(腦貧血) 뇌충혈(腦充血) 소아급만경풍(小兒急慢驚風) 수종(水腫)

> 頂은 머리 중앙의 가장 높은 곳을 가리키며, 머리 정상(頂上)의 백회(百會) 앞에 있으므로 前頂이라 하였다.

GV-22. 신회(顖會)

머리를 맑게 해주고 풍사(風邪)를 몰아내는 효능이 있다.

혈위 관상봉합(冠狀縫合)과 시상봉합(矢狀縫合)의 교차점(交叉點)인 대신문부(大顖門部) 전두근(前頭筋) 중에 있다.

취혈 전발제(前髮際) 상 2촌, 백회(百會) 앞 3촌의 두정중선(頭正中線)에 취한다.

근육 전두근(前頭筋)

혈관 전두동정맥(前頭動靜脈)

신경 전두신경(前頭神經)

침 0.1~0.3촌

뜸 3~5장

별명 귀문(鬼門) 정문(頂門) 신문(顖門) 신상(顖上) 혈회(血會)

혈성 안신성뇌(安神醒腦) 청열소종(淸熱消腫)

주치 뇌빈혈두통(腦貧血頭痛) 졸중(卒中) 안면창백(顔面蒼白) 경간(驚癎) 비질환(鼻疾患)

> 顖은 대천문(大天門)을 가리킨다. 대천문은 몇 조각으로 만들어진 두개골(頭蓋骨)이 만나 봉합(縫合)되는 곳에 위치하며 영아(嬰兒)의 뇌수(腦髓)가 아직 가득 차지 못했을 때에는 머리뼈가 아직 결합되지 않다가 성장하면 닫히게 되는 이곳에 위치하고 있으므로 顖會라고 하였다.

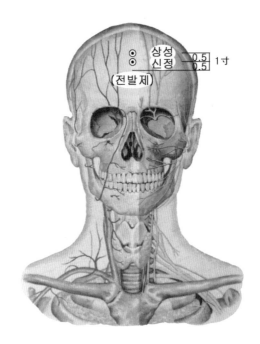

⊙ 상성 ──0.5
⊙ 신정 ──0.5 1寸

(전발제)

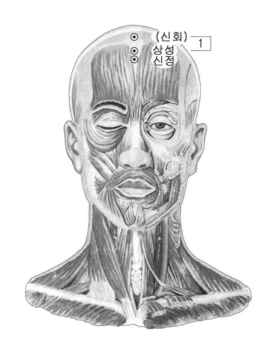

⊙ (신회) ─1
⊙ 상성
⊙ 신정

GV-23. 상성(上星)

뇌(腦)를 맑게 해주고 공규(孔竅)를 통하게 하며 혈맥(血脈)을 소통(疏通)시키는
효능이 있다.

혈위 전두골중앙(前頭骨中央)의 전두근(前頭筋) 중에 있다.

취혈 전발제(前髮際) 상 1촌의 두정중선(頭正中線)에 취한다.

근육 전두근(前頭筋)

혈관 전두동정맥(前頭動靜脈)

신경 전두신경(前頭神經)

침 0.1~0.3촌

뜸 3~5장

별명 신당(神堂) 귀당(鬼堂) 사당(思堂) 명당(明堂)

혈성 식풍청열(熄風淸熱) 영신통변(寧神通便) 통비규(通鼻竅)

주치 전두신경통(前頭神經痛) 비염(鼻炎) 안병(眼病) 전광(癲狂)

上은 높은 곳이다. 星은 하늘의 별인데 여기에서는 혈이 있는 위치를 말한다. 옛말에 천기(天氣)는 코로 통하고, 눈빛은 일월성신(日月星辰)과 닮았다고 했다. 이 혈은 코가 막혀 통하지 않는 것을 치료하고 높은 곳에 있으므로 上星이라 하였다.

GV-24. 신정(神庭)

독맥(督脈)과 위경(胃經) 및 방광경(膀胱經)이 만나는 혈로서 머리를 맑게 하고
정신(精神)을 편안하게 하는 효능이 있다.

혈위 전두골(前頭骨)의 중앙 전두근부착부(前頭筋附着部)에 있다.

취혈 전발제(前髮際) 상 0.5촌의 두정중선(頭正中線)에 취한다.

근육 전두근(前頭筋)

혈관 전두동정맥(前頭動靜脈)

신경 전두신경(前頭神經)

침 0.1~0.3촌

뜸 3~5장

별명 발제(髮際)

혈성 영신성뇌(寧神醒腦) 강역평천(降逆平喘)

주치 비염(鼻炎) 뉵혈(衄血) 두통(頭痛) 두중(頭重) 현훈(眩暈) 불면(不眠) 간질(癎疾) 틱장애(tic disorder)

※상성과 신정은 콧병의 요혈이면서 특히 틱장애에 큰 효과가 있다.

뇌는 원신(元神)의 부(府)이고, 庭은 전정(前庭)을 말한다. 이 혈은 전발제(前髮際) 한가운데 있어 전정에 비유되고, 사람의 정신과 지능이 발생하는 곳이라 하여 神庭이라 하였다.

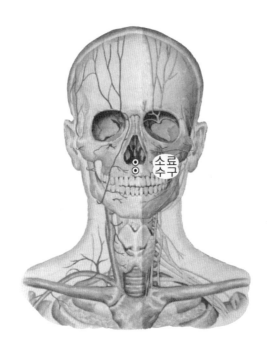

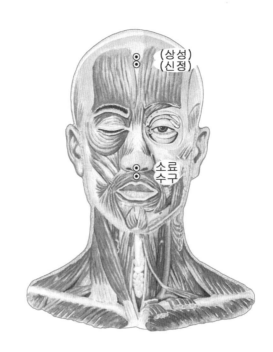

GV-25. 소료(素髎)

열(熱)을 내리고 공규(孔竅)를 열며 양기(陽氣)를 회복시켜 궐역(厥逆)을 치료하는 효능이 있다.

혈위 비첨(鼻尖)으로 비연골(鼻軟骨) 첨단(尖端)의 비근(鼻筋) 중에 있다.

취혈 비첨단(鼻尖端) 정중(正中)에 취한다.

근육 비근(鼻筋)

혈관 비배동맥(鼻背動脈) 외비정맥(外鼻靜脈)

신경 안면신경(顏面神經) 상악신경(上顎神經)

침 0.1~0.3촌

뜸 금구(禁灸)

별명 면옥(面玉) 면왕(面王) 비준(鼻准) 소교(素窌) 준두(準頭)

혈성 청열소종(淸熱消腫) 통리비규(通利鼻竅)

주치 비색(鼻塞) 비연(鼻淵) 비창(鼻瘡) 뉵혈(衄血) 전간(癲癇) 소아급경풍(小兒急驚風) 곽란(藿亂) 의식혼미(意識昏迷) 비사증(鼻齄症)

素는 원시(原始), 또는 백색(白色)의 뜻이다. 髎는 뼈의 틈, 또는 혈자리를 가리킨다. 이 혈은 코끝의 가운데에 있고 코는 폐(肺)의 통로이며 폐의 색은 흰색이므로 素髎라고 하였다.

GV-26. 수구(水溝)

전광(癲狂), 소아경풍(小兒驚風), 중풍(中風) 등으로 혼미(昏迷)하여 어금니를 굳게 다물고 있거나 입과 눈이 비뚤어지거나 얼굴이 붓거나 허리와 척추가 뻣뻣하면서 아픈 것 등을 치료하는 효능이 있다.

혈위 비주(鼻柱)와 윗입술 사이의 구륜근(口輪筋) 중에 있다.

취혈 인중구(人中溝)의 중점(中點)에 취한다.

근육 구륜근(口輪筋)

혈관 상순동정맥(上脣動靜脈)

신경 상악신경(上顎神經)

침 0.1~0.3촌

뜸 금구(禁灸)

별명 인중(人中) 귀궁(鬼宮) 귀객청(鬼客廳) 귀시(鬼市)

혈성 성신개규(醒神開竅) 청열식풍(淸熱熄風)

주치 뇌일혈(腦溢血) 흉통(胸痛) 당뇨병(糖尿病) 면종(面腫) 순종(脣腫) 인사불성(人事不省) 정신분열(精神分裂) 구안와사(口眼喎斜) 아관긴폐(牙關緊閉) 서체(暑滯)

기타 졸도 시 구급혈(救急穴)

코는 호흡으로 천기(天氣)를, 입은 음식으로 지기(地氣)를 주관한다. 水溝는 코와 입 사이에 있어 천지간에 비유되는데 사람은 하늘과 땅의 중간에 있으므로 인중(人中)이라 하기도 한다. 이 혈은 패진 도랑이 있어 콧물이 출입하므로 水溝라고 하였다.

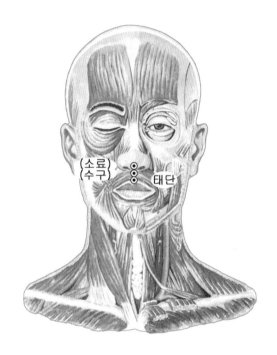

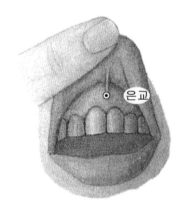

GV-27. 태단(兌端)

구급혈(救急穴)의 하나로 열(熱)을 내리고 습(濕)을 내보내는 효능이 있다.

혈위 윗입술 중앙 상단(上端)과 구륜근(口輪筋)의 경계(境界)에 있다.

취혈 상순(上脣) 중앙(中央) 선단(先端)에 취한다.

근육 구륜근(口輪筋)

혈관 상순동정맥(上脣動靜脈)

신경 상악신경(上顎神經)

침 0.1~0.3촌

뜸 금구(禁灸)

별명 장골(壯骨) 순상단(脣上端)

혈성 영신성뇌(寧神醒腦) 생진지갈(生津止渴)

주치 순종(脣腫) 치통(齒痛) 구취(口臭) 전간(癲癇) 당뇨병(糖尿病) 황달(黃疸) 비색(鼻塞) 치은염(齒齦炎)

兌는 예(銳)와 뜻이 통하는데 옛날에는 입이라고 설명했다. 端은 선단(先端)을 가리킨다. 이 혈은 윗입술의 선단에 있으므로 兌端이라 하였다.

GV-28. 은교(齦交)

열(熱)을 내리고 습(濕)을 내보내는 효능이 있다.

혈위 윗입술 내측(內側)의 구륜근(口輪筋) 중에 있다.

취혈 상순(上脣) 내측(內側) 정중앙의 잇몸과 윗입술을 잇는 상순소대(上脣小帶) 하단(下端)에 취한다.

근육 구륜근(口輪筋)

혈관 상순동정맥(上脣動靜脈)

신경 상악신경(上顎神經)

침 0.1~0.3촌

뜸 금구(禁灸)

별명 단교(斷交) 단봉근중(斷縫筋中) 단음(斷音) 치근육(齒根肉)

혈성 영신진경(寧神鎭痙) 청열소종(淸熱消腫)

주치 전광(癲狂) 심번(心煩) 비연(鼻淵) 뉵혈(衄血) 황달(黃疸) 면종(面腫) 소아면창(小兒面瘡) 구취(口臭) 축농증(蓄膿症) 각막염(角膜炎) 누액과다(淚液過多)

齦은 윗잇몸. 交는 교회(交會) 즉 만나는 것을 가리킨다. 이 혈은 윗잇몸과 윗입술이 만나는 곳이며 임맥(任脈)과 독맥(督脈)이 족양명경(足陽明經)과 교회하는 곳이므로 齦交라고 하였다.

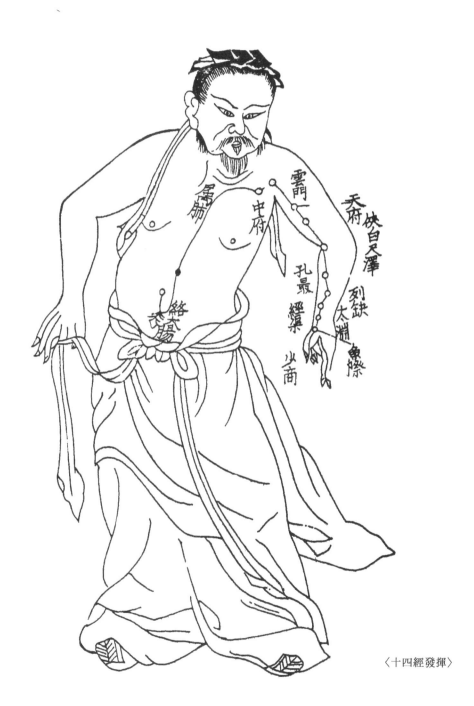

〈十四經發揮〉

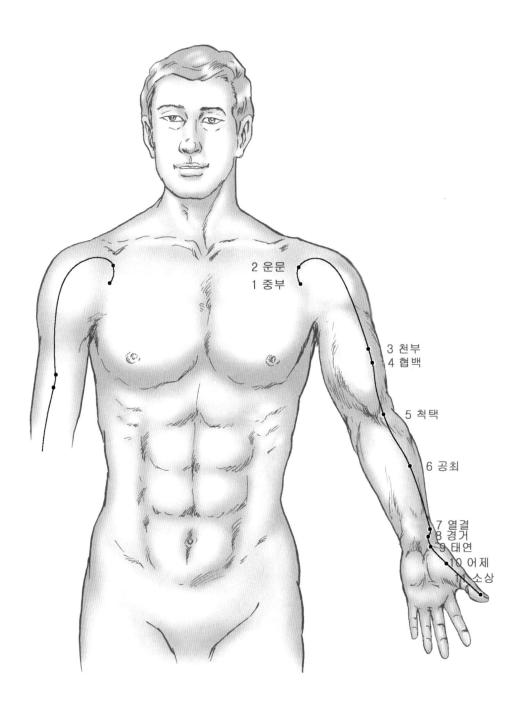

2 운문
1 중부

3 천부
4 협백

5 척택

6 공최

7 열결
8 경거
9 태연
10 어제
11 소상

3. 수태음폐경(手太陰肺經)–LU(Lung meridian)

『황제내경(黃帝內經)』에 의하면 폐자(肺者)는 상부지관(相傅之官)이요, 치절출언(治節出焉)이며 기지본(氣之本)이요, 백지처(魄之處)라 하였다. 즉 폐(肺)는 그 위치가 모든 장부(臟腑)의 맨 위에 있으나 군주(君主)의 격(格)은 되지 못하므로 군왕의 스승에 비유하여 상부지관이라 하였다. 그러므로 폐(肺)는 군주인 심(心)을 보좌하여 전신의 기혈운행을 관리, 조절하는 재상(宰相)과 같고 인체 내 기(氣)의 주관처이며 사람의 영(靈) 중 넋(魄)을 주재하고 있음을 설명하고 있다.

음(陰)에 속하고 오행속성(五行屬性)상 금경(金經)인 폐경(肺經)에는 인체의 좌우로 각각 11개씩의 경혈이 분포되어 있으며 어깨 앞쪽 중부(中府)에서 시작하여 엄지손가락의 소상(少商)에서 끝난다.

본경(本經)은 폐(肺)에 속(屬)하고 대장(大腸)에 낙(絡)하며 색(色)은 백(白), 발주시간(發注時間)은 오전 3시부터 5시 즉 인시(寅時)이다.

주요혈(主要穴)		오수혈(五腧穴)	
원혈(原穴)	태연(太淵)	정목혈(井木穴)	소상(少商)
낙혈(絡穴)	열결(列缺)	형화혈(滎火穴)	어제(魚際)
극혈(郄穴)	공최(孔最)	수토혈(輸土穴)	태연(太淵)
모혈(募穴)	중부(中府)	경금혈(經金穴)	경거(經渠)
배유혈(背俞穴)	폐유(肺俞)	합수혈(合水穴)	척택(尺澤)
맥회혈(脈會穴)	태연(太淵)		

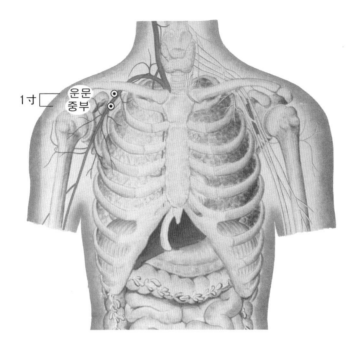

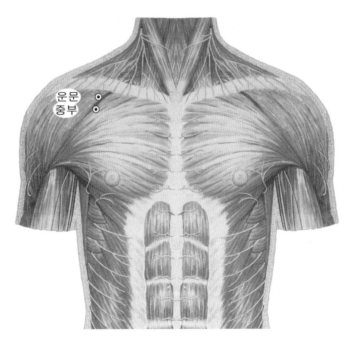

LU-1. 중부(中府) 폐경(肺經)의 모혈(募穴)

폐기(肺氣)를 선발숙강(宣發肅降)하여 가슴이 답답하거나 숨이 차는 것을 해소(解消)시키고 중기(中氣)를 조화(調和)롭게 하는 효능이 있다.

혈위 쇄골(鎖骨) 하 오훼돌기(烏喙突起) 내연(內緣)의 대흉근(大胸筋)과 소흉근(小胸筋) 중에 있다.

취혈 제1 늑간(肋間)의 전정중선상(前正中線上) 화개(華蓋) 외방(外方) 6촌 즉, 운문(雲門) 하 1촌에 취한다.

※화개(華蓋) · 욱중(彧中) · 고방(庫房) · 중부(中府)는 횡렬선에 있다.

근육 대흉근(大胸筋) 소흉근(小胸筋) 쇄골하근(鎖骨下筋)

혈관 액와동정맥(腋窩動靜脈) 쇄골하동정맥(鎖骨下動靜脈)

신경 제2늑간신경(肋間神經) 흉신경(胸神經) 장흉신경(長胸神經) 액와신경(腋窩神經)

침 0.3~0.5촌 　**뜸** 3~5장

별명 응중유(膺中俞) 응중(膺中) 응유(膺俞) 응부(膺府) 부중유(府中俞) 폐모(肺募) 용함(龍頷)

혈성 선폐이기(宣肺理氣) 지해평천(止咳平喘) 화위이수(和胃利水)

주치 기관염(氣管炎) 기관지염(氣管支炎) 천식(喘息) 폐렴(肺炎) 견배통(肩背痛) 흉통(胸痛) 호흡곤란(呼吸困難) 도한(盜汗)

> 中은 중기(中氣), 府는 경맥(經脈)의 기가 모이는 것을 가리킨다. 따라서 중초(中焦)의 기가 올라 폐에 돌아오고, 이 곳에 모여 수태음폐경의 첫 경혈(經穴)을 이루므로 中府라고 하였다.

LU-2. 운문(雲門)

폐기(肺氣)를 선발숙강(宣發肅降)하는 효능이 있다.

혈위 쇄골 하 오훼돌기(烏喙突起) 내연의 대흉근(大胸筋) 중에 있다.

취혈 쇄골하연(鎖骨下緣)으로 선기(璇璣) 외방(外方) 6촌의 누르면 압통(壓痛)이 있는 곳에 취한다.

※선기(璇璣) · 유부(俞府) · 기호(氣戶) · 운문(雲門)은 횡렬선에 있다.

근육 대흉근(大胸筋) 쇄골하근(鎖骨下筋)

혈관 액와동정맥(腋窩動靜脈) 쇄골하동정맥(鎖骨下動靜脈)

신경 늑간신경(肋間神經) 흉신경(胸神經)

침 0.3~0.5촌 　**뜸** 3~5장

별명 운문(云門)

혈성 숙강폐기(肅降肺氣) 지해평천(止咳平喘)

주치 기관염(氣管炎) 해수(咳嗽) 인두염(咽頭炎) 견배통(肩背痛) 흉만(胸滿)

> 雲은 운무(雲霧), 門은 문호(門戶)를 가리킨다. 대기(大氣)의 운무가 만물을 자생(滋生)하듯이 기와 혈은 사람을 자생한다는 뜻이다. 천(天)과 인(人)의 경계(境界)를 이루는 쇄골(鎖骨) 직하(直下)의 운문(雲門)은 운무(雲霧)에 우뚝 솟은 문(門)으로 천기(天氣)를 받아들이는 문호(門戶)라 하여 운문(雲門)이라 하였다.

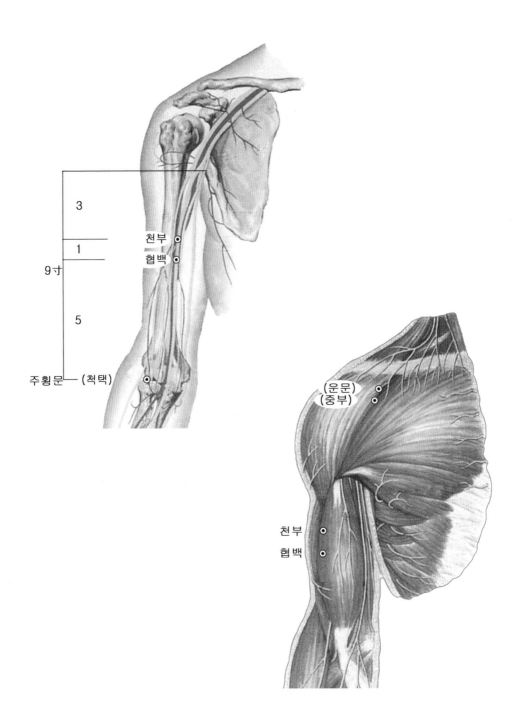

LU-3. 천부(天府)

폐기(肺氣)를 선통(宣通)하며 열(熱)을 내리고 혈(血)을 식히는 효능이 있다.

혈위 상완(上腕) 내측 상부(上部)의 상완이두근(上腕二頭筋) 중에 있다.

취혈 전액문두(前腋紋頭)와 척택(尺澤)을 이은 선에서 전액문두 하 3촌, 척택 상 6촌에 취한다. 혹은 코끝에 먹을 칠하고 팔을 들어 코끝에 대면 먹이 묻는 곳이다.

근육 상완이두근(上腕二頭筋)

혈관 상완동정맥(上腕動靜脈) 요측피정맥(橈側皮靜脈)

신경 정중신경(正中神經) 완하측피하신경(腕下側皮下神經)

침 0.3~0.5촌

뜸 3~5장

혈성 선통폐기(宣通肺氣) 청열양혈(淸熱凉血)

주치 호흡기병(呼吸器病) 뇌충혈(腦充血) 비출혈(鼻出血) 두통(頭痛) 현훈(眩暈) 일산화탄소중독(一酸化炭素中毒) 상완신경통(上腕神經痛)

> 폐는 모든 장부(臟腑)의 윗덮개이므로 天에 해당한다. 府는 인체의 모든 기(氣)가 모이는 곳이므로 창고(府)에 비유되기도 한다. 따라서 폐기(肺氣)가 모이는 이곳을 天府라 하였다.

LU-4. 협백(俠白)

폐기(肺氣)를 펼치고 가슴을 편안하게 하는 효능이 있다.

혈위 상완(上腕) 내측 중간의 상완이두근(上腕二頭筋) 중에 있다.

취혈 천부(天府) 하 1촌으로 전액문두(前腋紋頭)와 척택(尺澤)을 이은 선에서 척택(尺澤) 상 5촌에 취한다.

근육 상완이두근(上腕二頭筋)

혈관 상완동정맥(上腕動靜脈) 요측피정맥(橈側皮靜脈)

신경 정중신경(正中神經) 외박피하신경(外膊皮下神經) 근피신경(筋皮神經)

침 0.5~0.8촌

뜸 3~5장

혈성 선조폐기(宣調肺氣) 관흉통락(寬胸通絡)

주치 심장질환(心臟疾患) 신경성심계항진(神經性心悸亢進) 흉고(胸苦) 심통(心痛) 호흡속박(呼吸速迫) 늑간신경통(肋間神經痛) 오심(惡心)

> 俠은 예전에 끼인다는 뜻의 협(夾)과 같은 뜻으로 쓰였다. 白은 오색(五色)에서 폐(肺)에 속한다. 이 혈은 위팔의 안쪽에 있으며 白인 폐를 양쪽에서 끼고 있기 때문에 俠白이라 하였다.

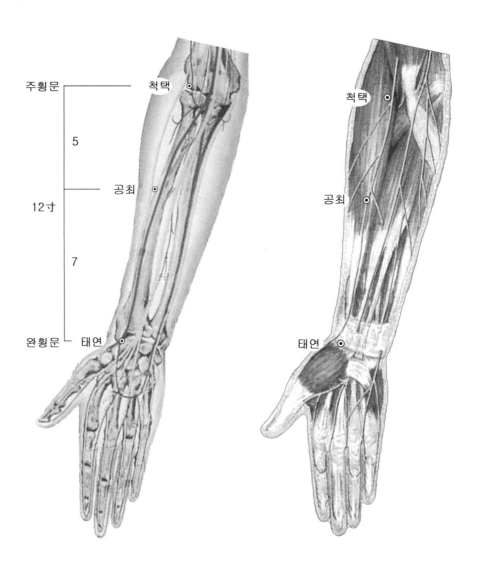

LU-5. 척택(尺澤) 합수혈(合水穴)

폐기(肺氣)를 숙강(肅降)하고 음액(陰液)을 길러 폐(肺)를 적셔주는 효능이 있다.

혈위 주횡문(肘橫紋) 중앙의 상완이두근건(上腕二頭筋腱) 요측(橈側)에 있다.

취혈 주횡문(肘橫紋) 중앙의 상완이두근건 요측연(橈側緣) 함중(陷中)에 취한다.

혈관 주정중피정맥(肘正中皮靜脈) 요측피정맥(橈側皮靜脈) 요골동정맥(橈骨動靜脈)

신경 정중신경(正中神經)

침 0.3~0.5촌

뜸 3~5장

별명 귀수(鬼受) 귀당(鬼堂)

혈성 청폐윤폐(淸肺潤肺) 숙리폐기(肅理肺氣)

주치 상완신경통(上腕神經痛) 호흡곤란(呼吸困難) 심장제질환(心臟諸疾患) 신허증(腎虛症) 주관절굴신불리(肘關節屈伸不利)

LU-6. 공최(孔最) 극혈(郄穴)

혈열(血熱)을 식히고 출혈(出血)을 멎게 하는 효능이 있다.

혈위 요측(橈側) 완횡문(腕橫紋) 상방(上方) 완요근(腕橈筋) 중에 있다.

취혈 태연(太淵)과 척택(尺澤)을 이은 선에서 척택 하 5촌, 태연 상 7촌에 취한다.

근육 완요근(腕橈筋)

혈관 요골동정맥(橈骨動靜脈)

신경 정중신경(正中神經) 요골신경(橈骨神經) 전완측피하신경(前腕側皮下神經)

침 0.3~0.7촌

뜸 3~5장

혈성 청열이인(淸熱利咽) 윤폐지혈(潤肺止血)

주치 뉵혈(衄血) 편도선염(扁桃腺炎) 치질(痔疾) 충수염(蟲垂炎) 주관절통(肘關節痛) 완관절통(腕關節痛)

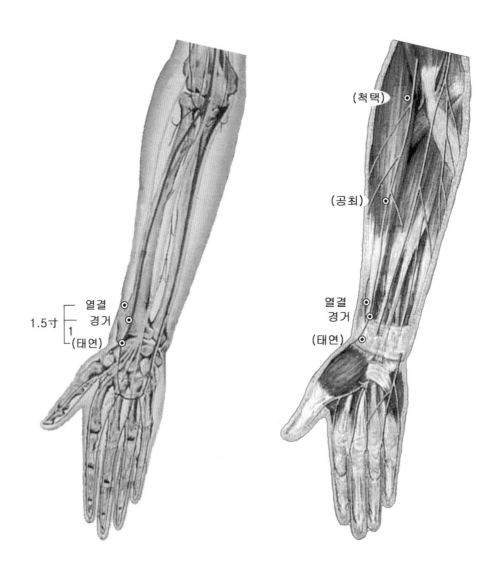

LU-7. 열결(列缺) 낙혈(絡穴) 팔맥교회혈(八脈交會穴)－임맥(任脈) 사총혈(四總穴)－두항(頭項)

폐열(肺熱)을 흩어 없애고 흉격(胸膈)을 편안하게 하는 효능이 있다.

혈위 손목 위, 장무지외전근(長拇指外展筋)과 단무지신근(短拇指伸筋)의 사이에 있다.

취혈 태연(太淵)과 척택(尺澤)을 이은 선에서 태연 상 1.5촌의 요골경상돌기(橈骨莖狀突起) 약간 위쪽 함중(陷中)으로 양손을 호구(虎口)로 교차했을 때 시지(示指) 끝부분이 닿는 곳에 취한다.

근육 장무지외전근(長拇指外展筋) 단무지신근(短拇指伸筋)

혈관 요골동정맥(橈骨動靜脈)

신경 요골신경(橈骨神經)

침 0.1~0.3촌

뜸 3~5장

별명 동현(童玄) 완로(腕勞)

혈성 선폐통락(宣肺通絡) 소풍해표(疏風解表) 이인쾌격(利咽快膈)

주치 구안와사(口眼喎斜) 삼차신경통(三叉神經痛) 요골부근염(橈骨部筋炎) 인후증(咽喉症) 피부염(皮膚炎) 편풍(偏風)

列은 예전에 열裂과 같이 분해(分解)한다. 분행(分行)한다는 뜻으로 쓰였다. 缺은 그릇의 갈라진 틈을 뜻한다. 이 혈은 손관절부의 요골경상돌기(橈骨莖狀突起)의 찢어진 틈에 자리하고, 또 수태음폐경의 낙혈로 경맥(經脈)이 여기에서 갈라져 나가므로 列缺이라 하였다.

LU-8. 경거(經渠) 경금혈(經金穴)

막힌 것을 풀어주고 열(熱)을 제거하며 폐기(肺氣)를 조절하는 효능이 있다.

혈위 손목 위, 요골경상돌기(橈骨莖狀突起) 상부(上部) 장무지외전근(長拇指外展筋) 측부(側部)에 있다.

취혈 태연(太淵)과 척택(尺澤)을 이은 선에서 태연 상 1촌으로 요골경상돌기 상연(上緣)과 요골동맥(橈骨動脈) 사이의 함중(陷中)에 취한다. 촌관척(寸關尺) 삼부(三部) 중 관부(關部)에 해당한다.

근육 장무지외전근(長拇指外展筋) 단무지신근(短拇指伸筋)

혈관 요골동정맥(橈骨動靜脈)

신경 요골신경(橈骨神經)

침 0.1~0.3촌

뜸 3~5장

혈성 선폐이기(宣肺理氣) 소풍해표(疏風解表)

주치 인두염(咽頭炎) 편도선염(扁桃腺炎) 구토(嘔吐) 기관지염(氣管支炎) 상완신경통(上腕神經痛) 딸꾹질

經은 움직이고 머물러 있지 않는 것을 가리키며, 渠는 도랑이나 계곡(溪谷)을 가리킨다. 이 혈은 경기(經氣)가 지나는 중요한 거도(渠道), 즉 수로(水路)이므로 經渠라 하였다.

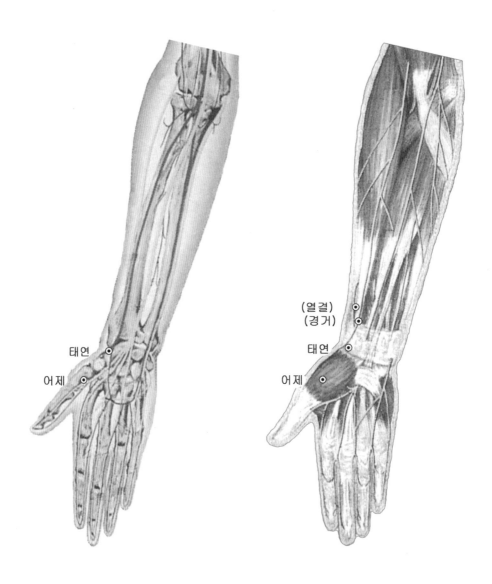

LU-9. 태연(太淵) 수토혈(輸土穴) 원혈(原穴) 팔회혈(八會穴) 중 맥회(脈會)

폐기(肺氣)의 상역(上逆)을 진정(鎭靜)시키고 외감병(外感病)을 제거(除去)하며 객담(喀痰)·혈담(血痰)을 삭이는 효능(效能)이 있다.

혈위 완횡문(腕橫紋)의 요측수근굴근건(橈側手筋屈筋腱)과 장무지신근(長拇指伸筋) 사이에 있다.

취혈 완횡문 요측 요골동맥(橈骨動脈) 박동부위(搏動部位)로, 맥을 볼 때 촌구(寸口)에 해당하는 곳에 취한다.

근육 요측수근굴근건(橈側手筋屈筋腱) 장무지신근(長拇指伸筋)

혈관 요골동정맥(橈骨動靜脈)

신경 요골신경(橈骨神經)

침 0.1~0.3촌

뜸 3~5장

별명 태천(太泉) 귀심(鬼心)

혈성 청폐이기(淸肺理氣) 지해이인(止咳利咽) 통맥소경(通脈疏經)

주치 호흡기병(呼吸器病) 심장병(心臟病) 완관절통(腕關節痛) 눈병 불면(不眠) 인두병(咽頭病)

太는 아주 크다는 말이다. 淵은 깊은 못으로 고기가 잘 모이는 곳이고, 또한 원천(源泉)을 뜻한다. 이 혈은 촌관척(寸關尺) 삼부(三部) 중에 촌부(寸部)에 해당하고, 모든 맥(脈)이 조회(朝會)하는 자리로서 넓고 크고 깊으므로 太淵이라 하였다.

LU-10. 어제(魚際) 형화혈(滎火穴)

폐기(肺氣)를 소통(疏通)시키고 폐열(肺熱)을 내리는 효능이 있다.

혈위 무지중수골(拇指中手骨)의 단무지외전근(短拇指外轉筋)과 무지대립근(拇指對立筋)의 사이에 있다.

취혈 무지중수골(拇指中手骨) 중앙(中央)의 적백육제(赤白肉際)에 취한다.

근육 단무지외전근(短拇指外轉筋) 무지구근(拇指球筋)

혈관 요골동맥(橈骨動脈)

신경 요골신경(橈骨神經)

침 0.1~0.3촌

뜸 3~5장

별명 귀심(鬼心)

혈성 청열윤폐(淸熱潤肺) 이인통락(利咽通絡)

주치 두통(頭痛) 인두통(咽頭痛) 편도선염(扁桃腺炎) 심동계(心動悸) 사성(嗄聲) 설황(舌黃) 콧물[鼻涕]

魚는 물고기를, 際는 가장자리나 경계(境界)를 뜻한다. 이 혈은 근육이 융기(隆起)해 물고기의 배와 닮은 적백육제(赤白肉祭)에 위치하므로 魚際라고 하였다.

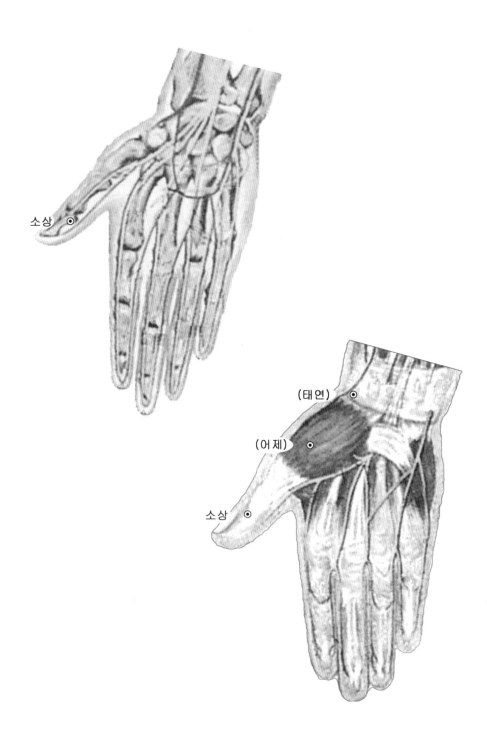

소 상

(태 연)

(어 제)

소 상

LU-11. 소상(少商) 정목혈(井木穴)

열(熱)을 발산하고 막힌 것을 열며 인후(咽喉)를 편안하게 해주고 경련(痙攣)
을 진정시키는 효능이 있다.

혈위 엄지손가락 요측(橈側)의 단무지외전근(短拇指外轉筋) 중에 있다.

취혈 무지(拇指) 요측(橈側) 조갑근각(爪甲根角) 옆 0.1촌에 취한다.

근육 단무지외전근(短拇指外轉筋)

혈관 고유장측지동맥(固有掌側指動脈)

신경 고유장측지신경(固有掌側指神經)

침 0.1촌

뜸 3~5장

별명 귀신(鬼信) 수귀곡(手鬼哭) 수귀안(手鬼眼)

혈성 청열이인(淸熱利咽) 개규성신(開竅醒神)

주치 뇌충혈(腦充血) 이하선염(耳下腺炎) 편도선염(扁桃腺炎) 정신분열증(精神分裂症) 실신(失神)
급체(急滯)

기타 졸도시 구급혈(救急血)

말단(末端)에 있는 혈에 少자가
붙은 경우가 많다. 少는 유소(幼
少), 최초(最初)라는 뜻이다. 폐
는 오행(五行)에서 금(金)에 속
하고, 오음(五音)에서 상(商)이
다. 商은 폐를 나타내는 것이고,
무지(拇指) 끝 수태음폐경의 말
단(末端)혈이라는 뜻이다. 또한
정혈(井穴)로 맥기가 시작되는
곳이며 그 맥기(脈氣)가 충분하
지 않으므로 少商이라 하였다.

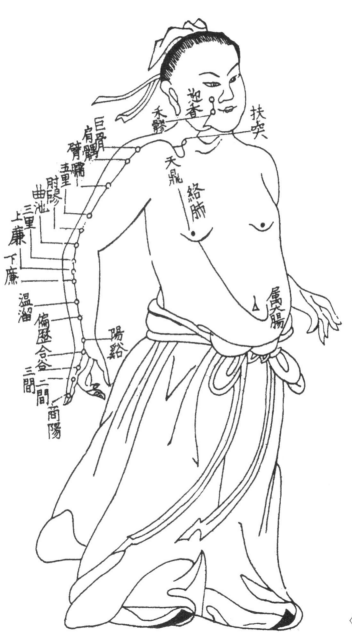

〈十四經發揮〉

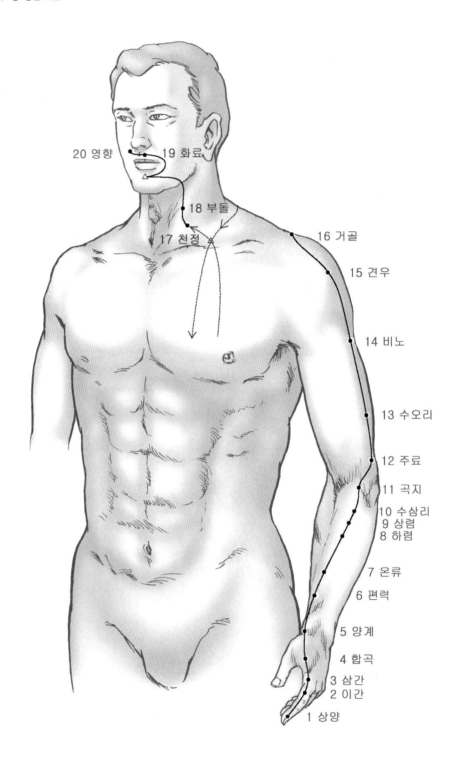

20 영향 　　19 화료

18 부돌

17 천정

16 거골

15 견우

14 비노

13 수오리

12 주료

11 곡지

10 수삼리
9 상렴
8 하렴

7 온류

6 편력

5 양계

4 합곡

3 삼간
2 이간

1 상양

4. 수양명대장경(手陽明大腸經)-LI(Large Intestine meridian)

대장(大腸)은 폐(肺)와 더불어 같은 금경(金經)으로 되어 있으며 표리(表裏), 음양(陰陽), 장부(臟腑)의 상대적인 관계를 하고 인체의 평형을 유지한다.

이처럼 폐, 대장의 불가분성 때문에 풍사외감(風邪外感), 표열피부병(表熱皮膚病), 인후질환(咽喉疾患) 등 호흡기의 모든 질환에 폐경의 양경(陽經)인 대장경을 활용하고 특히 폐경 주관인 기(氣)에 대해서도 대장경의 원혈(原穴)인 합곡(合谷)이 많이 쓰이며 탈기(脫氣)가 되면 합곡 부위가 함몰(陷沒)되기도 한다.

양(陽)에 속하고 오행속성(五行屬性)상 금경(金經)인 대장경(大腸經)에는 인체의 좌우로 각각 20개씩의 경혈이 분포되어 있으며 시지(示指) 끝의 상양(商陽)에서 시작하여 코 옆의 영향(迎香)에서 끝난다.

본경(本經)은 대장(大腸)에 속(屬)하고 폐(肺)에 낙(絡)하며, 발주시간(發注時間)은 오전 5시부터 7시 즉 묘시(卯時)이다.

주요혈(主要穴)		오수혈(五腧穴)	
원혈(原穴)	합곡(合谷)	정금혈(井金穴)	상양(商陽)
낙혈(絡穴)	편력(偏歷)	형수혈(滎水穴)	이간(二間)
극혈(郄穴)	온류(溫溜)	수목혈(輸木穴)	삼간(三間)
모혈(募穴)	천추(天樞)	경화혈(經火穴)	양계(陽谿)
배유혈(背俞穴)	대장유(大腸俞)	합토혈(合土穴)	곡지(曲池)

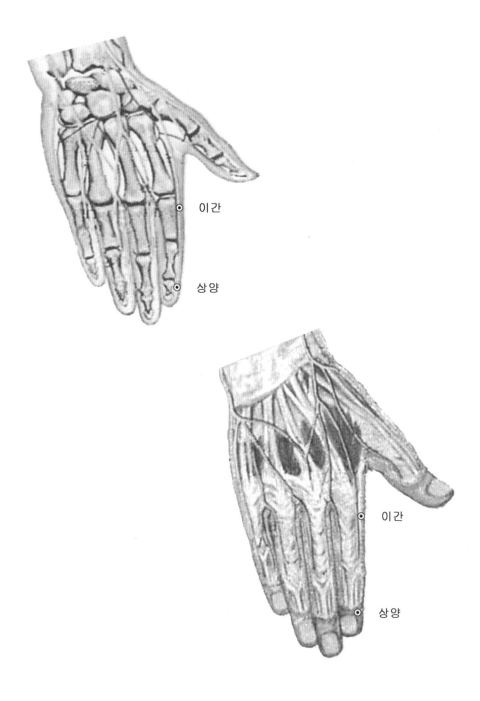

이간

상양

이간

상양

LI-1. 상양(商陽) 정금혈(井金穴)

막힌 것을 열어 정신(精神)을 맑게 하고 열(熱)을 식히는 효능이 있다.

혈위 제2 지(指) 요측(橈側)의 고유시지신근(固有示指伸筋) 중에 있다.

취혈 시지(示指) 요측(橈側) 조갑근각(爪甲根角) 옆 0.1촌에 취한다.

근육 총지신근(總指伸筋) 고유시지신근(固有示指伸筋)

혈관 고유장측지동맥(固有掌側指動脈) 지골궁(指骨弓)

신경 고유장측지신경(固有掌側指神經)

침 0.1촌

뜸 3~5장

별명 절양(絶陽) 별양(別陽)

혈성 청열소종(淸熱消腫) 개규성신(開竅醒神) 이인지통(利咽止痛)

주치 발열(發熱) 두통(頭痛) 협심증(狹心症) 편도선염(扁桃腺炎) 뇌충혈(腦充血) 치통(齒痛)

기타 졸도시 구급혈(救急血)

商은 오행(五行)의 금(金)에 속하는 음(音)을 나타내고, 商陽은 소상(少商)의 양(陽)이라는 뜻이다. 이 두 혈은 똑같이 정혈(井穴)이다. 대장경은 오행상 금에 속하고 양에 속한다. 폐경은 오행상 금이고 음에 속한다. 이 두 경맥은 표리(表裏)의 관계이고 이 혈에서 경기(經氣)가 상승하므로 商陽이라 하였다.

LI-2. 이간(二間) 형수혈(滎水穴)

열(熱)을 식히고 부은 것을 가라앉히는 효능이 있다.

혈위 제2 지(指) 요측(橈側)의 고유시지신근(固有示指伸筋)과 충양근(蟲樣筋) 중에 있다.

취혈 시지(示指) 요측(橈側)의 기절골저(基節骨底) 전함중(前陷中) 적백육제(赤白肉際)에 취한다.

근육 고유시지신근(固有示指伸筋) 충양근(蟲樣筋)

혈관 고유장측지동맥(固有掌側指動脈)

신경 고유장측지신경(固有掌側指神經)

침 0.1~0.3촌

뜸 3~5장

별명 간곡(間谷) 주곡(周谷)

혈성 청열거풍(淸熱祛風) 소종지통(消腫止痛)

주치 치통(齒痛) 구각염(口角炎) 비염(鼻炎) 인후염(咽候炎) 구안와사(口眼喎斜) 요골신경통(橈骨神經痛)

二는 두 번째를 가리키고, 間은 장소를 뜻한다. 이 혈은 둘째 손가락의 제2절에 위치하기 때문에 二間이라 하였다.

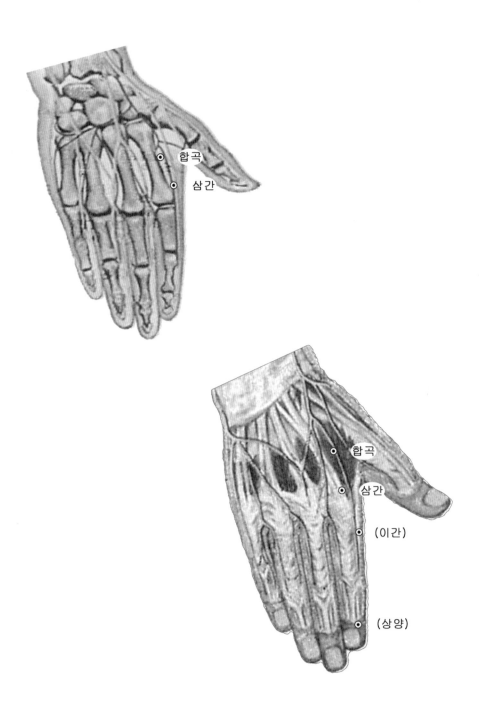

LI-3. 삼간(三間) 수목혈(輸木穴)

열(熱)을 내려 부어오른 것을 가라앉히며, 속이 그득한 것을 없애고 설사(泄瀉)를 멎게 하는 효능이 있다.

혈위 제2 지(指) 요측(橈側) 총지신근(總指伸筋) 중에 있다.

취혈 시지(示指) 요측(橈側)의 중수골두(中手骨頭) 후함중에 취한다.

근육 충양근(蟲樣筋) 고유시지신근(固有示指伸筋) 총지신근(總指伸筋)

혈관 고유장측지동맥(固有掌側指動脈)

신경 고유장측지신경(固有掌側指神經)

침 0.1~0.3촌

뜸 3~5장

별명 소곡(少谷) 소곡(小谷)

혈성 설열소종(泄熱消腫) 행기지사(行氣止瀉)

주치 견배신경통(肩背神經痛) 상박신경통(上膊神經痛) 치통(齒痛) 안검양통(眼瞼痒痛) 아관긴급(牙關緊急) 장뇌명하리(腸雷鳴下痢) 협심증(狹心症) 편도선염(扁桃腺炎) 인후종통(咽喉腫痛)

三은 세 번째를 가리키고, 間은 장소를 뜻한다. 시지(示指)의 말단(末端)에서 세 번째 마디 뒤쪽에 위치하므로 三間이라 하였다.

LI-4. 합곡(合谷) 원혈(原穴) 사총혈(四總穴)-면목(面目)

막힌 곳을 열어 정신(精神)을 맑게 하고 양명(陽明)의 열(熱)을 식히며 풍사(風邪)를 제거(除去)하여 통증(痛症)을 억제(抑制)하는 효능이 있다.

혈위 제2 지(指) 중수골(中手骨) 요측의 배측골간근(背側骨間筋) 중에 있다.

취혈 시지(示指) 요측(橈側) 중수골(中手骨) 중간(中間)의 장측연(掌側緣)에 취한다.

근육 배측골간근(背側骨間筋)

혈관 요골동맥(橈骨動脈)

신경 수배측지신경(手背側指神經) 요골신경피지(橈骨神經皮枝)

침 0.3~0.5촌

뜸 5~7장

별명 호구(虎口) 함구(含口) 합골(合骨)

혈성 청열해표(淸熱解表) 명목총이(明目聰耳) 통락진통(通絡鎭痛) 개규성신(開竅醒神)

주치 목[頸] 머리[頭] 안면동통(顔面疼痛)에 대측(對側) 유침(留鍼), 급만성위염(急慢性胃炎) 비뉵(鼻衄) 인후종통(咽喉腫痛) 다한(多汗) 구안와사(口眼喎斜)

기타 『銅人腧穴鍼灸圖經』 "婦人姙娠不可刺之, 損胎氣"

모이는 것을 솜이라고 하고, 물이 솟아나와 흐르는 것을 谷이라 한다. 谷은 두 개의 산(山)에 끼어 있고, 물이 흐르는 길이다. 예전에는 육(肉)이 크게 모이는 것을 谷이라 하고, 작게 모이는 것을 계(谿)라고 했다. 谷은 계와 비교해 크고 얕다는 뜻인데, 여기에서는 피부와 살(肌肉)이 모인 곳을 뜻하는 솜이다. 엄지손가락과 둘째 손가락을 벌렸을 때 꺼져 들어간 모습이 골짜기를 닮았기 때문에 合谷이라 하였다.

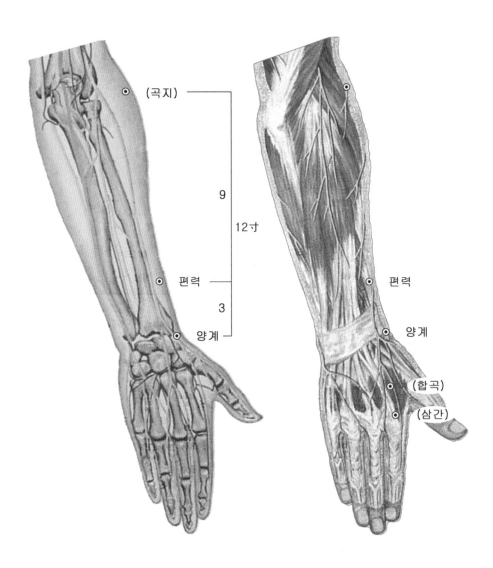

LI-5. 양계(陽谿) 경화혈(經火穴)

양명(陽明)의 열(熱)을 식히고 근육(筋肉)의 긴장을 풀어 관절(關節)의 움직임을 원활하게 하는 효능이 있다.

혈위 완관절(腕關節) 요측(橈側) 장단무지신근(長短拇指伸筋) 중에 있다.

취혈 엄지를 위로 들어 올렸을 때 완관절(腕關節) 요측(橈側)의 두 힘줄 사이 함중(陷中)에 취한다.

근육 외측수근측부인대(外側手根側副靭帶) 장무지신근(長拇指伸筋) 단무지신근 (短拇指伸筋)

혈관 요골동맥(橈骨動脈)

신경 요골신경(橈骨神經)

침 0.1~0.3촌

뜸 3~5장

별명 중괴(中魁)

혈성 청열산풍(淸熱散風) 명목이인(明目利咽)

주치 정신병(精神病) 고혈압(高血壓) 두통(頭痛) 이명(耳鳴) 완관절염(腕關節炎)

陽은 양경(陽經)을 가리키고, 谿는 산을 끼고 흐르는 도랑, 또는 살(肌肉)이 조금 모인 곳을 가리킨다. 손목의 등 쪽에 엄지손가락을 세워 올려 나타나는 함요부(陷凹部)가 산 사이의 작은 계곡과 닮았으므로 陽谿라 하였다.

LI-6. 편력(偏歷) 낙혈(絡穴)

근육(筋肉)의 긴장을 풀고 낙맥(絡脈)을 소통(疏通)시키는 효능이 있다.

혈위 전완(前腕) 요측(橈側)의 장무지신근(長拇指伸筋)과 장무지외전근(長拇指外展筋) 사이에 있다.

취혈 양계(陽谿)와 곡지(曲池)를 이은 선에서 양계(陽谿) 상 3촌에 취한다.

근육 장무지신근(長拇指伸筋) 장무지외전근(長拇指伸外展筋)

혈관 요골동맥(橈骨動脈)

신경 요골신경(橈骨神經)

침 0.1~0.3촌

뜸 5~7장

혈성 청열선폐(淸熱宣肺) 통조수도(通調水道)

주치 수관절통(手關節痛) 상완신경통(上腕神經痛) 치통(齒痛) 편도선염(扁桃腺炎) 이명이롱(耳鳴耳聾)

偏은 치우쳐 떨어져 나가는 것 歷은 경력(經歷), 경과(經過)를 의미한다. 대장경은 이 혈에서 낙맥(絡脈)이 갈라져 나와 폐경에 이르기 때문에 偏歷이라 하였다.

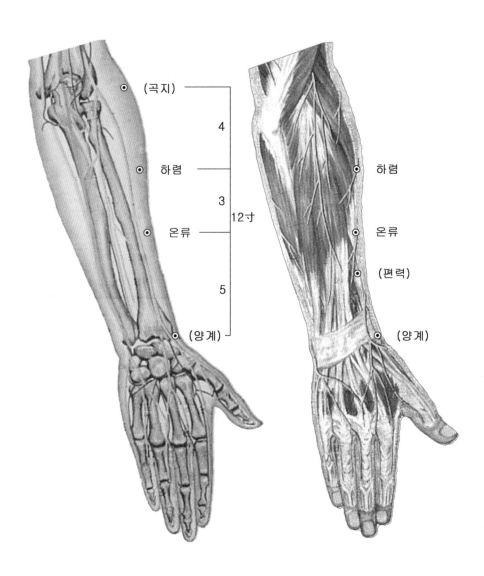

LI-7. 온류(溫溜) 극혈(郄穴)

경맥(經脈)을 따뜻하게 해서 한기(寒氣)를 흩어버리는 효능이 있다.

혈위 전완(前腕) 요측(橈側)의 지신근(指伸筋)과 장무지신근(長拇指伸筋) 사이에 있다.

취혈 양계(陽谿)와 곡지(曲池)를 이은 선에서 양계(陽谿) 상 5촌에 취한다.

근육 지신근(指伸筋) 장무지신근(長拇指伸筋)

혈관 요골동맥(橈骨動脈)

신경 요골신경(橈骨神經)

침 0.1~0.3촌

뜸 3~5장

별명 역주(逆注) 설두(泄頭) 사두(蛇頭)

혈성 청열소종(淸熱消腫) 조리장위(調理腸胃)

주치 설염(舌炎) 구내염(口內炎) 면종(面腫) 사지종(四肢腫) 인후종통(咽喉腫痛) 치출혈(痔出血) 안면부종(顔面浮腫) 두통(頭痛) 장명(腸鳴) 복통(腹痛)

> 溫은 온난(溫暖)한 것. 溜는 유주(流注)의 뜻이다. 이 혈은 온경산한(溫經散寒)의 효능을 가지고 있으므로 溫溜라 하였다.

LI-8. 하렴(下廉)

근육(筋肉)의 긴장을 풀어주고 낙맥(絡脈)을 소통(疏通)시키는 효능이 있다.

혈위 전완(前腕) 요측(橈側)의 장단요측수근신근(長短橈側手根伸筋) 중에 있다.

취혈 양계(陽谿)와 곡지(曲池)를 이은 선에서 곡지(曲池) 하 4촌에 취한다.

근육 장단요측수근신근(長短橈側手根伸筋)

혈관 요골동맥(橈骨動脈)

신경 요골신경(橈骨神經)

침 0.3~0.5촌

뜸 3~5장

별명 수하렴(手下廉)

혈성 이기통부(理氣通腑) 통리관절(通利關節)

주치 주비통(肘臂痛) 주관절통(肘關節痛) 소화장애(消化障碍) 장뇌명(腸雷鳴) 폐 · 기관지염(肺 · 氣管支炎) 복통(腹痛) 늑간신경통(肋間神經痛)

> 廉은 마름모꼴의 각이나 가장자리를 뜻한다. 팔꿈치를 구부리고 주먹을 쥐면 이 부분의 근육이 마름모꼴로 융기하는데, 이 마름모꼴의 아래를 下廉이라 하였다.

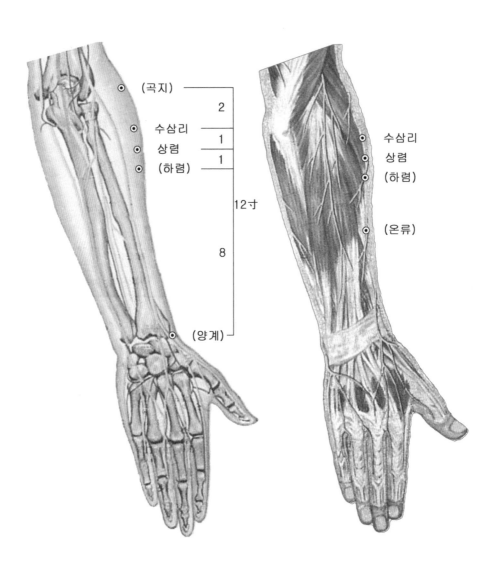

LI-9. 상렴(上廉)

효능은 하렴(下廉)과 거의 비슷하다.

혈위 전완(前腕) 요측(橈側)의 장단요측수근신근(長短橈側手根伸筋) 사이에 있다.

취혈 양계(陽谿)와 곡지(曲池)를 이은 선에서 곡지(曲池) 하 3촌에 취한다.

근육 장단요측수근신근(長短橈側手根伸筋)

혈관 요골동맥(橈骨動脈)

신경 요골신경(橈骨神經)

침 0.3~0.5촌

뜸 5~7장

별명 수상렴(手上廉)

혈성 이기통부(理氣通腑) 통리관절(通利關節)

주치 복통(腹痛) 요골신경통(橈骨神經痛) 상지불수(上肢不遂) 장염(腸炎) 장명(腸鳴) 천식(喘息)

廉은 마름모꼴의 각이나 가장자리를 뜻한다. 팔꿈치를 구부리고 주먹을 쥐면 이 부분의 근육이 마름모꼴로 융기하는데, 이 마름모꼴의 위를 上廉이라 하였다.

LI-10. 수삼리(手三里)

양명(陽明)의 열(熱)을 식히고 풍사(風邪)를 제거하며 근육(筋肉)의 긴장(緊張)을 풀어주는 효능이 있다.

혈위 전완(前腕) 요측(橈側)의 장단요측수근신근(長短橈側手根伸筋) 사이에 있다.

취혈 양계(陽谿)와 곡지(曲池)를 이은 선에서 곡지(曲池) 하 2촌에 취한다.

근육 장단요측수근신근(長短橈側手根伸筋)

혈관 요골동맥(橈骨動脈)

신경 요골신경(橈骨神經)

침 0.3~0.5촌

뜸 5~7장

별명 상삼리(上三里) 귀사(鬼邪)

혈성 거풍통락(祛風通絡) 화위이장(和胃利腸)

주치 고혈압(高血壓) 반신불수(半身不遂) 편두통(偏頭痛) 안면신경마비(顔面神經麻痺) 이하선염(耳下腺炎) 치통(齒痛) 면종(面腫) 정옹(疔癰)

里는 촌리(村里), 또는 거주한다는 뜻이다. 이 혈은 위팔의 주료(肘髎)에서 3촌 되는 곳에 있으므로 手三里라 하였다.

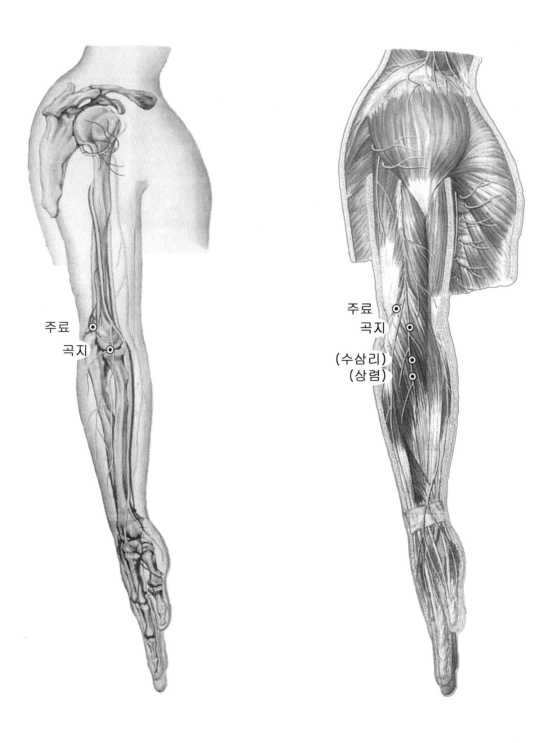

주료
곡지

주료
곡지

(수삼리)
(상렴)

LI-11. 곡지(曲池) 합토혈(合土穴)

풍사(風邪)를 흩뜨려 체표(體表)의 사기(邪氣)를 제거하고 관절(關節)을 원활하게 하는 효능이 있다.

혈위 주횡문(肘橫紋) 요측(橈側)의 완요골근(腕橈骨筋) 중에 있다.

취혈 완요측(腕橈側)에서 주횡문(肘橫紋)과 완능선(腕稜線)이 만나는 지점으로 누르면 압통이 있는 곳에 취한다.

근육 완요골근(腕橈骨筋)

혈관 요측반회동맥(橈側反回動脈)

신경 요골신경(橈骨神經)

침 0.3~0.7촌

뜸 5~7장

별명 귀신(鬼臣) 양택(陽澤)

혈성 소종지양(消腫止痒) 소풍청열(疏風淸熱)

주치 반신불수(半身不遂) 피부병(皮膚病) 상박신경통(上膊神經痛) 두통(頭痛) 변비(便秘)

기타 성인병(成人病) 예방, 강장(强壯) 작용

曲은 주관절(肘關節)을 굴곡(屈曲)하는 것을 말한다. 취혈할 때 여기에 나타나는 함요(陷凹)된 모습이 얕은 못과 닮았기 때문에 曲池라 하였다.

LI-12. 주료(肘髎)

근육(筋肉)의 긴장을 풀어주고 관절(關節)의 움직임을 원활하게 하는 효능이 있다.

혈위 상완(上腕)의 상완삼두근(上腕三頭筋) 중에 있다.

취혈 팔꿈치를 구부린 상태로 곡지 외상방(外上方) 1촌으로 상완골(上腕骨) 외측상과(外側上顆) 상연(上緣) 함중(陷中)에 취한다.

근육 상완삼두근(上腕三頭筋) 완요근(腕橈筋)

혈관 요측반회동맥(橈側反回動脈)

신경 요골신경(橈骨神經)

침 0.3~0.5촌

뜸 5~7장

별명 주첨(肘尖)

혈성 통경락(通經絡) 이관절(利關節)

주치 주관절통(肘關節痛) 주비통(肘臂痛)

肘는 팔꿈치를 가리키고, 髎는 뼈의 돌기(突起)에 가깝게 있는 함요(陷凹)나 간극(間隙)을 가리킨다. 이 혈은 상완골(上腕骨) 요측(橈側) 상과(上顆)에 있기 때문에 肘髎라 하였다.

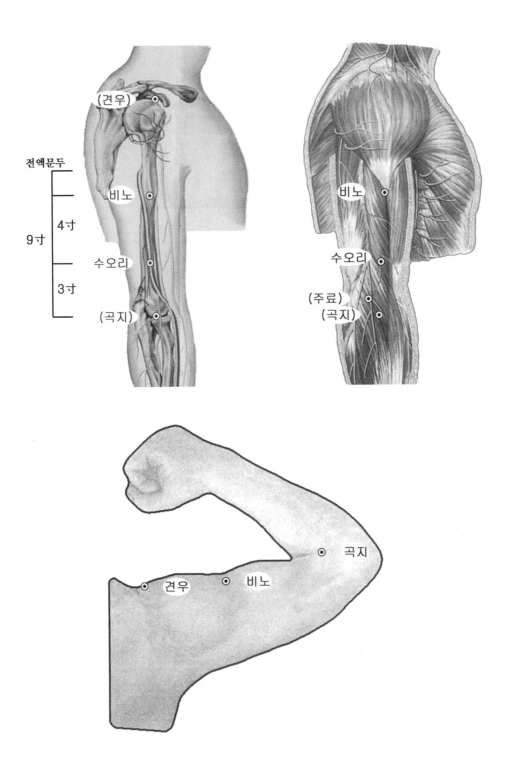

LI-13. 수오리(手五里)

어혈(瘀血)을 흩어 풀어주는 효능이 있다.

혈위 상완(上腕)의 상완삼두근외연(上腕三頭筋外緣)에 있다.

취혈 곡지(曲池)와 견우(肩髃)를 이은 선상에서 곡지(曲池) 상 3촌에 취한다.

근육 삼각근(三角筋) 완요근(腕橈筋) 상완삼두근(上腕三頭筋)

혈관 요골동맥(橈骨動脈)

신경 요골신경(橈骨神經) 배측상완신경(背側上腕神經)

침 0.3~0.5촌 [금침(禁針)혈로 되어 있으나 호침(毫針)으로는 가하다.]

뜸 5~7장

별명 척오리(尺五里) 대금(大禁)

혈성 소근기위(疏筋起痿) 산어지통(散瘀止痛)

주치 주·상완경련(肘·上腕痙攣) 및 동통(疼痛)

기타 『醫經理解』 "五里, 禁刺穴也"

예전에 里에는 촌(寸)이라는 뜻이 있었다. 이 혈은 상지(上肢)에 있고 手三里에서 위로 5촌(寸) 떨어진곳에 있기 때문에 手五里라 하였다.

LI-14. 비노(臂臑)

대장경(大腸經)·소장경(小腸經)·방광경(膀胱經)·양유맥(陽維脈)이 만나는 자리이며, 경락(經絡)을 소통시켜 풍사(風邪)를 흩뜨리는 효능이 있다.

혈위 상완(上腕)의 위쪽, 삼각근(三角筋) 하단(下端)에 있다.

취혈 곡지(曲池)와 견우(肩髃)를 이은 선상에서 곡지(曲池) 상 7촌에 취한다.

근육 삼각근(三角筋)

혈관 요측피정맥(橈側皮靜脈)

신경 배측상완신경(背側上腕神經)

침 0.3~0.5촌

뜸 3~7장

별명 두충(頭衝) 경충(頸衝)

혈성 소근활락(疏筋活絡) 이기소담(理氣消痰)

주치 상완신경통(上腕神經痛) 손가락마비 늑간신경통(肋間神經痛) 경항통(頸項痛) 상지마비(上肢麻痹) 안질환(眼疾患)

臑는 위팔의 안쪽을 말한다. 이 혈은 상완(上腕)의 삼각근(三角筋) 전하연(前下緣)과 상완골(上腕骨)이 만나는 곳에 있고, 견우(肩髃)와 곡지(曲池)를 잇는 선(線) 위에 있기 때문에 臂臑라 하였다.

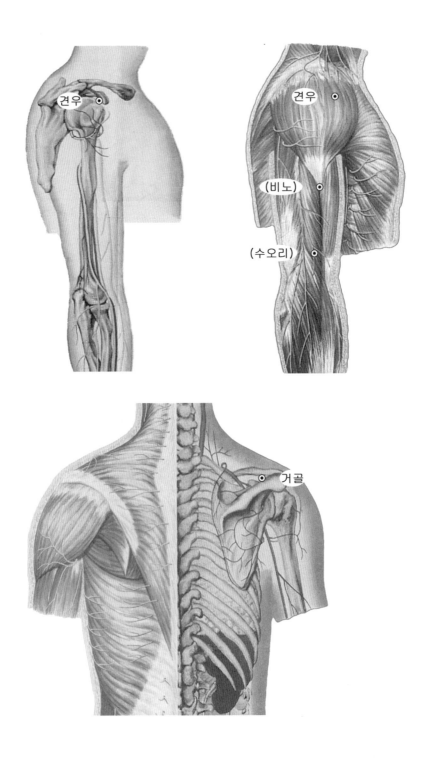

LI-15. 견우(肩髃)

대장경(大腸經)과 양교맥(陽蹻脈)이 만나는 혈로서 담(痰)을 제거하고, 근육(筋肉)의 긴장을 풀어 관절(關節)을 원활하게 하는 효능이 있다.

혈위 견봉단(肩峰端) 하연(下緣) 삼각근(三角筋) 중에 있다.

취혈 견봉단(肩峰端) 전각하연(前角下緣). 팔을 수평으로 들어 올렸을 때 어깨 위에 나타나는 두 개의 함요처(陷凹處) 중 앞쪽의 함중(陷中)에 취한다. 뒤쪽은 견료(肩髎)이다.

근육 삼각근(三角筋)

혈관 상완동정맥(上腕動靜脈) 배측상완동정맥(背側上腕動靜脈)

신경 쇄골상신경(鎖骨上神經)

침 0.5~0.8촌, 하향자침(下向刺針)시 3.8촌

뜸 5~7장

별명 중견정(中肩井) 편골(偏骨) 견첨(肩尖) 옹골(顒骨) 편견(偏肩) 견골(肩骨) 상골(尙骨) 중견비(中肩非) 완골(腕骨)

혈성 청열거풍(淸熱祛風) 통리관절(通利關節)

주치 견비통(肩臂痛) 중풍(中風)으로 팔이 늘어졌을 때 상완신경통(上腕神經痛) 습진(濕疹) 기타 두드러기 건선 아토피 등 피부병(皮膚病) 및 피부소양증에 명혈(名穴)

髃는 견갑골(肩胛骨)이라는 뜻과 뼈 사이의 틈새를 가리킨다. 이 혈은 견갑골견봉부(肩胛骨肩峰部) 즉, 팔을 들어올렸을 때 어깨 끝부분의 두 뼈 사이로 움푹 들어간 곳에 있으며 견관절에 일어나는 모든 질환을 치료하므로 肩髃라 하였다.

LI-16. 거골(巨骨)

대장경(大腸經)과 양교맥(陽蹻脈)이 만나는 혈로서 담(痰)을 없애고, 놀란 것을 진정시키며 관절(關節)을 편안하게 하는 효능이 있다.

혈위 견쇄관절(肩鎖關節)과 견갑극(肩胛棘) 사이 승모근(僧帽筋) 중에 있다.

취혈 견쇄관절(肩鎖關節)과 견갑극(肩胛棘) 사이 함중(陷中)에 취한다.

근육 승모근(僧帽筋)

혈관 견갑횡동맥(肩胛橫動脈) 견갑상동정맥(肩胛上動靜脈)

신경 쇄골상신경(鎖骨上神經)

침 0.3~0.5촌

뜸 5~7장

혈성 산어지통(散瘀止痛) 이기소담(理氣消痰)

주치 견갑통(肩胛痛) 견관절통(肩關節痛) 상완신경통(上腕神經痛) 견비통(肩臂痛)

巨骨은 쇄골(鎖骨)을 뜻한다. 견단(肩端)에 있고, 짐을 멜 때 이 뼈에 큰 힘이 걸리기 때문에 巨骨이라 하였다.

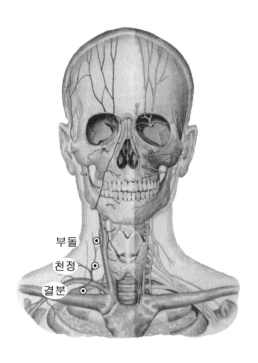

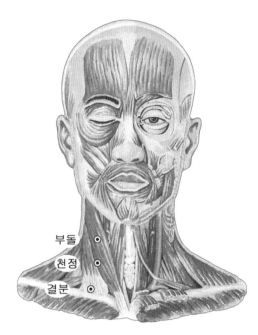

LI-17. 천정(天鼎)

열(熱)을 식히고 부은 것을 가라앉히며 가래를 삭이는 효능이 있다.

혈위 전경부(前頸部) 윤상연골(輪狀軟骨)과 같은 높이의 흉쇄유돌근(胸鎖乳突筋) 중에 있다.

취혈 부돌(扶突)과 결분(缺盆)의 중간으로 흉쇄유돌근(胸鎖乳突筋) 후연(後緣)에 취한다.

근육 흉쇄유돌근(胸鎖乳突筋)

혈관 외경동맥(外頸動脈)

신경 쇄골신경(鎖骨神經)

침 0.2~0.4촌

뜸 3~7장

별명 천정(天頂)

혈성 이기화담(理氣化痰) 이인소종(利咽消腫)

주치 편도선염(扁桃腺炎) 인후염(咽喉炎) 연하곤란(嚥下困難) 협심증(狹心症) 폭음(暴瘖)

鼎은 말 그대로 솥을 가리키는데 예전에 쓰던 솥은 두 귀가 달리고 다리가 셋이다. 공 모양의 머리가 위에 있는 뚜껑을 天에 비유하였는데 사람도 양쪽에 두 개의 귀가 있고, 이 혈의 옆에 1개씩 있는 근돌기(筋突起)와 제7경추돌기(頸椎突起)의 대추혈(大椎穴)의 위치가 원형으로 세 개의 다리가 붙은 솥과 비슷한 모습이기 때문에 天鼎이라 하였다.

LI-18. 부돌(扶突)

가래를 삭이며 목구멍과 흉격(胸膈)의 열(熱)을 식히고 소통시키는 효능이 있다.

혈위 후두융기(喉頭隆起) 외방의 흉쇄유돌근(胸鎖乳突筋) 중에 있다.

취혈 후두융기(喉頭隆起)의 외방 3촌으로 흉쇄유돌근(胸鎖乳突筋) 전연(前緣)과 후연(後緣) 사이에 취한다.

※인영(人迎)·부돌(扶突)·천창(天窓)은 후두융기 수평선상에 있다.

근육 흉쇄유돌근(胸鎖乳突筋)

혈관 외경동맥(外頸動脈)

신경 경전피하신경(頸前皮下神經) 경신경총(頸神頸叢)의 분지

침 0.2~0.4촌

뜸 3~5장

별명 수혈(水穴)

혈성 이기화담(理氣化痰) 청리인후(淸利咽喉)

주치 해수(咳嗽) 천식(喘息) 기관지염(氣管支炎) 타액분비과다(唾液分泌過多) 흉쇄유돌근마비(胸鎖乳突筋麻痺) 편도선염(扁桃腺炎) 인후종통(咽喉腫痛) 림프절염

예전에 손가락 4개를 나란히 할 때의 길이를 扶라고 했다. 突은 고(高)보다도 높은 곳을 뜻한다. 이 혈은 후두융기(喉頭隆起) 옆 3촌이고, 흉쇄유돌근의 가운데 경동맥(頸動脈)가 장자리에 잇닿아 있으므로 扶突이라 하였다.

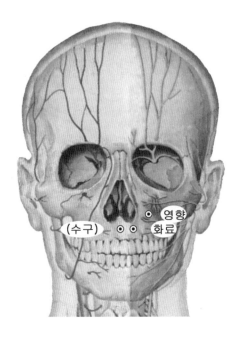

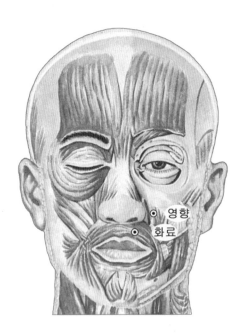

LI-19. 화료(禾髎)

풍사(風邪)를 흩뜨리고 열(熱)을 식히는 효능이 있다.

혈위 수구(水溝) 외방(外方) 구륜근(口輪筋) 중에 있다.

취혈 비공외연(鼻孔外緣) 수직선(垂直線)과 수구(水溝) 수평선(水平線)의
교차점(交叉點)에 취한다.

근육 구륜근(口輪筋)

혈관 상순동맥(上脣動脈)

신경 상악신경(上顎神經) 삼차신경(三叉神經)의 분지 안면신경((顔面神
經)의 분지

침 0.1~0.3촌

뜸 금구(禁灸)

혈성 청폐거풍(淸肺祛風) 이비개규(利鼻開竅)

주치 무후각(無嗅覺) 비색(鼻塞) 비연(鼻淵) 뉵혈(衄血) 구안와사(口眼喎斜) 구내염(口內炎)

禾는 곡물(穀物), 髎는 뼈의 함요(陷凹)나 간극(間隙)이라는 뜻이다. 이 혈은 코 아래, 입술 위에 있으면서 코는 냄새를 맡고 입은 먹는 곳이므로 禾髎라 하였다.

LI-20. 영향(迎香)

대장경(大腸經)과 위경(胃經)이 만나는 곳으로 비색(鼻塞)과 후각(嗅覺)을
회복시켜 주는 효능이 있다.

혈위 비익(鼻翼) 외방(外方)의 협근(頰筋) 중에 있다.

취혈 비익(鼻翼) 중점(中點) 외방(外方)의 비순구(鼻脣溝)에 취한다.

근육 구륜근(口輪筋) 협근(頰筋)

혈관 상순정맥(上脣靜脈)

신경 안면신경((顔面神經)과 삼차신경(三叉神經)의 분지

침 0.1~0.3촌

뜸 금구(禁灸)

별명 충양(衝陽)

혈성 산풍청열(散風淸熱) 통리비규(通利鼻竅)

주치 비염(鼻炎) 비색(鼻塞) 비연(鼻淵) 비뉵(鼻衄) 무후각(無嗅覺) 안면신경마비(顔面神經麻痺)
구내염(口內炎) 치통(齒痛)

迎은 맞이한다. 香은 좋은 냄새라는 뜻이다. 폐는 코로 개규(開竅)한다. 대장과 폐는 표리의 관계이므로 대장경에 속하는 이 혈은 코가 막혀 통하지 않고 냄새를 맡을 수 없는 증상을 치료하므로 迎香이라 하였다.

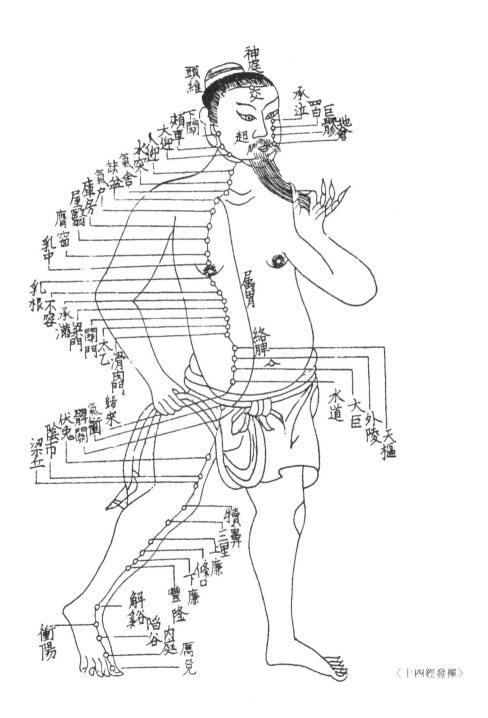

〈十四經發揮〉

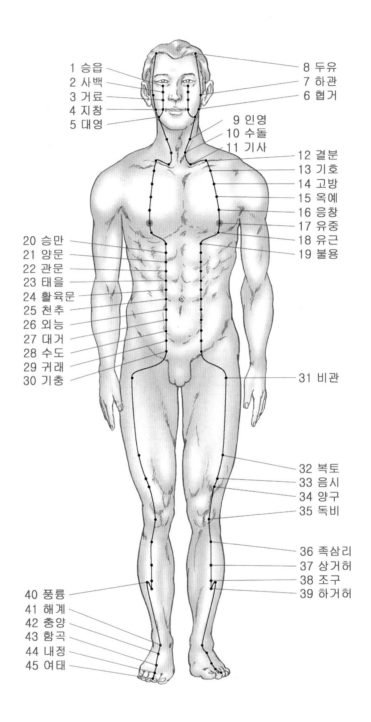

1 승읍
2 사백
3 거료
4 지창
5 대영

8 두유
7 하관
6 협거

9 인영
10 수돌
11 기사

12 결분
13 기호
14 고방
15 옥예
16 응창
17 유중
18 유근
19 불용

20 승만
21 양문
22 관문
23 태을
24 활육문
25 천추
26 외능
27 대거
28 수도
29 귀래
30 기충

31 비관

32 복토
33 음시
34 양구
35 독비

36 족삼리
37 상거허
38 조구
39 하거허

40 풍륭
41 해계
42 충양
43 함곡
44 내정
45 여태

5. 족양명위경(足陽明胃經)-ST(Stomach meridian)

위자(胃者)는 창름지관(倉廩之官)이요 수곡지해(水穀之海)이며 육부지대원(六腑之大原)이라 하였다. 섭취한 음식물이 위에 모이고 여기서 오장의 기(氣)가 되는 곡기(穀氣)가 양성되어 폐부(肺腑)로 전달되기 때문이다. 또한, 곡기 중에서 생성된 기(氣)가 인체 내·외부에 산포(散布)되어 운행되고 있으니 기(氣)의 생성 근원이 바로 위(胃)인 것이다.

위(胃)는 비(脾)와 더불어 중앙 토(土)에 속하며 오행상 토(土)는 오행을 아우르게 하는 작용을 하여 인체의 모든 장부를 편안하고 균형 있게 유지해 주는 역할을 한다.

양(陽)에 속하고 오행속성(五行屬性)상 토경(土經)인 위경(胃經)에는 인체의 좌우로 각각 45개씩의 경혈이 분포되어 있으며 눈 밑의 승읍(承泣)에서 시작하여 둘째 발가락 끝 여태(厲兌)에서 끝난다.

본경(本經)은 위(胃)에 속(屬)하고 비(脾)에 낙(絡)하며 발주시간(發注時間)은 오전 7시부터 9시 즉 진시(辰時)이다.

주요혈(主要穴)		오수혈(五腧穴)	
원혈(原穴)	충양(衝陽)	정금혈(井金穴)	여태(厲兌)
낙혈(絡穴)	풍륭(豊隆)	형수혈(滎水穴)	내정(內庭)
극혈(郄穴)	양구(梁丘)	수목혈(輸木穴)	함곡(陷谷)
모혈(募穴)	중완(中脘)	경화혈(經火穴)	해계(解谿)
배유혈(背俞穴)	위유(胃俞)	합토혈(合土穴)	족삼리(足三里)

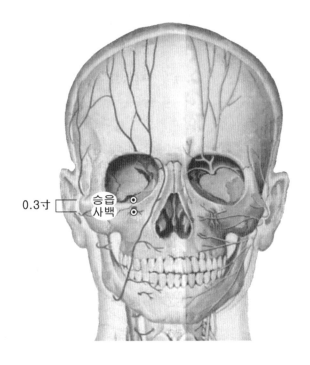

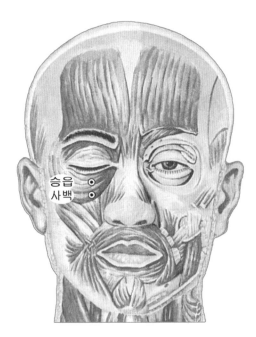

ST-1. 승읍(承泣)

풍사(風邪)를 흩뜨리고 열(熱)을 식히며 눈을 맑게 하고, 바람을 쏘이면 눈물이 흐르는 질환에 아주 좋은 효능이 있다.

혈위 동공(瞳孔) 직하(直下)의 안륜근(眼輪筋) 중에 있다.

취혈 동공(瞳孔) 중심(中心) 직하(直下) 하안와상연(下眼窩上緣)에 취한다.

근육 안륜근(眼輪筋) 협골근(頰骨筋) 안와하근(眼窩下筋)

혈관 안각동정맥(眼角動靜脈) 하안검정맥(下眼瞼靜脈)

신경 삼차신경(三叉神經)의 분지 안와하신경(眼窩下神經)

침 0.1~0.2촌

뜸 금구(禁灸)

별명 면료(面髎) 혜혈(蹊穴) 계혈(溪穴) 양읍(羑泣)

혈성 산풍청열(散風淸熱) 소사명목(疏邪明目)

주치 각막염(角膜炎) 맥립종(麥粒腫) 근시(近視) 누액결핍증(涙液缺乏症) 누액과다증(涙液過多症) 야맹증(夜盲症)

承은 받는다. 泣은 운다는 뜻이다. 울면 눈물이 여기에서 떨어지므로 이 혈이 눈물을 받는 위치에 있고, 바람을 쏘이면 눈물이 흐르는 질환에 아주 좋은 효과가 있기 때문에 承泣이라 하였다.

ST-2. 사백(四白)

어지럼증, 눈의 충혈, 눈에 예막(瞖膜)이 생겨 가려운 증상을 치료하고, 시력을 회복시켜 주는 효능이 있다.

혈위 동공(瞳孔) 직하(直下) 안륜근(眼輪筋)의 안와부(眼窩部)에 있다.

취혈 동공(瞳孔) 중심(中心) 직하(直下) 1촌의 안와하공(眼窩下孔)에 취한다.

근육 안륜근(眼輪筋) 협골근(頰骨筋) 안와하근(眼窩下筋)

혈관 안각동정맥(眼角動靜脈) 하안검정맥(下眼瞼靜脈)

신경 삼차신경(三叉神經)의 분지 안와하신경(眼窩下神經)

침 0.2~0.3촌　　**뜸** 금구(禁灸)

혈성 산풍명목(散風明目) 서근활락(舒筋活絡)

주치 안신경통(眼神經痛) 각막염(角膜炎) 삼차신경통(三叉神經痛) 두통(頭痛) 축농증(蓄膿症) 현훈(眩暈) 안면신경마비(顔面神經麻痺) 백막예(白膜瞖)

四는 사방팔방(四方八方)이라 쓰이듯이 넓다는 뜻이고, 白은 빛이라는 뜻이므로 四白이라 하였다.

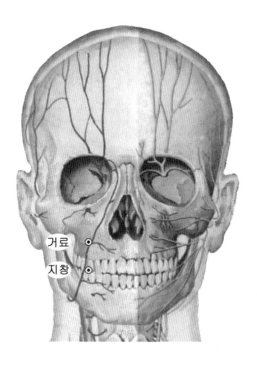

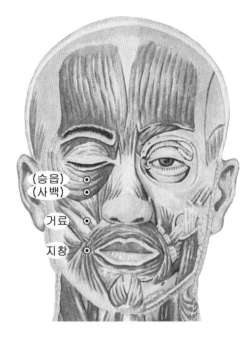

ST-3. 거료(巨髎)

대장경(大腸經), 위경(胃經), 양교맥(陽蹻脈)이 만나는 혈로서 눈을 밝게 하고 풍사(風邪)를 흩뜨리며 경락(經絡)을 소통(疏通)하여 통증을 진정(鎮靜)시키는 효능이 있다.

巨는 크다, 髎는 뼈의 틈 혹은 함요(陷凹)된 곳을 가리킨다. 이 혈은 협골돌기(頰骨突起) 아래 함요된 곳에 있고, 그 간극(間隙)이 크기 때문에 巨髎라 하였다.

혈위 비익하단(鼻翼下端)의 상순거근(上脣擧筋) 중에 있다.

취혈 동공(瞳孔) 중심(中心) 직하(直下)로 동공(瞳孔) 수직선과 비익하단(鼻翼下端) 수평선이 교차(交叉)하는 곳에 취한다.

근육 협골근(頰骨筋) 비근(鼻筋) 상순거근(上脣擧筋)

혈관 안와동정맥(眼窩動靜脈) 상순정맥(上脣靜脈)

신경 안와하신경(眼窩下神經)

침 0.2~0.3촌   **뜸** 금구(禁灸)

혈성 식풍명목(熄風明目) 서근활락(舒筋活絡)

주치 축농증(蓄膿症) 치통(齒痛) 삼차신경통(三叉神經痛) 구안와사(口眼喎斜) 각막염(角膜炎) 모든 눈병

ST-4. 지창(地倉)

대장경(大腸經), 위경(胃經), 양교맥(陽蹻脈)이 만나는 혈로서 풍사(風邪)를 흩뜨리고 낙맥(絡脈)을 소통시키며 정기(正氣)를 북돋우고 통증을 멎게 하는 효능이 있다.

곡물(穀物)의 저장고를 倉이라 한다. 사람은 땅에서 오미(五味)를 얻고, 입으로 이것을 먹어 위(胃) 속으로 들어가는데, 그 모습이 창고와 닮았다고 해서 地倉이라 하였다.

혈위 구각부(口角部)의 구륜근(口輪筋) 중에 있다.

취혈 입을 다문 자세에서 구각(口角) 외방 0.4촌으로 동공(瞳孔) 수직선(垂直線)과 교차(交叉)하는 곳에 취한다.

※승읍(承泣) 사백(四白) 거료(巨髎) 지창(地倉)은 종열선(縱列線)에 있다.

근육 구륜근(口輪筋) 협근(頰筋)

혈관 상순동정맥(上脣動靜脈) 하순동정맥(下脣動靜脈) 협동맥(頰動脈)

신경 협신경(頰神經)

침 0.2~0.3촌   **뜸** 금구(禁灸)

별명 위유(胃維) 회유(會維) 귀상(鬼床)

혈성 거풍지통(祛風止痛) 서근활락(舒筋活絡)

주치 구내염(口內炎) 삼차신경통(三叉神經痛) 구안와사(口眼喎斜)

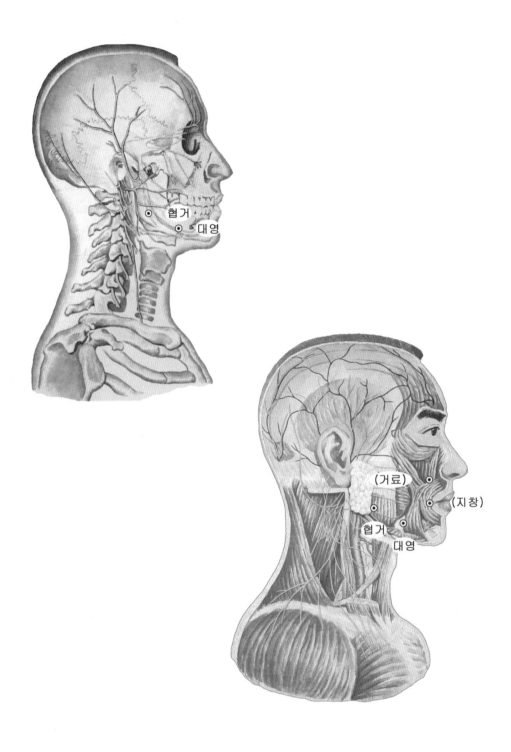

ST-5. 대영(大迎)

머리를 맑게 하고 풍사(風邪)를 흩뜨리며 턱 관절을 부드럽게 하는 효능이
있다.

혈위 하악각(下顎角)의 교근부착부(咬筋附着部) 전연(前緣)에 있다.

취혈 하악각 앞 1.3촌의 교근(咬筋) 부착부 전방 함중(陷中)에 취한다.

근육 교근(咬筋)

혈관 교근(咬筋)과 이하선정맥(耳下腺靜脈) 외악동맥(外顎動脈) 이하정
맥(頤下靜脈) 안면혈관(顔面血管)

신경 이신경(頤神經) 안면신경하악선지(顔面神經下顎線枝)

침 0.2~0.3촌 **뜸** 금구(禁灸)

별명 수공(髓孔)

혈성 식풍지통(熄風止痛) 소종활락(消腫活絡)

주치 삼차신경통(三叉神經痛) 구안와사(口眼喎斜) 치통(齒痛) 이하선염(耳下腺炎-볼거리)

迎은 맞이한다는 뜻으로, 하나는 대
영골(大迎骨), 즉 하악골(下顎骨)을
의미하며, 승읍(承泣)과 두유(頭維)
에서 뻗은 2개의 경맥이 이 혈에서
영합(迎合)하고, 더 아래로 인영(人
迎)혈에 이르는 것을 가리킨다. 또
양명경(陽明經)은 기혈(氣穴)이 많
고, 맥기(脈氣)가 왕성한 경맥이므
로 大迎이라 하였다.

ST-6. 협거(頰車)

풍사(風邪)를 흩뜨려 턱 관절을 부드럽게 하고 통증을 그치게 하는 효능이
있다.

혈위 하악각(下顎角) 전상방(前上方)의 교근(咬筋) 중에 있다.

취혈 하악각에서 이등분선(二等分線) 전상방(前上方)의 함요처(陷凹處)
로 이를 악물면 불룩해지고 놓으면 오목해지는 곳에 취한다.

근육 교근(咬筋)

혈관 교근정맥(咬筋靜脈) 외악동맥(外顎動脈)

신경 협신경(頰神經)

침 0.2~0.3촌 **뜸** 금구(禁灸)

별명 협차(頰車) 곡아(曲牙) 기관(機關) 귀상(鬼床) 아차(牙車)

혈성 산풍청열(散風淸熱) 개관통락(開關通絡)

주치 치통(齒痛) 안면신경마비(顔面神經痲痺) 편도선염(扁桃腺炎) 삼차신경통(三叉神經痛)
이하선염(耳下腺炎) 구안와사(口眼喎斜)

頰은 안면부(顔面部) 양쪽의 하치상
골(下齒床骨)을 가리키고, 옛 사람
들은 이것을 협거골(頰車骨)이라 했
다. 이 뼈에 모든 치아가 실려 있어
음식물을 씹을 수 있다. 이 혈이 여기
에 있으므로 頰車라 하였다.

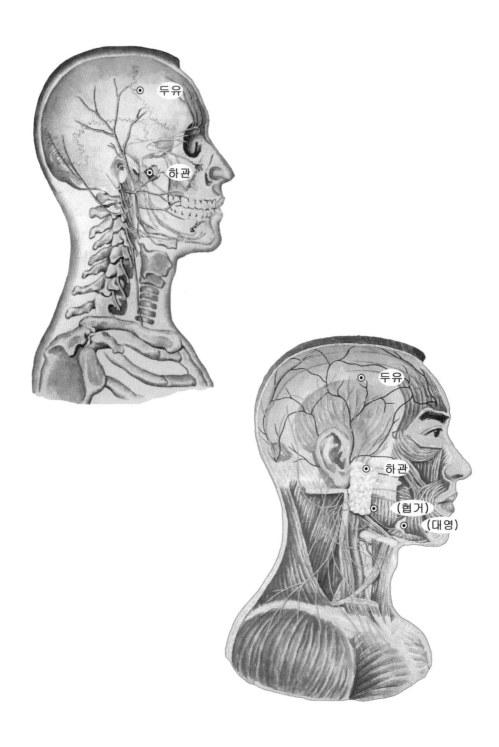

ST-7. 하관(下關)

풍사(風邪)를 흩뜨리고 낙맥(絡脈)을 소통시키며 막힌 구멍을 열어 정신을 맑게 하는 효능이 있다.

혈위 악관절(顎關節) 전방의 대협골근(大頰骨筋) 중에 있다.

취혈 상관(上關) 직하로 협골궁(頰骨弓) 중점(中點)의 하연(下緣)에 취한다.

근육 대협골근(大頰骨筋)

혈관 이개전정맥(耳介前靜脈) 중측두동맥(中側頭動脈) 천측두동맥(淺側頭動脈)

신경 이개측두신경(耳介側頭神經) 교근신경(咬筋神經) 안면신경(顔面神經)

침 0.5~1촌

뜸 금구(禁灸) 혹은 사상구(絲狀灸)

혈성 개폐지통(開閉止痛) 총이통락(聰耳通絡)

주치 치통(齒痛) 구안와사(口眼喎斜) 삼차신경통(三叉神經痛) 이롱(耳聾) 아관긴폐(牙關緊閉)
하악탈구(下顎脫臼) 코골이 계치증(齘齒症)

> 下는 아래쪽, 關은 기관(機關) 또는 지도리(樞機)를 뜻한다. 이 혈은 상악골(上顎骨)과 하악골(下顎骨)의 연결점 하방에 있으며 하악골을 움직일 때 기관 또는 지도리가 되므로 下關이라 하였다.

ST-8. 두유(頭維)

머리를 맑게 하고 눈을 밝게 하는 효능이 있다.

혈위 액발각(額髮角) 직상(直上) 전두골(前頭骨)의 측두근(側頭筋) 중에 있다.

취혈 액발각 직상(直上) 0.5촌의 함요처(陷凹處)로 신정(神庭) 외방(外方) 4.5촌에 취한다.

근육 측두근(側頭筋) 측두근막(側頭筋膜)

혈관 천측두동정맥(淺側頭動靜脈)

신경 협골측두신경(頰骨側頭神經)

침 0.1~0.3촌 혹은 횡자(橫刺) 1.5촌

뜸 3~5장

별명 상대(顙大)

혈성 식풍진경(熄風鎭痙) 지통명목(止痛明目)

주치 편두통(偏頭痛) 전액신경통(前額神經痛) 목통(目痛) 안면신경마비(顔面神經麻痺) 현훈(眩暈)

> 維는 각(角)을 가리키고, 이 혈이 액각(額角) 위, 발제(髮際)를 들어가 0.5촌 되는 곳에 있으며, 짐승들이 방어할 때 쓰는 뿔에 해당하므로 頭維라 하였다.

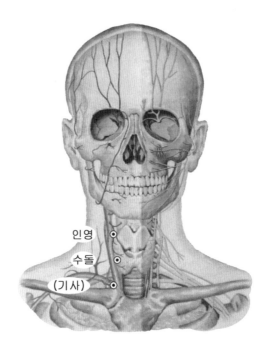

인영
수돌
(기사)

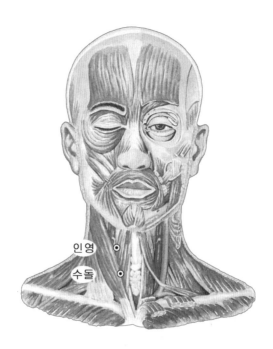

인영
수돌

ST-9. 인영(人迎)

가슴에 울체(鬱滯)된 기(氣)를 소통하여 천식(喘息)을 멎게 하고, 맺힌 것을 풀며 열(熱)을 식히는 효능이 있다.

혈위 후두융기(喉頭隆起) 외방(外方)으로 흉쇄유돌근(胸鎖乳突筋)과 흉골설골근(胸骨舌骨筋) 중에 있다.

취혈 후두융기 외방 1.5촌, 흉쇄유돌근 전연(前緣)의 맥이 뛰는 곳에 취한다.
※인영(人迎)·부돌(扶突)·천창(天窓)은 후두융기 수평선상에 있다.

근육 흉쇄유돌근(胸鎖乳突筋) 흉골설골근(胸骨舌骨筋)

혈관 경동맥(頸動脈) 내외경동맥(內外頸動脈) 내경정맥(內頸靜脈) 상갑상선동정맥(上甲狀腺動靜脈) 외측천경정맥(外側淺頸靜脈) 하악후정맥(下顎後靜脈)

신경 경피신경(頸皮神經) 설인신경(舌咽神經)

침 0.2~0.4촌 **뜸** 금구(禁灸)

별명 오회(五會) 천오회(天五會)

혈성 관흉정천(寬胸定喘) 산결청열(散結淸熱)

주치 급만성후두염(急慢性喉頭炎) 편도선염(扁桃腺炎) 인후종통(咽喉腫痛) 바세도우씨병 갑상선(甲狀腺)기능이상 이하선염(耳下腺炎) 고혈압(高血壓)

迎은 움직인다는 뜻으로 이 혈이 후두융기(喉頭隆起)의 바깥쪽 경동맥(頸動脈)의 박동(搏動)이 느껴지는 곳에 있음을 나타낸다. 人은 인후(人侯)로, 『소문(素問), 삼부구후론(三部九侯論)』에서 인간의 몸을 상중하로 나누고, 天, 地, 人과 조합시켜 삼부구후로 나타내면, 이 혈이 인후(人侯)에 해당하므로 여기를 人迎이라 하였다.

ST-10. 수돌(水突)

폐열(肺熱)을 식히고 목구멍을 부드럽게 하며, 가래를 식이는 효능이 있다.

혈위 갑상연골(甲狀軟骨) 외측의 흉쇄유돌근 전연(前緣)에 있다.

취혈 후두융기(喉頭隆起) 외방 흉쇄유돌근(胸鎖乳突筋) 전연(前緣)으로 인영(人迎)과 기사(氣舍)의 중간에 취한다.

근육 흉쇄유돌근(胸鎖乳突筋) 흉골설골근(胸骨舌骨筋)

혈관 상갑상선동정맥(上甲狀腺動靜脈) 내외경동맥(內外頸動脈) 외측천경정맥(外側淺頸靜脈) 총경동맥(總頸動脈)

신경 경피신경(頸皮神經) 쇄골상신경(鎖骨上神經)

침 0.2~0.4촌 **뜸** 3장

별명 수문(水門) 수천(水天) 천문(天門)

혈성 평천이인(平喘利咽) 이인소종(利咽消腫)

주치 천식(喘息) 기관지염(氣管支炎) 인후염(咽喉炎) 편도선염(扁桃腺炎) 갑상선장애(甲狀腺障碍) 백일해(百日咳)

水는 장액(漿液)을 뜻하는데, 여기서는 음식의 장액을 가리킨다. 突은 돌출(突出)을 뜻한다. 이 혈은 후두융기(喉頭隆起)의 바깥쪽 아래에 있고, 음식의 장액을 마시는 동작에서 이 부분이 오르락내리락하고 돌출하므로 水突이라 하였다.

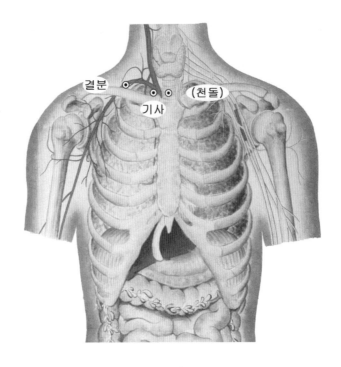

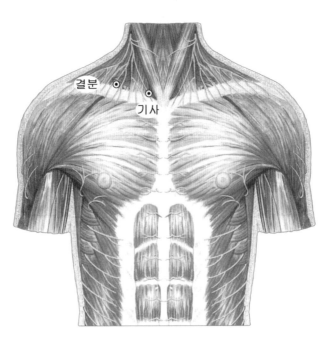

ST-11. 기사(氣舍)

목구멍을 소통시키고 부은 것을 가라앉히며 천식(喘息)을 진정시키고 상역(上逆)하는 기운을 끌어내리는 효능이 있다.

혈위 쇄골상연(鎖骨上緣)의 흉쇄유돌근(胸鎖乳突筋) 중에 있다.

취혈 인영(人迎) 수직선(垂直線)과 천돌(天突) 수평선이 교차하는 곳으로 쇄골(鎖骨) 내단(內端) 상연(上緣)의 함중(陷中)에 취한다.

※천돌(天突) · 기사(氣舍) · 결분(缺盆)은 횡렬선(橫列線)에 있다.

근육 흉쇄유돌근(胸鎖乳突筋) 흉골설골근(胸骨舌骨筋)

혈관 외측천경정맥(外側淺頸靜脈)

신경 쇄골상신경(鎖骨上神經) 경피신경(頸皮神經)

침 0.1~0.3촌

뜸 3~5장

혈성 이인소종(利咽消腫) 정천강역(定喘降逆)

주치 해수(咳嗽) 사성(嗄聲) 인후염(咽候炎) 편도선염(扁桃腺炎) 기관지염(氣管支炎) 나력(瘰癧)

氣는 공기(空氣)를 가리키고, 여기에서는 또 종기(宗氣)도 가리키고 있다. 숨은 머무는 장소이므로 공기가 여기에 머문다는 뜻이다. 또 주로 해역상기(咳逆上氣)나 호흡곤란(呼吸困難)을 치료하므로 氣舍라 하였다.

ST-12. 결분(缺盆)

가래를 삭이는 효능이 있다

혈위 쇄골상와(鎖骨上窩) 중점의 흉쇄유돌근(胸鎖乳突筋) 중에 있다.

취혈 전정중선 외방(外方) 4촌으로 천돌(天突)과 견봉외단(肩峰外端)을 이은 선의 중간, 쇄골(鎖骨) 상연(上緣) 함중(陷中)에 취한다.

※천돌(天突) · 기사(氣舍) · 결분(缺盆)은 횡렬선(橫列線)에 있다.

근육 흉쇄유돌근(胸鎖乳突筋) 광경근(廣頸筋)

혈관 쇄골하동정맥(鎖骨下動靜脈) 외측천경정맥(外側淺頸靜脈) 내경정맥(內頸靜脈)

신경 쇄골상신경(鎖骨上神經)

침 0.1~0.3촌

뜸 3~5장

별명 천개(天蓋) 척개(尺蓋)

혈성 지해정천(止咳定喘) 선폐강역(宣肺降逆)

주치 해수(咳嗽) 호흡곤란(呼吸困難) 편도선염(扁桃腺炎) 불면증(不眠症) 인후종통(咽候腫痛) 천식(喘息)

缺은 빠졌다, 盆은 깊게 함요(陷凹)한 곳을 가리킨다. 이 혈이있는 쇄골(鎖骨) 윗쪽은 깊게 패여 있으므로 옛사람이 이 쇄골상와를 缺盆이라 하였다.

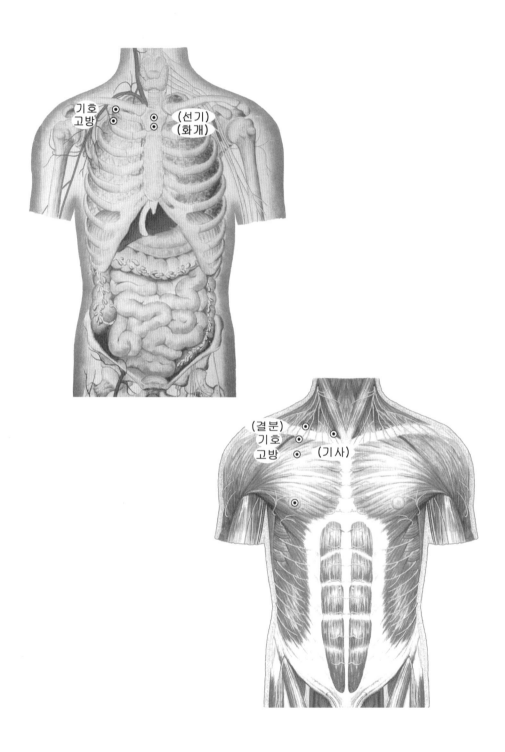

ST-13. 기호(氣戶)

폐열(肺熱)을 식히고 가슴이 막힌 것을 소통(疏通)시키는 효능이 있다.

혈위 전흉부(前胸部) 쇄골(鎖骨) 하연(下緣)으로 대흉근(大胸筋) 중에 있다.

취혈 선기(璇璣)와 견봉외단(肩峰外端)을 이은 선의 중간으로 결분(缺盆) 직하(直下) 쇄골하연(鎖骨下緣)에 취한다.

　※선기(璇璣) · 유부(俞府) · 기호(氣戶) · 운문(雲門)은 횡렬선(橫列線)에 있다.

근육 대흉근(大胸筋) 내외늑간근(內外肋間筋)

혈관 내경정맥(內頸靜脈) 쇄골하정맥(鎖骨下靜脈) 흉견봉동맥(胸肩峰動脈)

신경 쇄골하신경(鎖骨下神經) 전흉신경(前胸神經)

침 0.2~0.4촌

뜸 3~5장

혈성 선폐이기(宣肺理氣) 관흉지통(寬胸止痛)

주치 호흡곤란(呼吸困難) 해수(咳嗽) 늑막염(肋膜炎) 백일해(百日咳) 만성기관지염(慢性氣管支炎) 횡격막경련(橫膈膜痙攣) 흉통(胸痛) 견갑통(肩胛痛)

ST-14. 고방(庫房)

가래를 삭이는 효능이 있다.

혈위 전흉부(前胸部) 유두(乳頭) 상방(上方)의 대흉근(大胸筋) 중에 있다.

취혈 전정중선(前正中線)과 제1 늑간(肋間)의 교차점(交叉點)인 화개(華蓋) 외방(外方) 4촌에 취한다.

　※화개(華蓋) · 욱중(彧中) · 고방(庫房) · 중부(中府)는 횡렬선(橫列線)에 있다.

근육 대흉근(大胸筋) 내외늑간근(內外肋間筋)

혈관 흉견봉동맥(胸肩峰動脈)

신경 늑간신경(肋間神經) 전흉신경(前胸神經)

침 0.2~0.4촌

뜸 5~7장

혈성 지해정천(止咳定喘) 관흉배농(寬胸排膿)

주치 폐충혈(肺充血) 기관지염(氣管支炎) 늑막염(肋膜炎) 호흡곤란(呼吸困難) 흉통(胸痛) 위통(胃痛) 해수(咳嗽)

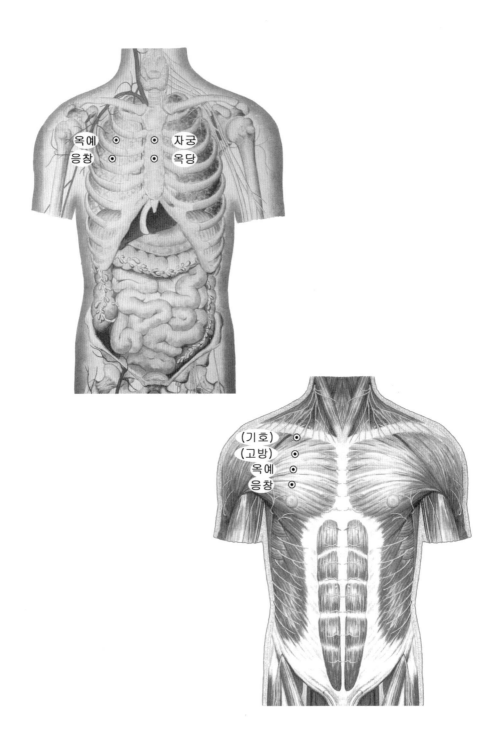

ST-15. 옥예(屋翳)

정신을 안정시키고 낙맥(絡脈)을 소통시키는 효능이 있다.

혈위 전흉부(前胸部) 유두(乳頭) 상방(上方)의 대흉근(大胸筋) 중에 있다.

취혈 전정중선(前正中線)과 제2 늑간(肋間)의 교차점(交叉點)인 자궁(紫宮) 외방(外方) 4촌에 취한다.

※자궁(紫宮)·신장(腎臟)·옥예(屋翳)·주영(周榮)은 횡렬선(橫列線)에 있다.

근육 대흉근(大胸筋) 내외늑간근(內外肋間筋)

혈관 내유동맥(內乳動脈)

신경 늑간신경(肋間神經)

침 0.2~0.4촌

뜸 3~5장

혈성 지해화담(止咳化痰) 통조수도(通調水道)

주치 해수(咳嗽) 늑간신경통(肋間神經痛) 늑막염(肋膜炎) 각혈(咯血) 유방종창(乳房腫脹)

이 혈의 안쪽은 폐의 중단(中段)이고, 폐기(肺氣)는 여기에서 가장 깊은 곳에 도달한다. 翳는 새의 깃털로 만든 큰 부채(扇子)를 뜻하는데 가슴의 양쪽에 있는 이 혈위(穴位)가 그와 닮았으므로 屋翳라고 하였다.

ST-16. 응창(膺窓)

정신을 안정시키며 낙맥(絡脈)을 소통시키는 효능이 있다.

혈위 전흉부(前胸部) 유두(乳頭) 상방(上方)의 대흉근(大胸筋) 중에 있다.

취혈 전정중선(前正中線)과 제3 늑간(肋間)의 교차점(交叉點)인 옥당(玉堂) 외방(外方) 4촌에 취한다

※옥당(玉堂)·영허(靈墟)·응창(膺窓)·흉향(胸鄕)은 횡렬선(橫列線)에 있다.

근육 대흉근(大胸筋)

혈관 내유동맥(內乳動脈)

신경 늑간신경(肋間神經)

침 0.2~0.4촌

뜸 3~5장

혈성 지해영수(止咳寧嗽) 소종청열(消腫淸熱)

주치 폐충혈(肺充血) 늑막염(肋膜炎) 늑간신경통(肋間神經痛) 장뇌명(腸雷鳴) 유종(乳腫) 유선염(乳腺炎) 흉협창통(胸脇脹痛)

膺은 흉부, 窓은 기(氣)와 빛이 통하는 곳을 뜻한다. 이 혈은 가슴의 폐색(閉塞)을 통하게 해 산결이기(散結理氣)할 수 있는데, 그 역할이 실내의 창과 같으므로 膺窓이라 하였다.

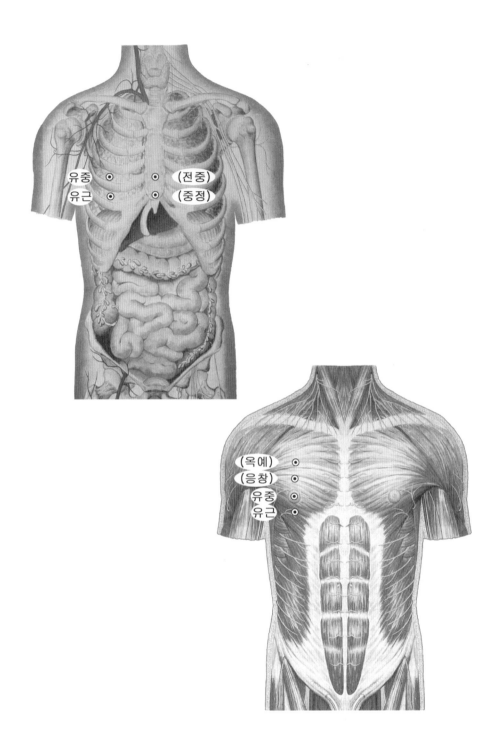

ST-17. 유중(乳中)

일반적으로 취혈의 기준으로만 삼을 뿐 침을 놓거나 뜸을 뜨는 것을 금(禁)한다.

혈위 전흉부(前胸部) 유두(乳頭)의 중앙(中央)에 있다.

취혈 제4 늑간(肋間)으로 전중(膻中) 외방(外方) 4촌의 유두(乳頭) 중앙에 취한다.

※전중(膻中)·신봉(神封)·유중(乳中)·천지(天池)·천계(天谿)는 횡렬선(橫列線)에 있다.

근육 대흉근(大胸筋) 소흉근(小胸筋)

혈관 내유동맥(內乳動脈) 늑간동정맥(肋間動靜脈)

신경 늑간신경(肋間神經)

침 금침(禁鍼)

뜸 금구(禁灸)

주치 유방염(乳房炎) 유옹(乳癰)

乳는 유방(乳房)을 뜻한다. 이 혈은 유두(乳頭) 중앙에 있으므로 乳中이라 하였다.

ST-18. 유근(乳根)

기침을 그치게 하고 천식(喘息)을 진정시키며 가슴의 울체(鬱滯)된 기운(氣運)을 소통시키고 젖이 잘 나오게 하는 효능이 있다.

혈위 전흉부(前胸部) 유두(乳頭) 하방(下方)의 대흉근(大胸筋) 중에 있다.

취혈 흉골체(胸骨體)와 검상돌기(劍狀突起)의 접합부(接合部)인 중정(中庭) 외방(外方) 4촌에 취한다.

※중정(中庭)·보랑(步廊)·유근(乳根)·식두(食竇)는 횡렬선(橫列線)에 있다.

근육 대흉근(大胸筋) 내외늑간근(內外肋間筋)

혈관 내유동맥(內乳動脈) 늑간동정맥(肋間動靜脈)

신경 늑간신경(肋間神經)

침 0.2~0.3촌

뜸 3~5장

별명 벽식(薜息) 기안(氣眼)

혈성 관흉통유(寬胸通乳) 활혈소종(活血消腫)

주치 유선염(乳腺炎) 유즙분비장애(乳汁分泌障碍) 유암(乳癌)-유근(乳根) 거리로 상하좌우에 뜸

根은 바닥을 가리킨다. 이 혈이 유방(乳房)의 아래 가장자리에 위치하므로 乳根이라 하였다.

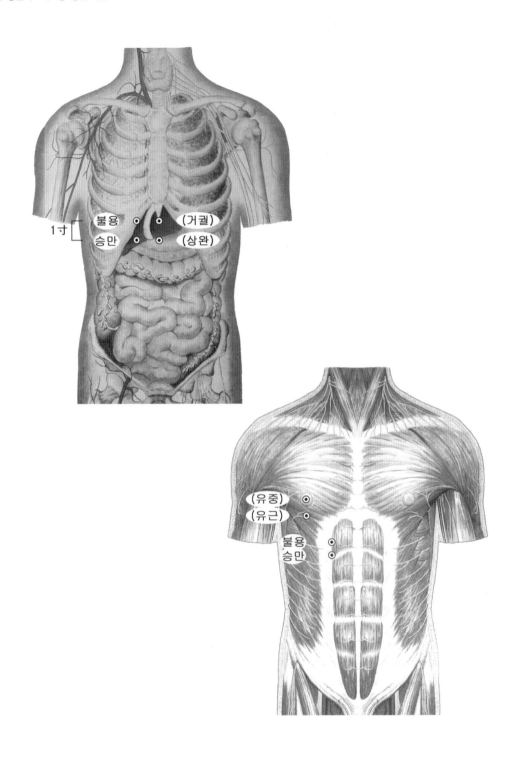

ST-19. 불용(不容)

중초(中焦)를 조절하여 위(胃)를 조화롭게 하는 효능이 있다.

혈위 상복부(上腹部)의 제8 늑연골부착부(肋軟骨附着部) 하단(下端)의
복직근(腹直筋) 중에 있다.

취혈 제상(臍上) 6촌의 거궐(巨闕) 외방(外方) 2촌에 취한다.

※거궐(巨闕) · 유문(幽門) · 불용(不容) · 기문(期門)은 횡렬선(橫列線)에
있다.

근육 복직근(腹直筋)

혈관 상복동정맥(上腹動靜脈)

신경 흉곽신경(胸廓神經)의 전피지(前皮枝)

침 0.3~0.5촌

뜸 5~7장

혈성 지구강역(止嘔降逆) 화위평천(和胃平喘)

주치 위염(胃炎) 위확장(胃擴張) 구토(嘔吐) 식욕부진(食慾不振) 늑간신경통(肋間神經痛)
횡격막경련(橫膈膜痙攣) 복부팽만(腹部膨滿)

容은 수납(受納)한다는 뜻으로 위
(胃)의 수곡(水穀) 수납 능력에는 한
계가 있는데 보통 이 혈의 높이까지
음식물이 이르면 그 이상 수용 불가
능하기 때문에 不容이라 하였다.

ST-20. 승만(承滿)

위기(胃氣)를 조절하는 효능이 있다.

혈위 상복부(上腹部)의 제8 늑연골부착부(肋軟骨附着部) 하단(下端)의
복직근(腹直筋) 중에 있다.

취혈 제상(臍上) 5촌의 상완(上脘) 외방(外方) 2촌에 취한다.

※상완(上脘) · 복통곡(腹通谷) · 승만(承滿)은 횡렬선(橫列線)에 있다.

근육 복직근(腹直筋)

혈관 상복동정맥(上腹動靜脈)

신경 흉곽신경(胸廓神經)의 전피지(前皮枝)

침 0.5~0.8촌

뜸 5~7장

혈성 이기화위(理氣和胃) 강역지구(降逆止嘔)

주치 급만성위염(急慢性胃炎) 식욕부진(食慾不振) 황달(黃疸) 복직근강직(腹直筋强直) 복막염(腹膜炎)
해수(咳嗽) 장명(腸鳴) 복부팽만(腹部膨滿)

承은 받는 것을 가리키며, 滿은 가득
한 것을 가리킨다. 위(胃)가 수곡(水
穀)을 수납해 이 높이까지 오면 받아
들일 수 있는 양(量)이 가득 찬다는
뜻으로 承滿이라 하였다.

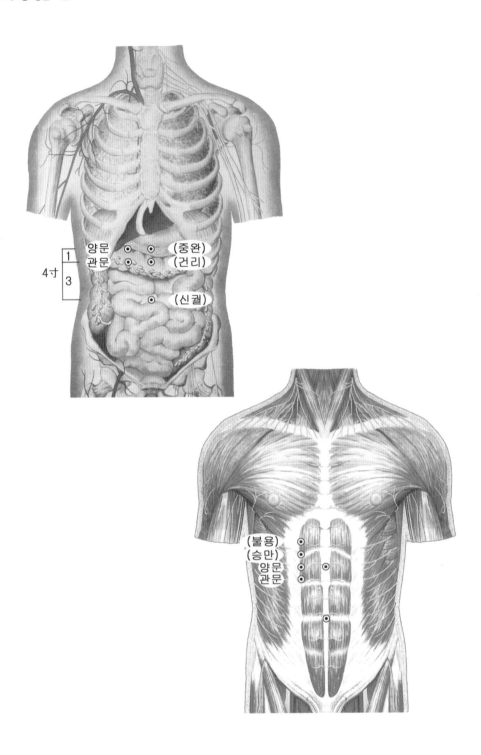

ST-21. 양문(梁門)

위기(胃氣)가 출입하는 곳이며, 위기(胃氣)를 조절하는 효능이 있다.

혈위 상복부(上腹部)의 복직근(腹直筋) 중에 있다.

취혈 제상(臍上) 4촌의 중완(中脘) 외방(外方) 2촌에 취한다.

 ※중완(中脘)·음도(陰都)·양문(梁門)은 횡렬선(橫列線)에 있다.

근육 복직근(腹直筋)

혈관 상복동정맥(上腹動靜脈)

신경 흉부신경전피지(胸部神經前皮枝)

침 0.5~0.8촌

뜸 5~7장

혈성 건비익위(健脾益胃) 소적화체(消積化滯)

주치 위제질환(胃諸疾患) 간담질환(肝膽疾患)

> 梁은 복량(伏梁)을 가리킨다. 복량은 옛 병명인 오적(五積)의 하나로 심의 적(積)에 속하며 이 혈은 주로 복량의 병증을 치료하고 병증이 사라져가는 문호와 같으므로 梁門이라 하였다.

ST-22. 관문(關門)

위기(胃氣)를 조절하는 효능이 있다.

혈위 상복부(上腹部)의 복직근(腹直筋) 중에 있다.

취혈 제상(臍上) 3촌의 건리(建里) 외방(外方) 2촌에 취한다.

 ※건리(建里)·석관(石關)·관문(關門)·복애(腹哀)는 횡렬선(橫列線)에 있다.

근육 복직근(腹直筋)

혈관 상복동정맥(上腹動靜脈)

신경 흉곽신경(胸廓神經)의 전피지(前皮枝)

침 0.5~0.8촌

뜸 3~7장

혈성 건비화위(健脾和胃) 이수소종(利水消腫)

주치 급만성위염(急慢性胃炎) 식욕부진(食慾不振) 소화불량(消化不良) 장질환(腸疾患) 변비(便秘) 복통(腹痛) 장명(腸鳴) 설사(泄瀉)

> 關門은 문을 닫고 받아들이지 않는다는 뜻이다. 이 혈은 위(胃)와 장(腸)의 경계에 있고, 식욕부진 등으로 결국 문이 닫혀 음식물을 받을 수 없게 된 질환을 주로 치료하므로 關門이라 하였다.

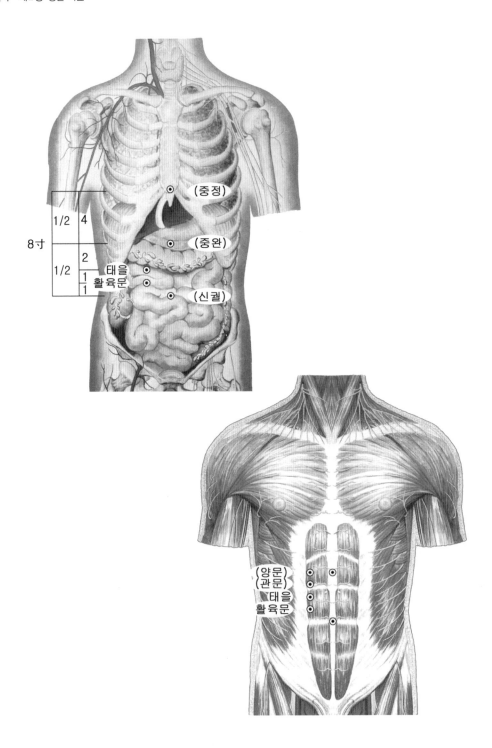

ST-23. 태을(太乙)

장(腸)과 위(胃)를 조절하는 효능이 있다.

혈위 상복부(上腹部)의 복직근(腹直筋) 중에 있다.

취혈 제상(臍上) 2촌의 하완(下脘) 외방(外方) 2촌에 취한다.

※하완(下脘) · 상곡(商曲) · 태을(太乙)은 횡렬선(橫列線)에 있다.

근육 복직근(腹直筋)

혈관 상복동정맥(上腹動靜脈)

신경 흉곽신경전피지(胸廓神經前皮枝)

침 0.5~0.8촌

뜸 5~7장

별명 대일(大一)

혈성 청심영신(淸心寧神) 조기화중(調氣和中)

주치 급만성위염(急慢性胃炎) 소화불량(消化不良) 식욕부진(食慾不振) 위경련(胃痙攣) 장산통(腸疝痛) 각기(脚氣) 심하번만(心下煩滿) 전광(癲狂)

太는 크다, 중요하다는 뜻이다. 乙은 옛날에는 일(一)로 통했다. 결국 태일(太一)이란 극히 중요하다는 뜻이다. 옛날은 우주에 있는 만물의 법칙에 의해 인간의 삶을 설명했다. 사람의 삶은 후천(後天)의 근본인 비위(脾胃)에 의해 선천(先天)의 기가 영양된다고 생각했다. 이 혈은 건비위(健脾胃)의 작용이 있으므로 太乙이라 하였다.

ST-24. 활육문(滑肉門)

가래를 삭이고 정신을 안정(安靜)시키며 위(胃)를 조화롭게 하여 구토(嘔吐)를 멎게 하는 효능이 있다.

혈위 상복부(上腹部)의 복직근(腹直筋) 중에 있다.

취혈 제상(臍上) 1촌의 수분(水分) 외방(外方) 2촌에 취한다.

※수분(水分)과 활육문(滑肉門)은 횡렬선(橫列線)에 있다.

근육 복직근(腹直筋) 복사근(腹斜筋)

혈관 상복동정맥(上腹動靜脈)

신경 흉곽신경전피지(胸廓神經前皮枝)

침 0.5~0.8촌

뜸 5~7장

별명 활유문(滑幽門) 활육(滑肉)

혈성 화담안신(化痰安神) 화위지토(和胃止吐)

주치 정신병(精神病) 위통(胃痛) 구토(嘔吐) 위출혈(胃出血) 장산통(腸疝痛) 특히 영양실조에 특효혈

滑은 매끄러운 것이며, 肉은 기육(肌肉)을 가리킨다. 이 혈은 혀를 활발하게 움직일 수 있도록 하여 토설(吐舌), 설강(舌强) 따위의 질병을 치료하므로 滑肉門이라 하였다.

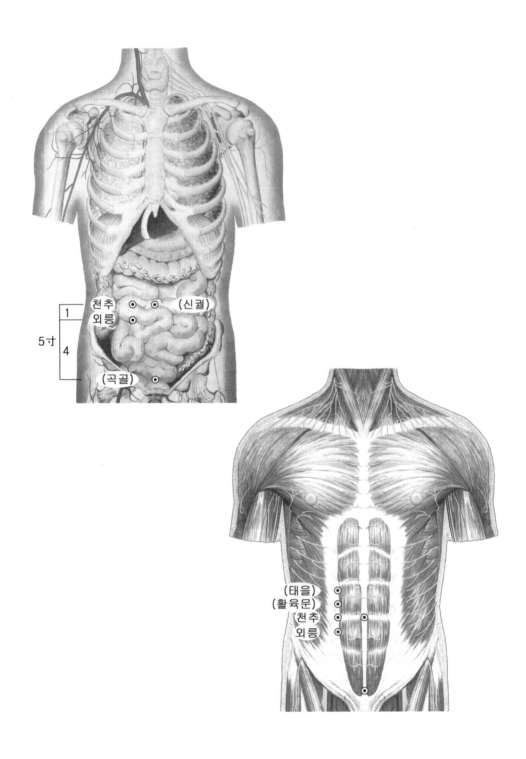

ST-25. 천추(天樞) 대장경(大腸經)의 모혈(募穴)

소화기계(消化器系) 질환을 치료할 때 상용하는 중요한 혈 가운데 하나로 중초(中焦)를 조절하여 위(胃)를 조화롭게 하고 비(脾)를 튼튼하게 하는 효능이 있다.

혈위 제중(臍中) 외방(外方)의 복직근(腹直筋) 중에 있다.

취혈 제중(臍中) 외방(外方) 2촌에 취한다.

※신궐(神闕) · 황유(肓俞) · 천추(天樞) · 대횡(大橫) · 대맥(帶脈)은 횡렬선(橫列線)에 있다.

근육 복직근(腹直筋)

혈관 상복동정맥(上腹動靜脈)

신경 흉곽신경전피지(胸廓神經前皮枝)

침 0.5~0.8촌

뜸 5~7장

별명 장계(長谿) 곡문(谷門) 장곡(長谷) 순제(循際) 순원(循元) 보원(補元) 보완(補完) 곡문(穀門)

혈성 조리장위(調理腸胃) 이기화습(理氣化濕)

주치 급만성위염(急慢性胃炎) 급만성장염(急慢性腸炎) 자궁내막염(子宮內膜炎) 월경불순(月經不順) 백대하(白帶下) 신장염(腎臟炎) 변비(便秘) 부종(浮腫) 설사(泄瀉) 요통(腰痛)

天은 상부(上部)를 가리키고, 樞는 추축(樞軸)을 뜻한다. 옛날엔 배꼽을 경계로 복부를 상하로 나누고 배꼽보다 위를 天에 대응시키고, 배꼽보다 아래를 地에 속한다고 생각했다. 이 혈은 배꼽의 옆에 있고, 위장의 기능을 좌우하기 때문에 天樞라 하였다.

ST-26. 외릉(外陵)

혈(血)을 조화(調和)롭게 하는 효능이 있다.

혈위 하복부(下腹部)의 복직근(腹直筋) 중에 있다.

취혈 제하(臍下) 1촌의 음교(陰交) 외방(外方) 2촌에 취한다.

※음교(陰交) · 중주(中注) · 외릉(外陵)은 횡렬선(橫列線)에 있다.

근육 복직근(腹直筋) 복사근(腹斜筋)

혈관 하복동정맥(下腹動靜脈)

신경 흉곽신경전피지(胸廓神經前皮枝) 장골하복신경(腸骨下腹神經)

침 0.5~0.8촌

뜸 5~10장

혈성 통경지통(通經止痛) 조리장위(調理腸胃)

주치 충수염(蟲垂炎) 복통(腹痛) 산기(疝氣) 제주위통(臍周圍痛) 장경련(腸痙攣) 월경곤란(月經困難)

外는 옆 혹은 곁을 의미하고, 陵은 돌기(突起)한 곳을 가리킨다. 이 혈이 복직근(腹直筋) 융기(隆起)의 외측(外側)에 있으므로 外陵이라 하였다.

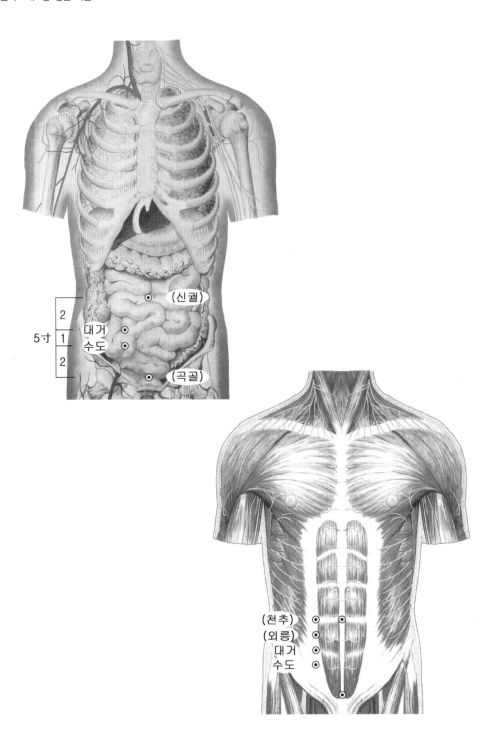

ST-27. 대거(大巨)

아랫배가 불룩하면서 그득한 것, 소변이 잘 나오지 않는 것, 이유 없이 잘 놀라고 가슴이 두근거리며 잠을 잘 자지 못하는 것 등을 치료하는 효능이 있다.

巨에는 크다는 뜻이 있다. 이 혈은 복부에서 가장 높고, 크게 융기한 곳이기 때문에 大巨라 하였다.

혈위 하복부(下腹部)의 복직근부(腹直筋部)에 있다.

취혈 제하(臍下) 2촌의 석문(石門) 외방(外方) 2촌에 취한다.

　※석문(石門) · 사만(四滿) · 대거(大巨)는 횡렬선(橫列線)에 있다.

근육 복직근(腹直筋) 복사근(腹斜筋)

혈관 하복동정맥(下腹動靜脈)

신경 흉곽신경전피지(胸廓神經前皮枝) 장골하복신경(腸骨下腹神經)

침 0.5~0.8촌 　**뜸** 5~10장

별명 액문(腋門) 액문(液門)

혈성 이기소창(理氣消脹) 통장이수(通腸利水)

주치 난소염(卵巢炎) 월경곤란(月經困難) 유정(遺精) 소변불리(小便不利) 변비(便秘) 조루(早漏) 탈장(脫腸) 요통(腰痛)

기타 복직근강화(腹直筋強化)

ST-28. 수도(水道)

방광(膀胱)의 상부(上部)에 위치하며 체내 수액(水液)을 다스리는 효능이 있다.

道는 도로(道路)를 가리키고, 이 혈의 심부(深部)에 있는 방광(膀胱)과 소장(小腸)은 水의 도로라고 생각했다. 주로 배뇨곤란(排尿困難), 각종 부종(浮腫)을 치료하기 때문에 水道라고 하였다.

혈위 하복부(下腹部)의 복직근부(腹直筋部)에 있다.

취혈 제하(臍下) 3촌의 관원(關元) 외방(外方) 2촌에 취한다.

　※관원(關元) · 기혈(氣穴) · 수도(水道) · 오추(五樞)는 횡렬선(橫列線) 에 있다.

근육 복직근(腹直筋) 복사근(腹斜筋)

혈관 하복동정맥(下腹動靜脈)

신경 흉곽신경전피지(胸廓神經前皮枝) 장골하복신경(腸骨下腹神經)

침 0.5~0.8촌 　**뜸** 5~10장

혈성 청습열(淸濕熱) 이방광(利膀胱) 통수도(通水道)

주치 신염(腎炎) 부종(浮腫) 요폐(尿閉) 방광염(膀胱炎) 고환염(睪丸炎) 탈장(脫腸) 월경곤란(月經困難) 정계염(精系炎) 변비(便秘) 자궁염(子宮炎) 불임증(不姙症)

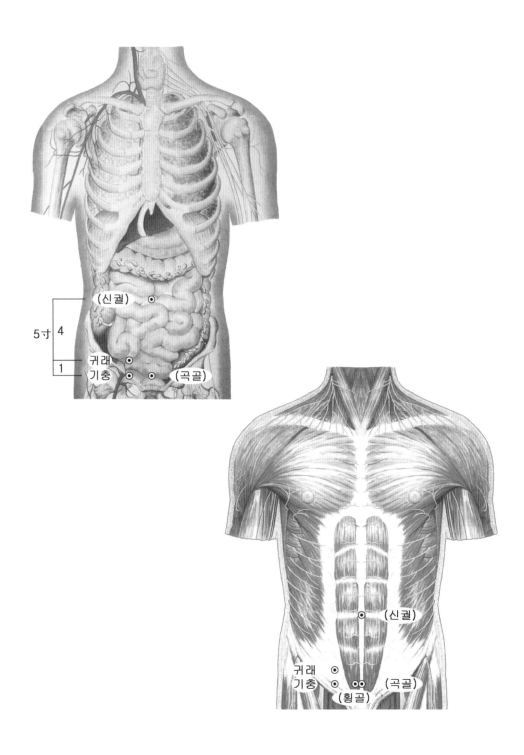

ST-29. 귀래(歸來)

혈(血)을 조화롭게 하고 임맥(任脈)·충맥(衝脈)을 북돋아 보충하는 효능이 있다.

혈위 서혜부(鼠蹊部) 중앙에서 상방의 복직근(腹直筋) 외연에 있다.

취혈 제하(臍下) 4촌의 중극(中極) 외방(外方) 2촌에 취한다.

※중극(中極)·대혁(大赫)·귀래(歸來)·부사(府舍)는 횡렬선(橫列線)에 있다.

근육 복직근(腹直筋)

혈관 하복동정맥(下腹動靜脈)

신경 흉곽신경전피지(胸廓神經前皮枝) 장골하복신경(腸骨下腹神經)

침 0.5~0.8촌　　**뜸** 5~10장

별명 계곡(鷄谷) 계혈(鷄穴)

혈성 행기소간(行氣疏肝) 조경지대(調經止帶) 익기승제(益氣昇提)

주치 월경곤란(月經困難) 무월경(無月經) 자궁내막염(子宮內膜炎) 대하(帶下) 음위증(陰萎症) 고환염(睾丸炎) 불임증(不妊症) 남녀생식기질환(男女生殖器疾患)

歸와 來는 돌아온다는 뜻이다. 이 혈은 주로 자궁하수(子宮下垂) 등의 병증을 치료하는데, 이 혈은 기혈이 왕성해지고 자궁하수를 원래의 상태로 되돌릴 수 있다. 또 옛사람은 이 혈을 조경종자(調經種子)의 효능을 갖고 있어 부인의 월경을 조절하여 부군(夫君)이 귀래(歸來)하기를 기다려 아이를 가질 수 있다고 하여 歸來라 하였다.

ST-30. 기충(氣衝)

혈(血)을 조화롭게 하며, 간(肝)을 조절하고 신(腎)을 돕는 효능이 있다.

혈위 치골결합(恥骨結合) 외상방의 내외복사근(內外腹斜筋) 중에 있다.

취혈 곡골(曲骨) 외방(外方) 2촌으로 동맥(動脈) 박동 부위에 취한다.

※곡골(曲骨)·횡골(橫骨)·기충(氣衝)·충문(衝門)은 횡렬선(橫列線)에 있다.

근육 내외복사근(內外腹斜筋)

혈관 하복벽동맥(下腹壁動脈)

신경 장골서혜신경(腸骨鼠蹊神經) 장골하복신경(腸骨下腹神經)

침 0.5~0.8촌　　**뜸** 3~5장

별명 기가(氣街) 기충(氣沖) 양시(洋屎)

혈성 서간익신(舒肝益腎) 조경종자(調經種子)

주치 남녀생식기질환(男女生殖器疾患) 월경부조(月經不調) 대하(帶下) 복통(腹痛) 음위(陰萎) 산기(疝氣)

氣는 경맥(經脈)의 기(氣)나 기가(氣街-서혜부)를 가리키고, 衝은 충격(衝擊), 상충(上衝)을 가리키고 있다. 이 혈은 氣街에 있고, 복부에 있는 충맥(衝脈) 맥기(脈氣)의 출로(出路)이고, 그것은 하행하여 간경(肝經)과 비경(脾經)을 만나고 나서 족삼리(足三里)에 이른다. 또 배 속의 역기상충(逆氣上衝) 및 임신 중 자기(子氣)의 상공(上攻)을 치료하므로 氣衝이라 하였다.

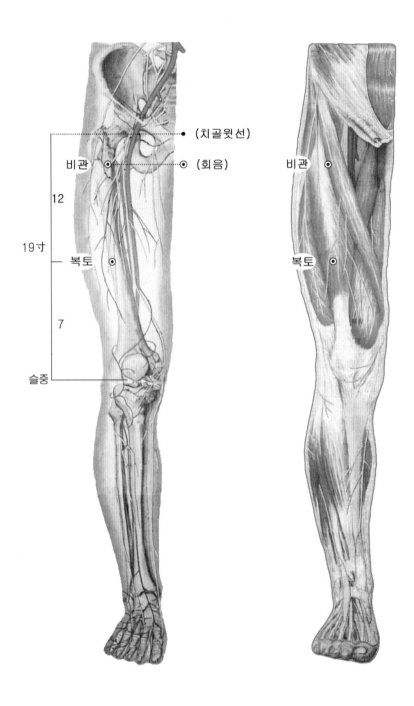

(치골윗선)

비관 ⊙   ⊙ (회음)

12

19寸

복토 ⊙

7

슬중

비관 ⊙

복토 ⊙

ST-31. 비관(髀關)

근육의 긴장을 풀고 낙맥(絡脈)을 소통(疏通)시키는 효능이 있다.

혈위 대퇴(大腿) 전상부(前上部)로 대퇴직근(大腿直筋)과 봉공근(縫工筋) 중에 있다.

취혈 치골하연(恥骨下緣)의 회음(會陰) 수평선(水平線)과 상전장골극(上前腸骨棘) 외연(外緣) 수직선(垂直線)의 교차점(交叉點) 함중(陷中)에 취한다.

근육 봉공근(縫工筋) 대퇴직근(大腿直筋) 대퇴근막장근(大腿筋膜張筋)

혈관 대퇴동정맥(大腿動靜脈) 비측대퇴회선동맥(腓側大腿回旋動脈)

신경 대퇴신경(大腿神經) 고측피신경(股側皮神經) 비측대퇴피지신경(腓側大腿皮枝神經)

침 0.5~0.8촌

뜸 3~5장

혈성 소통경락(疏通經絡) 강장요슬(强壯腰膝)

주치 고관절염(股關節炎) 서혜임파선염(鼠蹊淋巴腺炎) 요신경통(腰神經痛) 소아마비(小兒痲痺)

髀는 예전에 대퇴골(大腿骨)을 비골(髀骨)이라 불렀으므로 대퇴부를 가리킨다. 關은 관절(關節)을 가리킨다. 족양명위경은 이 혈에서 대퇴부의 가장자리로 지나고, 또 고관절 부위의 대퇴를 운동시키는 곳에 있으므로 髀關이라 하였다.

ST-32. 복토(伏兔)

근육의 긴장을 풀고 낙맥(絡脈)을 소통(疏通)시키는 효능이 있다.

혈위 대퇴(大腿) 전외측(前外側) 대퇴직근(大腿直筋) 중에 있다.

취혈 슬개골(膝蓋骨) 외측상연(外側上緣) 상방 6촌으로, 비관(髀關) 수직선(垂直線)과 치골상연(恥骨上緣) 수평선(水平線)의 교차점(交叉點)으로부터 슬중을 이은 선상(線上)에서 외측(外側) 슬중(膝中) 상 7촌에 취한다.

근육 봉공근(縫工筋) 대퇴직근(大腿直筋)

혈관 대퇴동정맥(大腿動靜脈)

신경 대퇴신경(大腿神經) 고측피신경(股側皮神經) 비측대퇴피지신경(腓側大腿皮枝神經)

침 0.3~0.5촌

뜸 3~5장

별명 외구(外丘) 외구(外勾)

혈성 산한화습(散寒化濕) 소통경락(疏通經絡)

주치 슬개부궐냉증(膝蓋部厥冷症) 각통(脚痛) 하지위비(下肢痿痺) 자궁질환(子宮疾患) 정맥류(靜脈瘤)

伏은 엎드린 것. 兔는 토끼이다. 대퇴골(大腿骨) 앞 위쪽에 대퇴사두근(大腿四頭筋)이 융기(隆起)해 있는데, 그 형태가 둥글고 토끼가 엎드린 것 같으며, 경혈이 이 가운데에 있기 때문에 伏兔라 하였다.

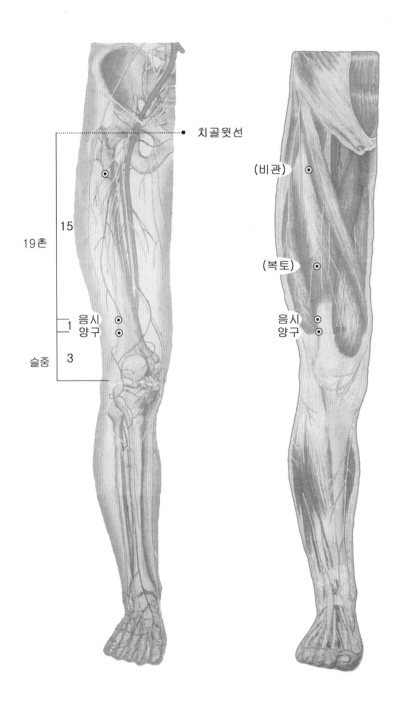

ST-33. 음시(陰市)

근육(筋肉)의 긴장을 풀고 낙맥(絡脈)을 소통(疏通)시키는 효능이 있다.

혈위 대퇴(大腿) 전외측(前外側) 대퇴직근(大腿直筋) 중에 있다.

취혈 슬개골(膝蓋骨) 외측상연(外側上緣) 상방 3촌으로, 비관(髀關) 수직
선(垂直線)과 치골상연(恥骨上緣) 수평선(水平線)의 교차점(交叉點)
으로부터 슬중을 이은 선상(線上)에서 외측(外側) 슬중(膝中) 상 4
촌에 취한다.

근육 대퇴직근(大腿直筋) 봉공근(縫工筋) 중간광근(中間廣筋)

혈관 대퇴동정맥(大腿動靜脈)

신경 대퇴신경(大腿神經) 고측피신경(股側皮神經)

침 0.3~0.5촌   **뜸** 3~5장

별명 음정(陰鼎)

혈성 온경산한(溫經散寒) 강장요슬(强壯腰膝)

주치 허리, 다리, 슬냉각증(膝冷覺症) 하지위비(下肢痿痺) 하지신경통(下肢神經痛) 당뇨병(糖尿病)
복수(腹水) 월경곤란(月經困難)

모이는 장소를 市라 한다. 이 혈은 인
체의 하부에 있고, 해(下)는 음(陰)이
다. 또한 무릎이 얼음같이 찬 것을 주
치(主治)하는데, 찬 것은 음(陰)이
고, 여기에 침뜸을 하면 산한온근(散
寒溫筋)의 효과가 있으므로 陰市라
하였다.

ST-34. 양구(梁丘) 극혈(郄穴)

간(肝)을 소통시키고 위(胃)를 조화롭게 하며 경맥(經脈)과 낙맥(絡脈)이
잘 흐르게 하는 효능이 있다.

혈위 대퇴(大腿) 전외측(前外側) 대퇴직근(大腿直筋)과 중간광근(中間廣
筋)의 사이에 있다.

취혈 슬개골(膝蓋骨) 외측상연(外側上緣) 상방 2촌으로, 비관(髀關) 수직
선(垂直線)과 치골상연(恥骨上緣) 수평선(水平線)의 교차점(交叉點)으로부터 슬중을 이은 선상(線
上)에서 외측(外側) 슬중(膝中) 상 3촌에 취한다.

근육 대퇴직근(大腿直筋) 중간광근(中間廣筋)

혈관 대퇴동정맥(大腿動靜脈)

신경 대퇴신경(大腿神經) 고측피신경(股側皮神經)

침 0.3~0.5촌 슬개골 안쪽 위 모서리의 2촌 위에 양구(梁丘)와 같은 높이로

뜸 3~7장

혈성 화위소종(和胃消腫) 활락통경(活絡通經)

주치 위경련(胃 痙攣) 위산과다(胃酸過多) 지사(止瀉) 슬관절염(膝關節炎) 설사(泄瀉)에 특효

梁은 들보를 뜻하고 丘는 구릉(丘陵)
을 의미하는데 이 혈이 슬개(膝蓋)의
상방(上方), 즉 산량(山梁)의 위에 있
으므로 梁丘라 하였다.

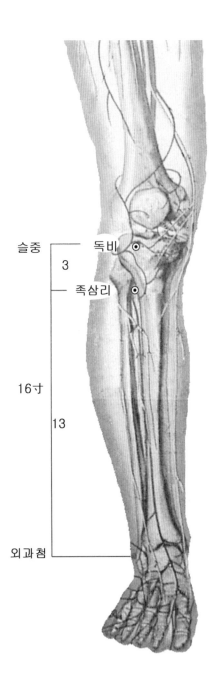

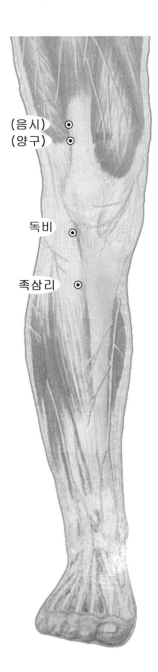

ST-35. 독비(犢鼻)

풍한(風寒)의 사기(邪氣)를 흩뜨리며 부은 것을 가라앉히고 통증을 그치게
하는 효능이 있다.

犢은 송아지를 가리킨다. 이 혈이 슬
개골(膝蓋骨) 하연(下緣)의 외슬안
(外膝眼) 함요부에 있고, 그 형태가
송아지의 코와 비슷하기 때문에 犢
鼻라 하였다.

혈위 슬개골(膝蓋骨) 하 슬개인대(膝蓋靭帶) 외측(外側)에 있다.

취혈 슬중(膝中) 수평선상의 슬개골(膝蓋骨) 외하방(外下方)으로 슬개인
대(膝蓋靭帶) 외측(外側)의 함중(陷中)에 취한다.

※犢鼻는 부위 형태의 오목한 것이 마치 송아지 콧구멍과 비슷하다 하여 독비라 하였다.

근육 슬개인대(膝蓋靭帶)

혈관 외측하슬동맥(外側下膝動脈)

신경 비골신경(腓骨神經)

침 0.5~0.8촌

뜸 5~7장

별명 외슬안(外膝眼)

혈성 소종지통(消腫止痛) 통경활락(通經活絡) 산한지통(散寒止痛)

주치 슬관절(膝關節) 류머티즘, 신경통(神經痛) 각기(脚氣) 통풍(痛風) 슬통마목(膝痛麻木)

ST-36. 족삼리(足三里) 합토혈(合土穴) 위(胃)의 하합혈(下合穴) 사총혈(四總穴) - 두복(肚腹)

몸을 튼튼하게 하는 중요혈(重要穴) 중의 하나이다.

三은 독비(犢鼻) 아래 3촌을 가리키
고 里는 읍(邑)이나 거(居), 곧 모인
다, 통한다는 뜻이다. 이 혈은 위기
(胃氣)가 모이는 곳이고 위경(胃經)
의 합혈이므로 三里라고 하였다.

혈위 하퇴(下腿) 전외측(前外側) 전경골근(前脛骨筋) 중에 있다.

취혈 슬중(膝中)과 외과첨(外踝尖) 수평선상의 해계(解谿)를 이은 선에서
독비 하 3촌의 경골릉 후방 1촌에 취한다.

근육 전경골근(前脛骨筋) 장지신근(長趾伸筋)

혈관 전경골정맥(前脛骨靜脈)

신경 천비골신경(淺腓骨神經) 심비골신경(深腓骨神經)

침 0.5~0.8촌

뜸 3~15장

별명 하릉(下陵) 귀사(鬼邪) 삼리(三里) 하삼리(下三里)

혈성 건비화위(健脾和胃) 기혈조화(氣血調和) 부정거사(扶正祛邪) 강역기(降逆氣)

주치 역상(逆上) 사지권태(四肢倦怠) 신경통(神經痛) 소화불량(消化不良) 위경련(胃痙攣) 변비(便秘)
안질(眼疾) 빈혈(貧血) 고혈압(高血壓) 반신불수(半身不遂)

기타 강장구혈(强壯灸穴) 장수혈(長壽穴)

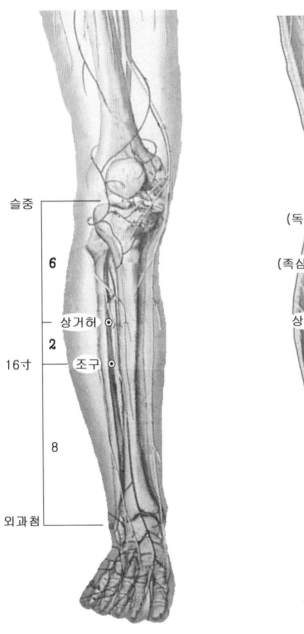
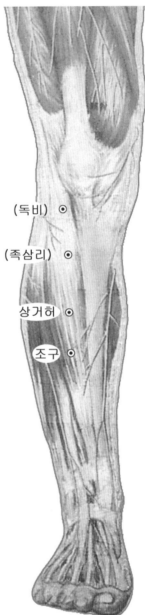

슬중

6

상거허 ⊙

2

16寸 ── 조구 ⊙

8

외과첨

(독비) ⊙

(족삼리) ⊙

상거허 ⊙

조구 ⊙

ST-37. 상거허(上巨虛) 대장(大腸)의 하합혈(下合穴)

장도(腸道)를 조절(調節)하고 대장의 병변(病變)으로 인한 어체불통(瘀滯不通)이나 가슴으로 상충(上衝)하는 기(氣)를 해소하고 사기(邪氣)나 악혈(惡血)의 정체(停帶)를 없애며 습사(濕邪)를 빼내는 효능이 있다.

上은 상부를 가리킨다. 巨虛는 큰 골육의 함요부(陷凹部)라는 뜻이 있으므로 上巨虛라 하였다.

혈위	하퇴(下腿) 외측(外側) 비골(腓骨)과 경골(脛骨) 사이의 전경골근(前脛骨筋) 중에 있다.
취혈	슬중(膝中)과 외과첨(外踝尖) 수평선상의 해계(解谿)를 이은 선에서 독비 하 6촌의 경골릉(脛骨稜) 후방 1촌에 취한다.
근육	전경골근(前脛骨筋)
혈관	전경골동정맥(前脛骨動靜脈)
신경	심비골신경(深腓骨神經)
침	0.5~0.8촌
뜸	5~10장
별명	거허상렴(巨虛上廉) 상렴(上廉) 족상렴(足上廉)
혈성	이기통부(理氣通腑) 조화비위(調和脾胃)
주치	급만성위염(急慢性胃炎) 급만성장염(急慢性腸炎) 하각통(下脚痛) 및 마비(麻痺) 위산과다(胃酸過多)

ST-38. 조구(條口)

근육(筋肉)의 긴장을 풀고 혈(血)의 운행(運行)을 촉진(促進)하는 효능

條는 나무의 곁가지요 口는 입구(入口) 즉 시작을 뜻하는데, 이 혈에서 본맥(本脈)은 하거허(下巨虛)로 또 한 지맥(支脈)은 풍륭(豐隆)으로 갈라져 들어가므로 條口라 하였다.

혈위	하퇴(下腿) 외측(外側) 비골(腓骨)과 경골(脛骨) 사이의 전경골근(前脛骨筋) 중에 있다.
취혈	슬중(膝中)과 외과첨(外踝尖) 수평선상의 해계(解谿)를 이은 선에서 독비 하 8촌의 경골릉(脛骨稜) 후방 1촌에 취한다.
근육	전경골근(前脛骨筋)
혈관	전경골동정맥(前脛骨動靜脈)
신경	심비골신경(深腓骨神經)
침	0.3~0.5촌
뜸	5~7장
별명	전승산(前承山)
혈성	이기서근(理氣舒筋) 거습온경(祛濕溫經)
주치	고혈압(高血壓) 반신불수(半身不遂) 하지신경마비(下肢神經麻痺) 각기(脚氣) 위염(胃炎) 장염(腸炎)

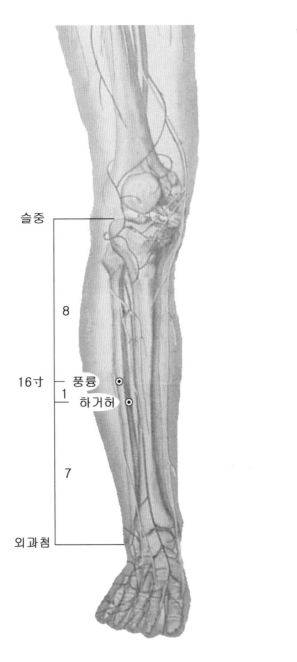
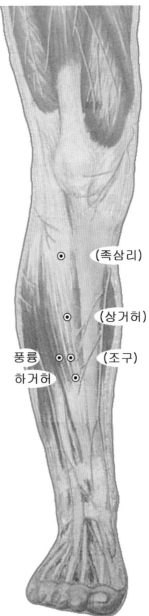

ST-39. 하거허(下巨虛) 소장(小腸)의 하합혈(下合穴)

경맥(經脈)의 긴장(緊張)을 풀고 낙맥(絡脈)을 소통(疏通)시키며 위(胃)와 장(腸)을 조절(調節)하는 효능이 있다.

혈위 하퇴(下腿) 외측(外側) 비골(腓骨)과 경골(脛骨) 사이의 전경골근(前脛骨筋)에 있다.

취혈 슬중(膝中)과 외과첨(外踝尖) 수평선상의 해계(解谿)를 이은 선에서 독비 하 9촌의 경골릉(脛骨稜) 후방 1촌에 취한다.

근육 전경골근(前脛骨筋)

혈관 전경골동정맥(前脛骨動靜脈)

신경 심비골신경(深腓骨神經)

침 0.3~0.5촌

뜸 5~7장

별명 하렴(下廉) 거허하렴(巨虛下廉) 족하렴(足下廉)

혈성 이기통부(理氣通腑) 영신진경(寧神鎭驚)

주치 급만성장염(急慢性腸炎) 하복통(下腹痛) 하지마비(下肢麻痺) 관절염(關節炎) 각기(脚氣)

下는 하부를 가리킨다. 巨虛는 큰 골육의 함요부(陷凹部)라는 뜻이고, 이 혈은 하퇴(下腿) 양골간(兩骨間)의 근육(筋肉)이 불룩하게 솟아 있는 곳의 모서리에 해당하며 누르면 오목한 곳의 아래에 있으므로 下巨虛라 하였다.

ST-40. 풍륭(豊隆) 낙혈(絡穴)

가래를 제거(除去)하고 상역(上逆)하는 기(氣)를 끌어내리며 경맥(經脈)과 낙맥(絡脈)을 소통(疏通)시키는 효능이 있다.

혈위 하퇴(下腿) 전외측(前外側)의 거의 중앙으로 장지신근(長趾伸筋)과 단비골근(短腓骨筋) 사이에 있다.

취혈 슬중(膝中)과 외과첨(外踝尖) 수평선상의 해계(解谿)를 이은 선에서 독비 하 8촌의 조구(條口) 후방 1촌에 취한다.

근육 장비골근(長腓骨筋) 단비골근(短腓骨筋) 장지신근(長趾伸筋)

혈관 전경골동정맥(前脛骨動靜脈) 비골동맥(腓骨動脈)

신경 천심비골신경(淺深腓骨神經)

침 0.3~0.5촌

뜸 5~7장

혈성 화담정천(化痰定喘) 영심안신(寧心安神)

주치 두통(頭痛) 뇌충혈(腦充血) 만성기관지염(慢性氣管支炎) 담다(痰多) 인통(咽痛) 변비(便秘) 하지통(下肢痛)

豊에는 풍부(豊富)하다는 뜻이 있고 隆은 성(盛)의 의미이다. 족양명위경은 다기다혈(多氣多血)의 경맥이고, 곡기(穀氣)가 융성(隆盛)한 맥으로 여긴다. 위경은 여기에서 별지(別支)가 갈라져 비경으로 달린다. 덧붙여 이 혈이 있는 장소는 기육(肌肉)이 풍성(豊盛)하게 올라 있는 곳이므로 豊隆이라 하였다.

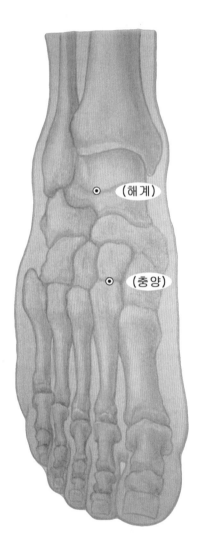
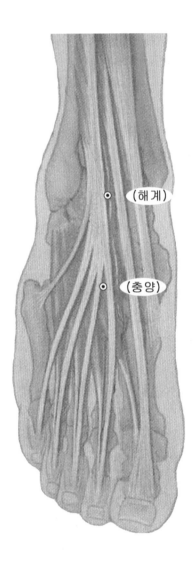

ST-41. 해계(解谿) 경화혈(經火穴)

장위(腸胃)를 소통(疏通)시켜 조절(調節)하고 근육(筋肉)의 긴장(緊張)을 풀어 관절(關節)을 부드럽게 하는 효능이 있다.

혈위 발목관절 가로금의 장무지신근건과 장지신근건 사이에 있다.

취혈 족배횡문(足背橫紋) 중앙으로 장무지신근건(長拇趾伸筋腱)과 장지신근건(長趾伸筋腱) 사이 함중(陷中)에 취한다.

근육 십자인대(十字靭帶) 장지신근(長趾伸筋)

혈관 전경골동정맥(前脛骨動靜脈) 족배동맥(足背動脈)

신경 심비골신경(深腓骨神經)

침 0.3~0.5촌

뜸 3~5장

별명 혜대(鞋帶)

혈성 건비화습(健脾化濕) 청위강역(淸胃降逆)

주치 족관절염(足關節炎) 두중(頭重) 두통(頭痛) 안면부종(顔面浮腫) 안구충혈(眼球充血) 치통(齒痛) 현훈(眩暈)

解는 개방한다 또는 벗어난다는 뜻이며 웅덩이같이 깊은 곳이나 움푹 들어간 곳을 谿라 한다. 이 혈은 발등뼈가 있는 곳 2개의 근(筋) 사이 함요부에 있고, 대개 이 장소에서 신발 끈을 푸는 곳이므로 解谿라 하였다.

ST-42. 충양(衝陽) 원혈(原穴)

위(胃)를 조화(調和)롭게 하고 비(脾)를 건강하게 만들며 놀란 것을 진정(鎭靜)시켜 정신(精神)을 안정(安靜)시키는 효능이 있다.

혈위 발등 가장 높은 곳의 맥이 뛰는 곳으로 단무지신근(短拇指伸筋) 중에 있다.

취혈 족배부(足背部) 중간설상골(中間楔狀骨)과 제2 지(趾) 족근중족관절(足根中足關節)의 박동부위(搏動部位)에 취한다.

근육 장무지신근건(長拇趾伸筋腱) 단무지신근(短拇指伸筋)

혈관 배측중족동맥(背側中足動脈) 궁상동맥(弓狀動脈)

신경 경측족배피신경(脛側足背皮神經) 심비골신경(深腓骨神經)

침 0.1~0.3촌

뜸 3~5장

별명 회원(會原) 부양(趺陽) 회골(會骨) 회용(會湧)

혈성 건비화위(健脾和胃) 진경안신(鎭驚安神)

주치 하지신경통(下肢神經痛) 족관절염(足關節炎) 치통(齒痛) 위염(胃炎) 두통(頭痛) 구안와사(口眼喎斜)

衝은 움직이는 것을 가리킨다. 이 혈은 발등에 있는데 발바닥에 대해 발등은 陽이다. 또 이 장소는 부양맥(趺陽脈)의 박동(拍動)을 만질 수 있기 때문에 衝陽이라 하였다.

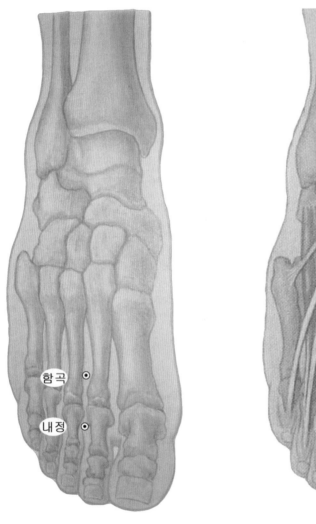
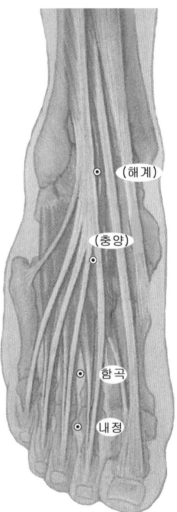

ST-43. 함곡(陷谷) 수목혈(輸木穴)

비(脾)를 튼튼하게 하여 습(濕)을 빼내며 풍사(風邪)를 흩뜨리고 낙맥(絡脈)을 소통(疏通)시키는 효능이 있다.

혈위	둘째 발가락 중족골(中足骨)의 장지신근(長趾伸筋) 중에 있다.
취혈	제2 · 3지(趾) 중족골두(中足骨頭) 후함중(後陷中)에 취한다.
근육	장지신근(長趾伸筋)
혈관	배측중족동맥(背側中足動脈) 궁상동맥(弓狀動脈)
신경	경측족배피신경(脛側足背皮神經) 심비골신경(深腓骨神經)
침	0.3~0.5촌
뜸	3~5장
혈성	조화장위(調和腸胃) 건비이수(健脾利水)
주치	소화불량(消化不良) 위궤양(胃潰瘍) 복통(腹痛) 장산통(腸疝痛) 장뇌명(腸雷鳴) 면목부종(面目浮腫) 발열(發熱) 치통(齒痛)

陷은 함요(陷凹), 즉 움푹 들어간 것이고, 谷은 산의 골짜기를 가리킨다. 이 혈은 발등의 내정(內庭)혈 뒤쪽 갈라진 뼈 사이로 움푹 들어간 곳에 위치하므로 陷谷이라 하였다.

ST-44. 내정(內庭) 형수혈(滎水穴)

위(胃)나 장(腸)의 습열(濕熱)을 제거(除去)하여 사지궐냉(四肢厥冷)을 치료하고 통증을 진정(鎭靜)시키는 효능이 있다.

혈위	둘째 · 셋째 발가락 접합부(接合部)의 장지신근(長趾伸筋) 중에 있다.
취혈	제2 · 3 지(趾) 기절골저(基節骨底) 전함중(前陷中)으로, 제2 · 3 지(趾) 접합부(接合部)의 적백육제(赤白肉際)에 취한다.
근육	장지신근(長趾伸筋)
혈관	배측족배동맥(背側足背動脈) 족측지동맥(足側趾動脈)
신경	족배측지신경(足背側趾神經)
침	0.1~0.3촌
뜸	3~5장
혈성	건비화위(健脾和胃) 청심안신(淸心安神)
주치	치통(齒痛) 뉵혈(衄血) 급만성위장염(急慢性胃腸炎) 안면부종(顔面浮腫) 전두통(前頭痛)

內는 심부(深部)를, 庭은 거주하는 곳을 가리킨다. 이 혈은 제2지(趾)와 제3지(趾)의 사이 가려진 안쪽에 있으므로 內庭이라 하였다.

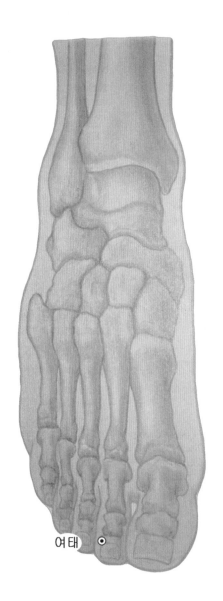

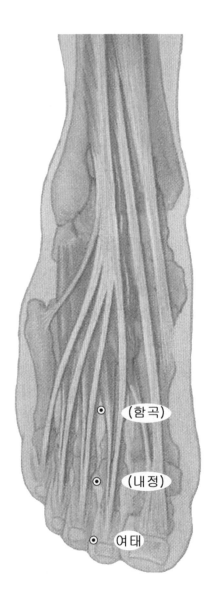

여태

(함곡)

(내정)

여태

ST-45. 여태(厲兌) 정금혈(井金穴)

낙맥(絡脈)을 소통(疏通)시켜 닫힌 구멍을 열고, 양기(陽氣)를 회복(回復)시켜 역증(逆症)을 해소(解消)하는 효능이 있다.

혈위 둘째발가락 바깥쪽 조갑근각(爪甲根角)에 있다.

취혈 제2지(趾) 외측(外側) 조갑근각(爪甲根角) 옆 0.1촌에 취한다.

근육 장지신근(長趾伸筋) 장지굴근(長趾屈筋) 단지굴근(短趾屈筋)

혈관 족배측중족동맥(足背側中足動脈)

신경 족배측지신경(足背側趾神經)

침 0.1촌

뜸 3장

혈성 청열화습(淸熱化濕) 조위안신(調胃安神) 소궐성신(蘇厥醒神)

주치 간장염(肝臟炎) 뇌빈혈(腦貧血) 전광증(癲狂症) 치통(齒痛) 복수(腹水) 수종병(水腫病) 급만성위염(急慢性胃炎) 구와(口喎)

厲는 엄(嚴)하다는 뜻으로 여기서는 위(胃)를 가리키고 있다. 兌는 팔괘의 하나인데, 여기서는 문호의 뜻이다. 이 혈은 위경(胃經)의 정혈(井穴)이고, 엄하게 감시받는 문호 같기 때문에 厲兌라 하였다.

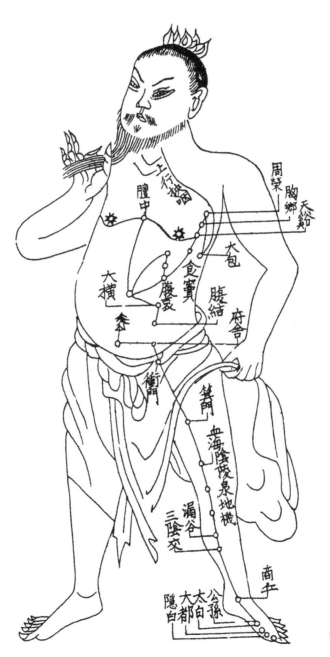

〈十四經發揮〉

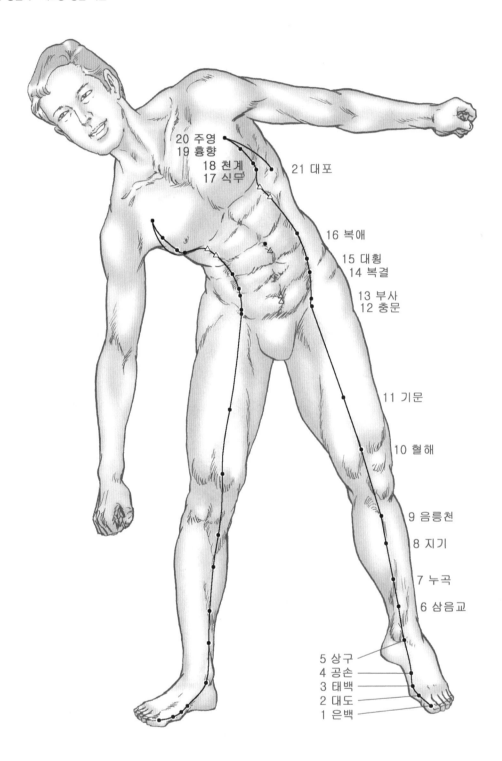

20 주영
19 흉향
18 천계
17 식두

21 대포

16 복애

15 대횡
14 복결

13 부사
12 충문

11 기문

10 혈해

9 음릉천

8 지기

7 누곡

6 삼음교

5 상구
4 공손
3 태백
2 대도
1 은백

6. 족태음비경(足太陰脾經)-SP(Spleen meridian)

『내경』에 이르기를 '비자(脾者)는 간의지관(諫議之官)이요 지주출언(智周出焉)'이라 하였다. 즉 마음속에는 생각이 있는데 이것을 의(意)라 하고 의중에서 지(智)가 나오고 만사는 지(智)로부터 이루어진다는 뜻이다.

또한 비는 소화작용의 조절본부이며 인체급양(人體給養)의 근원처라 할 수 있으므로 서양의학상 비장만을 지칭하는 것이 아니라 비장·췌장을 포함한 소화기관 전반을 말한다고 하겠다.

비는 중앙 토(土)로서 사지(四肢)를 주관한다 하였는데 사지는 비위(脾胃), 즉 소화기계와 밀접한 관계가 있어 소화장애가 있을 때 팔다리에 권태감이 오고, 어린이가 팔다리를 움직여서 소화작용을 촉진하는 것은 비가 위와 더불어 소화작용을 조절하고 있음을 나타내는 것이라 하겠다.

음(陰)에 속하고 오행속성(五行屬性)상 토경(土經)인 비경(脾經)에는 인체의 좌우로 각각 21개씩의 경혈이 분포되어 있으며 엄지발가락 안쪽 은백(隱白)에서 시작하여 옆구리의 대포(大包)에서 끝난다.

본경(本經)은 비(脾)에 속(屬)하고 위(胃)에 낙(絡)하며 색(色)은 황(黃), 발주시간(發注時間)은 오전 9시부터 11시 즉 사시(巳時)이다.

주요혈(主要穴)		오수혈(五腧穴)	
원혈(原穴)	태백(太白)	정목혈(井木穴)	은백(隱白)
낙혈(絡穴)	공손(公孫) 대포(大包)	형화혈(滎火穴)	대도(大都)
극혈(郄穴)	지기(地機)	수토혈(輸土穴)	태백(太白)
모혈(募穴)	장문(章門)	경금혈(經金穴)	상구(商丘)
배유혈(背俞穴)	비유(脾俞)	합수혈(合水穴)	음릉천(陰陵泉)

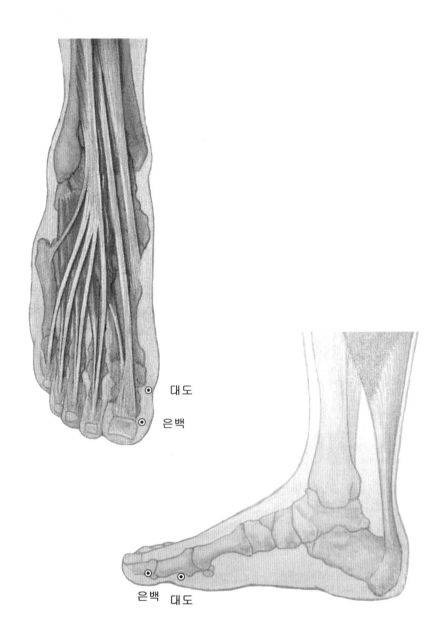

대도

은백

은백 대도

SP-1. 은백(隱白) 정목혈(井木穴)

막힌 공규(孔竅)를 열어 혼미(昏迷)해진 의식(意識)을 맑게 하는 효능이 있다.

혈위 엄지발가락 안쪽 조갑근각(爪甲根角) 옆 장무지신근(長拇趾伸筋) 중에 있다.

취혈 무지(拇趾) 내측(內側) 조갑근각 옆 0.1촌에 취한다.

근육 장무지신근(長拇趾伸筋)

혈관 내측족저동맥(內側足底動脈) 족배동맥(足背動脈)

신경 고유저측지신경(固有底側趾神經)

침 0.1촌

뜸 3~5장

별명 귀첩(鬼疊) 귀루(鬼壘) 귀안(鬼眼)

혈성 건비영신(健脾寧神) 조경통혈(調經統血)

주치 소화불량(消化不良) 실신(失神) 정신병(精神病) 다몽(多夢) 자궁경련(子宮痙攣) 안충혈(眼充血) 맥립종(麥粒腫) 하지냉(下肢冷)

> 隱은 숨긴다는 뜻이 있지만, 발(足)도 가리킨다. 白은 적백육제(赤白肉際)를 말하므로 隱白이라 하였다.

SP-2. 대도(大都) 형화혈(滎火穴)

비(脾)를 튼튼하게 하여 중초(中焦)를 조화(調和)롭게 하며, 양기(陽氣)를 회복시켜 궐역(厥逆)을 낫게 하는 효능이 있다.

혈위 엄지발가락 안쪽 기절골(基節骨) 부위(部位) 장무지신근(長拇趾伸筋) 중에 있다.

취혈 무지(拇趾) 내측(內側) 기절골저(基節骨底) 전함중(前陷中) 적백육제(赤白肉際)에 취한다.

근육 장무지신근(長拇趾伸筋)

혈관 족저측지동맥(足底側趾動脈)

신경 고유저측지신경(固有底側趾神經)

침 0.1~0.3촌

뜸 3~5장

혈성 건비이습(健脾利濕) 화위영신(和胃寧神)

주치 위경련(胃痙攣) 소화불량(消化不良) 상복통(上腹痛) 심내막염(心內膜炎) 전신권태(全身倦怠) 불면(不眠)

> 大는 크다는 뜻이고, 都는 발가락을 가리킨다. 또 채운다는 뜻도 있다. 이 혈은 엄지발가락의 근부(根部)이고, 피육(皮肉)이 채워져 올라온 곳에 있으므로 大都라 하였다.

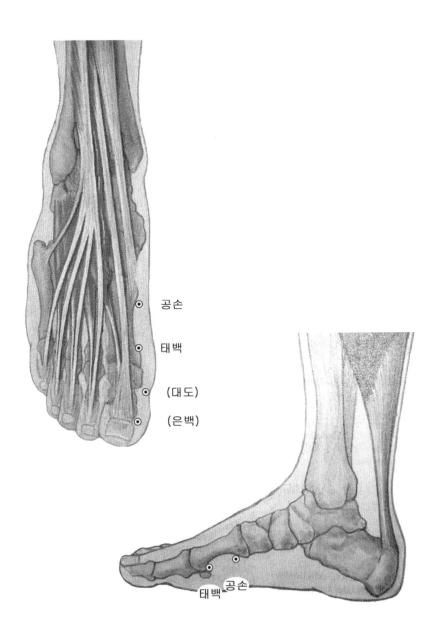

공손

태백

(대도)

(은백)

태백 공손

SP-3. 태백(太白) 수토혈(輸土穴) 원혈(原穴)

경락(經絡)을 소통(疏通)시키고, 비위(脾胃)를 조화(調和)롭게 하는 효능이
있다.

太는 참으로 크다는 뜻이고, 白은 흰
것이다. 이 혈은 엄지발가락의 적백
육제(赤白肉際) 위에 있으므로 太
白이라 하였다.

혈위 엄지발가락 안쪽 중족골(中足骨) 부위(部位) 장지굴근(長趾屈筋) 중
에 있다.

취혈 무지(拇趾) 내측(內側) 중족골두(中足骨頭) 후함중(後陷中) 적백육제
(赤白肉際)에 취한다.

근육 무지외전근(拇趾外轉筋) 장지굴근(長趾屈筋)

혈관 경측족저동맥(脛側足底動脈)

신경 고유저측지신경(固有底側趾神經)

침 0.1~0.3촌

뜸 3~5장

혈성 건비화습(健脾化濕) 이기화위(理氣和胃)

주치 소화불량(消化不良) 위경련(胃痙攣) 장출혈(腸出血) 장산통(腸疝痛) 장뇌명(腸雷鳴) 변비(便秘)
당뇨(糖尿) 신부통(腎部痛) 하지신경통(下肢神經痛)

SP-4. 공손(公孫) 낙혈(絡穴) 팔맥교회혈(八脈交會穴) – 충맥(衝脈)

가래를 끌어내리고 답답한 가슴을 해소(解消)하는 효능이 있다.

옛날 귀족의 아들을 공자(公子)라
하고 그 아들을 公孫이라 하였다. 이
혈은 족태음경의 낙맥(絡脈)이 갈라
져 나오는 곳이므로 公孫이라 하였
다.

혈위 엄지발가락 안쪽 중족골(中足骨) 부위(部位) 무지외전근(拇趾外轉
筋) 중에 있다.

취혈 무지(拇趾) 내측(內側) 중족골저(中足骨底) 전함중(前陷中) 적백육제
(赤白肉際)에 취한다.

근육 무지외전근(拇趾外轉筋) 족장지속근건초(足長趾屬筋腱鞘) 장무지굴
근건초(長拇趾屈筋腱鞘)

혈관 경측족저동맥(脛側足底動脈)

신경 고유저측지신경(固有底側趾神經)

침 0.3~0.5촌

뜸 3~5장

혈성 건비화습(健脾化濕) 화위이중(和胃理中)

주치 급만성위염(急慢性胃炎) 위경련(胃痙攣) 장출혈(腸出血) 설사(泄瀉) 구토(嘔吐) 안면부종(顔面浮腫)
심내막염(心內膜炎) 늑막염(肋膜炎) 식욕부진(食慾不振) 간장염(肝臟炎) 고창(鼓脹)

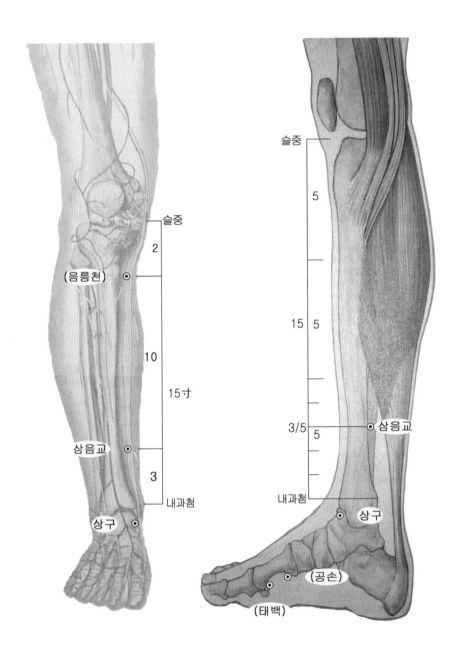

SP-5. 상구(商丘) 경금혈(經金穴)

비(脾)를 튼튼하게 하여 습사(濕邪)를 체외(體外)로 배출(排出)하는 효능이 있다.

혈위 내과(內踝) 전하부(前下部)로 전경골근건(前脛骨筋腱) 내측에 있다.

취혈 족내측(足內側), 주상골조면(舟狀骨粗面)과 내과첨(內踝尖)을 이은 선의 중간 함요처(陷凹處)로 중봉(中封)의 뒤쪽 조해(照海)의 앞쪽에 취한다.

근육 하퇴인대(下腿靭帶) 하퇴횡인대(下腿橫靭帶) 전경골근(前脛骨筋)

혈관 전경측동맥(前脛側動脈)

신경 심비골신경(深腓骨神經) 경골신경(脛骨神經)

침 0.1~0.3촌　　**뜸** 3~5장

혈성 건비화습(健脾化濕) 숙강폐기(肅降肺氣)

주치 소화불량(消化不良) 구토(嘔吐) 황달(黃疸) 변비(便秘) 치질(痔疾) 위염(胃炎) 장염(腸炎) 귀몽(鬼夢) 각통(脚痛) 복부팽만(腹部膨滿) 백일해(百日咳) 소아불안(小兒不安)

丘는 구릉(丘陵)인데 여기에서는 안쪽 복사뼈를 가리킨다. 이 혈은 비경(脾經)의 경혈로 오행상 금(金)에 해당하고, 금은 오음(五音)상 상(商)의 음(音)에 해당하며, 안쪽 복사뼈의 전하방(前下方) 함요부(陷凹部)에 있으므로 商丘라 하였다.

SP-6. 삼음교(三陰交)

비(脾)를 튼튼하게 하고, 기(氣)를 보태며 간신(肝腎)을 조절하여 족삼음경(足三陰經)의 질병을 치료하는 효능이 있다.

혈위 내과첨(內踝尖) 상방(上方)의 후경골근(後脛骨筋) 중에 있다.

취혈 내과첨(內踝尖)과 내측슬중(內側膝中)을 이은 선에서 내과첨 상 3촌, 경골내측(脛骨內側) 후연(後緣)에 취한다.

근육 장지굴근(長趾屈筋) 후경골근(後脛骨筋)

혈관 후경골동정맥(後脛骨動靜脈)

신경 경골신경(脛骨神經)

침 0.3~1촌　　**뜸** 5~10장

별명 태음(太陰) 승명(承命) 하삼리(下三里) 여자삼리(女子三里)

혈성 건비화습(健脾化濕) 숙강폐기(肅降肺氣)

주치 남녀생식기제질환(男女生殖器諸疾患) 월경과다(月經過多) 자궁출혈(子宮出血) 유정(遺精) 음경통(陰莖痛) 임질(淋疾) 고환염(睾丸炎) 하지신경통(下肢神經痛) 만성위약(慢性胃弱) 식욕부진(食慾不振) 복부팽만(腹部膨滿) 장산통(腸疝痛) 장뇌명(腸雷鳴) 하리(下痢) 하지궐냉(下肢厥冷) 권태(倦怠) 요폐(尿閉) 치질(痔疾) 소아유뇨(小兒遺尿) 당뇨병(糖尿病) 난산(難産) 백대하(白帶下) 불임(不妊) 실면(失眠)

交는 모이는 장소나 만나는 것을 말한다. 이 혈은 발에 있는 세 개의 음경(陰經)이 만나는 곳이므로 三陰交라 하였다.

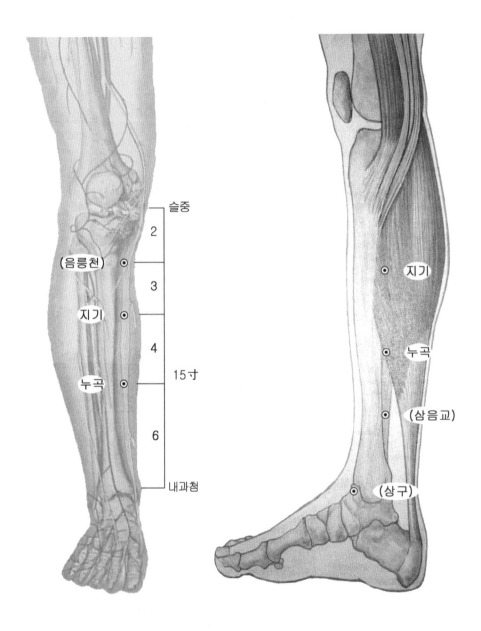

슬중

2

(음릉천)

3

지기

4

15寸

누곡

6

내과첨

지기

누곡

(삼음교)

(상구)

참고 지기(地機)의 취혈에 있어서 내과(內踝) 상 8촌으로 잡는 경우도 있는데 이는 고서(古書)에 그 혈위(穴位)가 조금씩 다르게 표현되었기 때문이다.

·『침구갑을경(鍼灸甲乙經)』: 슬하(膝下) 5촌

·『태평성혜방(太平聖惠方)』: 슬내측(膝內側) 보골하함중 다리를 뻗고 취혈

·『순경(循經)』: 음릉천(陰陵泉) 하 5촌 또는 내과골첨(內踝骨尖) 상 8촌에서 경사지게 앞으로 1촌

·『의종금감(醫宗金鑒)』: 누곡(漏谷) 상 5촌, 내측슬하 5촌, 골간함중(骨間陷中)

SP-7. 누곡(漏谷)

비(脾)를 튼튼하게 하여 습사(濕邪)를 배출(排出)시키는 효능이 있다.

혈위	하퇴(下腿) 내측(內側) 후경골근(後脛骨筋) 중에 있다.
취혈	내과첨(內踝尖)과 내측슬중(內側膝中)을 이은 선에서 내과첨 상 6촌 경골내측(脛骨內側) 후연(後緣)에 취한다.
근육	가자미근 장지굴근(長趾屈筋) 후경골근(後脛骨筋)
혈관	후경골동정맥(後脛骨動靜脈) 대복재정맥(大伏在靜脈)
신경	경골신경(脛骨神經)
침	0.3~0.5촌
뜸	7장
별명	태음(太陰)
혈성	건비소종(健脾消腫) 삼습이뇨(滲濕利尿)
주치	소화불량(消化不良) 고창(鼓脹) 장명(腸鳴) 복창(腹脹) 실정(失精) 대하(帶下) 소변불리(小便不利)

漏는 스며 나가는 것, 谷은 함요(陷凹)를 가리킨다. 이 혈은 배뇨곤란(排尿困難)을 치료하고, 경골(脛骨) 후연(後緣)의 함요부에 있으므로 漏谷이라고 하였다.

SP-8. 지기(地機) 극혈(郄穴)

영혈(營血)을 조화(調和)롭게 하는 효능이 있다.

혈위	내과(內踝) 상방(上方) 경골후연(脛骨後緣)의 비복근(腓腹筋) 중에 있다.
취혈	내과첨(內踝尖)과 내측슬중(內側膝中)을 이은 선에서 슬중 하 5촌, 내과첨 상 10촌의 경골내측(脛骨內側) 후연(後緣)에 취한다.
근육	슬와근(膝窩筋) 비복근(腓腹筋)
혈관	후경골동정맥(後脛骨動靜脈) 대복재정맥(大伏在靜脈)
신경	복재신경(伏在神經)
침	0.3~0.5촌
뜸	5~7장
별명	비사(脾舍) 지기(地箕)
혈성	건비삼습(健脾滲濕) 조리월경(調理月經)
주치	요폐(尿閉) 정액결핍(精液缺乏) 자궁출혈(子宮出血) 요통(腰痛) 월경부조(月經不調) 대하(帶下) 소화불량(消化不良) 위산과다(胃酸過多)

地는 곤(坤)이며, 機는 변화를 의미한다. 이 혈은 대지(大地)가 만물의 생기를 불러 일으켜 활발하게 하듯 기혈을 왕성하게 하고, 생기를 떨쳐 일으키는 효과가 있으므로 地機라고 하였다.

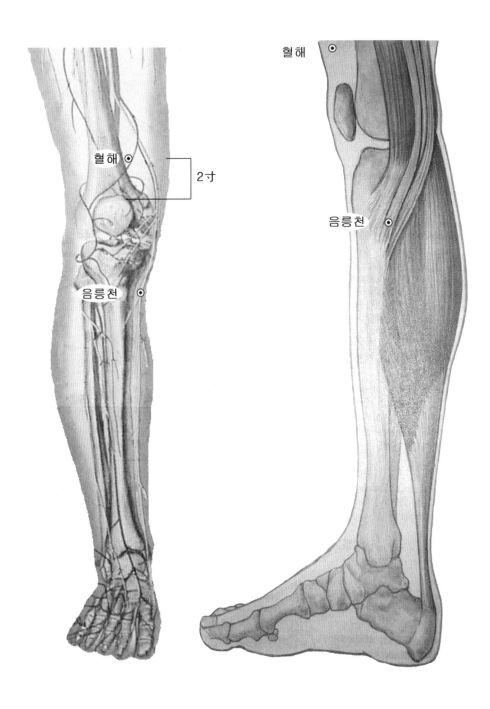

SP-9. 음릉천(陰陵泉) 합수혈(合水穴)

비(脾)를 튼튼하게 하여 습사(濕邪)를 배출(排出)하며 간신(肝腎)을 조절(調節)하고 보충(補充)하는 효능이 있다.

혈위 경골내측과(脛骨內側顆) 하후연(下後緣)의 비복근(腓腹筋) 중에 있다.

취혈 경골내측과(脛骨內側顆) 하후연(下後緣) 함요처(陷凹處)에 취한다.

근육 비복근(腓腹筋)

혈관 대복재정맥(大伏在靜脈)

신경 복재신경(伏在神經)

침 0.3~0.5촌

뜸 3~5장

혈성 건비삼습(健脾滲濕) 익신고정(益腎固精)

주치 양위(陽萎) 유뇨(遺尿) 요폐(尿閉) 복막염(腹膜炎) 늑막염(肋膜炎) 유정(遺精) 신염(腎炎) 슬관절주위염(膝關節周圍炎) 하지마비(下肢麻痺)

> 陰은 음측(陰側), 陵은 돌기(突起)를 의미한다. 비(脾)는 음중지지음(陰中之至陰)으로, 무릎은 언덕과 같이 솟아 있고, 그 아래 함요(陷凹)된 곳을 물이 솟아나는 샘에 비유하여 陰陵泉이라 하였다.

SP-10. 혈해(血海)

혈(血)을 조화(調和)롭게 하여 혈분증(血分症)을 치료하는 효능이 있다.

혈위 대퇴골내측상과(大腿骨內側上顆) 부위(部位)의 내측광근(內側廣筋) 중에 있다.

취혈 슬개골(膝蓋骨) 내측상연(內側上緣) 상방 2촌으로, 내측슬중(內側膝中)과 충문(衝門)을 이은 선에서 슬중(膝中) 상 3촌에 취한다.

근육 내측광근(內側廣筋) 봉공근(縫工筋)

혈관 슬와동정맥(膝窩動靜脈) 대복재정맥(大伏在靜脈)

신경 폐쇄신경(閉鎖神經) 고내피하신경(股內皮下神經)

침 0.3~0.5촌

뜸 5~7장

별명 백충과(百蟲窠) 혈극(血郄)

혈성 건비화습(健脾化濕) 조경통혈(調經統血)

주치 자궁내막염(子宮內膜炎) 자궁출혈(子宮出血) 월경곤란(月經困難) 요실금(尿失禁) 피부습진(皮膚濕疹) 어혈(瘀血) 복막염(腹膜炎) 빈혈(貧血) 담마진(蕁麻疹)

> 血은 피, 海는 바다, 또는 되돌아 모이는 곳을 의미한다. 이 혈은 血과 관계가 있고, 혈을 되돌려 비(脾)로 돌아오게 하는 효과가 있으며, 그것이 많은 강들이 흘러내려 대해(大海)로 돌아오는 것과 같으므로 血海라 하였다.

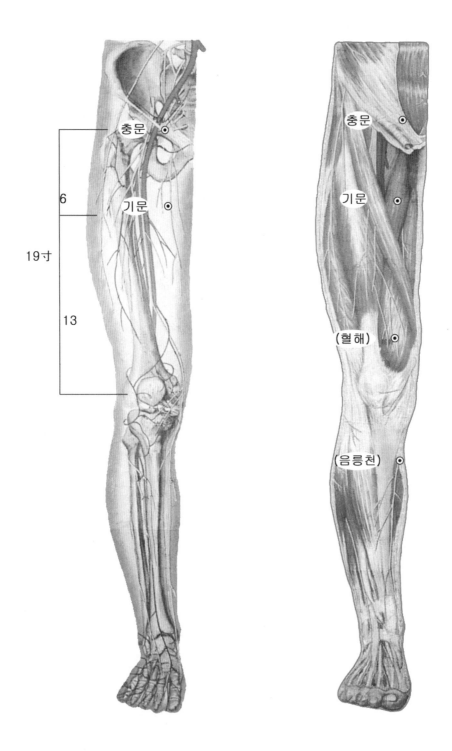

SP-11. 기문(箕門)

비(脾)를 튼튼하게 하며 습사(濕邪)를 배출(排出)하여 사타구니가 붓고 아픈 것을 주로 치료하는 효능이 있다.

혈위 대퇴내측(大腿內側) 봉공근(縫工筋)의 내측연(內側緣)에 있다.

취혈 내측슬중(內側膝中)과 충문(衝門)을 이은 선에서 충문 하 6촌, 슬중 상 13촌에 취한다.

근육 봉공근(縫工筋)

혈관 대퇴동정맥(大腿動靜脈)

신경 고내피하신경(股內皮下神經) 복재신경(伏在神經)

침 0.3~0.5촌

뜸 5~7장

별명 태음시내(太陰市內)

혈성 건비삼습(健脾滲濕) 청열이수(淸熱利水)

주치 임질(淋疾) 요폐(尿閉) 유정(遺精) 음위증(陰萎症) 고환염(睾丸炎) 유뇨(遺尿) 요실금(尿失禁) 서혜선염(鼠蹊腺炎) 자궁염(子宮炎) 대퇴통(大腿痛)

箕는 양다리를 외전(外展)시킨 자세를 말한다. 이 혈을 취혈할 때 무릎을 굽히고 대퇴를 외전시키는데, 그 자세가 키(箕)와 같다. 양다리를 함께 외전시키면 門과도 같기 때문에 箕門이라 하였다.

SP-12. 충문(衝門)

중초(中焦)를 조절(調節)하여 기(氣)를 보태고 경락(經絡)을 따뜻하게 하여 혈(血)의 운행(運行)을 원활(圓滑)하게 하는 효능이 있다.

혈위 치골결합(恥骨結合)의 외방(外方) 내외복사근(內外腹斜筋) 중에 있다.

취혈 치골결합(恥骨結合) 상연의 곡골(曲骨) 외방 3.5촌에 취한다.
※곡골(曲骨)·횡골(橫骨)·기충(氣衝)·충문(衝門)은 횡열선에 있다.

근육 내외복사근(內外腹斜筋)

혈관 하복벽동맥(下腹壁動脈) 천하복벽동정맥(淺下腹壁動靜脈)

신경 장골서경인대(腸骨鼠徑靭帶)

침 0.5~0.7촌

뜸 3~7장

별명 자궁(慈宮) 전장문(前章門) 상자궁(上慈宮)

혈성 강역이습(降逆利濕) 이기소치(理氣消痔)

주치 고환염(睾丸炎) 정계염(精系炎) 질염(腟炎) 임질(淋疾) 탈장(脫腸) 사지궐냉(四肢厥冷) 복통(腹痛) 월경곤란(月經困難) 치질(痔疾)

衝은 충격(衝擊)을 뜻하고, 門은 문호를 가리킨다. 이 혈은 서혜부(鼠蹊部)에 있으면서 동맥(動脈)의 충동(衝動)이 만져지고, 비경(脾經)이 여기에서 복강(腹腔)으로 들어가는 대문(大門)을 이루고 있으므로 衝門이라 하였다.

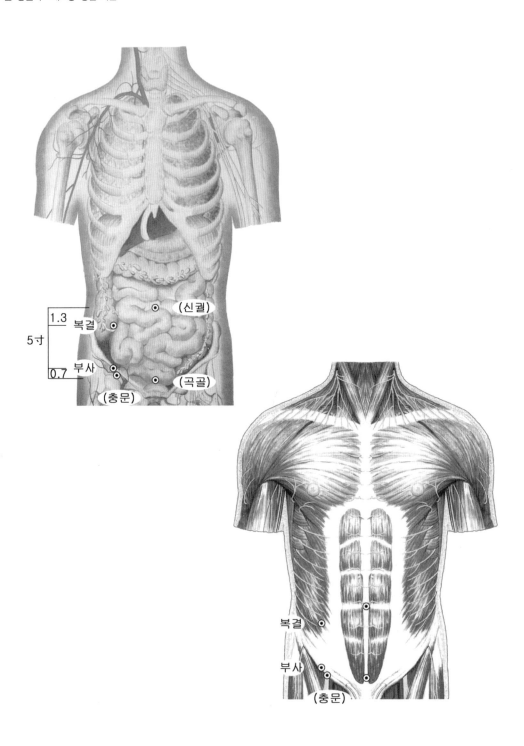

SP-13. 부사(府舍)

중초(中焦)를 조절(調節)하여 기(氣)를 보태며, 경락(經絡)을 따뜻하게 하여 혈(血)의 운행(運行)을 원활(圓滑)하게 하는 효능이 있다.

혈위 서혜인대(鼠蹊靭帶) 외상방(外上方)으로 내복사근(內腹斜筋) 하부(下部)에 있다.

취혈 치골결합(恥骨結合) 수평선과 서혜부(鼠蹊部)의 교차점 약간 위쪽으로 곡골(曲骨) 상 0.7촌에서 외방(外方)으로 4촌에 취한다.

근육 외복사근건막(外腹斜筋腱膜) 내복사근(內腹斜筋)

혈관 하복벽동정맥(下腹壁動靜脈)

신경 흉곽신경전피지(胸廓神經前皮枝) 고내피하신경(股內皮下神經) 장골서경인대(腸骨鼠徑靭帶)

침 0.5~0.7촌

뜸 3~7장

혈성 건비소만(健脾消滿) 이중화위(理中和胃)

주치 변비(便秘) 하리(下痢) 맹장염(盲腸炎) 장산통(腸疝痛) 복통(腹痛) 곽란(癨亂) 장경련(腸痙攣) 복직근(腹直筋) 류머티즘

府는 집결(集結)하는 것을 뜻하고, 숨는 집을 뜻한다. 족태음(足太陰), 족궐음(足厥陰), 음유맥(陰維脈)의 3맥(脈)이 뱃속으로 들어가 비(脾)에 낙(絡)하고, 심폐(心肺)의 기와 만나 집결하여 거주하는 곳이므로 府舍라 하였다.

SP-14. 복결(腹結)

혈(血)의 운행(運行)을 원활(圓滑)하게 하는 효능이 있다.

혈위 하복부(下腹部)의 내·외복사근(內·外腹斜筋) 중에 있다.

취혈 부사(府舍) 상 3촌으로 제하(臍下) 1.3촌에서 외방(外方)으로 4촌에 취한다.

근육 내복사근(內腹斜筋) 외복사근(外腹斜筋)

혈관 상복동정맥(上腹動靜脈)

신경 흉곽신경전피지(胸廓神經前皮枝)

침 0.5~0.7촌

뜸 3~7장

별명 복굴(腹屈) 장굴(腸窟) 양굴(陽窟) 장결(腸結)

혈성 온비지설(溫脾止泄) 진통지해(鎭痛止咳)

주치 변비(便秘) 설사(泄瀉) 복막염(腹膜炎) 장산통(腸疝痛) 해수(咳嗽) 배꼽주위통 배가 냉해서 설사하거나 자주 변을 볼 때

腹은 배, 結은 집결(集結)한다는 뜻이다. 이 혈은 복부에 있어 사기(邪氣)가 흉복(胸腹)에 집결하고 상역(上逆)해 심(心)을 찌르며 배꼽을 둘러싸 아프게 하고 하리(下痢), 기침이 나고 기운이 치올라 숨이 찬 해역(咳逆)을 치료하므로 腹結이라 하였다.

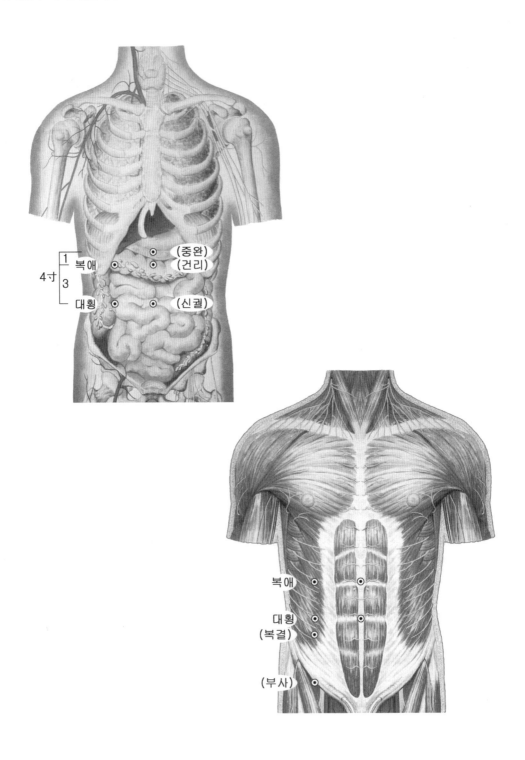

SP-15. 대횡(大橫)

장위(腸胃)를 조절(調節)하는 효능이 있다.

혈위 제중(臍中) 외방(外方)의 외복사근(外腹斜筋) 중에 있다.

취혈 제중(臍中) 외방(外方) 4촌에 취한다.

※신궐(神闕)·황유(肓兪)·천추(天樞)·대횡(大橫)·대맥(帶脈)은 횡렬선(橫列線)에 있다.

근육 복직근(腹直筋) 복사근(腹斜筋) 외복사근(外腹斜筋)

혈관 상복동정맥(上腹動靜脈)

신경 흉곽전피지(胸廓前皮枝)

침 0.5~0.7촌

뜸 3~7장

별명 신기(腎氣) 인횡(人橫)

혈성 이기지통(理氣止痛) 통조부기(通調腑氣)

주치 변비(便秘) 하리(下痢) 소복통(小腹痛) 급만성위염(急慢性胃炎) 위경련(胃痙攣)

SP-16. 복애(腹哀)

위(胃)를 조절(調節)하는 효능이 있다.

혈위 제9 늑연골(肋軟骨) 부착부 아래의 외복사근(外腹斜筋) 중에 있다.

취혈 제상(臍上) 3촌의 건리(建里) 외방(外傍) 4촌으로 대횡 위 3촌에 취한다.

※건리(建里)·석관(石關)·관문(關門)·복애(腹哀)는 횡렬선(橫列線)에 있다.

근육 복직근(腹直筋) 외복사근(外腹斜筋) 복횡근(腹橫筋)

혈관 상복동정맥(上腹動靜脈)

신경 흉곽신경전피지(胸廓神經前皮枝) 늑간신경(肋間神經)

침 0.5~0.8촌

뜸 3~7장

별명 복결(腹結) 장굴(腸窟) 양굴(陽窟) 장애(腸哀)

혈성 건비소식(健脾消食) 통강부기(通降腑氣)

주치 위경련(胃痙攣) 배꼽주위통 소화불량(消化不良) 변비(便秘) 장출혈(腸出血) 소아마비종대(小兒麻痺腫大) 산부족(酸不足) 산과다(酸過多)

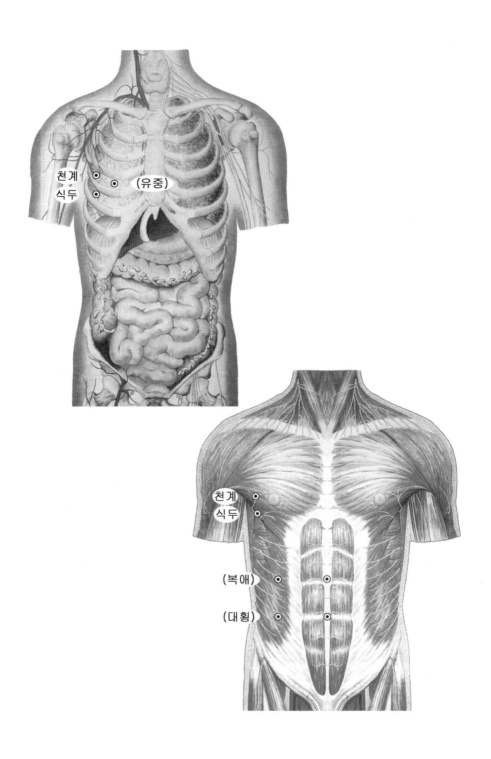

SP-17. 식두(食竇)

가슴속이 답답한 것을 편안(便安)하게 한다.

혈위 제5 늑간(肋間) 외측(外側)의 대흉근(大胸筋) 중에 있다.

취혈 흉골체(胸骨體)와 검상돌기(劍狀突起) 접합부(接合部)인 중정(中庭)
외방 6촌에 취한다.

※중정(中庭)·보랑(步廊)·유근(乳根)·식두(食竇)는 횡렬선(橫列線)
에 있다.

근육 대흉근(大胸筋) 내외늑간근(內外肋間筋)

혈관 늑간동정맥(肋間動靜脈) 내유동맥(內乳動脈)

신경 늑간신경(肋間神經)

침 0.2~0.4촌

뜸 3~5장

별명 명관(命關)

혈성 운화수곡(運化水穀) 이기화중(理氣和中)

주치 협심증(狹心症) 늑간신경통(肋間神經痛) 흉협창통(胸脇脹痛) 횡격막경련(橫膈膜痙攣)
소화불량(消化不良) 장뇌명(腸雷鳴) 폐렴(肺炎)

食은 밥, 먹는다는 뜻이고, 竇는 공간(空間) 또는 구멍을 뜻한다. 이 혈은 음식의 운화(運化)를 도와 이곳 저곳으로 산포(散布)하는 역할을 하므로 食竇라 하였다.

SP-18. 천계(天谿)

울체(鬱帶)된 간기(肝氣)를 소통(疏通)시키는 효능이 있다.

혈위 제4 늑간(肋間) 외측(外側)의 대흉근(大胸筋) 중에 있다.

취혈 양(兩) 유두(乳頭)의 중간인 전중(膻中) 외방 6촌에 취한다.

※전중(膻中)·신봉(神封)·유중(乳中)·천계(天谿)는 횡렬선(橫列線)
에 있다.

근육 대흉근(大胸筋) 내외늑간근(內外肋間筋)

혈관 늑간동정맥(肋間動靜脈) 내유동맥(內乳動脈)

신경 늑간신경(肋間神經)

침 0.2~0.4촌

뜸 3~5장

혈성 관흉통유(寬胸通乳) 지해소종(止咳消腫)

주치 폐렴(肺炎) 기관지염(氣管支炎) 늑막염(肋膜炎) 폐충혈(肺充血) 애역(呃逆) 유방염(乳房炎)
유즙부족(乳汁不足) 흉통(胸痛) 해수(咳嗽)

天은 하늘, 또는 상방(上方)을 의미하며, 谿는 계곡(谿谷), 함요부(陷凹部)를 가리킨다. 이 혈에 침, 뜸을 하면 유즙(乳汁)이 계류(谿流)처럼 솟아 나온다 하여 天谿라 하였다.

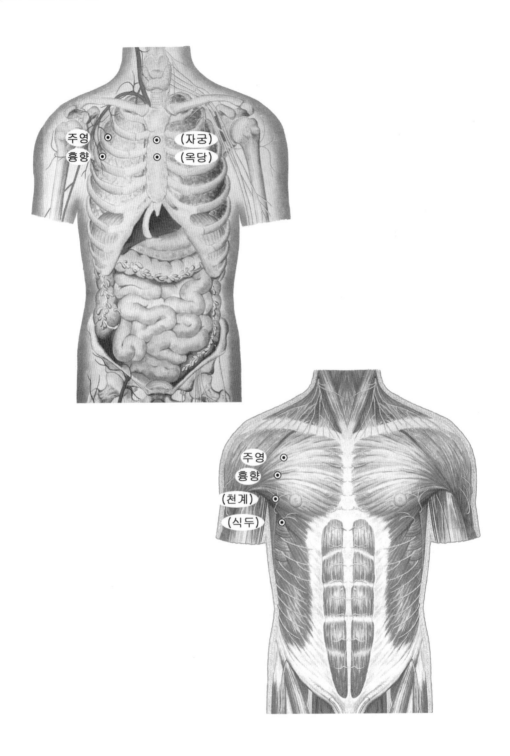

SP-19. 흉향(胸鄉)

가슴에 울체(鬱滯)된 기운을 소통(疏通)시키는 효능이 있다.

혈위 제3 늑간(肋間) 외측(外側)의 대흉근(大胸筋) 중에 있다.

취혈 제3 늑간(肋間)의 옥당(玉堂) 외방(外方) 6촌에 취한다.

　※옥당(玉堂) · 영허(靈墟) · 응창(膺窓) · 흉향(胸鄉)은　횡렬선(橫列線)
　에 있다.

근육 대흉근(大胸筋)　내외늑간근(內外肋間筋)

혈관 내유동맥(內乳動脈) 액와동맥(腋窩動脈) 늑간동정맥(肋間動靜脈)

신경 늑간신경(肋間神經)

침 0.2~0.4촌

뜸 3~5장

혈성 관흉이기(寬胸理氣) 소간지통(疏肝止痛)

주치 늑막염(肋膜炎) 늑간신경통(肋間神經痛) 연하곤란(嚥下困難) 폐충혈(肺充血) 소화불량(消化不良)
　구갈(口渴) 흉협팽만통증(胸脇膨滿痛症)

> 胸은 가슴, 鄉은 마을, 고향(故鄉),
> 창문(窓門)과 통한다. 즉 병변(病變)
> 이 있는 부위를 가리킨다. 이 혈은 측
> 흉부(側胸部)에 있으므로 胸鄉이라
> 하였다.

SP-20. 주영(周榮)

가슴이 답답한 것을 소통(疏通)시키고 비(脾)를 다스리는 효능이 있다.

혈위 제2 늑간(肋間) 외측(外側)의 대흉근(大胸筋) 중에 있다.

취혈 제2 늑간(肋間)의 자궁(紫宮) 외방(外方) 6촌에 취한다.

　※자궁(紫宮) · 신장(神藏) · 옥예(屋翳) · 주영(周榮)은　횡렬선(橫列線)
　에 있다.

근육 대흉근(大胸筋)　내외늑간근(內外肋間筋)

혈관 내유동맥(內乳動脈) 액와동맥(腋窩動脈) 늑간동정맥(肋間動靜脈)

신경 늑간신경(肋間神經)

침 0.2~0.4촌

뜸 3~5장

별명 주영(周營)

혈성 관흉이기(寬胸理氣) 강역지해(降逆止咳)

주치 기관지염(氣管支炎) 늑막염(肋膜炎) 늑간신경통(肋間神經痛) 해수(咳嗽) 타액과다(唾液過多)
　식불하(食不下) 흉협팽만(胸脇膨滿)

> 周는 전신(全身), 榮은 영양(榮養)을
> 가리킨다. 비(脾)는 기육(肌肉)을 주
> 관하고, 혈(血)을 통솔하며 영양물
> 을 산포(散布)하는 힘을 지니고 있
> 다. 경기(經氣)는 여기에서 산포되
> 고 영양이 전신을 순환하므로 周榮
> 이라 하였다.

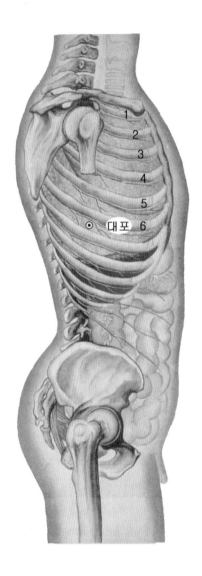

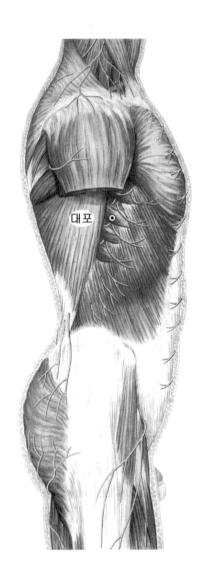

SP-21. 대포(大包) 비의 대락(脾大絡)

기(氣)를 다스려 전신(全身)의 낙맥(絡脈)을 소통(疏通)하는 효능이 있다.

혈위 액중선(腋中線) 아래 전거근(前擧筋) 중에 있다.

취혈 액중선(腋中線)과 제6 늑간(肋間)이 만나는 곳으로 연액(淵液) 아래
약 3촌에 취한다.

근육 내외늑간근(內外肋間筋)

혈관 측흉곽정맥(側胸廓靜脈)

신경 흉곽측피지신경(胸廓側皮枝神經) 늑간신경(肋間神經)

침 0.2~0.4촌

뜸 3~5장

별명 태포(太包)

혈성 통혈양경(統血養經) 관흉지통(寬胸止痛)

주치 폐렴(肺炎) 천식(喘息) 늑막염(肋膜炎) 호흡곤란(呼吸困難) 흉통(胸痛)

大는 크다는 뜻이고, 包는 맡는다.
총괄(總括)한다는 뜻이 있다. 이 혈
은 비(脾)의 대락(大絡)으로 모든 음
경(陰經)과 양경(陽經)을 총괄하며
비(脾)는 오장(五臟)과 사지(四肢)를
영양하므로 大包라고 하였다.

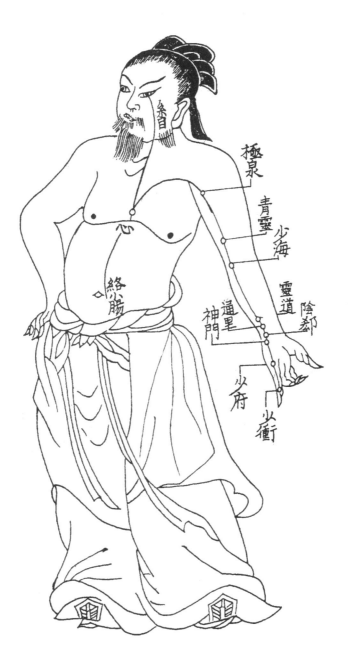

〈十四經發揮〉

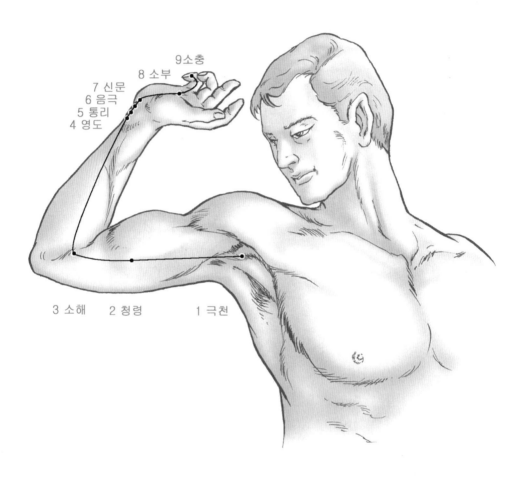

7. 수소음심경(手少陰心經)—HT(Heart meridian)

『내경』에 의하면 '심(心)은 군주지관(君主之官)이요 신명출언(神明出焉)이라' 하였다. 군주지관이라 함은 심이 오장육부를 주관하고 있음을 말하는데 이는 장부나 각부 조직에 동맥(動脈) 정맥(靜脈)이 분포되어 있어 혈액이 순환되면서 소화기로부터의 영양물질, 호흡기로부터의 산소, 내분비계로부터의 각종 호르몬을 혈액으로 화생(化生)시켜 공급하고 물질대사의 보조, 항독, 살균 등 생명유지에 필요불가결한 활동을 하고 있음을 말한다.

신명출언이란 심은 신(神)이 깃들어 있는 곳이고 영(靈)이 쉬는 곳이며 모든 형질의 신기(神氣)는 심에서 시작됨을 말하고 있다.

소문(素問) 오운대론(五運大論)에서는 신명을 일월성진(日月星辰)이라 하고 천지의 동정(動靜)은 신명이 그 기강(紀綱)이라 하고 소문(素問) 경맥별론(經脈別論)에서는 신명을 신묘(神妙), 영명(靈明)이라 하였다. 고로 심은 모든 정신작용을 총괄하는 본부라고 할 수 있다. 그렇기 때문에 심에 이상이 있을 시 바로 오장에 그 영향이 미치게 되는 것이다.

음(陰)에 속하고 오행속성(五行屬性)상 군화경(君火經)인 심경(心經)에는 인체의 좌우로 각각 9개씩의 경혈이 분포되어 있으며 겨드랑이 아래 극천(極泉)에서 시작하여 새끼손가락의 소충(少衝)에서 끝난다.

본경(本經)은 심(心)에 속(屬)하고 소장(小腸)에 낙(絡)하며 색(色)은 적(赤), 발주시간(發注時間)은 오전 11시부터 오후 1시 즉 오시(午時)이다.

주요혈(主要穴)		오수혈(五腧穴)	
원혈(原穴)	신문(神門)	정목혈(井木穴)	소충(少衝)
낙혈(絡穴)	통리(通里)	형화혈(滎火穴)	소부(少府)
극혈(郄穴)	음극(陰郄)	수토혈(輸土穴)	신문(神門)
모혈(募穴)	거궐(巨闕)	경금혈(經金穴)	영도(靈道)
배유혈(背俞穴)	심유(心俞)	합수혈(合水穴)	소해(少海)

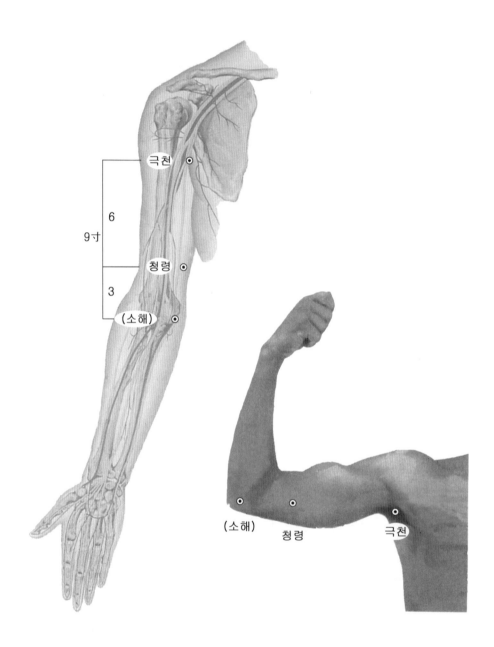

HT-1. 극천(極泉)

기혈(氣血)의 운행(運行)을 촉진(促進)하는 효능이 있다.

혈위	액와(腋窩) 중앙으로 대흉근(大胸筋) 외하연(外下緣)에 있다.
취혈	액와(腋窩)의 중심으로 동맥(動脈)이 만져지는 곳에 취한다.
근육	대흉근(大胸筋) 광배근(廣背筋)
혈관	액와동정맥(腋窩動靜脈)
신경	액와신경(腋窩神經) 늑간신경(肋間神經)
침	0.3~0.5촌
뜸	3~5장
혈성	서근활락(舒筋活絡) 관흉이기(寬胸理氣)
주치	심통(心痛) 흉협동통(胸脇疼痛) 주비냉통(肘臂冷痛) 늑간신경통(肋間神經痛) 액취증(腋臭症)

極이란 끝에 이르는 것 또는 막다른 곳으로 겨드랑이의 가장 높은 점을 가리킨다. 泉은 물이 솟아나는 샘이다. 심(心)은 혈맥을 주관하고, 혈맥은 물의 흐름과 비슷한데 이 혈은 겨드랑이 정중앙에 동맥의 박동부에 해당하고 동맥의 박동에 닿아 마치 물이 급히 솟아나 급류를 이루어 흘러가는 것 같으므로 極泉이라 하였다.

HT-2. 청령(青靈)

기혈(氣血)의 흐름을 촉진(促進)하는 효능이 있다.

혈위	상완(上腕) 내측(內側) 상완이두근(上腕二頭筋) 중에 있다.
취혈	팔꿈치를 구부리고 외전(外展)했을 때, 소해(少海)와 극천(極泉)을 이은 선에서 소해(少海) 상방 3촌으로 상완이두근(上腕二頭筋)의 안쪽 가장자리에 취한다.
근육	상완이두근(上腕二頭筋)
혈관	상완동맥(上腕動脈) 상척골측동맥(上尺骨側動脈)
신경	척골신경(尺骨神經) 정중신경(正中神經) 완내피신경(腕內皮神經)
침	0.2~0.3촌
뜸	5~7장
혈성	통락지통(通絡止痛) 서경기위(舒經起痿)
주치	두통(頭痛) 위통(胃痛) 늑간신경통(肋間神經痛) 완신경통(腕神經痛) 주관절통(肘關節痛) 심계항진(心悸亢進)

青은 청색(青色)을 가리키는데 망진(望診)에서 청색은 통증(痛症)을 의미한다. 靈은 병을 치료하는 데 영험(靈驗)한 것을 가리킨다. 이 혈은 머리, 팔, 가슴, 심의 모든 동통 질환을 치료하고 통증을 멈추게 하는 효과가 있으므로 青靈이라 하였다.

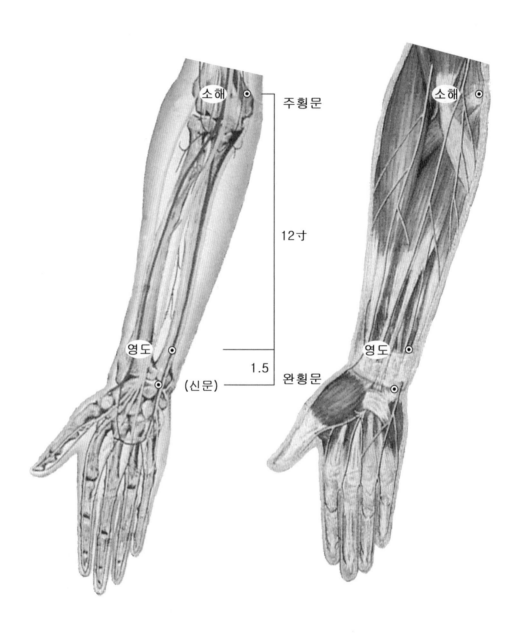

HT-3. 소해(少海) 합수혈(合水穴)

기(氣)를 잘 흐르게 하여 혈(血)을 조화롭게 하는 효능이 있다.

혈위 상완골내측상과(上腕骨內側上顆)의 척측수근굴근(尺側手根屈筋) 중에 있다.

취혈 주횡문척측단(肘橫紋尺側端)과 상완골내측상과(上腕骨內側上顆)의 중간(中間) 함중(陷中)에 취한다.

근육 이두근건막(二頭筋腱膜) 척측수근굴근(尺側手根屈筋)

혈관 하척골측동맥(下尺骨側動脈) 척측피정맥(尺側皮靜脈)

신경 척골신경(尺骨神經)

침 0.2~0.3촌

뜸 3~5장

별명 곡절(曲節) 곡절(曲折)

혈성 영심안신(寧心安神) 서근활락(舒筋活絡)

주치 액와선염(腋窩腺炎) 주비신경통(肘臂神經痛) 늑간신경통(肋間神經痛) 두통(頭痛) 치통(齒痛) 나력(瘰癧) 정신분열증(精神分裂症) 심장질환(心臟疾患)

少는 수소음심경(手少陰心經)을 가리키고, 海는 모든 물이 모여드는 것을 가리킨다. 심(心)은 혈맥을 주관하는데 이 혈은 물이 흘러 모이듯이 맥기(脈氣)가 성(盛)하고 심경의 합혈(合穴)이므로 少海라 하였다.

HT-4. 영도(靈道) 경금혈(經金穴)

기혈(氣血)의 흐름을 조화롭게 하여 마음이 편안하고 정신(精神)을 맑게 하는 효능이 있다.

혈위 완횡문(腕橫紋) 상방(上方) 척측수근굴근건(尺側手根屈筋腱)의 요측(橈側)에 있다.

취혈 신문(神門) 상 1.5촌으로 척측수근굴근건(尺側手根屈筋腱) 요측의 함중(陷中)에 취한다.

근육 장측수근인대(掌側手根靭帶) 단장근(短掌筋) 척측수근굴근(尺側手根屈筋)

혈관 척골동정맥(尺骨動靜脈)

신경 척골신경(尺骨神經)

침 0.1~0.3촌

뜸 3~5장

혈성 이기영심안신(理氣寧心安神)

주치 심내막염(心內膜炎) 고혈압(高血壓) 저혈압(底血壓) 공포불안(恐怖不安) 주비신경통(肘臂神經痛)

靈은 심령(心靈), 신령(神靈), 정신(精神), 사유(思惟) 등을 뜻한다. 道는 도로나 통하는 길을 가리킨다. 이 혈은 심의 기능을 전달하는 도로이고 정신질환과 심장병을 주치하므로 靈道라 하였다.

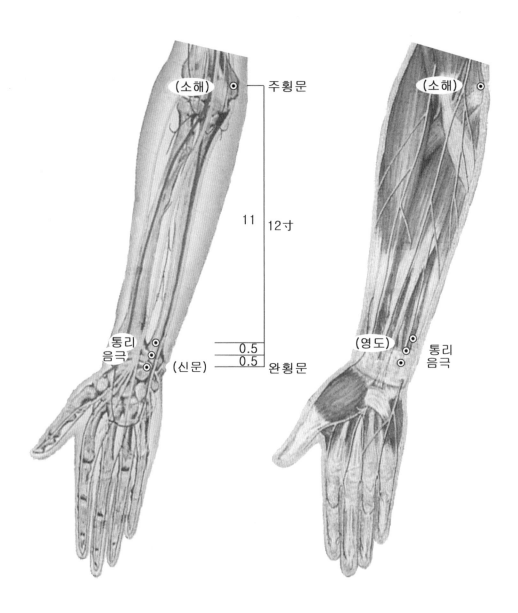

HT-5. **통리(通里)** 낙혈(絡穴)

　기혈(氣血)의 흐름을 촉진(促進)하며 마음을 편안하게 하고 정신(精神)을 맑게 하는 효능이 있다.

혈위 완횡문(腕橫紋) 상방(上方) 척측수근굴근건의 요측(橈側)에 있다.

취혈 신문(神門) 상 1촌으로 척측수근굴근건(尺側手根屈筋腱)의 요측(橈側) 함중(陷中)에 취한다.

근육 척측수근굴근(尺側手根屈筋)·장측수근인대(掌側手根靭帶) 단장근근(短掌根筋)

혈관 척골동정맥(尺骨動靜脈)

신경 척골신경(尺骨神經)

침 0.1~0.3촌　　**뜸** 3~5장

별명 통리(通理)

혈성 영심안신(寧心安神) 활혈통락개규(活血通絡開竅)

주치 신경쇠약(神經衰弱) 심계항진(心悸亢進) 현훈(眩暈) 편도선염(扁桃腺炎) 유뇨증(遺尿症) 자궁출혈(子宮出血)

通은 통달(通達)이나 경과(經過)의 뜻이 있고, 里는 표리(表裏)의 리(裏)와 같은 뜻으로 쓰여서 심(心)과 소장(小腸)이 표리관계에 있음을 가리킨다. 심경은 여기에서 낙맥이 갈라져 나와 소장경에 이르고, 소장경과 심경의 표리 양쪽 경(經)을 통하므로 通里라 하였다.

HT-6. **음극(陰郄)** 극혈(郄穴)

　기혈(氣血)의 흐름을 촉진(促進)하며 음(陰)을 길러 정신(精神)을 안정(安靜)시키는 효능이 있다.

혈위 완횡문(腕橫紋) 상방(上方) 척측수근굴근(尺側手根屈筋)의 요측(橈側)에 있다.

취혈 신문(神門) 상 0.5촌으로 척측수근굴근건(尺側手根屈筋腱) 요측(橈側) 함중(陷中)에 취한다.

근육 장측수근굴근(掌側手根屈筋) 장측수근인대(掌側手根靭帶) 단장근근(短掌根筋)

혈관 척골동정맥(尺骨動靜脈)

신경 척골신경(尺骨神經)

침 0.1~0.3촌　　**뜸** 3~5장

별명 소음극(少陰郄) 석궁(石宮)

혈성 영심양혈(寧心養血) 안신고표(安神固表)

주치 뉵혈(衄血) 두통(頭痛) 현훈(眩暈) 신경쇠약(神經衰弱) 심계항진(心悸亢進) 도한(盜汗) 자궁내막염(子宮內膜炎) 대하(帶下) 오심(惡心)

陰은 음양(陰陽)의 陰인데 여기에서는 소음(少陰)을 가리키고 있다. 郄은 공규(孔竅)나 공극(空隙) 즉 구멍을 뜻하는 것으로 여기에서는 극혈(郄穴)이라는 뜻이므로 陰郄이라 하였다.

311

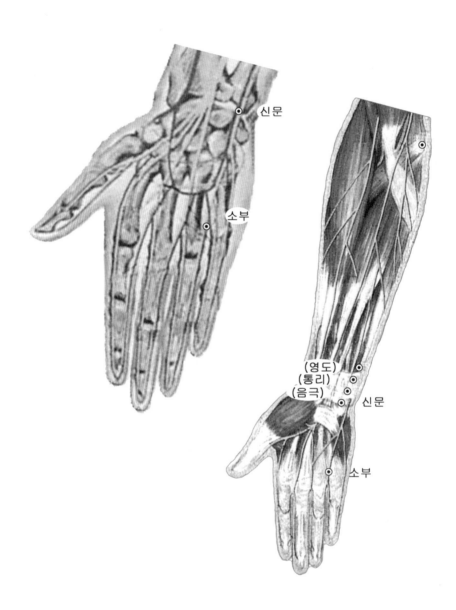

신문

소부

(영도)
(통리)
(음극)
신문

소부

HT-7. 신문(神門) 수토혈(輸土穴) 원혈(原穴)

흥분(興奮)을 진정(鎭靜)시키고 정신(精神)을 안정(安靜)시키며 마음을 편안하게 하고 낙맥(絡脈)을 소통(疏通)시키는 효능이 있다.

혈위 완횡문(腕橫紋)의 척측수근굴근(尺側手根屈筋) 요측(橈側)에 있다.

취혈 완횡문의 척측수근굴근건 요측연(橈側緣) 함중(陷中)에 취한다.

근육 수근횡인대(手根橫靭帶) 장측수근인대(掌側手根靭帶) 척측수근굴근 (尺側手根屈筋) 단장근(短掌筋)

혈관 척골동정맥(尺骨動靜脈)

신경 척골신경(尺骨神經)

침 0.1~0.3촌   **뜸** 3~5장

별명 태여(兌厲) 태충(兌沖) 중도(中都) 예중(銳中)

혈성 영심안신(寧心安神) 청심조기(淸心調氣)

주치 신경쇠약(神經衰弱) 정충(怔忡) 심통(心痛) 실면(失眠) 정신병(精神病) 건망(健忘) 소화기병

神은 '심(心)은 신명(神明)을 주관한다', '심은 신(神)을 저장한다'할 때의 神을 가리킨다. 門은 출입구이다. 이 혈은 심경(心經)의 기(氣)가 흐르는 요충지이며 심기(心氣)가 출입하는 문을 가리키므로 神門이라 하였다.

HT-8. 소부(少府) 형화혈(滎火穴)

마음을 편안하게 하고 정신(精神)을 안정(安靜)시키는 효능이 있다.

혈위 손바닥 제4 · 5 중수골간(中手骨間)으로 충양근(蟲樣筋)과 천지굴 근(淺指屈筋) 부위에 있다.

취혈 장측(掌側) 제4 · 5 중수골(中手骨) 사이, 주먹을 쥐었을 때 새끼손 가락 끝이 손바닥에 닿는 부위로 손등의 중저(中渚)와 마주하고 노 궁(勞宮)과 횡렬(橫列)이 되는 곳에 취한다.

근육 천지굴근(淺指屈筋)

혈관 천장동맥궁(淺掌動脈弓) 심장동맥궁(深掌動脈弓)

신경 척골신경(尺骨神經) 척골신경천피지(尺骨神經淺皮支)

침 0.1~0.3촌   **뜸** 3~5장

별명 태골(兌骨)

혈성 청심사열(淸心瀉熱) 행기활혈(行氣活血)

주치 심장질환(心臟疾患) 심계항진(心悸亢進) 인건(咽乾) 전박신경통(前膊神經痛) 장중열(掌中熱) 소변불리(小便不利) 방광마비(膀胱麻痺) 하초열(下焦熱)

少는 미소(微小)함을 말한다. 府는 모이는 곳을 가리킨다. 이 혈은 손바닥의 뼈와 뼈 사이에 비교적 작은 간극(間隙) 속에 있고, 심경(心經)의 기(氣)가 모이는 곳이므로 少府라 하였다.

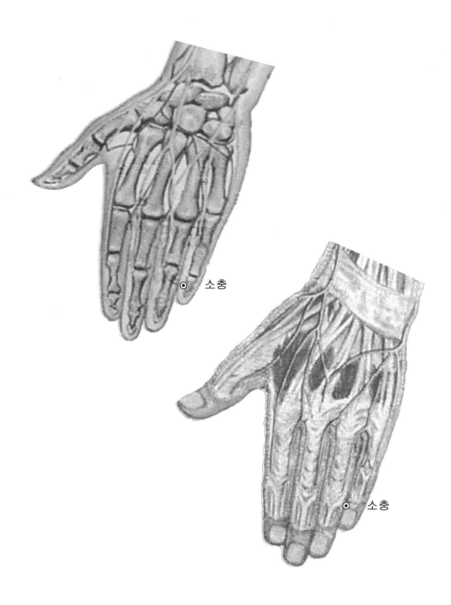

소충

소충

HT-9. 소충(少衝) 정목혈(井木穴)

양기(陽氣)를 회복(回復)시켜 궐역(厥逆)을 낫게 하는 효능이 있다.

혈위 새끼손가락 요측(橈側) 조갑근각(爪甲根角) 옆에 있다.

취혈 제5지(指) 요측 조갑근각 옆 0.1촌에 취한다.

근육 심지굴근(深指屈筋) 지건초(指腱鞘)

혈관 고유장지정맥(固有掌指靜脈)

신경 척골신경(尺骨神經) 척측장지고유신경(尺側掌指固有神經) 척측장
지신경(尺側掌指神經)

침 0.1촌

뜸 3~5장

별명 경시(經始)

혈성 성신개규(醒神開竅) 설열구역(泄熱救逆)

주치 심장병(心臟病) 상지신경통(上肢神經痛) 후두염(喉頭炎) 장중열(掌中熱) 심계항진증(心悸亢進症)
정신질환(精神疾患) 흉고통(胸苦痛) 실신(失神)하였을 때 사혈(瀉血)

少는 작다는 것을 가리키고 衝은 요충(要衝)의 뜻이다. 이 혈의 부위는 혈기(血氣)가 왕성하고 수소음심경맥(手少陰心經脈)의 기(氣)가 여기부터 흘러 나가므로 少衝이라 하였다.

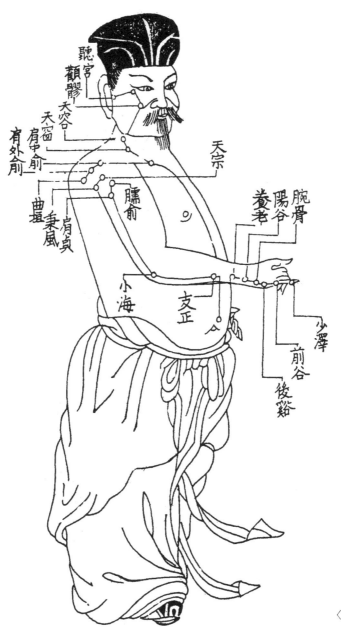

〈十四經發揮〉

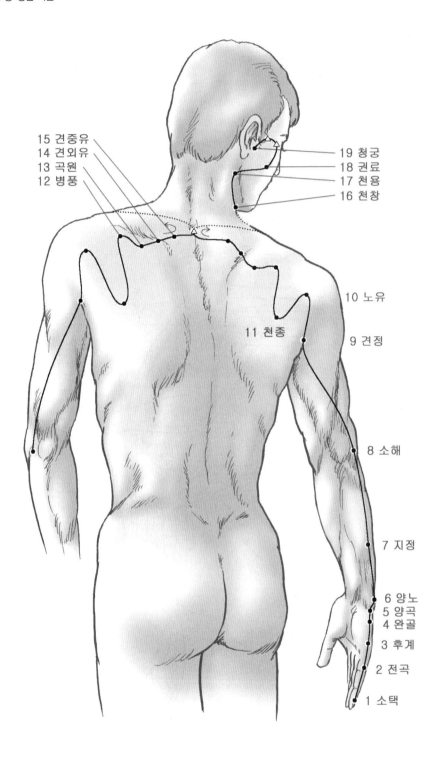

15 견중유
14 견외유
13 곡원
12 병풍

19 청궁
18 권료
17 천용
16 천창

10 노유

9 견정

11 천종

8 소해

7 지정

6 양노
5 양곡
4 완골

3 후계

2 전곡

1 소택

8. 수태양소장경(手太陽小腸經)-SI(Small Intestine meridian)

『난경(難經)』 35난(難)에 의하면 "심(心)은 영혈(營血)을 주관하고 폐(肺)는 위기(衛氣)를 주관하며 양자(兩者)는 모두 양기(陽氣)를 통행시키는 작용을 하기 때문에 횡격막(橫膈膜)의 위에 있고 대장(大腸)과 소장(小腸)은 탁음지기(濁陰之氣)를 전도하여 아래로 내려 보내므로 횡격막의 아래에 있다"고 하여 상하로 상합되는 위치에서의 생리작용을 설명하고 있다. 또한 『내경(內經)』에 의하면 소장자(小腸者)는 수성지관(受盛之官)이요 화물출언(化物出焉)이라 하였다. 수성지관이란 영양을 흡수하여 인체를 급양하는 기관이란 뜻이며 화물출언이란 거친 음식물을 위로부터 받아 청탁(淸濁)을 분별한 후 수액(水液)은 전음(前陰)으로 배출시키고 찌꺼기는 대장을 거쳐 대변으로 배출시키는 것을 설명한 것이다.

양(陽)에 속하고 오행속성(五行屬性)상 군화경(君火經)인 소장경(小腸經)에는 인체의 좌우로 각각 19개씩의 경혈이 분포되어 있으며 새끼손가락의 외측단 소택(少澤)에서 시작하여 귀 앞의 청궁(聽宮)에서 끝난다.

본경(本經)은 소장(小腸)에 속(屬)하고 심(心)에 낙(絡)하며, 발주시간(發注時間)은 오후 1시부터 3시 즉 미시(未時)이다.

주요혈(主要穴)		오수혈(五腧穴)	
원혈(原穴)	완골(腕骨)	정금혈(井金穴)	소택(少澤)
낙혈(絡穴)	지정(支正)	형수혈(滎水穴)	전곡(前谷)
극혈(郄穴)	양로(養老)	수목혈(輸木穴)	후계(後谿)
모혈(募穴)	관원(關元)	경화혈(經火穴)	양곡(陽谷)
배유혈(背俞穴)	소장유(小腸俞)	합토혈(合土穴)	소해(小海)

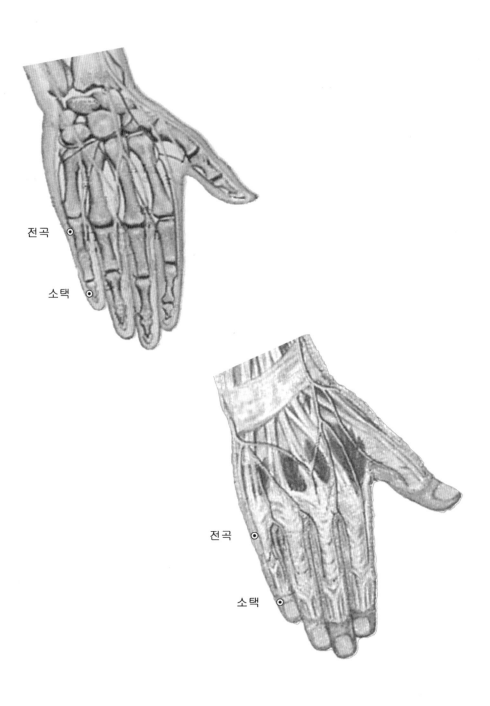

전곡

소택

전곡

소택

SI-1. 소택(少澤) 정금혈(井金穴)

이목구비(耳目口鼻)를 열어주며 유즙(乳汁)을 잘 나오게 하는 효능이 있다.

혈위 새끼손가락 척측(尺側) 심지굴근(深指屈筋) 중에 있다.

취혈 제5지(指) 척측(尺側) 조갑근각(爪甲根角) 옆 0.1촌에 취한다.

근육 심지굴근(深指屈筋)

혈관 고유장지정맥(固有掌指靜脈) 배측지동정맥(背側指動靜脈)

신경 척골신경(尺骨神經)

침 0.1촌

뜸 3~5장

별명 소길(小吉)

혈성 청열이규(淸熱利竅) 이인통유(利咽通乳)

주치 구내염(口內炎) 인후염(咽喉炎) 정신분열증(精神分裂症) 유즙부족(乳汁不足) 유선염(乳腺炎)
두통(頭痛) 편도선염(扁桃腺炎) 발열(發熱) 급성위염(急性胃炎)

기타 구급 시 사혈(瀉血)

> 손가락 끝에 소충(少衝)과 나란히 있고 소장경(小腸經)의 혈기(血氣)가 마치 가득 찬 물과 같이 윤택(潤澤)하다는 뜻으로 少澤이라 하였다.

SI-2. 전곡(前谷) 형수혈(滎水穴)

열(熱)을 내리고 풍(風)을 없애는 작용을 한다.

혈위 새끼손가락 척측(尺側) 고유소지신근(固有小指伸筋) 중에 있다.

취혈 제5지(指) 척측(尺側) 기절골저(基節骨底) 전함중(前陷中) 적백육제(赤白肉際)에 취한다.

근육 고유소지신근(固有小指伸筋)

혈관 배측지동맥(背側指動脈) 척측피정맥(尺側皮靜脈)

신경 척골신경(尺骨神經)

침 0.1~0.3촌

뜸 3~5장

혈성 소간청심(疏肝淸心) 명목총이(明目聰耳)

주치 한열(寒熱) 해수(咳嗽) 편도선염(扁桃腺炎) 비공폐색(鼻孔閉塞) 이명(耳鳴) 전박신경통(前膊神經痛)
두통(頭痛)

> 前은 전방(前方)의 뜻이고 谷은 계곡(谿谷)으로 두 개의 높은 산 사이의 좁은 지대를 뜻하며 후계(後谿)와 대응하여 前谷이라 하였다.

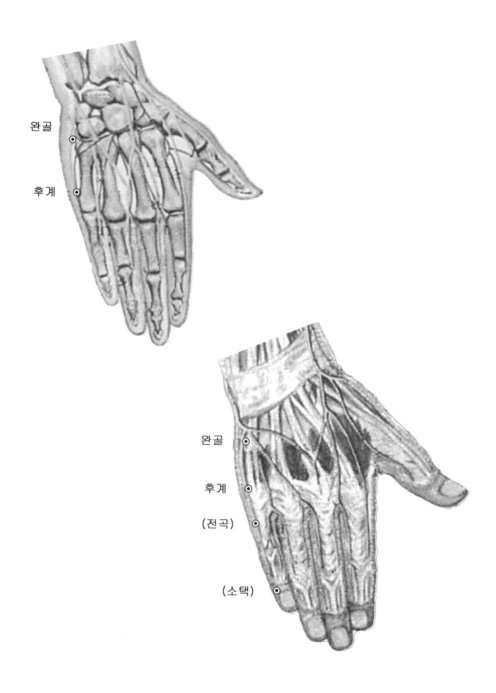

완골

후계

완골

후계

(전곡)

(소택)

SI-3. 후계(後谿) 수목혈(輸木穴) 팔맥교회혈(八脈交會穴)─독맥(督脈)

마음을 편안하게 하고 정신(精神)을 안정(安靜)시키며 열(熱)을 내리고 습(濕)을 내보내는 효능이 있다.

혈위 새끼손가락 척측(尺側) 고유소지신근(固有小指伸筋) 중에 있다.

취혈 제5지(指) 척측(尺側) 중수골두(中手骨頭) 후함중(後陷中) 적백육제(赤白肉際)에 취한다.

근육 고유소지신근(固有小指伸筋)

혈관 배측지동맥(背側指動靜脈) 척측피정맥(尺側皮靜脈)

신경 척골신경(尺骨神經)

침 0.3~1촌

뜸 3~5장

혈성 청심해울(淸心解鬱) 청열절학(淸熱截瘧) 산풍서근(散風舒筋)

주치 각막염(角膜炎) 백막예(白膜翳) 눈다래기[麥粒腫] 두통(頭痛) 고혈압(高血壓) 정신병(精神病) 실신(失神) 소장질환(小腸疾患) 뉵혈(衄血) 이롱(耳聾)

> 이 혈은 새끼손가락 기절골(基節骨) 후방(後方)의 가로무늬 끝에 있고, 이곳은 전곡(前谷) 부위에 비해 살이 올라크므로 後谿라고 하였다.

SI-4. 완골(腕骨) 원혈(原穴)

진액(津液)을 만들어 목마른 것을 없애고 담(膽)을 소통(疏通)시켜 황달(黃疸)을 제거(除去)하는 효과가 있다.

혈위 새끼손가락 척측수근신근(尺側手根伸筋) 중에 있다.

취혈 제5지(指) 척측(尺側) 중수골(中手骨)과 삼각골(三角骨) 사이 함중(陷中)의 적백육제(赤白肉際)에 취한다.

근육 배측수근인대(背側手根靭帶) 소지외전근(小指外轉筋) 척측수근신근(尺側手根伸筋)

혈관 척측피정맥(尺側皮靜脈) 척골동맥(尺骨動脈)

신경 척골신경(尺骨神經)

침 0.1~0.3촌　　　**뜸** 3~5장

별명 완골(椀骨)

혈성 증액지갈(增液止渴) 이담퇴황(利膽退黃)

주치 주완관절염(肘腕關節炎) 두통(頭痛) 항강(項强) 열병(熱病) 이롱(耳聾) 반신마비(半身麻痺) 전간(癲癎) 눈병

> 腕은 손목을 가리키고 骨은 골격(骨格)을 가리킨다. 이 혈은 손목의 완골(腕骨) 즉 두상골(豆狀骨)에 있으므로 腕骨이라 하였다.

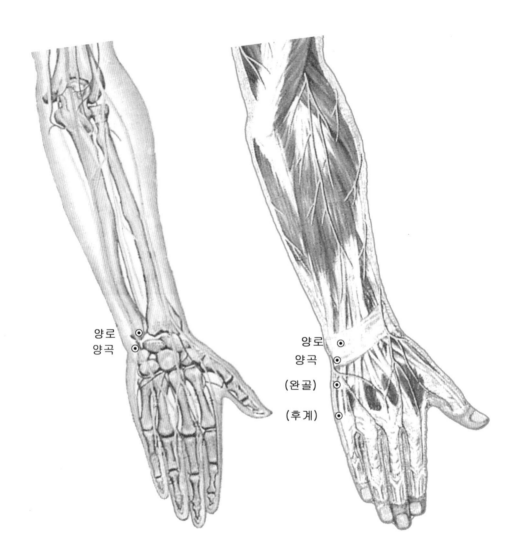

양로
양곡

양로
양곡

(완골)

(후계)

SI-5. 양곡(陽谷) 경화혈(經火穴)

열(熱)을 내리고 화기(火氣)를 없애는 효과가 있어서 마음을 가라앉히고 정신(精神)을 안정(安靜)시키며 눈과 귀를 총명(聰明)하게 한다.

혈위 완관절(腕關節)의 척측수근신근(尺側手根伸筋) 중에 있다.

취혈 완관절(腕關節)의 척골경상돌기(尺骨莖狀突起)와 삼각골(三角骨) 사이 함중(陷中)으로 완골(腕骨)과 양로(養老)의 중간에 취한다.

근육 배측수근인대(背側手根靭帶) 척측수근신근(尺側手根伸筋)

혈관 척골동맥(尺骨動脈)

신경 척골신경(尺骨神經)

침 0.1~0.3촌

뜸 3~5장

혈성 청심영신(淸心寧神) 명목총이(明目聰耳)

주치 완관절통(腕關節痛) 현훈(眩暈) 이명(耳鳴) 이롱(耳聾) 구내염(口內炎) 치은염(齒齦炎) 늑간신경통(肋間神經痛) 척골신경통(尺骨神經痛) 열병(熱病) 실신(失神)

陽은 음양(陰陽)의 양을 뜻하고 谷은 산 사이의 계곡 또는 살이 만나는 곳을 뜻한다. 이 혈은 완골(腕骨) 후방의 척골두(尺骨頭)와 삼각골(三角骨) 사이의 함요부에 있고, 행태가 계곡과 같으므로 陽谷이라 하였다.

SI-6. 양로(養老) 극혈(郄穴)

열(熱)을 내리고 습(濕)을 제거하며 근(筋)을 잘 움직이게 하고 혈맥(血脈)을 소통(疏通)시키는 효능이 있다.

혈위 척골경상돌기(尺骨莖狀突起)의 배측수근인대(背側手根靭帶) 중에 있다.

취혈 척골경상돌기 요측연(橈側緣) 함중(陷中)으로, 손바닥을 아래로 향했을 때 나타나는 척골경상돌기 첨(尖)을 손가락으로 누른 상태에서 손바닥을 가슴 쪽으로 돌리면 뼈들 사이에 생기는 함요처에 취한다.

근육 배측수근인대(背側手根靭帶) 척측수근신근(尺側手根伸筋)

혈관 척골동맥(尺骨動脈)

신경 척골신경(尺骨神經)

침 0.1~0.3촌

뜸 3~5장

혈성 서근증액(舒筋增液) 청상명목(淸上明目)

주치 완관절통(腕關節痛) 시신경위축(視神經萎縮) 안구충혈(眼球充血) 시신경감퇴(視神經減退) 각종 눈병

養은 유익(有益)하게 한다는 뜻이다. 이 혈은 노인병(老人病)에 유효하다. 또한 여기에 침을 놓으면 건강 증진으로 장수에 도움이 되므로 養老라 하였다.

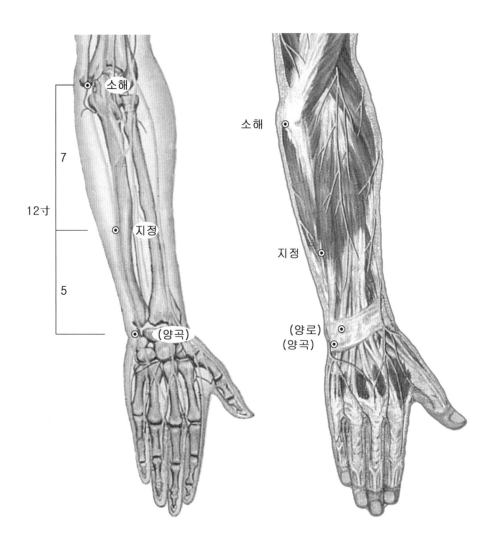

SI-7. 지정(支正) 낙혈(絡穴)

열(熱)을 내리고 음기(陰氣)를 기르며 근(筋)을 잘 움직이게 하고 혈맥(血脈)을 잘 통하게 하는 효능이 있다.

혈위 완관절(腕關節) 상방(上方) 척측수근신근(尺側手根伸筋) 중에 있다.

취혈 양곡(陽谷)과 소해(小海)를 이은 선에서 양곡 상 5촌으로 척골(尺骨) 후연(後緣)에 취한다.

근육 척측수근신근(尺側手根伸筋)

혈관 척골동맥(尺骨動脈)

신경 척골신경(尺骨神經)

침 0.2~0.3촌

뜸 3~5장

혈성 청열해표(淸熱解表) 소간영신(疏肝寧神)

주치 상박신경통(上膊神經痛) 요골신경통(橈骨神經痛) 수지동통(手指疼痛) 현훈(眩暈)
안면충혈(顔面充血) 신경쇠약(神經衰弱) 두통(頭痛) 전광(癲狂)

支는 경맥의 분지(分枝)를 뜻한다. 正은 주체(主體)라는 것이고 심경을 가리킨다. 심이 오장육부를 주관하기 때문이다. 소장경은 이 혈에서 경맥의 분지가 나와 심경과 연결되므로 支正이라 하였다.

SI-8. 소해(小海) 합토혈(合土穴)

근(筋)을 잘 움직이게 하고 관절(關節)을 잘 돌려주는 효능이 있다.

혈위 주관절(肘關節) 내측(內側)의 척측수근신근(尺側手根伸筋) 중에 있다.

취혈 주두(肘頭)와 상완골내측상과(上腕骨內側上顆) 사이 함중(陷中)에 취한다.

근육 척측수근신근(尺側手根伸筋) 상완이두근건막(上腕二頭筋腱膜)

혈관 하척골측동맥(下尺骨側動脈) 척측피정맥(尺側皮靜脈)

신경 척골신경(尺骨神經)

침 0.2~0.3촌

뜸 3~5

별명 주곡천(肘曲泉)

혈성 청열거풍(淸熱祛風) 소간안신(疏肝安神)

주치 주관절염(肘關節炎) 척골신경통(尺骨神經痛) 정신분열증(精神分裂症) 무도병(舞蹈病)
안충혈(眼充血) 청각마비(聽覺麻痺) 치육염(齒肉炎) 하복통(下腹痛) 견배통(肩背痛)

小는 소장경의 뜻이다. 이 혈은 움푹 들어간 곳이 마치 바다와 같고 또한 소장경의 기가 들어가는 곳이다. 소장의 상부는 위(胃)와 이어져 있고 위(胃)는 수곡(水穀)의 바다이므로 小海라고 하였다.

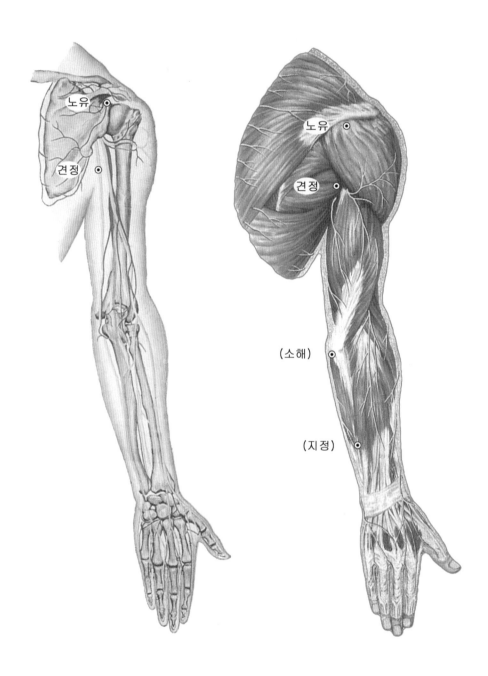

SI-9. 견정(肩貞)

근(筋)을 잘 움직이게 하고 관절(關節)이 잘 돌아가게 하는 효능이 있다.

혈위 후액문두(後腋紋頭) 상방(上方) 견관절후하방(肩關節後下方) 삼각근 (三角筋) 중에 있다.

취혈 후액문두(後腋紋頭) 상 1촌에 취한다.

근육 삼각근(三角筋) 상완삼두근(上腕三頭筋)

혈관 액와동정맥(腋窩動靜脈) 상완동맥(上腕動脈)

신경 액와신경(腋窩神經)

침 0.5~1.5촌

뜸 5~7장

혈성 거풍지통(祛風止痛) 화담소종(化痰消腫) 통락산결(通絡散結)

주치 견갑신경통(肩胛神經痛) 이명(耳鳴) 두통(頭痛) 치통(齒痛)

肩은 어깨를 뜻하고, 貞은 '바르다' 는 정(正)의 뜻이 있으며 사(邪)에 상반된다. 이 혈은 견통(肩痛)이나 팔이 올라가지 않는 증상을 주로 치료하고 견관절의 기능을 강화시키는 작용이 있으므로 肩貞이라 하였다.

SI-10. 노유(臑兪)

소장경(小腸經)과 양유맥(陽維脈)과 양교맥(陽蹻脈)이 만나는 자리로 근(筋)을 잘 움직이게 하고 관절(關節)을 잘 돌아가게 하는 작용이 있다.

혈위 후측(後側) 견봉단(肩峰端) 하 삼각근(三角筋) 중에 있다.

취혈 후액문두(後腋紋頭) 직상(直上)으로 견봉단(肩峰端) 내하연(內下緣) 함중(陷中)에 취한다.

근육 삼각근(三角筋)

혈관 액와동정맥(腋窩動靜脈) 상완동맥(上腕動脈) 견갑횡동맥(肩胛橫動脈) 후상완회선동맥(後上腕回旋動脈)

신경 액와신경(腋窩神經)

침 0.5~0.8촌

뜸 3~5장

별명 노혈(臑穴) 노문(臑文)

혈성 산풍화담(散風化痰) 서근활락(舒筋活絡)

주치 반신불수(半身不遂) 견박신경통(肩膊神經痛) 견통(肩痛)

臑는 상완골(上腕骨)의 상단(上端)을 말한다. 兪는 경맥의 기가 출입하는 곳을 말한다. 이 혈은 견단(肩端)의 후방(後方)으로 거골(巨骨) 아래에 있으므로 臑兪라고 하였다.

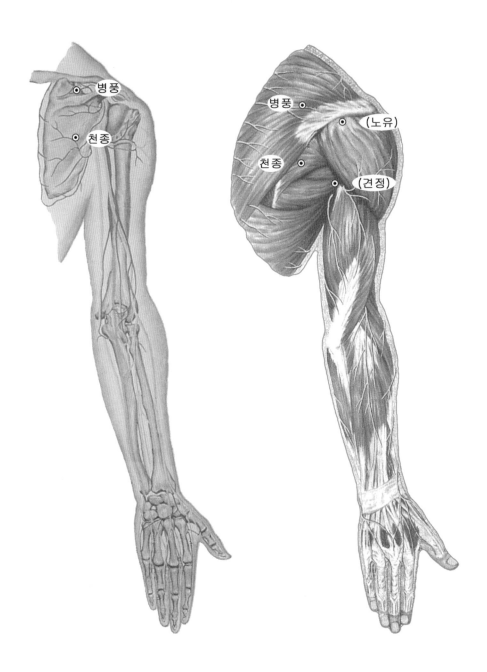

SI-11. 천종(天宗)

뺨과 턱이 붓고 아픈 것, 어깨와 팔이 시리면서 아픈 것 등을 치료하는
효능이 있다.

혈위 견갑극(肩胛棘) 중점(中點) 하와(下窩)로 극하근(棘下筋) 중에 있다.

취혈 견갑극 중점 수직선과 제4흉추(胸椎) 극돌기(棘突起) 하함중(下陷
中) 수평선이 만나는 견갑골(肩胛骨) 중앙 함중(陷中)으로, 견갑극
중점과 견갑골 하각(下角)을 이은 선에서 견갑극 하 1/3 지점의 함
중에 취한다.

근육 대원근(大圓筋) 삼각근(三角筋) 극하근(棘下筋)

혈관 견갑회선동맥(肩胛回旋動脈)

신경 견갑상신경(肩胛上神經) 흉곽신경측피지(胸廓神經側皮枝)

침 0.3~0.5촌

뜸 5~7장

혈성 숙강폐기(肅降肺氣) 서근산풍(舒筋散風) 최유(催乳)

주치 견갑신경통(肩胛神經痛) 상박신경통(上膊神經痛) 상지상거불능(上肢上擧不能) 척골신경통(尺骨神經痛)
경통(頸痛) 간담기능장애(肝膽機能障礙) 유종(乳腫) 전완신경통(前腕神經痛) 고혈압(高血壓) 반신불수
(半身不遂) 견박신경통(肩膊神經痛) 견통(肩痛) 흉통(胸痛) 산후풍(産後風)

天은 상부(上部)를 가리키며 宗은
모인다는 뜻이다. 폐(肺)는 장부(臟
腑)를 위에서 덮고 있으며 코를 통해
천기(天氣)와 통하므로 天은 폐를
나타낸다. 이 혈의 심부(深部)는 폐
에 상당하고, 소장경의 기혈이 모이
는 점이므로 天宗이라 하였다.

SI-12. 병풍(秉風)

견통(肩痛)으로 인한 거상불능(擧上不能)에 효능이 있다.

혈위 견갑극상와(肩胛棘上窩) 중앙으로 승모근(僧帽筋), 극상근(棘上筋)
중에 있다.

취혈 견갑극상와(肩胛棘上窩) 중앙으로 거골(巨骨)과 곡원(曲垣)의 중간,
천종(天宗)과 수직선상(垂直線上)에 취한다.

근육 승모근(僧帽筋) 극상근(棘上筋)

혈관 견갑횡동맥(肩胛橫動脈) 액와동정맥(腋窩動靜脈)

신경 쇄골상신경(鎖骨上神經)

침 0.3~0.5촌

뜸 5~7장

혈성 서근통락(舒筋通絡) 산풍지통(散風止痛)

주치 견갑신경통(肩胛神經痛) 척골신경통(尺骨神經痛) 늑막염(肋膜炎) 폐렴(肺炎)

秉은 '받는다'는 뜻이며 風은 풍사
(風邪)를 가리킨다. 이 혈은 풍사의
침해를 받기 쉬운 곳이면서 또한 풍
사를 치료하는 중요한 부위이므로
秉風이라 하였다.

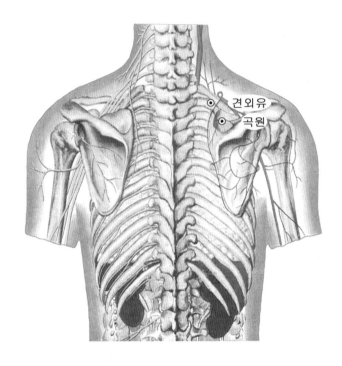

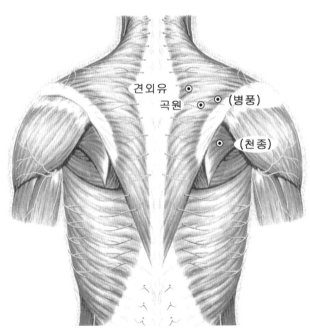

SI-13. 곡원(曲垣)

근(筋)을 잘 움직이게 하고 관절(關節)이 잘 돌아가게 하며 견갑부(肩胛部)가 당기면서 아픈 것을 치료하는 효능이 있다.

혈위 견갑극상와(肩胛棘上窩)의 승모근(僧帽筋) 극상근(棘上筋) 중에 있다.

취혈 견갑극상와(肩胛棘上窩) 내측단(內側端)으로 노유(臑俞)와 제2 흉추(胸椎) 극돌기(棘突起) 하함중(下陷中)을 이은 선의 중점(中點) 함중(陷中)에 취한다.

※견정(肩井) · 천료(天髎) · 곡원(曲垣)은 종열선(縱列線)에 있다.

근육 승모근(僧帽筋) 극상근(棘上筋)

혈관 견갑횡동맥(肩胛橫動脈)

신경 쇄골상신경(鎖骨上神經)

침 0.3~0.5촌

뜸 5~7장

혈성 서근활락(舒筋活絡) 산풍지통(散風止痛)

주치 견갑신경통(肩胛神經痛) 척골신경통(尺骨神經痛) 후두통(後頭痛) 항통(項痛) 폐렴(肺炎)

> 曲은 굽은 모양을 가리키고 垣은 담을 가리킨다. 이 혈은 견갑극(肩甲棘)의 상방(上方) 함요부에 있고, 견갑극의 모양이 만곡(彎曲)한 낮은 담과 같으므로 曲垣이라 하였다.

SI-14. 견외유(肩外俞)

어깨와 등이 시리면서 아프거나 뒷덜미가 뻣뻣하면서 당기는 것을 치료하는 효능이 있다.

혈위 제1 흉추(胸椎) 외방(外方) 승모근(僧帽筋) 중에 있다.

취혈 제1 흉추(胸椎) 극돌기(棘突起) 하함중(下陷中)의 도도(陶道) 외방(外方) 3촌에 취한다.

※도도(陶道) · 대저(大杼) · 견외유(肩外俞)는 횡렬선(橫列線)에 있다.

근육 승모근(僧帽筋)

혈관 견갑횡동맥(肩胛橫動脈)

신경 쇄골상신경(鎖骨上神經)

침 0.3~0.5촌

뜸 5~7장

별명 견외(肩外)

혈성 거풍서근(祛風舒筋)

주치 견갑신경통(肩胛神經痛) 견배통(肩背痛) 경근경련(頸筋痙攣) 경항강직(頸項强直) 견배한냉감(肩背寒冷感)

> 俞는 경혈을 나타내며 이 혈은 견갑골 안쪽 가장자리의 외상방(外上方)에 있으므로 肩外俞라고 하였다.

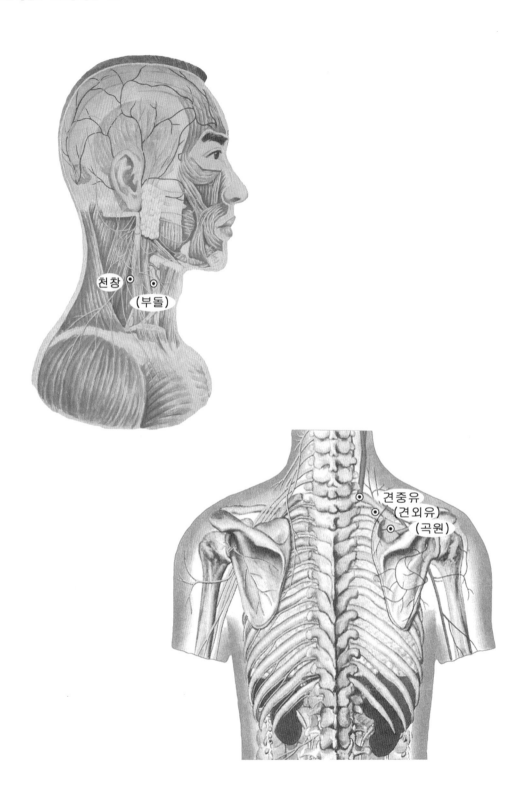

SI-15. **견중유(肩中兪)**

폐기(肺氣)를 퍼뜨려 해표(解表)시키고 경락(經絡)을 잘 소통(疏通)시키는 효능이 있다.

혈위 제7 경추(頸椎) 외방(外方) 승모근(僧帽筋) 중에 있다.

취혈 제7 경추(頸椎) 극돌기(棘突起) 하함중(下陷中)의 대추(大椎) 외방(外方) 2촌에 취한다.

　※대추(大椎)와 견중유(肩中兪)는 횡렬선(橫列線)에 있다.

근육 승모근(僧帽筋)

혈관 횡경동맥(橫頸動脈)

신경 쇄골상신경(鎖骨上神經)

침 0.3∼0.5촌

뜸 5∼7장

별명 견중(肩中)

혈성 소풍해표(疏風解表) 선폐지해(宣肺止咳)

주치 견갑신경통(肩胛神經痛) 경항부경련(頸項部痙攣) 기관지염(氣管支炎) 해수(咳嗽) 시력감퇴(視力減退)

> 肩은 견부(肩部), 中은 견정과 대추의 두 혈을 잇는 중간의 뜻이다. 兪는 경혈을 뜻하며 그 장소에 있으므로 肩中兪라고 하였다.

SI-16. **천창(天窓)**

열(熱)을 내리고 풍사(風邪)를 흩어버리는 효능이 있다.

혈위 후두융기(喉頭隆起) 외방(外傍)으로 흉쇄유돌근(胸鎖乳突筋)과 승모근(僧帽筋) 사이에 있다.

취혈 후두융기 외방 3.5촌으로 흉쇄유돌근 후연(後緣) 함중(陷中)에 취한다.

　※인영(人迎) · 부돌(扶突) · 천창(天窓)은 후두융기 수평선상에 있다.

근육 흉쇄유돌근(胸鎖乳突筋) 승모근(僧帽筋)

혈관 외경정맥(外頸靜脈) 외경동맥(外頸動脈) 횡경동맥(橫頸動脈)

신경 미주신경(迷走神經) 제3,4 경추신경(頸椎神經) 쇄골상신경(鎖骨上神經)

침 0.3∼0.5촌

뜸 1∼3장

별명 창롱(窓籠) 창롱(窓聾) 천롱(天籠)

혈성 식풍영신(熄風寧神) 총이이규(聰耳利竅)

주치 견경통(肩頸痛) 늑간신경통(肋間神經痛) 두통(頭痛) 인후종통(咽喉腫痛) 이명(耳鳴) 이롱(耳聾) 반신불수(半身不遂)

> 天은 인체의 상부(上部)를 말하고 여기에서는 두경부(頭頸部)를 가리킨다. 窓은 창문 또는 혈(穴)이고, 여기에서는 귀의 혈을 가리킨다. 이 경혈은 이롱(耳聾)을 치료하고 귓구멍을 통해 작용하므로 天窓이라 하였다.

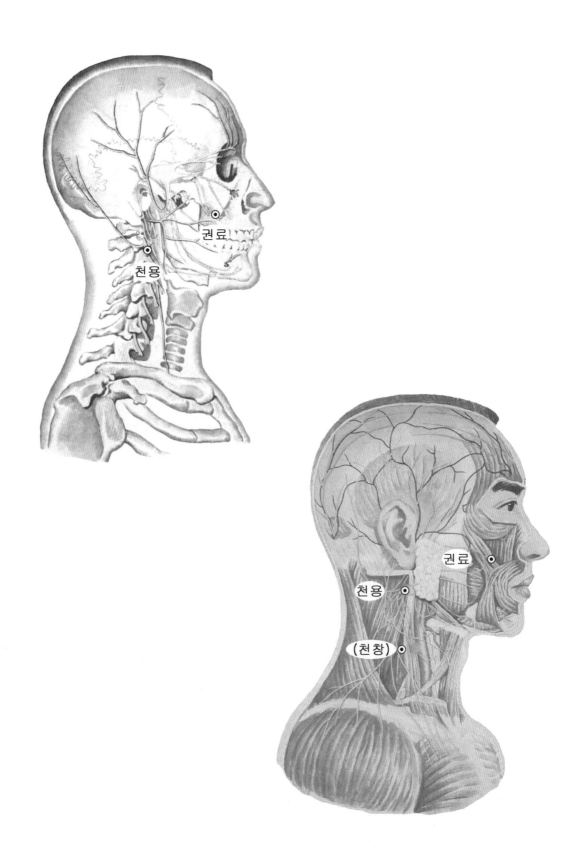

SI-17. 천용(天容)

열(熱)을 내리고 담(痰)을 제거(除去)하는 효능이 있다.

혈위 하악각(下顎角)과 흉쇄유돌근(胸鎖乳突筋)의 사이에 있다.

취혈 하악각(下顎角)과 흉쇄유돌근(胸鎖乳突筋)의 사이로 예풍(翳風) 하방 1촌에 취한다.

근육 흉쇄유돌근(胸鎖乳突筋)

혈관 내외경동맥(內外頸動脈) 내외경정맥(內外頸靜脈)

신경 미주신경(迷走神經) 부신경(副神經) 이개신경(耳介神經)

침 0.2~0.3촌

뜸 3~5장

혈성 이인소종(利咽消腫) 총이강역(聰耳降逆)

주치 호흡곤란(呼吸困難) 늑간신경통(肋間神經痛) 경항부신경통(頸項部神經痛) 이명(耳鳴) 이롱(耳聾) 난청(難聽) 인후염(咽喉炎) 중설(重舌) 늑막염(肋膜炎)

天은 인체의 상부(上部)를 말하고, 여기에서는 머리를 가리킨다. 容은 용모(容貌)를 뜻한다. 예부터 부녀(婦女)는 얼굴을 장식하기 위해 귀걸이를 했는데 귀걸이가 접촉하는 부분이 이 혈에 상당한다. 이 혈은 경(頸), 항(項), 면부(面部)의 질병을 많이 치료하므로 天容이라 하였다.

SI-18. 권료(顴髎)

소장경(小腸經)과 삼초경(三焦經)이 만나는 교회혈(交會穴)로 근(筋)을 잘 움직이게 하고 통증을 멈추게 하며 입이 비뚤어지거나 얼굴이 붉어지는 것을 치료하는 효능이 있다.

혈위 협골돌기(頰骨突起) 외하연(外下緣)에 있다.

취혈 목외자(目外眦) 수직선과 협골돌기(頰骨突起) 하연(下緣) 수평선(水平線)이 교차(交叉)하는 지점의 함중(陷中)에 취한다.

근육 교근(咬筋) 협근(頰筋)

혈관 안면횡동맥(顔面橫動脈) 후상치권동맥(後上齒顴動脈)

신경 안면신경(顔面神經) 협신경(頰神經)

침 0.1~0.3촌

뜸 금구(禁灸)

별명 태골(兌骨) 관료(顴髎) 추료(椎髎)

혈성 청열소종(淸熱消腫) 거풍진경(祛風鎭痙)

주치 삼차신경통(三叉神經痛) 상치통(上齒痛) 구안와사(口眼喎斜) 안검경련(眼瞼痙攣)

顴은 얼굴의 관골(顴骨). 髎는 뼈의 들어간 곳을 말한다. 이 혈이 뺨의 광대뼈 중앙 아래의 함요부에 있으므로 顴髎라고 하였다.

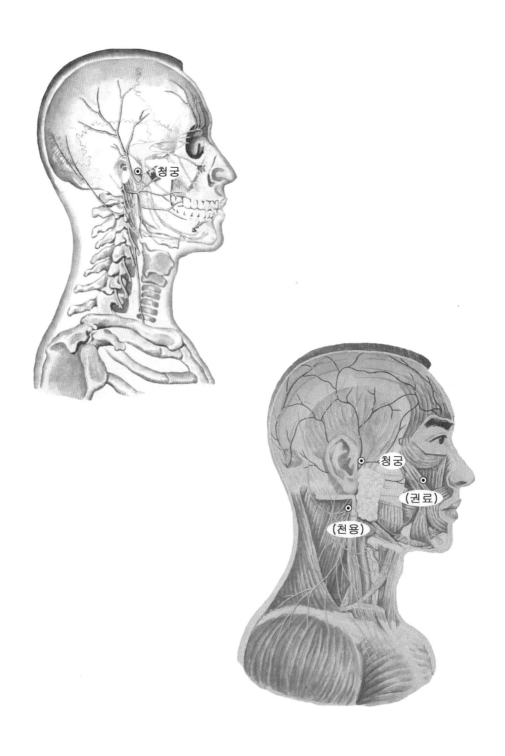

SI-19. 청궁(聽宮)

소장경(小腸經), 삼초경(三焦經), 담경(膽經)의 세 경맥이 만나는 혈로 머리를 맑게 하고 귀를 잘 들리게 하는 효능이 있다.

혈위 이주(耳珠) 앞 하악관절돌기(下顎關節突起) 후연(後緣)의 측두근(側頭筋) 중에 있다.

취혈 이주(耳珠) 중앙(中央) 전연(前緣)의 함중(陷中)에 취한다.

근육 측두근(側頭筋)

혈관 중측두동정맥(中側頭動靜脈) 천측두동정맥(淺側頭動靜脈) 안면횡동맥(顔面橫動脈)

신경 이개측두신경(耳介側頭神經) 안면신경(顔面神經)

침 0.1~0.3촌

뜸 금구(禁灸)

별명 다소문(多所聞)

혈성 개규총이(開竅聰耳)

주치 중이염(中耳炎) 이명(耳鳴) 외이염(外耳炎) 인두염(咽頭炎)

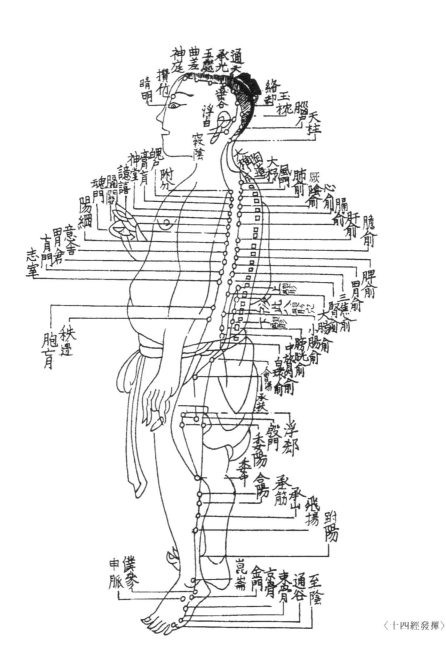

〈十四經發揮〉

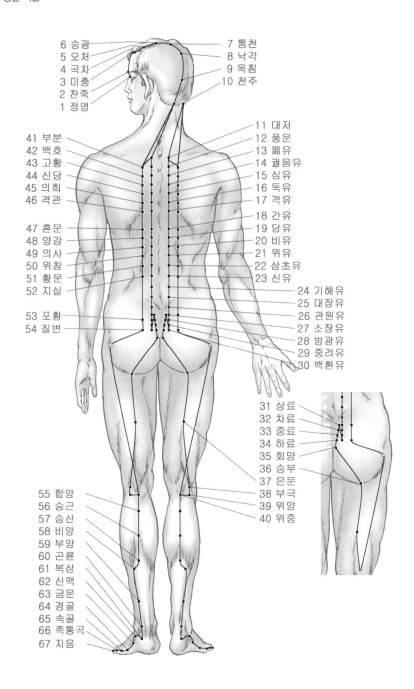

6 승광
5 오처
4 곡차
3 미충
2 찬죽
1 정명

7 통천
8 낙각
9 옥침
10 천주

41 부분
42 백호
43 고황
44 신당
45 의희
46 격관

47 혼문
48 양강
49 의사
50 위창
51 황문
52 지실

53 포황
54 질변

11 대저
12 풍문
13 폐유
14 궐음유
15 심유
16 독유
17 격유

18 간유
19 담유
20 비유
21 위유
22 삼초유
23 신유

24 기해유
25 대장유
26 관원유
27 소장유
28 방광유
29 중려유
30 백환유

31 상료
32 차료
33 중료
34 하료
35 회양
36 승부
37 은문
38 부극
39 위양
40 위중

55 합양
56 승근
57 승산
58 비양
59 부양
60 곤륜
61 복삼
62 신맥
63 금문
64 경골
65 속골
66 족통곡
67 지음

9. 족태양방광경(足太陽膀胱經)−BL(Bladder meridian)

『내경(內經)』에 의하면 방광(膀胱)은 주도지관(州都之官)으로서 진액(津液)을 저장하고 기화(氣化) 기능을 통해 소변을 체외로 배출한다고 하였다. 본경(本經)은 물론 방광에 근간을 두고 있으나 흐름이나 치유효과를 보면 오장육부의 진단과 치료에 긴요한 경락이다.

방광경은 목내자(目內眥)에서 시작하여 두부(頭部)와 척주(脊柱)의 양방을 각각 흐르고 있으며 하지(下肢)의 뒤쪽 정중선을 거쳐 발뒤꿈치 외측을 지나 새끼발가락 외단(外端)에 이르렀기 때문에 그 유주상에 발생되는 일체의 질환에 응용되지만 그중에서도 특히 척주양방에 위치한 배유혈(背俞穴)은 오장육부의 이상 상태를 압통(壓痛)이나 색채(色彩) 또는 기복(起伏) 등으로 진단, 치료하는 데 많이 이용되고 있다.

양(陽)에 속하고 오행속성(五行屬性)상 수경(水經)인 방광경(膀胱經)에는 인체의 좌우로 각각 67개씩의 경혈이 분포되어 있으며 눈 안쪽 끝 정명(睛明)에서 시작하여 새끼발가락의 지음(至陰)에서 끝난다.

본경(本經)은 방광(膀胱)에 속(屬)하고 신(腎)에 낙(絡)하며, 발주시간(發注時間)은 오후 3시부터 5시 즉 신시(申時)이다.

주요혈(主要穴)		오수혈(五腧穴)	
원혈(原穴)	경골(京骨)	정금혈(井金穴)	지음(至陰)
낙혈(絡穴)	비양(飛揚)	형수혈(滎水穴)	족통곡(足通谷)
극혈(郄穴)	금문(金門)	수목혈(輸木穴)	속골(束骨)
모혈(募穴)	중극(中極)	경화혈(經火穴)	곤륜(崑崙)
배유혈(背俞穴)	방광유(膀胱俞)	합토혈(合土穴)	위중(委中)

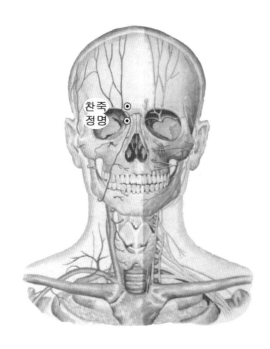

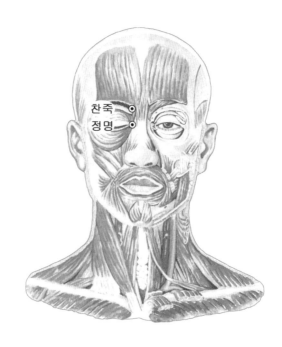

BL-1. 정명(睛明)

풍기(風氣)를 흩어버리며 열(熱)을 내리는 효능이 있다.

혈위 눈 안쪽 끝으로 안륜근(眼輪筋) 중에 있다.

취혈 목내자(目內眥)에서 0.1촌 내상방(內上方) 함중(陷中)에 취한다.

근육 안륜근(眼輪筋) 상순방형근(上脣方形筋)

혈관 내측전두동정맥(內側前頭動靜脈) 안각동정맥(眼角動靜脈)

신경 삼차신경(三叉神經) 활차신경(滑車神經)

침 0.1~0.3촌

뜸 금구(禁灸)

별명 정명(精明)

혈성 거풍청열(祛風淸熱) 자음명목(滋陰明目)

주치 모든 눈병에 응용

睛은 눈동자이고 明은 광명, 밝음을 가리킨다. 이 혈은 양 눈이 붉게 붓거나 밝은 빛을 싫어할 때, 시력(視力)을 밝게 하는 치료효과가 있으므로 睛明이라 하였다.

BL-2. 찬죽(攢竹)

풍기(風氣)를 흩어버리고 열(熱)을 내리며 경락(經絡)을 소통(疏通)시키고 눈을 밝게 하는 효능이 있다.

혈위 눈썹 머리 안쪽 끝으로 안륜근(眼輪筋) 중 미모하제근(眉毛下制筋)에 있다.

취혈 인당(印堂) 양방(兩傍)의 눈썹 내측단(內側端) 함중(陷中)으로 정명(睛明) 직상(直上)에 취한다.

근육 안륜근(眼輪筋) 미모하제근(眉毛下制筋)

혈관 내측전두동정맥(內側前頭動靜脈) 안각동정맥(眼角動靜脈)

신경 삼차신경(三叉神經) 활차신경(滑車神經)

침 0.1~0.3촌

뜸 금구(禁灸)

별명 원주(員柱) 시광(始光) 야광(夜光) 명광(明光) 광명(光明) 미두(眉頭) 원주(圓柱) 미본(眉本)

혈성 청열명목(淸熱明目) 산풍진경(散風鎭痙)

주치 안질환(眼疾患) 각막염(角膜炎) 백예(白翳) 야맹(夜盲) 시력저하(視力低下) 누액과다(淚液過多)

攢은 집합(集合)한다는 뜻이고, 竹은 눈썹의 모양이 죽엽(竹葉)과 비슷하다 하여 攢竹이라 하였다.

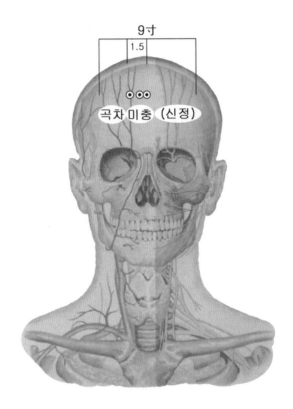

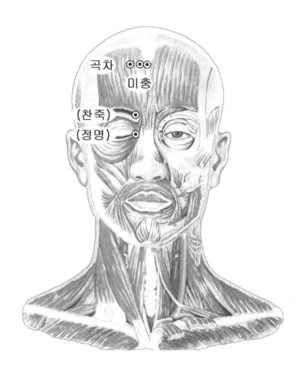

BL-3. 미충(眉衝)

머리를 맑게 하고 풍사(風邪)를 흩어버리는 효능이 있다.

혈위 찬죽(攢竹) 직상(直上)의 전발제(前髮際) 상방(上方) 전두근(前頭筋) 중에 있다.

취혈 찬죽(攢竹) 직상(直上)의 전발제(前髮際) 상 0.5촌으로 신정(神庭) 과 곡차(曲差) 사이의 중점(中點)에 취한다.

근육 전두근(前頭筋)

혈관 전두동정맥(前頭動靜脈)

신경 전두신경(前頭神經)

침 0.1~0.3촌

뜸 3~5장

혈성 거풍통규(祛風通竅) 명목성신(明目醒神)

주치 오간(五癇) 두통(頭痛) 현훈(眩暈) 안병(眼病) 비염(鼻炎) 뉵혈(衄血)

眉는 눈썹의 안쪽 끝을 가리키고, 衝 은 충동(衝動) 또는 마주 대한다는 뜻을 가지고 있다. 이 혈은 눈썹의 안 쪽 끝의 직상으로 머리카락이 나기 시작한 부위에 있고 눈썹과 마주 대 하고 있다. 또 눈썹의 움직임이나 전 두근(前頭筋)의 움직임은 이곳까지 도달하므로 眉衝이라 하였다.

BL-4. 곡차(曲差)

열(熱)을 내리고 풍사(風邪)를 흩어버리는 효능이 있다.

혈위 신정(神庭) 외방(外方)의 전두근(前頭筋) 중에 있다.

취혈 전발제(前髮際) 상 0.5촌의 신정(神庭) 외방 1.5촌에 취한다.

　　※ 신정(神庭)과 두유(頭維)를 연결하는 선에서 내측(內側)으로부터 1/3지점.

근육 전두근(前頭筋)

혈관 전두동정맥(前頭動靜脈)

신경 전두신경(前頭神經)

침 0.1~0.3촌

뜸 3~5장

별명 비충(鼻衝)

혈성 거풍지통(祛風止痛) 청리두목(清利頭目)

주치 두통(頭痛) 비색(鼻塞) 현훈(眩暈) 뉵혈(衄血) 안면신경통(顏面神經痛) 시력저하(視力低下) 경항근강직(頸項筋强直)

曲은 굽은 것 또는 만곡(彎曲)이다. 差는 차이가 있음을 가리킨다. 이 혈 은 미충(眉衝) 옆 바깥쪽으로 구부 러진 곳에 있고, 발제(髮際)의 제1측 선(側線) 위에 있는 다른 경혈과는 조금 벗어난 위치에 있으므로 曲差 라 하였다.

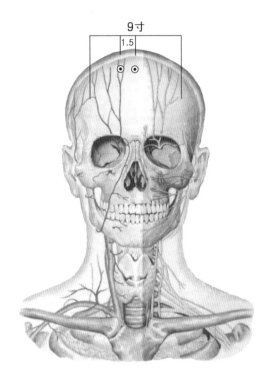

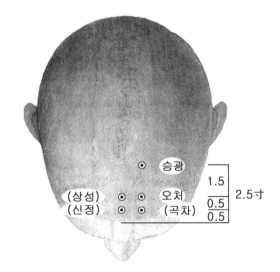

BL-5. 오처(五處)

주로 안질환(眼疾患)을 치료하며 관절(關節)이나 상규(上竅 · 耳目口鼻)를
잘 통하게 하고 쌓인 열(熱)을 푸는 효능이 있다.

족태양경의 다섯 번째 경혈이므로
五處라 하였다.

혈위 두정중선(頭正中線) 외방(外方)의 곡차(曲差) 뒤로 전두근(前頭筋)
중에 있다.

취혈 전발제(前髮際) 상 1촌의 상성(上星) 외방 1.5촌에 취한다.

근육 전두근(前頭筋)

혈관 전두동정맥(前頭動靜脈)

신경 전두신경(前頭神經)

침 0.1~0.3촌

뜸 3~5장

별명 거처(巨處)

혈성 산풍청열(散風淸熱) 명목진경(明目鎭痙)

주치 두통(頭痛) 발열(發熱) 현훈(眩暈) 비염(鼻炎) 시력저하(視力低下) 전간(癲癇)

BL-6. 승광(承光)

열(熱)을 내리고 풍사(風邪)를 흩어버리는 효능이 있다.

이 혈은 두정부(頭頂部)에 있고 하
늘의 빛을 받으며, 안질환(眼疾患)
을 치료하고 시력을 개선해 광명(光
明)을 주므로 承光이라 하였다.

혈위 두정중선(頭正中線) 외방(外方)의 오처(五處) 뒤로 전두근(前頭筋)
중에 있다.

취혈 전발제(前髮際) 상 2.5촌의 두정중선(頭正中線) 외방 1.5촌에 취한
다.

근육 전두근(前頭筋)

혈관 전두동정맥(前頭動靜脈)

신경 전두신경(前頭神經)

침 0.1~0.3촌

뜸 3~5장

혈성 거풍명목(祛風明目) 강역(降逆)

주치 두통(頭痛) 현훈(眩暈) 비색다체(鼻塞多涕) 무후각(無嗅覺) 감기(感氣) 각막염(角膜炎) 백예(白翳)
안구통(眼球痛)

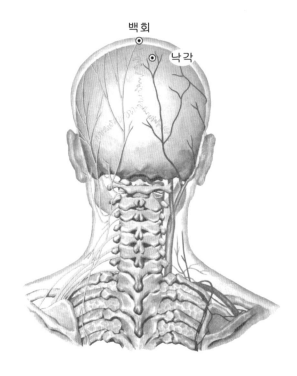

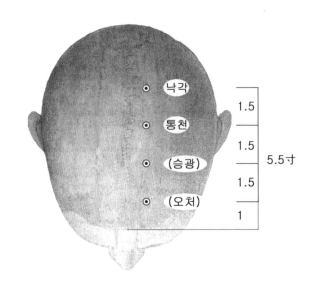

BL-7. 통천(通天)

열(熱)을 내리고 풍사(風邪)를 흩어버리는 효능이 있다.

혈위 두정중선(頭正中線) 외방(外方)의 승광(承光) 뒤로 전두근(前頭筋) 중에 있다.

취혈 전발제(前髮際) 상 4촌의 두정중선(頭正中線) 외방 1.5촌에 취한다.

근육 전두근(前頭筋)

혈관 전두동정맥(前頭動靜脈)

신경 전두신경(前頭神經)

침 0.1~0.3촌

뜸 3~5장

별명 천백(天白) 천일(天日) 천백(天伯) 천구(天臼) 천구(天舊)

혈성 산풍해표(散風解表) 통리비규(通利鼻竅)

주치 두통(頭痛) 뉵혈(衄血) 비염(鼻炎) 무후각(無嗅覺) 안면신경통(顔面神經痛)

> 이 혈은 신체에서 가장 위에 있으면서 천기(天氣)가 통하고, 또한 폐기(肺氣)가 통하지 않는 것 코막힘, 냄새를 맡지 못하는 것을 치료하므로 通天이라 하였다.

BL-8. 낙각(絡却)

머리를 맑게 하고 풍사(風邪)를 흩어버리는 효능이 있다.

혈위 통천(通天) 뒤로 후두근(後頭筋) 부착부(附着部)에 있다.

취혈 전발제(前髮際) 상 5.5촌 두정중선(頭正中線) 외방 1.5촌에 취한다.

근육 후두근(後頭筋)

혈관 후두동정맥(後頭動靜脈)

신경 후두신경(後頭神經)

침 0.1~0.3촌

뜸 3~5장

별명 강양(强陽) 낙극(絡郤) 뇌개(腦蓋)

혈성 식풍명목(熄風明目) 청심안신(淸心安神)

주치 이명(耳鳴) 후두통(後頭痛) 구토(嘔吐) 전광(癲狂) 현훈(眩暈) 이명(耳鳴)

> 絡은 미세한 낙맥(絡脈). 결막염으로 인해 충혈(充血)된 혈락(血絡)을 가리킨다. 却은 퇴각(退却)하는 것을 가리킨다. 이 혈은 눈의 충혈된 혈락을 사라지게 하므로 絡却이라 하였다.

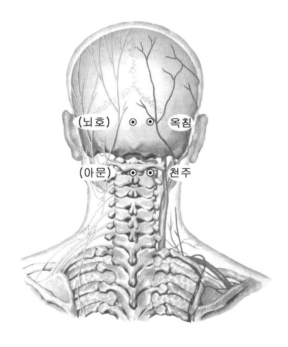

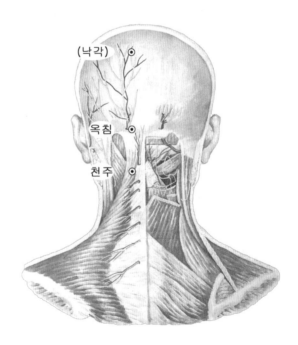

BL-9. 옥침(玉枕)

열(熱)을 내리고 풍사(風邪)를 흩어버리는 효능이 있다.

혈위 후두부(後頭部) 정중선(正中線)의 뇌호(腦戶) 외방(外方) 후두근(後頭筋) 중에 있다.

취혈 외후두융기(外後頭隆起) 상연(上緣)의 뇌호(腦戶) 외방 1.3촌에 취한다.

근육 후두근(後頭筋)

혈관 후두동정맥(後頭動靜脈)

신경 후두신경(後頭神經)

침 0.1~0.3촌

뜸 3~5장

혈성 거풍청열(祛風淸熱) 통규명목(通竅明目)

주치 후두통(後頭痛) 현훈(眩暈) 구토(嘔吐) 안구통(眼球痛) 비색(鼻塞) 뇌빈혈(腦貧血)

玉은 폐(肺)의 금(金)을 가리킨다. 枕은 뒷머리에 융기(隆起)된 침골(枕骨)을 가리킨다. 옛사람들은 침골을 옥침골(玉枕骨)이라 불렀다. 이 혈은 코막힘을 치료하는데, 코는 肺의 통로(竅)이므로 玉枕이라 하였다.

BL-10 천주(天柱)

머리가 아프거나 코가 막히거나 목구멍이 붓고 아프거나 뒷덜미가 뻣뻣하거나 어깨와 등이 아픈 것을 주로 치료하며 열(熱)을 내리고 풍사(風邪)를 흩어버리는 효능이 있다.

혈위 아문(瘂門) 외방의 승모근기시부(僧帽筋起始部) 외연(外緣)에 있다.

취혈 제1 · 2 경추(頸椎) 사이의 아문(瘂門) 외방 1.3촌에 취한다.

※ 아문(瘂門) 외방(外方)으로 풍부(風府)와 풍지(風池)의 중점(中點) 수직선과 만나는 곳.

근육 승모근(僧帽筋)

혈관 후두동정맥(後頭動靜脈)

신경 대후두신경(大後頭神經)

침 0.3~0.5촌

뜸 5~7장

혈성 소풍통락(疏風通絡) 식풍영신(熄風寧神)

주치 두통(頭痛) 항강(項强) 고혈압(高血壓) 견갑통(肩胛痛) 정신병(精神病) 편두통(偏頭痛) 회고불능(回顧不能) 후두통(後頭痛) 히스테리

天柱는 하늘을 지탱하는 기둥이다. 여기에서 天은 머리를 가리키고 柱는 큰 기둥을 말한다. 이 혈의 위치는 하늘을 지탱하는 기둥처럼 머리를 받치고 있으므로 天柱라 하였다.

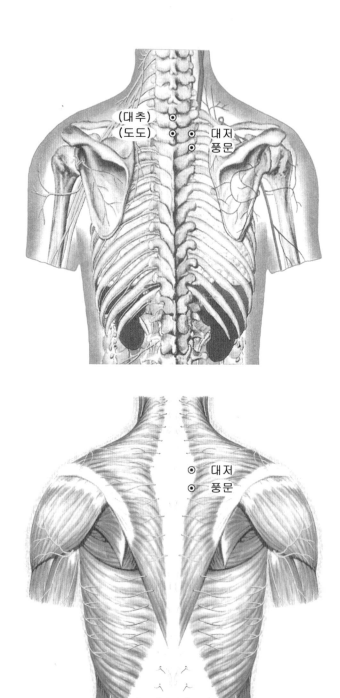

BL-11. 대저(大杼) 팔회혈(八會穴) 중 골회(骨會)

풍사(風邪)를 몰아내고 해표(解表)시키며, 근골(筋骨)을 소통(疏通)시켜 조절(調節)하는 효능이 있다.

혈위 제1 흉추(胸椎) 외방(外方)의 승모근(僧帽筋)과 능형근(菱形筋) 중에 있다.

취혈 제1 흉추 극돌기 하함중의 도도(陶道) 외방 1.5촌에 취한다.

　　　※도도(陶道)·대저(大杼)·견외유(肩外兪)는 횡렬선(橫列線)에 있다.

근육 승모근(僧帽筋) 능형근(菱形筋)

혈관 견갑횡동맥(肩胛橫動脈)

신경 쇄골상신경(鎖骨上神經) 흉추신경(胸椎神經) 늑간신경(肋間神經) 흉신경피지(胸神經皮枝)
　　　견갑상신경(肩胛上神經)

침 0.3~0.5촌　　**뜸** 5~7장

별명 배유(背兪) 골회(骨會) 백노(百勞)

혈성 선폐청열(宣肺淸熱) 소풍통락(疏風通絡) 강근장골(强筋壯骨)

주치 폐질환(肺疾患) 기관지염(氣管支炎) 늑막염(肋膜炎) 두통(頭痛) 견배통(肩背痛) 전간(癲癎) 감기(感氣)

> 杼는 방직기(紡織機)의 북이다. 경골(頸骨)의 양쪽 횡돌기(橫突起)는 방직기의 북과 비슷한 모양이므로 저골(杼骨)이라 불렸다. 이 혈은 저골의 끝에 있으므로 大杼라 하였다.

BL-12. 풍문(風門)

풍한사기(風寒邪氣)를 흩어버리며 열(熱)을 내리고 폐(肺)를 조절(調節)하는 효능이 있다.

혈위 제2 흉추(胸椎) 외방(外方)의 승모근(僧帽筋)과 능형근(菱形筋) 중에 있다.

취혈 제2 흉추(胸椎) 극돌기(棘突起) 하함중(下陷中) 외방 1.5촌에 취한다.

　　　※풍문(風門)·부분(附分)은 횡렬선(橫列線)에 있다.

근육 승모근(僧帽筋) 능형근(菱形筋)

혈관 견갑상동정맥(肩胛上動靜脈)

신경 흉배신경(胸背神經) 흉신경후피지(胸神經後皮枝) 늑간신경(肋間神經) 견갑상신경(肩胛上神經)

침 0.3~0.5촌　　**뜸** 3~7장

별명 열부(熱府) 좌위풍문(左爲風門) 우위열부(右爲熱府)

혈성 거풍통락(祛風通絡) 선폐해표(宣肺解表)

주치 유행성감기(流行性感氣) 폐렴(肺炎) 발열(發熱) 두통(頭痛) 해수(咳嗽)

> 門은 출입하는 장소이다. 이 혈은 전신의 표(表)를 주관하며 풍사(風邪)가 침입하는 문이므로 風門이라 하였다.

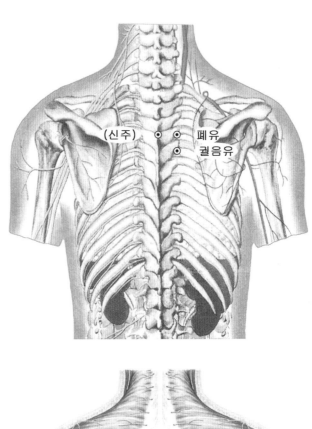

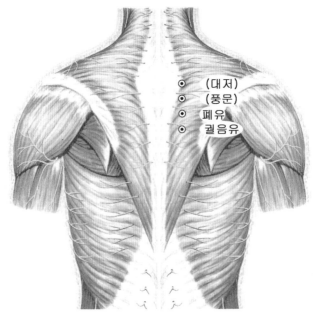

BL-13. 폐유(肺俞) 폐경(肺經)의 유혈(俞穴)

열(熱)을 날려버리고 풍사(風邪)를 흩어버려서 폐기(肺氣)를 조절(調節)하고 보충(補充)하는 효능이 있다.

이 혈은 肺에 가깝고 폐경의 기가 모여드는 곳이고, 폐에 있는 사(邪)를 치료하므로 肺俞라 하였다.

혈위 제3 흉추(胸椎) 외방(外方)의 승모근(僧帽筋)과 능형근(菱形筋) 중에 있다.

취혈 제3 흉추(胸椎) 극돌기(棘突起) 하함중(下陷中)의 신주(身柱) 외방 1.5촌에 취한다.

　　※신주(身柱) · 폐유(肺俞) · 백호(魄戶)는 횡렬선(橫列線)에 있다.

근육 승모근(僧帽筋) 능형근(菱形筋)

혈관 견갑상동정맥(肩胛上動靜脈)

신경 늑간신경(肋間神經) 견갑상신경(肩胛上神經) 흉배신경(胸背神經) 흉신경후피지(胸神經後皮枝)

침 0.3~0.5촌

뜸 5~7장

혈성 선폐이기(宣肺理氣) 평천(平喘) 보폐익기(補肺益氣) 청허열(淸虛熱)

주치 폐질환(肺疾患) 폐결핵(肺結核) 폐염(肺炎) 폐출혈(肺出血) 기관지염(氣管支炎) 천식(喘息) 해수(咳嗽) 피부질환(皮膚疾患) 소화불량(消化不良)

BL-14. 궐음유(厥陰俞) 심포경(心包經)의 유혈(俞穴)

심기(心氣)가 단단하지 못하거나 사지(四肢)가 싸늘한 증상을 치료할 수 있으며 경락(經絡)을 잘 통하게 하는 효능을 가지고 있다.

厥陰은 심포(心包)의 별명이다. 옛 사람들은 심포와 심(心), 폐(肺)는 서로 연계(連繫)되어 있다고 생각하였다. 이 혈은 폐유(肺俞)의 아래, 심유(心俞)의 위에 있고, 심포의 병을 치료하므로 厥陰俞라 하였다.

혈위 제4 흉추(胸椎) 외방(外方)의 승모근(僧帽筋)과 능형근(菱形筋) 중에 있다.

취혈 제4 흉추 극돌기(棘突起) 하함중(下陷中) 외방 1.5촌에 취한다.

　　※궐음유(厥陰俞) · 고황(膏肓)은 횡렬선(橫列線)에 있다.

근육 승모근(僧帽筋) 능형근(菱形筋)

혈관 견갑상동정맥(肩胛上動靜脈)

신경 흉추신경(胸椎神經) 늑간신경(肋間神經) 흉배신경(胸背神經) 흉신경후피지(胸神經後皮枝)

침 0.3~0.5촌

뜸 5~7장

별명 궐유(闕俞) 궐유(厥俞)

혈성 관흉이기(寬胸理氣) 영심안신(寧心安神)

주치 심통(心痛) 빈맥(頻脈) 흉민(胸悶) 불안(不安) 전간(癲癇) 해수(咳嗽) 구토(嘔吐) 치통(齒痛)

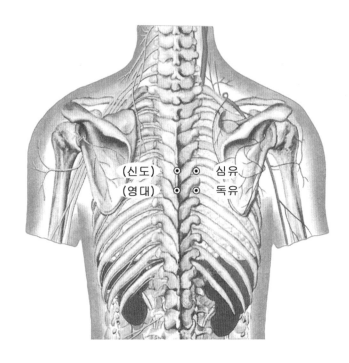

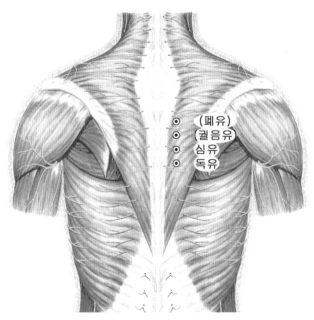

BL-15. 심유(心兪) 심경(心經)의 유혈(兪穴)

담(痰)을 없애 심(心)을 편안(便安)하게 하며 신(神)을 안정(安靜)시키는 효능이 있다.

혈위 제5 흉추(胸椎) 외방(外方)의 승모근(僧帽筋)과 능형근(菱形筋) 중에 있다.

취혈 제5 흉추(胸椎) 극돌기(棘突起) 하함중(下陷中)의 신도(神道) 외방 1.5촌에 취한다.

※신도(神道) · 심유(心兪) · 신당(神堂)은 횡렬선(橫列線)에 있다.

근육 승모근(僧帽筋) 능형근(菱形筋)

혈관 견갑상동정맥(肩胛上動靜脈)

신경 흉배신경(胸背神經) 늑간신경(肋間神經) 흉추신경(胸椎神經) 흉신경후피지(胸神經後皮枝)

침 0.3~0.5촌   **뜸** 5~7장

별명 배유(背兪)

혈성 관흉이기(寬胸理氣) 영심통락(寧心通絡)

주치 부정맥(不整脈) 정신분열증(精神分裂症) 심번(心煩) 협심증(狹心症) 동계(動悸) 신경쇠약(神經衰弱) 전간(癲癎) 폐결핵(肺結核) 위출혈(胃出血) 구토(嘔吐)

이 혈은 심장(心臟)에 가깝고, 심경(心經)의 기(氣)가 모여드는 곳으로 심장질환을 치료하는 경혈이므로 心兪라 하였다.

BL-16. 독유(督兪)

기(氣)의 운행을 순조(順調)롭게 하여 가슴을 풀어주는 효능이 있다.

혈위 제6 흉추(胸椎) 외방(外方)의 승모근(僧帽筋), 능형근(菱形筋) 중에 있다.

취혈 제6 흉추 극돌기 하함중의 영대(靈臺) 외방 1.5촌에 취한다.

※영대(靈臺) · 독유(督兪) · 의희(譩譆)는 횡렬선(橫列線)에 있다.

근육 승모근(僧帽筋) 능형근(菱形筋)

혈관 견갑상동정맥(肩胛上動靜脈)

신경 흉추신경(胸椎神經) 흉신경후피지(胸神經後皮枝)

침 0.3~0.5촌   **뜸** 3~5장

별명 고개(高盖) 고개(高蓋) 고익(高益)

혈성 관흉이기(寬胸理氣)

주치 심내막염(心內膜炎) 심통(心痛) 위염(胃炎) 장염(腸炎) 복통(腹痛) 늑간신경통(肋間神經痛) 기관지염(氣管支炎) 딸꾹질 장명(腸鳴) 오한발열(惡寒發熱)

督은 독맥(督脈)을 가리킨다. 옛사람들은 이 혈이 독맥의 기(氣)가 흐르는 부위라고 생각하여 督兪라고 하였다.

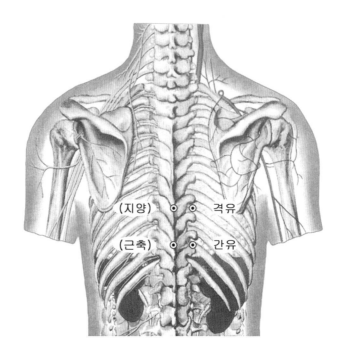

(지양) ⊙ ⊙ 격유

(근축) ⊙ ⊙ 간유

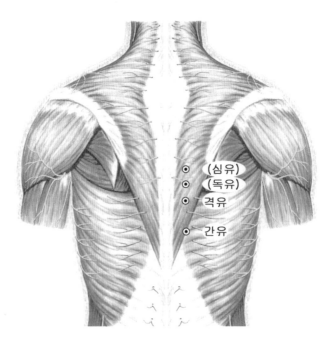

⊙ (심유)
⊙ (독유)
⊙ 격유

⊙ 간유

BL-17. 격유(膈兪) 팔회혈(八會穴) 중 혈회(血會)

혈(血)을 보(補)하고 어혈(瘀血)을 없애는 효능이 있다.

혈위 제7 흉추(胸椎) 외방(外方)의 승모근(僧帽筋) 하연(下緣)에 있다.

취혈 제7 흉추(胸椎) 극돌기(胸椎棘突起) 하함중(下陷中)의 지양(至陽) 외방 1.5촌에 취한다.

※지양(至陽) · 격유(膈兪) · 격관(膈關)은 횡렬선(橫列線)에 있다.

근육 승모근(僧帽筋) 요배근막(腰背筋膜)

혈관 견갑하동정맥(肩胛下動靜脈) 늑간동정맥(肋間動靜脈)

신경 흉추신경(胸椎神經) 흉신경후피지(胸神經後皮枝)

침 0.3~0.5촌

뜸 5~7장

별명 혈회(血會)

혈성 관흉이기(寬胸理氣) 화혈지혈(和血止血)

주치 위통(胃痛) 구토(嘔吐) 위염(胃炎) 식도마비(食道麻痺) 식도협착(食道狹窄) 횡격막경련(橫膈膜痙攣) 늑막염(肋膜炎) 기관지염(氣管支炎) 폐결핵(肺結核)

이 혈은 횡격막(橫膈膜)에 가깝고 딸꾹질과 하품을 치료하므로 膈兪라 하였다.

BL-18. 간유(肝兪) 간경(肝經)의 유혈(兪穴)

간(肝)과 담(膽)의 열(熱)을 내리고 혈(血)을 길러 눈을 밝게 하는 효능이 있다.

혈위 제9 흉추(胸椎) 외방(外方)의 승모근(僧帽筋)과 광배근(廣背筋) 중에 있다.

취혈 제9 흉추(胸椎) 극돌기(棘突起) 하함중(下陷中)의 근축(筋縮) 외방 1.5 촌에 취한다.

※근축(筋縮) · 간유(肝兪) · 혼문(魂門)은 횡렬선(橫列線)에 있다.

근육 승모근(僧帽筋) 요배근막(腰背筋膜) 광배근(廣背筋)

혈관 늑간동정맥(肋間動靜脈)

신경 견갑하신경(肩胛下神經) 흉추신경(胸椎神經) 흉신경후피지(胸神經後皮枝)

침 0.3~0.5촌

뜸 5~7장

혈성 소간이담(疏肝利膽) 명목(明目) 진정(鎭靜) 화혈(和血)

주치 간병(肝病) 급만성간염(急慢性肝炎) 황달(黃疸) 야맹(夜盲) 만성위염(慢性胃炎) 위확장(胃擴張) 위경련(胃痙攣) 위출혈(胃出血) 늑간신경통(肋間神經痛) 신경쇠약(神經衰弱)

이 혈은 간장(肝臟)에 가깝고 간경(肝經)의 기(氣)가 흘러드는 곳으로 간장의 질병을 주치하므로 肝兪라 하였다.

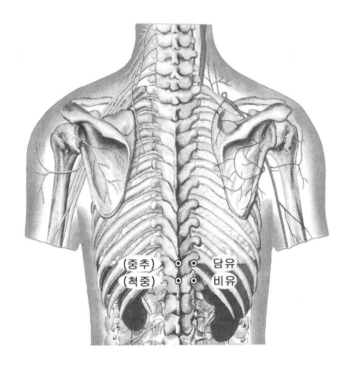

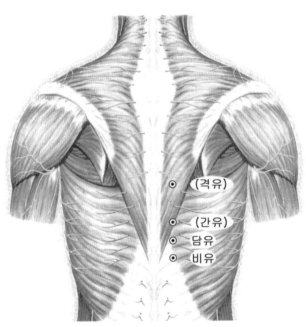

BL-19. 담유(膽兪) 담경(膽經)의 유혈(兪穴)

간담(肝膽)의 열(熱)을 내리고 기(氣)를 소통(疏通)하여 기(氣)의 운행(運行)을 순조롭게 하고 뭉친 것을 풀어주는 효능이 있다.

혈위 제10 흉추(胸椎) 외방(外方)의 요배근막(腰背筋膜) 광배근(廣背筋) 중에 있다.

취혈 제10 흉추(胸椎) 극돌기(棘突起) 하함중(下陷中)의 중추(中樞) 외방 1.5촌에 취한다.

※중추(中樞) · 담유(膽兪) · 양강(陽綱)은 횡렬선(橫列線)에 있다.

근육 요배근막(腰背筋膜) 광배근(廣背筋)

혈관 늑간동정맥(肋間動靜脈)

신경 견갑하신경(肩胛下神經) 흉추신경(胸椎神經) 흉추신경후피지(胸椎神經後皮枝)

침 0.3~0.5촌

뜸 5~7장

혈성 청열이담(淸熱利膽)

주치 황달(黃疸) 담석증(膽石症) 급만성간염(急慢性肝炎) 위염(胃炎) 늑막염(肋膜炎) 늑간신경통(肋間神經痛) 두통(頭痛) 소화불량(消化不良)

> 이 혈은 膽에 가깝고 담경(膽經)의 기(氣)가 흘러드는 곳으로 담의 질환을 치료하므로 膽兪라 하였다.

BL-20. 비유(脾兪) 비경(脾經)의 유혈(兪穴)

비(脾)를 튼튼하게 하여 습(濕)을 빼내고, 기(氣)를 더해 주며, 혈(血)을 보충(補充)하는 효능이 있다.

혈위 제11 흉추(胸椎) 외방(外方)의 광배근(廣背筋) 중에 있다.

취혈 제11 흉추(胸椎) 극돌기(棘突起) 하함중(下陷中)의 척중(脊中) 외방 1.5촌에 취한다.

※척중(脊中) · 비유(脾兪) · 의사(意舍)는 횡렬선(橫列線)에 있다.

근육 요배근(腰背筋) 광배근(廣背筋)

혈관 늑간동정맥(肋間動靜脈)

신경 흉추신경후피지(胸椎神經後皮枝)

침 0.3~0.5촌

뜸 5~7장

혈성 건비화습(健脾化濕) 이기화중(理氣和中)

주치 소화불량(消化不良) 만성위염(慢性胃炎) 만성장염(慢性腸炎) 위하수(胃下垂) 구토(嘔吐) 당뇨병(糖尿病) 습진(濕疹) 부종(浮腫)

> 이 혈은 비장(脾臟)에 가깝고 비경(脾經)의 기(氣)가 흘러드는 곳으로 비장의 질환을 치료하므로 脾兪라 하였다.

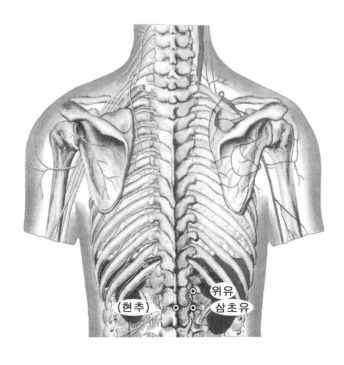

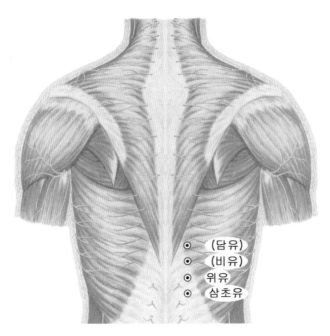

BL-21. 위유(胃兪) 위경(胃經)의 유혈(兪穴)

비(脾)를 튼튼히 하고 위(胃)를 조화(調和)롭게 하며 습(濕)을 없애 체(滯)한 것을 내려보내는 효능이 있다.

이 혈은 胃에 가깝고 위경(胃經)의 기(氣)가 흘러드는 곳으로 위의 질환을 치료하므로 胃兪라 하였다.

혈위 제12 흉추(胸椎) 외방(外方)의 광배근(廣背筋) 중에 있다.

취혈 제12 흉추(胸椎) 극돌기(棘突起) 하함중(下陷中) 외방 1.5촌에 취한다.

※위유(胃兪)·위창(胃倉)은 횡렬선(橫列線)에 있다.

근육 광배근(廣背筋) 요배근막(腰背筋膜)

혈관 늑간동정맥(肋間動靜脈)

신경 흉신경후피지(胸神經後皮枝)

침 0.3~0.5촌

뜸 3~7장

혈성 조중화위(調中和胃) 이기소체(理氣消滯)

주치 위확장(胃擴張) 위하수(胃下垂) 위산과다(胃酸過多) 위산과소(胃酸過少) 위궤양(胃潰瘍) 위경련(胃痙攣) 간염(肝炎) 장염(腸炎) 소화불량(消化不良)

BL-22. 삼초유(三焦兪) 삼초경(三焦經)의 유혈(兪穴)

삼초(三焦)를 조절(調節)하고 비(脾)를 튼튼히 하여 수분(水分)을 내보내는 효능이 있다.

三焦는 수곡(水穀)의 통로이고 비위(脾胃)와 밀접한 관계가 있다. 삼초의 병을 치료하고 삼초의 기(氣)가 흘러드는 곳이므로 三焦兪라 하였다.

혈위 제1 요추(腰椎) 외방(外方)의 요배근막(腰背筋膜) 중에 있다.

취혈 제1 요추(腰椎) 극돌기(棘突起) 하함중(下陷中)의 현추(懸樞) 외방 1.5촌에 취한다.

※현추(懸樞)·삼초유(三焦兪)·황문(肓門)은 횡렬선(橫列線)에 있다.

근육 요배근막(腰背筋膜)

혈관 요추동정맥(腰椎動靜脈)

신경 요추신경(腰椎神經) 요신경후지(腰神經後枝)

침 0.3~0.5촌

뜸 3~7장

혈성 통리삼초(通利三焦) 이습건비(利濕健脾)

주치 위경련(胃痙攣) 식욕부진(食慾不振) 구토(嘔吐) 장염(腸炎) 신경쇠약(神經衰弱) 신장염(腎臟炎) 야뇨증(夜尿症) 복부동계(腹部動悸) 음위(陰萎)

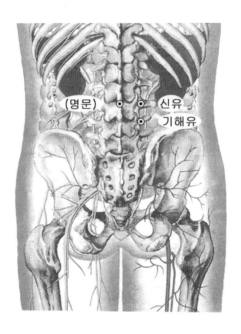

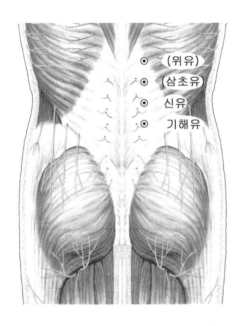

BL-23. 신유(腎兪) 신경(腎經)의 유혈(兪穴)

신(腎)을 도와 정(精)을 견고(堅固)하게 지키며 열(熱)을 내리고 습(濕)을 내보내는 효능이 있다.

혈위 제2 요추(腰椎) 외방(外方)의 요배근막(腰背筋膜) 중에 있다.

취혈 제2 요추(腰椎) 극돌기(棘突起) 하함중(下陷中)의 명문(命門) 외방 1.5촌에 취한다.

※명문(命門)·신유(腎兪)·지실(志室)은 횡렬선(橫列線)에 있다.

근육 요배근막(腰背筋膜)

혈관 요추동정맥(腰椎動靜脈)

신경 요신경후지(腰神經後枝)

침 0.3~0.5촌

뜸 5~15장

별명 고개(高蓋)

혈성 보신익기(補腎益氣) 통양이수(通陽利水)

주치 신장염(腎臟炎) 요통(腰痛) 음위(陰萎) 유정(遺精) 조루(早漏) 월경불순(月經不順) 대하(帶下) 자궁제질환(子宮諸疾患) 당뇨병(糖尿病) 비뇨생식기제질환(泌尿生殖器諸疾患)

> 이 혈은 신장(腎臟)에 가깝고 신경(腎經)의 기(氣)가 모여드는 곳으로 신장의 질환을 치료하므로 腎兪라 하였다.

BL-24. 기해유(氣海兪)

모든 기(氣)가 운행(運行)하여 지나가는 자리로서 원기(原氣)를 북돋고 신(腎)을 보(補)하는 효능이 있다.

혈위 제3 요추(腰椎) 외방(外方)의 요배근막(腰背筋膜) 중에 있다.

취혈 제3 요추(腰椎) 극돌기(棘突起) 하함중(下陷中) 외방 1.5촌에 취한다.

근육 요배근막(腰背筋膜)

혈관 요추동정맥(腰椎動靜脈)

신경 요추신경(腰椎神經) 요신경후지(腰神經後枝)

침 0.3~0.5촌

뜸 3~7장

혈성 보기익신(補氣益腎) 건요조경(健腰調經)

주치 요통(腰痛) 음위(陰萎) 장경련(腸痙攣) 치질(痔疾) 변비(便秘) 척추마목(脊椎麻木) 배뇨장애(排尿障碍)

> 이 혈은 임맥(任脈)의 氣海와 마주하고 있고, 기병(氣病)을 치료하므로 氣海兪라 하였다.

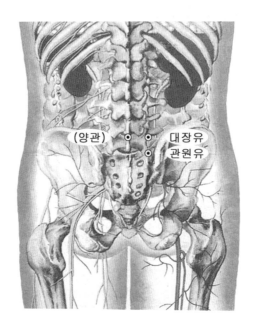

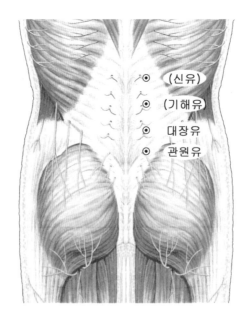

BL-25. 대장유(大腸俞) 대장경(大腸經)의 유혈(俞穴)

대장(大腸)을 잘 소통(疏通)시키는 효능이 있다.

혈위 제4 요추(腰椎) 외방(外方)의 요배근막(腰背筋膜) 중에 있다.

취혈 제4 요추(腰椎) 극돌기(棘突起) 하함중(下陷中)의 요양관(腰陽關) 외방 1.5촌에 취한다.

※요양관(腰陽關) · 대장유(大腸俞) · 요안(腰眼)은 횡렬선(橫列線)에 있다.

근육 요배근막(腰背筋膜)

혈관 요추동정맥(腰椎動靜脈)

신경 요신경후지(腰神經後枝)

침 0.5~0.8촌

뜸 5~7장

혈성 조장부(調腸腑) 화적체(化積滯) 이요슬(利腰膝)

주치 장염(腸炎) 장출혈(腸出血) 장뇌명(腸雷鳴) 설사(泄瀉) 맹장염(盲腸炎) 치질(痔疾) 변비(便秘) 탈항(脫肛) 복통(腹痛) 요신경통(腰神經痛)

> 이 혈은 大腸에 가깝고 대장경(大腸經)의 기(氣)가 모여드는 곳으로 대장의 질환을 치료하므로 大腸俞라 하였다.

BL-26. 관원유(關元俞)

하초(下焦)의 기혈(氣血)을 감독(監督)하며 단전(丹田)의 원기(原氣)를 조절(調節)하고 보충(補充)할 수 있는 효능이 있다.

혈위 제5 요추(腰椎) 외방(外方)의 요배근막(腰背筋膜) 중에 있다.

취혈 제5 요추(腰椎) 극돌기(棘突起) 하함중(下陷中) 외방 1.5촌에 취한다.

근육 요배근막(腰背筋膜)

혈관 요추동정맥(腰椎動靜脈)

신경 요신경후지(腰神經後枝)

침 0.5~0.8촌

뜸 3~7장

혈성 배원강요(培元强腰) 통조수도(通調水道)

주치 음위(陰萎) 야뇨증(夜尿症) 당뇨병(糖尿病) 만성장염(慢性腸炎) 자궁염(子宮炎)

> 關은 연락(連絡)의 뜻이 있어서 원기(元氣)가 있는 곳과 연락이 되어 있다는 뜻이며, 이 혈은 임맥(任脈)의 關元과 마주해 있고, 인체의 양기(陽氣)가 서로 만나는 자리이며 허(虛)로 인한 질병을 치료하므로 關元俞라 하였다.

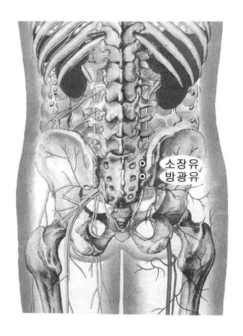

소장유
방광유

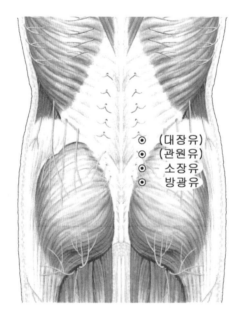

(대장유)
(관원유)
소장유
방광유

BL-27. 소장유(小腸兪) 소장경(小腸經)의 유혈(兪穴)

열(熱)을 내리고 습(濕)을 내보내는 효능이 있다.

혈위 정중천골릉(正中薦骨稜) 외방(外方)의 대둔근(大臀筋) 중에 있다.

취혈 제1 후천골공(後薦骨孔) 외측(外側)으로 정중천골릉(正中薦骨稜)
외방 1.5촌에 취한다.

※상료(上髎) · 소장유(小腸兪)는 횡렬선(橫列線)에 있다.

근육 대둔근(大臀筋)

혈관 상둔동정맥(上臀動靜脈)

신경 선골신경후지(仙骨神經後枝) 상둔신경(上臀神經) 하둔신경(下臀神經)

침 0.5~0.8촌

뜸 3~7장

혈성 통조이변(通調二便) 청리습열(淸利濕熱)

주치 장염(腸炎) 장산통(腸疝痛) 설사(泄瀉) 변비(便秘) 치질(痔疾) 혈뇨(血尿) 유뇨(遺尿) 임질(淋疾)
자궁내막염(子宮內膜炎) 대하(帶下) 요실금(尿失禁) 천장관절질환(薦腸關節疾患)

> 이 혈은 小腸에 가깝고 소장경(小腸經)의 기(氣)가 모여드는 곳으로 소장의 질환을 치료하므로 小腸兪라 하였다.

BL-28. 방광유(膀胱兪) 방광경(膀胱經)의 유혈(兪穴)

방광(膀胱)을 소통시키고 열(熱)을 내리며 습(濕)을 없애는 효능이 있다.

혈위 정중천골릉(正中薦骨稜) 외방(外方)의 대둔근(大臀筋) 중에 있다.

취혈 제2 후천골공(後薦骨孔) 외측(外側)으로 정중천골릉(正中薦骨稜)
외방 1.5촌에 취한다.

※차료(次髎) · 방광유(膀胱兪) · 포황(胞肓)은 횡렬선(橫列線)에 있다.

근육 대둔근(大臀筋)

혈관 상둔동정맥(上臀動靜脈)

신경 선골신경후지(仙骨神經後枝) 상둔신경(上臀神經) 하둔신경(下臀神經)

침 0.5~0.8촌

뜸 3~7장

혈성 통리방광(通理膀胱) 소경활락(疏經活絡)

주치 방광염(膀胱炎) 요신경통(腰神經痛) 요도염(尿道炎) 자궁염(子宮炎) 임질(淋疾) 유뇨(遺尿)
당뇨병(糖尿病)

> 이 혈은 膀胱에 가깝고 방광경(膀胱經)의 기(氣)가 모여드는 곳으로 방광의 질환을 치료하므로 膀胱兪라 하였다.

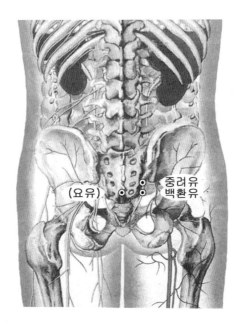

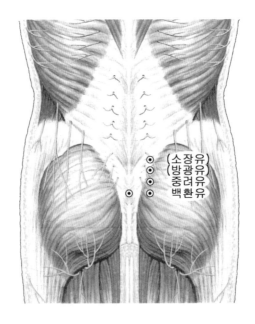

BL-29. 증려유(中膂兪)

하초(下焦)의 열(熱)을 내리고 대소변을 시원하게 보도록 하는 효능이 있다.

혈위 정중천골릉(正中薦骨稜) 외방(外方)의 대둔근(大臀筋) 중에 있다.

취혈 제3 후천골공(後薦骨孔) 외측(外側)으로 정중천골릉(正中薦骨稜) 외방 1.5촌에 취한다.

※중료(中髎)·중려유(中膂兪)는 횡렬선(橫列線)에 있다.

근육 대둔근(大臀筋)

혈관 하둔동정맥(下臀動靜脈)

신경 선골신경후지(仙骨神經後枝) 하둔신경(下臀神經)

침 0.5~0.8촌

뜸 3~7장

별명 척내유(脊內兪) 중려내유(中膂內兪) 중여(中膂)

혈성 익신건요(益腎健腰) 통장이기(通腸理氣)

주치 요통(腰痛) 좌골신경통(坐骨神經痛) 장산통(腸疝痛) 복막염(腹膜炎)

BL-30. 백환유(白環兪)

하초(下焦)를 소통(疏通)하고 조절(調節)하는 효능이 있다.

혈위 정중천골릉(正中薦骨稜) 외방(外方)의 대둔근(大臀筋) 중에 있다.

취혈 제4 후천골공(後薦骨孔) 외측으로 정중천골릉 외방 1.5촌에 취한다.

※하료(下髎)·백환유(白環兪)·질변(秩邊)은 횡렬선(橫列線)에 있다.

근육 대둔근(大臀筋)

혈관 하둔동정맥(下臀動靜脈)

신경 하둔신경(下臀神經)

침 0.5~0.8촌

뜸 3~7장

별명 옥환유(玉環兪) 옥방유(玉房兪)

혈성 건요척(健腰脊) 익신조경(益腎調經)

주치 변비(便秘) 좌골신경통(坐骨神經痛) 항문근경련(肛門筋痙攣) 월경불순(月經不順) 대하(帶下) 유정(遺精) 설사(泄瀉) 요폐(尿閉)

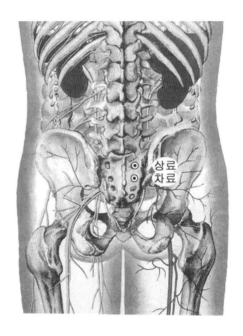

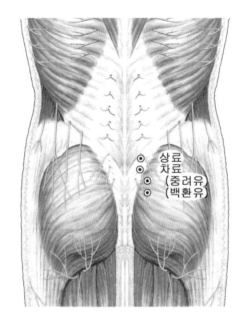

BL-31. 상료(上髎)

하초(下焦)를 조절(調節)하여 허리와 다리를 튼튼하게 하는 효능을 가지고 있으며 부인과나 전음(前陰)과 후음(後陰)의 질환 및 요통(腰痛)에 자주 사용하는 혈이다.

髎는 뼈의 구멍이 깊은 것을 가리킨다. 이 혈은 선골공(仙骨孔)의 가장 위쪽에 있으므로 上髎라고 하였다.

혈위 정중천골릉(正中薦骨稜) 외방(外方)의 대둔근(大臀筋) 중에 있다.

취혈 상후장골극(上後腸骨棘)과 후정중선(後正中線) 사이 제1 후천골공 중앙(中央) 함중(陷中)에 취한다.
※상료(上髎) · 소장유(小腸俞)는 횡렬선(橫列線)에 있다.

근육 대둔근(大臀筋)

혈관 상둔동정맥(上臀動靜脈)

신경 상둔신경(上臀神經) 선골신경후지(仙骨神經後枝)

침 0.5~1.5촌

뜸 5~7장

혈성 건요조경(健腰調經) 청리하초(淸利下焦)

주치 임질(淋疾) 고환염(睾丸炎) 난소염(卵巢炎) 불임증(不姙症) 월경불순(月經不順) 자궁내막염(子宮內膜炎) 변비(便秘) 요폐(尿閉) 좌골신경통(坐骨神經痛) 대하(帶下)

BL-32. 차료(次髎)

하초(下焦)를 조절(調節)하여 허리와 다리를 튼튼하게 하는 효능을 가지고 있으며 부인과나 전음(前陰)과 후음(後陰)의 질환 및 요통(腰痛)에 자주 사용하는 혈이다.

髎는 뼈의 구멍이 깊은 것을 가리킨다. 이 혈은 선골공(仙骨孔)의 두 번째에 있으므로 次髎라고 하였다.

혈위 정중천골릉(正中薦骨稜) 외방(外方)의 대둔근(大臀筋) 중에 있다.

취혈 상후장골극(上後腸骨棘) 내하방(內下方), 제2 후천골공(後薦骨孔) 중앙(中央) 함중(陷中)에 취한다.
※차료(次髎) · 방광유(膀胱俞) · 포황(胞肓)은 횡렬선(橫列線)에 있다.

근육 대둔근(大臀筋)

혈관 상둔동정맥(上臀動靜脈)

신경 상둔신경(上臀神經) 하둔신경(下臀神經) 선골신경후지(仙骨神經後枝)

침 0.5~1.5촌

뜸 3~7장

혈성 건요조경(健腰調經) 청리하초(淸利下焦)

주치 불임증(不姙症) 자궁내질환(子宮內疾患) 부인병(婦人病)에 특효, 주로 남녀생식기질환에 응용하며 상료(上髎)와 같다.

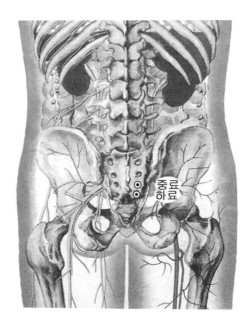

중료
하료

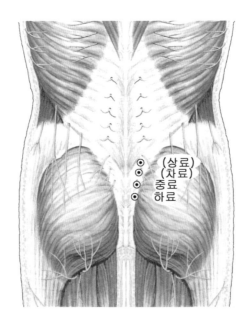

(상료)
(차료)
중료
하료

BL-33. 중료(中髎)

하초(下焦)를 조절(調節)하여 허리와 다리를 튼튼하게 하는 효능을 가지고 있으며 부인과나 전음(前陰)과 후음(後陰)의 질환 및 요통(腰痛)에 자주 사용하는 혈이다.

髎는 뼈의 구멍이 깊은 것을 가리킨다. 이 혈은 선골공(仙骨孔)의 세 번째에 있으므로 中髎라 하였다.

혈위 천골열공(薦骨裂孔) 외방(外方)의 대둔근(大臀筋) 중에 있다.

취혈 차료(次髎) 아래로 제3 후천골공(後薦骨孔) 중앙(中央) 함중(陷中)에 취한다.

※중료(中髎) · 중려유(中膂俞)는 횡렬선(橫列線)에 있다.

근육 대둔근(大臀筋)

혈관 하둔동정맥(下臀動靜脈)

신경 하둔신경(下臀神經) 선골신경후지(仙骨神經後枝)

침 0.5~1.5촌

뜸 7~15장

별명 중공(中空)

혈성 건요조경(健腰調經) 청리하초(清利下焦)

주치 상료(上髎)와 동일

BL-34. 하료(下髎)

하초(下焦)를 조절(調節)하여 허리와 다리를 튼튼하게 하는 효능을 가지고 있으며 부인과나 전음(前陰)과 후음(後陰)의 질환 및 요통(腰痛)에 자주 사용하는 혈이다.

髎는 뼈의 구멍이 깊은 것을 가리킨다. 이 혈은 선골공(仙骨孔)의 맨 아래에 있으므로 下髎라고 하였다.

혈위 천골열공(薦骨裂孔) 외방(外方)의 대둔근(大臀筋) 중에 있다.

취혈 중료(中髎) 아래로 제4 후천골공(後薦骨孔) 중앙(中央) 함중(陷中)에 취한다.

※하료(下髎) · 백환유(白環俞) · 질변(秩邊)은 횡렬선(橫列線)에 있다.

근육 대둔근(大臀筋)

혈관 하둔동정맥(下臀動靜脈)

신경 하둔신경(下臀神經)

침 0.5~1.5촌

뜸 7~15장

혈성 건요이변(健腰理便) 청리하초(清利下焦)

주치 상료(上髎)와 동일

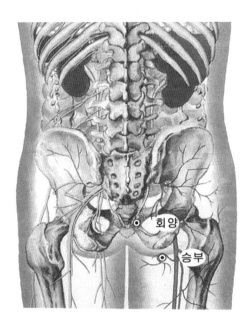

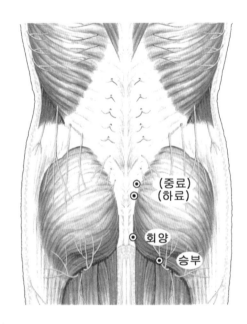

BL-35. 회양(會陽)

허리를 튼튼하게 해주며 열(熱)을 내리고 습(濕)을 내보내는 효능이 있다.

혈위 꼬리뼈 끝 옆으로 대둔근(大臀筋) 중에 있다.

취혈 미골(尾骨) 하단(下端) 외방(外方) 0.5촌에 취한다.

근육 대둔근(大臀筋)

혈관 항문동정맥(肛門動靜脈)

신경 선골신경(仙骨神經) 미골신경(尾骨神經)

침 0.5~0.8촌

뜸 5~7장

별명 이궤(利机) 이기(利機)

혈성 익신고대(益腎固帶) 통리이변(通理二便)

주치 장염(腸炎) 장출혈(腸出血) 만성치질(慢性痔疾) 요통(腰痛) 좌골신경통(坐骨神經痛)

이 혈은 양맥(陽脈)의 기(氣)인 족태양경(足太陽經)과 독맥(督脈)이 만나며 회음(會陰)과 마주하고 있으므로 會陽이라 하였다.

BL-36. 승부(承扶)

둔부(臀部)가 음한(陰寒)으로 심한 동통이 있을 때 뜸을 뜨면 증세가 가벼워지는 효능이 있다.

혈위 둔하횡문(臀下橫紋) 중앙 대둔근(大臀筋) 하연(下緣)에 있다.

취혈 위중(委中) 직상(直上)으로 둔하횡문(臀下橫紋) 중점(中點)에 취한다.

근육 대둔근(大臀筋)

혈관 하둔동정맥(下臀動靜脈)

신경 좌골신경(坐骨神經) 하둔신경(下臀神經)

침 0.5~0.8촌

뜸 3~5장

별명 육극(肉郄) 음관(陰關) 피부(皮膚) 피극(皮郄) 부승(扶承)

혈성 소치통변(消痔通便) 서근활락(舒筋活絡)

주치 좌골신경통(坐骨神經痛) 치질(痔疾) 변비(便秘) 소변불리(小便不利) 소아마비후유증(小兒麻痺後遺症)

承은 받는다는 뜻이고 扶는 부조(扶助)한다는 뜻이다. 사람의 손이나 물건으로 인체를 지탱해 쓰러지지 않게 하는 부축을 받지 않아도 좋으므로 承扶라고 하였다.

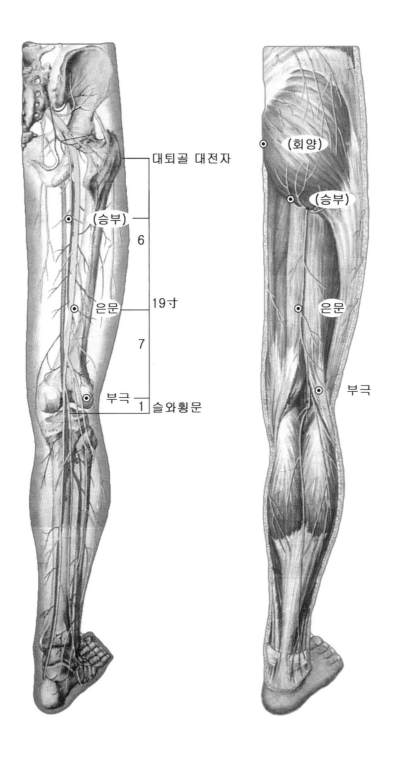

대퇴골 대전자

(승부)

6

은문 19寸

7

부극 1 슬와횡문

(회양)

(승부)

은문

부극

BL-37. 은문(殷門)

경맥(經脈)의 기(氣)가 막힌 것을 소통(疏通)시키는 효능이 있다.

혈위 후측대퇴부(後側大腿部) 중앙(中央)에 있다.

취혈 승부(承扶)와 위중(委中)을 이은 선에서 승부 하 6촌으로 반건양근(半腱樣筋)과 대퇴이두근(大腿二頭筋) 사이 함중(陷中)에 취한다.

근육 반건양근(半腱樣筋) 대퇴이두근(大腿二頭筋)

혈관 천통동정맥(穿通動靜脈)

신경 좌골신경(坐骨神經) 고후피신경(股後皮神經)

침 0.5~0.8촌

뜸 3~5장

혈성 소통경락(疏通經絡) 강건요퇴(強健腰腿)

주치 좌골신경통(坐骨神經痛) 대퇴부통(大腿部痛) 각통(脚痛) 하지위비(下肢痿痺)

殷은 깊다. 두텁다 또는 가운데라는 뜻을 가지고 있다. 또한 크다, 붉다는 뜻도 있으므로 殷門이라 하였다.

BL-38. 부극(浮郄)

근(筋)을 잘 움직이게 하고 관절(關節)을 돌려주는 효능이 있다.

혈위 오금 바깥쪽 대퇴이두근(大腿二頭筋) 내연(內緣)에 있다.

취혈 슬와횡문(膝窩橫紋) 외측(外側)의 위양(委陽) 상 1촌으로 대퇴이두근(大腿二頭筋) 내연(內緣)에 취한다.

근육 반건양근(半腱樣筋) 대퇴이두근(大腿二頭筋)

혈관 슬와동정맥(膝窩動靜脈)

신경 총비골신경(總腓骨神經)

침 0.3~0.5촌

뜸 3~5장

혈성 서근통락(舒筋通絡) 청열해경(清熱解痙)

주치 방광염(膀胱炎) 요폐(尿閉) 장염(腸炎) 곽란전근(霍亂轉筋) 둔고마목(臀股麻木) 괵근연급(膕筋攣急)

浮는 상부(上部) 또는 겉을 가리킨다. 郄은 구멍이나 함요(陷凹)를 가리킨다. 이 혈은 위양(委陽) 위쪽 함요부(陷凹部)에 있으므로 浮郄이라 하였다.

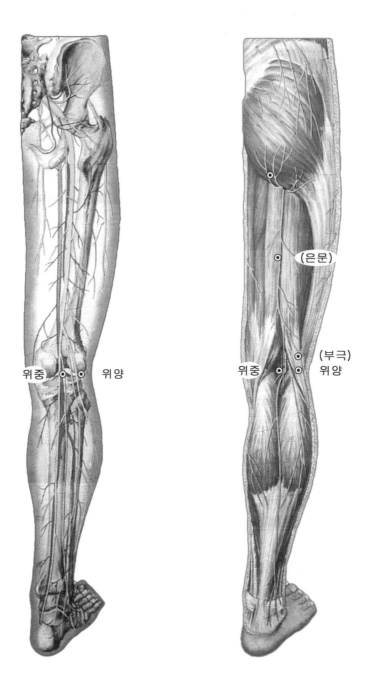

위중   위양

(은문)

(부극)
위중   위양

BL-39. 위양(委陽) 삼초(三焦)의 하합혈(下合穴)

근(筋)을 잘 움직이게 하고 관절(關節)을 돌려주는 효능이 있다.

이 혈은 위중(委中)의 바깥쪽에 있다. 바깥은 陽이라고 하므로 委陽이라 하였다.

혈위 슬와횡문(膝窩橫紋) 외측 대퇴이두근(大腿二頭筋) 내연(內緣)에 있다.

취혈 위중(委中) 외방 1촌, 부극(浮郄) 직하 1촌으로 대퇴이두근(大腿二頭筋) 내연(內緣)에 취한다.

　※곡천(曲泉) · 음곡(陰谷) · 위중(委中) · 위양(委陽)은 횡렬선(橫列線)에 있다.

근육 대퇴이두근(大腿二頭筋) 비복근외측두(腓腹筋外側頭)

혈관 슬와동정맥(膝窩動靜脈)

신경 총비골신경(總腓骨神經)

침 0.3~0.5촌

뜸 1~2장

혈성 조리기기(調理氣機) 통리삼초(通利三焦)

주치 요척강통(腰脊强痛) 비복근경련(腓腹筋痙攣) 신장염(腎臟炎) 방광염(膀胱炎) 소변불리(小便不利) 전간(癲癇) 퇴족통(腿足痛)

BL-40. 위중(委中) 합토혈(合土穴) 방광(膀胱)의 하합혈(下合穴) 사총혈(四總穴) – 요배(腰背)

열(熱)을 내리고 습(濕)을 내보내며 근(筋)을 잘 움직이게 하고 관절(關節)을 돌려주는 효능이 있다.

委는 굽히는 것을 말한다. 이 혈은 슬와(膝窩) 가운데에 있고 무릎을 구부려 오금의 가장 깊은 부위에 있으므로 委中이라 하였다.

혈위 슬와횡문(膝窩橫紋)의 비복근(腓腹筋) 슬와근(膝窩筋) 중에 있다.

취혈 슬와횡문(膝窩橫紋) 정중앙(正中央)에 취한다.

　※곡천(曲泉) · 음곡(陰谷) · 위중(委中) · 위양(委陽)은 횡렬선(橫列線)에 있다.

근육 비복근(腓腹筋) 슬와근(膝窩筋)

혈관 슬와동정맥(膝窩動靜脈)

신경 경골신경(脛骨神經)

침 0.3~0.5촌

뜸 금구(禁灸)

별명 혈극(血郄) 극중(郄中) 중극(中郄) 위중앙(委中央) 퇴요(腿凹)

혈성 설열양혈(泄熱涼血) 서근활락(舒筋活絡) 이요슬(利腰膝)

주치 요배통(腰背痛) 좌골신경통(坐骨神經痛) 슬관절염(膝關節炎) 방광염(膀胱炎) 반신불수(半身不遂) 토사(吐瀉) 급성요부염좌(急性腰部捻挫)에 삼릉침(三稜鍼)으로 사혈(瀉血)

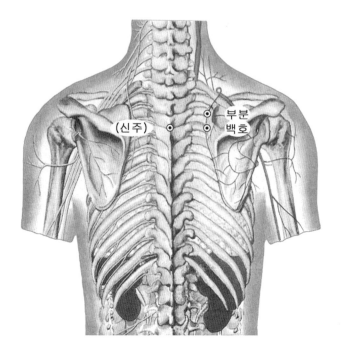

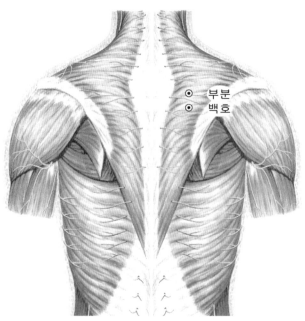

BL-41. 부분(附分)

열(熱)을 내리고 풍사(風邪)를 흩어버리며 경락(經絡)을 잘 소통(疏通)시키는 효능이 있다.

혈위 제2 흉추(胸椎) 외방(外方)의 승모근(僧帽筋) 중에 있다.

취혈 제2 흉추(胸椎) 극돌기(棘突起) 하함중(下陷中) 외방 3촌에 취한다.

※풍문(風門) · 부분(附分)은 횡렬선(橫列線)에 있다.

근육 승모근(僧帽筋) 능형근(菱形筋)

혈관 견갑상동정맥(肩胛上動靜脈)

신경 견갑상신경(肩胛上神經) 흉추신경후지(胸椎神經後枝)

침 0.3~0.5촌

뜸 3~7장

혈성 소풍산한(疏風散寒) 서근활락(舒筋活絡)

주치 경항부신경통(頸項部神經痛) 주비불인(肘臂不仁) 상완신경통(上腕神經痛) 늑간신경통(肋間神經痛)

> 附는 옆을 말한다. 分은 갈라져 나간 것을 가리킨다. 이 혈은 등의 제1측선(側線) 옆의 제2측선이 시작하는 곳이므로 附分이라 하였다.

BL-42. 백호(魄戶)

풍열(風熱)을 꺼서 흩어버리며 음기(陰氣)를 기르고 폐기(肺氣)를 맑게 하여 기침이나 호흡곤란을 진정시키는 효능이 있다.

혈위 제3 흉추(胸椎) 외방(外方)의 승모근(僧帽筋) 중에 있다.

취혈 제3 흉추(胸椎) 극돌기(棘突起) 하함중(下陷中)의 신주(身柱) 외방 3촌에 취한다.

※신주(身柱) · 폐유(肺俞) · 백호(魄戶)는 횡렬선(橫列線)에 있다.

근육 승모근(僧帽筋) 능형근(菱形筋)

혈관 견갑상동정맥(肩胛上動靜脈)

신경 견갑상신경(肩胛上神經) 흉추신경후지(胸椎神經後枝)

침 0.3~0.5촌

뜸 5~7장

혈성 지해평천(止咳平喘) 이폐통락(利肺通絡)

주치 폐결핵(肺結核) 기관지염(氣管支炎) 늑막염(肋膜炎) 천식(喘息) 견배통(肩背痛) 상박부신경경련(上膊部神經痙攣)

> 이 혈은 폐유(肺俞)의 옆에 있고 폐(肺)는 魄을 간직하고 있으므로 魄戶라고 하였다.

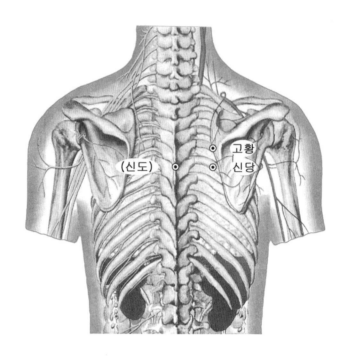

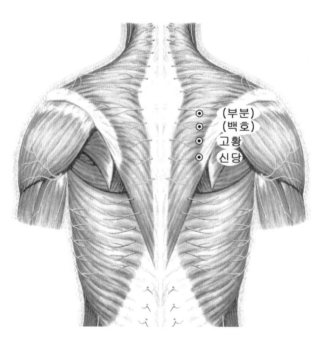

BL-43. 고황(膏肓)

폐(肺)를 조절(調節)하며 기운(氣運)을 보태고 허(虛)한 것을 보충(補充)하며 만성질환 치료에 많이 쓰이는 혈로서 상구(常灸)하면 강장작용(強壯作用)이 있고 기사회생(起死回生)하는 효능이 있다.

혈위 제4 흉추(胸椎) 외방(外方)의 승모근(僧帽筋) 중에 있다.

취혈 제4 흉추(胸椎) 극돌기(棘突起) 하함중(下陷中) 외방 3촌에 취한다.

※궐음유(厥陰俞) · 고황(膏肓) · 천종(天宗)은 횡렬선에 있다.

근육 승모근(僧帽筋) 능형근(菱形筋)

혈관 견갑상동정맥(肩胛上動靜脈)

신경 견갑상신경(肩胛上神經) 흉추신경후지(胸椎神經後枝)

침 0.3~0.5촌   **뜸** 5~7장

혈성 이폐보허(利肺補虛) 양음조심(養陰調心) 선폐익기(宣肺益氣) 건비보위(健脾補胃)

주치 폐결핵(肺結核) 기관지염(氣管支炎) 신경쇠약(神經衰弱) 늑막염(肋膜炎) 몽정(夢精) 실정(失精) 도한(盜汗) 소화불량(消化不良) 구토(嘔吐) 식욕부진(食慾不振) 고방(古方)에는 백병에 효과가 있다고 함(百病皆效)

> 膏는 불치의 난병(難病)을 가리키고 肓은 명치 끝, 흉격(胸膈)을 말하는데 고황(膏肓)이라고 하면 예부터 심장(心臟)과 격막(膈膜)의 사이로 급한 곳의 비유어로 쓰였으며 병이 여기에 들면 못 고친다는 고사에서 비롯하여 난치병을 뜻하게 되었다. 따라서 이 혈은 낫기 어려운 천식(喘息)과 기침 등에 효과가 있으므로 膏肓이라 하였다.

BL-44. 신당(神堂)

폐기(肺氣)를 맑게 하고 마음을 편안하게 하여 기(氣)를 조절(調節)하고 신(神)을 안정(安靜)시키는 효능이 있다.

혈위 제5 흉추(胸椎) 외방(外方)의 승모근(僧帽筋) 중에 있다.

취혈 제5 흉추(胸椎) 극돌기(棘突起) 하함중(下陷中)의 신도(神道) 외방 3촌에 취한다.

※신도(神道) · 심유(心俞) · 신당(神堂)은 횡렬선(橫列線)에 있다.

근육 승모근(僧帽筋) 능형근(菱形筋)

혈관 견갑상동정맥(肩胛上動靜脈)

신경 흉배신경(胸背神經) 흉추신경후지(胸椎神經後枝)

침 0.3~0.5촌   **뜸** 3~7장

혈성 관흉이기(寬胸理氣) 영심정천(寧心定喘)

주치 심장병(心臟病) 정신질환(精神疾患) 기관지염(氣管支炎) 천식(喘息) 견배통(肩背痛) 늑간신경통(肋間神經痛)

> 堂은 거실(居室)이다. 이 혈은 심유(心俞)의 옆에 있고 심은 神을 저장하므로 神堂이라 하였다.

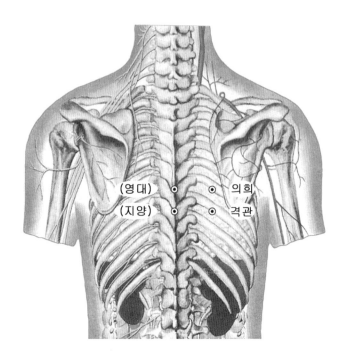

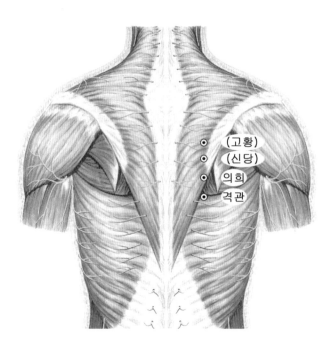

BL-45. 의희(譩譆)

폐기(肺氣)를 잘 펴고 해표(解表)하며 위기(胃氣)를 조화(調和)롭게 하여 역기(逆氣)를 내려보내는 효능이 있다.

혈위 제6 흉추(胸椎) 외방(外方)의 승모근(僧帽筋) 중에 있다.

취혈 제6 흉추(胸椎) 극돌기(棘突起) 하함중(下陷中)의 영대(靈臺) 외방 3촌에 취한다.

※영대(靈臺)·독유(督俞)·의희(譩譆)는 횡렬선(橫列線)에 있다.

근육 승모근(僧帽筋) 능형근(菱形筋)

혈관 견갑상동정맥(肩胛上動靜脈)

신경 흉배신경(胸背神經) 흉추신경후피지(胸椎神經後皮枝)

침 0.3~0.5촌

뜸 3~7장

별명 의희(譩嘻) 오거유(五胠俞)

혈성 이기지통(理氣止痛) 청열선폐(淸熱宣肺)

주치 심장병(心臟病) 실신(失神) 폐결핵(肺結核) 늑막염(肋膜炎) 늑간신경통(肋間神經痛) 흉배신경통(胸背神經痛) 도한(盜汗) 간헐열(間歇熱) 헛웃음

원래 '의이' 하는 한숨소리이다. 취혈할 때 이 주변을 누르면 큰 숨을 쉬며 반응을 나타내므로 譩譆라고 하였다.

BL-46. 격관(膈關)

가슴을 풀어주고 격막(膈膜)을 잘 소통(疏通)시키며 위기(胃氣)를 조화(調和)롭게 하여 역기(逆氣)를 내려보내는 효능이 있다.

혈위 제7 흉추(胸椎) 외방(外方)의 승모근(僧帽筋), 장늑근(腸肋筋) 중에 있다.

취혈 제7 흉추(胸椎) 극돌기(棘突起) 하함중(下陷中)의 지양(至陽) 외방 3촌에 취한다.

※지양(至陽)·격유(膈俞)·격관(膈關)은 횡렬선(橫列線)에 있다.

근육 승모근(僧帽筋) 장늑근(腸肋筋)

혈관 견갑하동정맥(肩胛下動靜脈)

신경 흉추신경후피지(胸椎神經後皮枝)

침 0.3~0.5촌   **뜸** 3~7장

혈성 관흉이기(寬胸理氣) 화위강역(和胃降逆)

주치 소화불량(消化不良) 식도협착(食道狹窄) 구토(嘔吐) 위출혈(胃出血) 척배통(脊背痛) 늑간신경통(肋間神經痛) 늑막염(肋膜炎) 애역(呃逆) 장염(腸炎)

이 혈은 격유(膈俞)의 옆에 있고 구역(嘔逆), 횡격막(橫膈膜)에서 생긴 증상을 치료하므로 膈關이라 하였다.

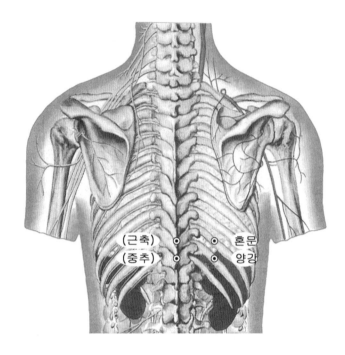

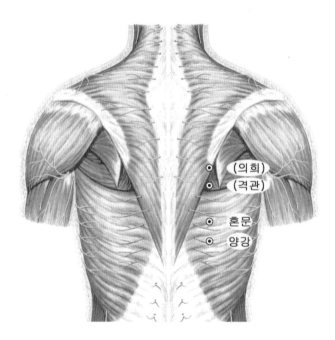

BL-47. 혼문(魂門)

간기(肝氣)를 소통(疏通)시켜 조절(調節)하는 효능이 있다.

혈위 제9 흉추 외방의 광배근(廣背筋)과 장늑근(腸肋筋) 중에 있다.

취혈 제9 흉추(胸椎) 극돌기(棘突起) 하함중(下陷中)의 근축(筋縮) 외방 3촌에 취한다.

※근축(筋縮)·간유(肝俞)·혼문(魂門)은 횡렬선(橫列線)에 있다.

근육 광배근(廣背筋) 장늑근(腸肋筋)

혈관 늑간동정맥(肋間動靜脈)

신경 흉추신경후피지(胸椎神經後皮枝)

침 0.3~0.5촌

뜸 3~7장

별명 혼호(魂戶)

혈성 서간이담(舒肝利膽) 화중건위(和中健胃)

주치 기절(氣絶) 심내막염(心內膜炎) 흉협통(胸脇痛) 간장염(肝臟炎) 늑막염(肋膜炎) 위경련(胃痙攣) 소화불량(消化不良) 식욕부진(食慾不振) 장염(腸炎)

門은 출입하는 곳이다. 간(肝)은 魂을 저장 혹은 간직한다. 이 혈은 간유(肝俞)의 옆에 있고 간의 병을 치료하므로 魂門이라 하였다.

BL-48. 양강(陽綱)

간담(肝膽)의 습열(濕熱)을 없애고 맑게 해주는 효능이 있다.

혈위 제10 흉추 외방의 광배근(廣背筋)과 장늑근(腸肋筋) 중에 있다.

취혈 제10 흉추(胸椎) 극돌기(棘突起) 하함중(下陷中)의 중추(中樞) 외방 3촌에 취한다.

※중추(中樞)·담유(膽俞)·양강(陽綱)은 횡렬선(橫列線)에 있다.

근육 광배근(廣背筋) 장늑근(腸肋筋)

혈관 늑간동정맥(肋間動靜脈)

신경 흉추신경후피지(胸椎神經後皮枝)

침 0.3~0.5촌

뜸 3~7장

별명 양강(陽剛)

혈성 소간이담(疏肝利膽) 건비화습(健脾化濕)

주치 간장염(肝臟炎) 담낭염(膽囊炎) 위염(胃炎) 늑막염(肋膜炎) 심내막염(心內膜炎)

綱은 총괄(總括) 한다는 뜻이다. 이 혈은 위(胃), 삼초(三焦), 대장(大腸), 소장(小腸), 방광(膀胱) 등 陽인 육부(六腑)의 유혈(俞穴) 맨 위에 있어 다른 陽을 총괄하므로 陽綱이라 하였다.

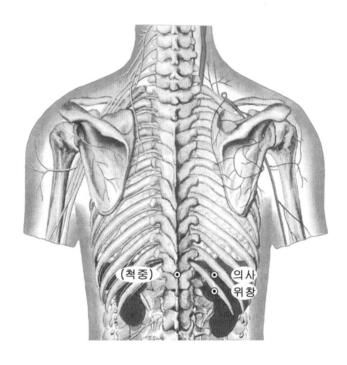

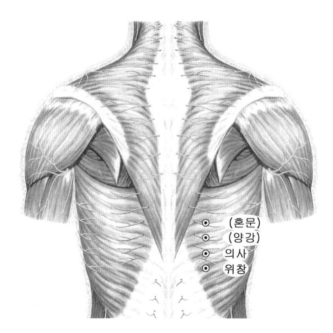

BL-49. 의사(意舍)

습열(濕熱)을 소통(疏通)시키거나 꺼버림으로 비(脾)를 튼튼하게 하여 양기(陽氣)를 운행시키는 효능이 있다.

혈위 제11 흉추(胸椎) 외방(外方)의 광배근(廣背筋)과 장늑근(腸肋筋) 중에 있다.

취혈 제11 흉추(胸椎) 극돌기(棘突起) 하함중(下陷中)의 척중(脊中) 외방 3촌에 취한다.

※척중(脊中) · 비유(脾俞) · 의사(意舍)는 횡렬선(橫列線)에 있다.

근육 광배근(廣背筋) 장늑근(腸肋筋)

혈관 늑간동정맥(肋間動靜脈)

신경 흉추신경후피지(胸椎神經後皮枝)

침 0.3~0.5촌

뜸 3~7장

혈성 건비이습(健脾利濕) 화중이담(和中利膽)

주치 간장병(肝臟丙) 황달(黃疸) 소갈(消渴) 소화불량(消化不良) 위경련(胃痙攣) 심내막염(心內膜炎) 늑막염(肋膜炎) 장뇌명(腸雷鳴) 식욕부진(食慾不振)

숨는 거주(居住)하는 곳이다. 비(脾)는 意를 저장 혹은 간직한다. 이 혈은 비(脾)의 병을 치료하므로 意舍라고 하였다.

BL-50. 위창(胃倉)

위(胃)를 조화(調和)롭게 하며 비(脾)를 튼튼하게 하는 효능이 있다.

혈위 제12 흉추(胸椎) 외방(外方)의 광배근과 장늑근 중에 있다.

취혈 제12 흉추(胸椎) 극돌기(棘突起) 하함중(下陷中) 외방 3촌에 취한다.

※위유(胃俞) · 위창(胃倉)은 횡렬선(橫列線)에 있다.

근육 광배근(廣背筋) 장늑근(腸肋筋)

혈관 늑간동정맥(肋間動靜脈)

신경 흉추신경후피지(胸椎神經後皮枝)

침 0.3~0.5촌

뜸 3~7장

혈성 건비화위(健脾和胃) 이기소식(理氣消食)

주치 소화불량(消化不良) 위염(胃炎) 복창(腹脹) 복수(腹水) 구토(嘔吐) 변비(便秘) 배신경통(背神經痛)

물건을 저장하는 곳을 倉이라 한다. 胃는 창름(倉廩)의 관직(官職)이며 이 혈은 胃의 질환을 치료하고 비(脾)와 위를 강하게 하므로 胃倉이라 하였다.

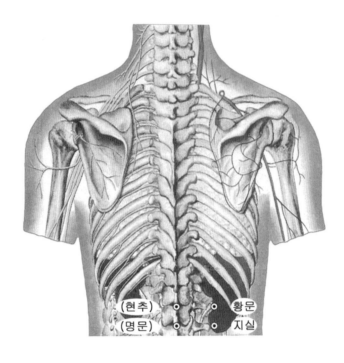

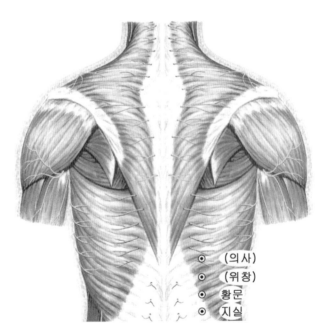

BL-51. 황문(肓門)

장위(腸胃)를 소통(疏通) 조절(調節)하여 체(滯)하고 막힌 것을 뚫어서 내려보내는 효능이 있다.

혈위 제1 요추 외방의 광배근(廣背筋)과 장늑근(腸肋筋) 중에 있다.

취혈 제1 요추(腰椎) 극돌기(棘突起) 하함중(下陷中)의 현추(懸樞) 외방 3촌에 취한다.

※현추(懸樞)·삼초유(三焦俞)·황문(肓門)은 횡렬선(橫列線)에 있다.

근육 광배근(廣背筋) 장늑근(腸肋筋)

혈관 요추동정맥(腰椎動靜脈)

신경 요신경후지(腰神經後枝)

침 0.3~0.5촌   **뜸** 3~7장

혈성 조기산어(調氣散瘀) 통경활락(通經活絡)

주치 생식기질환(生殖器疾患) 신장염(腎臟炎) 임질(淋疾) 유정(遺精) 음문농종(陰門膿腫) 소화불량(消化不良) 상복통(上腹痛) 유선염(乳腺炎) 변비(便秘)

> 門은 출입하는 곳이다. 肓은 황막(肓膜)을 말하는 것으로 황막은 심(心)의 아래, 격(膈)의 위에 있는 지막(脂膜)이다. 황(肓)의 뿌리는 신(腎)에 있고 삼초(三焦)의 위기(衛氣)는 피부(皮膚)의 안쪽, 살의 사이를 돌고 황막(肓膜)을 거쳐 가슴과 배로 흩어지므로 肓門이라 하였다.

BL-52. 지실(志室)

신(腎)의 음기(陰氣)를 자양(滋養)하고 보충하며 하초(下焦)의 습열(濕熱)을 식혀서 내보내고 골수(骨髓)를 보충하는 효능이 있다.

혈위 제2 요추 외방의 광배근(廣背筋)과 장늑근(腸肋筋) 중에 있다.

취혈 제2 요추(腰椎) 극돌기(棘突起) 하함중(下陷中)의 명문(命門) 외방 3촌에 취한다.

※명문(命門)·신유(腎俞)·지실(志室)은 횡렬선(橫列線)에 있다.

근육 광배근(廣背筋) 장늑근(腸肋筋)

혈관 요추동정맥(腰椎動靜脈)

신경 요신경후지(腰神經後枝)

침 0.3~0.5촌   **뜸** 5~7장

별명 정궁(精宮)

혈성 익신고정(益腎固精) 장요강신(壯腰强身)

주치 신장염(腎臟炎) 성욕감퇴(性慾減退) 전립선염(前立腺炎) 유정(遺精) 소변불리(小便不利) 척요통(脊腰痛)

> 저장하는 곳을 室이라 한다. 신(腎)은 志를 저장한다. 이 혈은 신의 질환을 치료하므로 志室이라 하였다.

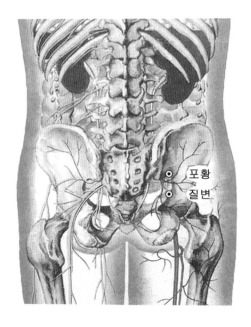

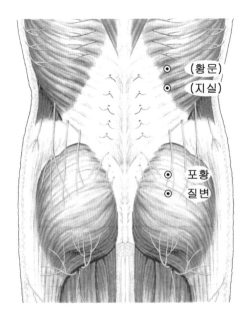

BL-53. 포황(胞肓)

하초(下焦)를 소통(疏通)시키며 조절(調節)하는 효능이 있다.

혈위 정중천골릉(正中薦骨陵) 외방(外方)의 대둔근(大臀筋) 중에 있다.

취혈 제2 후천골공(後薦骨孔) 외측(外側)으로 정중천골릉(正中薦骨稜) 외방 3촌에 취한다.

※차료(次髎)·방광유(膀胱俞)·포황(胞肓)은 횡렬선(橫列線)에 있다.

근육 대둔근(大臀筋)

혈관 상둔동정맥(上臀動靜脈)

신경 선골신경후지(仙骨神經後枝)

침 0.5~0.8촌

뜸 3~7장

혈성 청열이습(淸熱利濕) 통조이변(通調二便)

주치 방광염(膀胱炎) 전립선염(前立腺炎) 고환염(睾丸炎) 자궁염(子宮炎) 요폐(尿閉) 임질(淋疾) 변비(便秘) 장염(腸炎) 좌골신경통(坐骨神經痛)

胞는 방광의 별명이다. 이 혈은 방광의 기를 북돋아 소변 배설을 쉽게 하므로 胞肓이라 하였다.

BL-54. 질변(秩邊)

허리와 무릎을 강(强)하고 튼튼하게 하는 효능이 있다.

혈위 정중천골릉(正中薦骨陵) 외방(外方)의 대둔근(大臀筋) 중에 있다.

취혈 제4 후천골공(後薦骨孔) 외측(外側)으로 정중천골릉(正中薦骨稜) 외방 3촌에 취한다.

※하료(下髎)·백환유(白環俞)·질변(秩邊)은 횡렬선(橫列線)에 있다.

근육 대둔근(大臀筋)

혈관 하둔동정맥(下臀動靜脈)

신경 선골신경후지(仙骨神經後枝)

침 1.5~3.5촌

뜸 3~7장

혈성 청리하초(淸利下焦) 통경활락(通經活絡) 강건요슬(强健腰膝)

주치 방광염(膀胱炎) 치질(痔疾) 요통(腰痛) 좌골신경통(坐骨神經痛) 변비(便秘) 소변불리(小便不利) 선골통(仙骨痛)

秩은 순서(順序)이다. 邊은 옆이나 먼 것을 뜻한다. 등 부위에 있는 방광경의 혈은 질서가 바르고 이 혈은 맨 아래에 위치하므로 秩邊이라 하였다.

참고 심자(深刺)하면 전감(電感)이 하지(下肢)로 전도되고 사자(斜刺)하면 전감(電感)이 외생식기나 항문 쪽으로 전도된다.

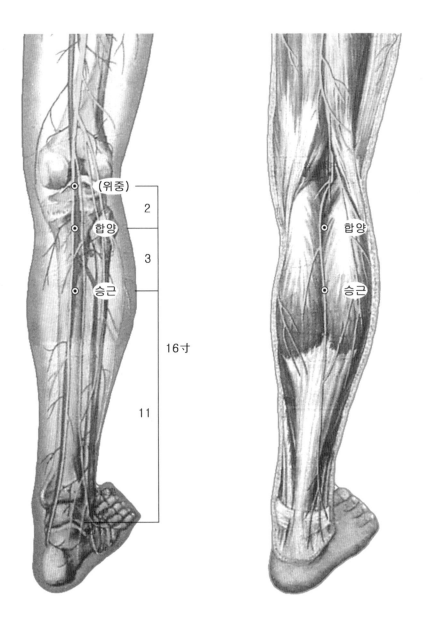

(위중)

2

합양

3

승근

16寸

11

합양

승근

BL-55. 합양(合陽)

근(筋)을 잘 움직이게 하고 관절(關節)을 잘 돌려주는 효능이 있다.

혈위 슬와횡문(膝窩橫紋) 하방(下方) 비복근(腓腹筋) 중에 있다.

취혈 위중(委中)과 외과첨(外踝尖) 수평선의 아킬레스건 후연(後緣)을 이은 선에서 위중 직하(直下) 2촌에 취한다.

근육 비복근(腓腹筋)

혈관 소복재정맥(小伏在靜脈) 후경골동맥(後脛骨動脈)

신경 비복신경(腓腹神經) 경골신경(脛骨神經)

침 0.5~0.8촌

뜸 3~5장

혈성 조리하초(調理下焦) 통경활락(通經活絡) 서근맥(舒筋脈)

주치 요통(腰痛) 간질(癎疾) 자궁출혈(子宮出血) 대하(帶下) 복상하통(腹上下痛) 하지동통(下肢疼痛) 장출혈(腸出血)

위중(委中)은 족태양의 합혈(合穴)이고 이 혈은 위중의 아래에 회합(會合)하므로 合陽이라 하였다.

BL-56. 승근(承筋)

근(筋)을 잘 움직이고 관절(關節)을 잘 돌아가게 하는 효능이 있다.

혈위 비복근(腓腹筋)의 내·외측근(內·外側筋) 사이에 있다.

취혈 위중(委中)과 외과첨(外踝尖) 수평선의 아킬레스건 후연(後緣)을 이은 선에서 위중 직하(直下) 5촌으로 비복근(腓腹筋) 내·외측(內·外側) 사이 함중(陷中)에 취한다.

근육 비복근(腓腹筋)

혈관 소복재정맥(小伏在靜脈) 후경골동맥(後脛骨動脈)

신경 비복신경(腓腹神經) 경골신경(脛骨神經)

침 0.5~0.8촌

뜸 3~5장

별명 천장(腨腸) 직양(直陽) 직장(直腸)

혈성 이기소치(理氣消痔) 서근지통(舒筋止痛)

주치 요배부신경통(腰背部神經痛) 비복부신경통(腓腹部神經痛) 치질(痔疾) 변비(便秘) 곽란전근(霍亂轉筋)

承은 받드는 것을 가리킨다. 하퇴(下腿)의 근육이 신체를 받드는 힘이 강하게 작용하므로 承筋이라 하였다.

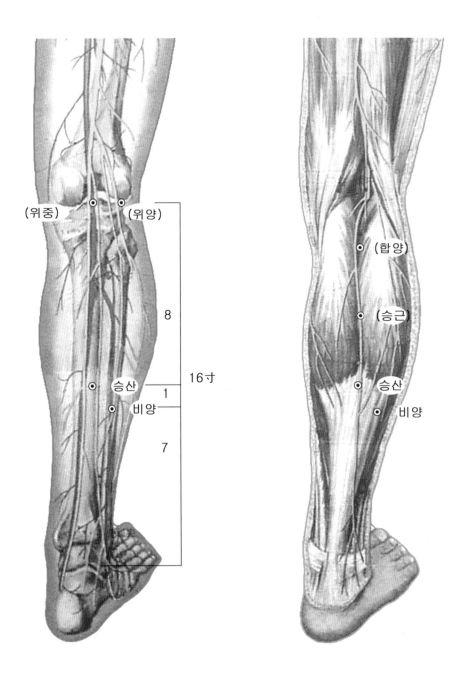

BL-57. 승산(承山)

근(筋)을 잘 움직이고 관절(關節)이 잘 돌아가도록 하는 효능이 있다.

혈위 아킬레스건과 비복근(腓腹筋)의 내·외측근(內·外側筋)들이 만나는 곳에 있다.

취혈 위중(委中)과 외과첨(外踝尖) 수평선의 아킬레스건 후연(後緣)을 이은 선에서 위중(委中) 직하(直下) 8촌에 취한다.

근육 비복근(腓腹筋)

혈관 소복재정맥(小伏在靜脈) 경골후동정맥(脛骨後動靜脈)

신경 비복신경(腓腹神經) 복재신경(伏在神經)

침 0.5~0.8촌

뜸 5~10장

별명 어복(魚腹) 육주(肉柱) 장산(腸山)

혈성 서근통락(舒筋通絡) 이기소치(理氣消痔)

주치 각기(脚氣) 비복근경련(腓腹筋痙攣) 탈항(脫肛) 변비(便秘) 치질(痔疾)

承은 받든다는 뜻이 있다. 이 혈은 하퇴(下腿)의 근육이 작은 산처럼 솟아 있고 인체를 받드는 작용을 하므로 承山이라 하였다.

BL-58. 비양(飛揚) 낙혈(絡穴)

근육(筋肉)을 잘 움직이고 낙맥(絡脈)을 소통(疏通)시키는 효능이 있다.

혈위 비복근(腓腹筋) 외측(外側) 하단(下端) 가자미근 중에 있다.

취혈 위양(委陽)과 곤륜(崑崙)을 이은 선에서 곤륜 상 7촌에 취한다.

근육 가자미근

혈관 비골동맥(腓骨動脈) 소복재정맥(小伏在靜脈)

신경 비복신경 경골신경(脛骨神經)

침 0.5~0.8촌

뜸 3~7장

별명 궐양(厥陽) 비양(飛陽)

혈성 거풍청열(祛風淸熱) 영신통락(寧神通絡)

주치 각기(脚氣) 족관절염(足關節炎) 비복근경련(腓腹筋痙攣) 요통(腰痛) 치질(痔疾) 전간(癲癎) 두통(頭痛)

빠른 것을 飛라고 한다. 揚은 비상(飛上)한다는 뜻이다. 이 혈은 방광경의 낙혈(絡穴)이라 경맥(經脈)의 기가 족소음신경으로 날듯이 빠르게 흘러간다. 또한 하지(下肢)에 힘이 없고 연약할 때 이 혈에 침을 놓으면 날아가듯이 보행이 빨라지므로 飛揚이라 하였다.

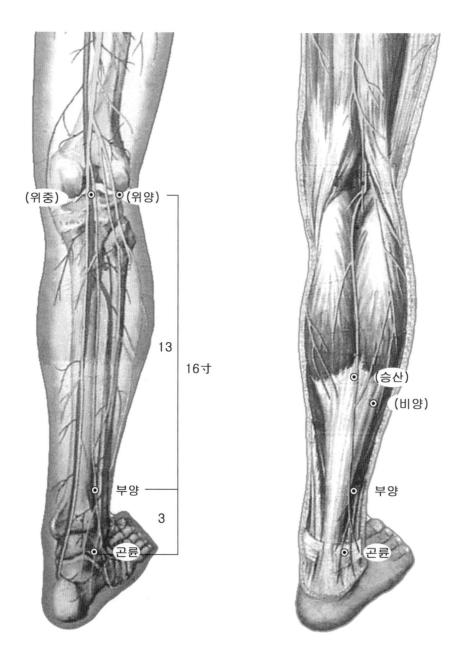

BL-59. 부양(跗陽) 양교맥(陽蹻脈)의 극혈(郄穴)

근(筋)을 잘 움직이고 관절(關節)을 부드럽게 하는 효능이 있다.

혈위 아킬레스건과 단비골근(短腓骨筋) 중에 있다.

취혈 위양(委陽)과 곤륜(崑崙)을 이은 선에서 곤륜 상 3촌의 비골(腓骨) 후연(後緣)에 취한다.

근육 종골근(踵骨筋 : 아킬레스건) 단비골근(短腓骨筋) 가자미근

혈관 비골동맥(腓骨動脈) 소복재정맥(小伏在靜脈)

신경 비복신경(腓腹神經)

침 0.5~0.8촌

뜸 3~5장

별명 부양(附陽) 부양(付揚)

혈성 거풍화습(祛風化濕) 통경활락(通經活絡)

주치 요신경통(腰神經痛) 하지마비(下肢麻痺) 두중통(頭重痛) 토사(吐瀉)

> 跗는 발등이다. 등은 陽이고 상부(上部)도 陽이다. 이 혈은 발등 상부에 있으므로 跗陽이라 하였다.

BL-60. 곤륜(崑崙) 경화혈(經火穴)

풍사(風邪)를 흩어버리고 낙맥(絡脈)이 잘 통하도록 하는 효능이 있다.

혈위 외과첨(外踝尖)과 아킬레스건 사이 단비골근(短腓骨筋) 중에 있다.

취혈 외과후연(外踝後緣)과 아킬레스건 중간(中間) 함중(陷中)에 취한다.

근육 아킬레스건 단비골근(短腓骨筋)

혈관 비골동맥(腓骨動脈)

신경 비복신경(腓腹神經)

침 0.3~0.5촌

뜸 3~7장

별명 하곤륜(下崑崙)

혈성 통락최산(通絡催産) 거풍통락(祛風通絡) 서근강요(舒筋强腰) 청리두목(淸利頭目)

주치 후두통(後頭痛) 현훈(眩暈) 뉵혈(衄血) 중풍(中風) 고혈압(高血壓) 난산(難産) 태반체류(胎盤滯留) 요배신경통(腰背神經痛) 좌골신경통(坐骨神經痛) 각기(脚氣) 슬과관절염(膝踝關節炎) 두항강통(頭項强痛) 아킬레스건염(腱炎) 오경사(五更瀉)

> 崑崙은 원래 산 이름으로 높고 큰 것을 뜻한다. 바깥 복사뼈가 높이 올라와 있다는 것. 또한 이 혈은 인체의 가장 높은 곳에 있는 머리의 질환을 치료하므로 崑崙이라 하였다.

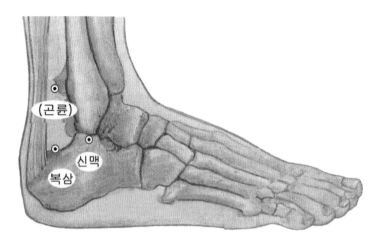

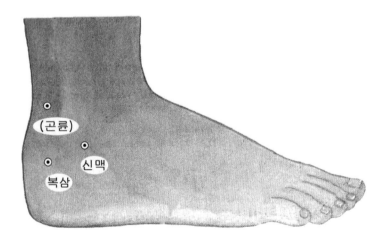

BL-61. 복삼(僕參)

풍사(風邪)를 흩어버리고 낙맥(絡脈)이 잘 통하도록 하는 효능이 있다.

혈위 외과(外踝) 후하방(後下方) 곤륜(崑崙) 직하(直下)에 있다.

취혈 곤륜(崑崙)과 족저(足底) 사이 적백육제(赤白肉際)의 함중(陷中)에 취한다.

근육 아킬레스건

혈관 비골동맥(腓骨動脈)

신경 측근골신경(側跟骨神經)

침 0.1~0.3촌

뜸 3~5장

별명 안사(安邪) 부삼(仆參)

혈성 서근건골(舒筋健骨) 강뇌진정(強腦鎭靜)

주치 요통(腰痛) 족척근마비(足蹠筋麻痺) 비복근마비(腓腹筋麻痺) 각기(脚氣) 아킬레스건염 족근통(足跟痛) 치은염(齒齦炎)

僕은 하인(下人)을 뜻한다. 옛날에 하인이 주인에게 인사할 때 무릎을 꿇고 절을 했다. 이 혈은 무릎을 꿇을 때 발꿈치가 엉덩이에 닿는 부위에 있으므로 僕參이라 하였다.

BL-62. 신맥(申脈) 팔맥교회혈(八脈交會穴) – 양교맥(陽蹻脈)

풍한사기(風寒邪氣)를 몰아내고 근(筋)을 잘 움직이게 하며 낙맥(絡脈)을 소통(疏通)시키는 효능이 있다.

혈위 외과(外踝) 직하(直下)의 장비골근(長腓骨筋) 중에 있다.

취혈 외과하연(外踝下緣)과 종골(踵骨) 사이 함중(陷中)에 취한다.

근육 장비골근건(長腓骨筋腱) 십자인대(十字靭帶)

혈관 비골동맥(腓骨動脈)

신경 외측근골신경(外側跟骨神經) 단비골신경(短腓骨神經)

침 0.1~0.3촌

뜸 3~5장

별명 귀로(鬼路) 양교(陽蹻)

혈성 진정안신(鎭靜安神) 서근통락(舒筋通絡) 청리두목(淸利頭目)

주치 두통(頭痛) 두중(頭重) 현훈(眩暈) 고혈압(高血壓) 견배척통(肩背脊痛) 정신분열증(精神分裂症) 신경성두통(神經性頭痛) 뇌척수막염(腦脊髓膜炎) 족관절염(足關節炎)

여기에서 申은 신(伸)과 같다. 脈은 혈맥(血脈), 근맥(筋脈)이다. 이 혈에는 근(筋)을 신장(伸張)시키고 허리의 움직임을 매끄럽게 하는 작용이 있고 혈맥의 흐름을 좋게 하며 근맥이 펴지게 하므로 申脈이라 하였다.

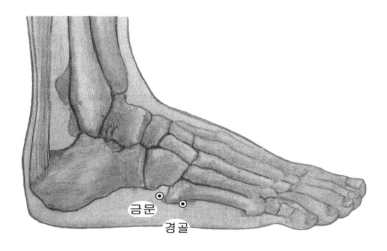

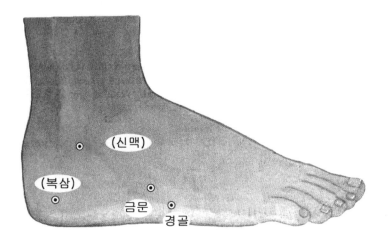

BL-63. 금문(金門) 극혈(郄穴)

열(熱)을 내리고 풍사(風邪)를 흩어버리는 효능이 있다.

혈위 외과(外踝) 전하방(前下方) 장비골근건(長腓骨筋腱)과 소지외전근(小趾外轉筋) 사이에 있다.

취혈 족배외측(足背外側) 제5 지(趾) 중족골조면(中足骨粗面) 후측(後側)과 입방골(立方骨) 전하측(前下側) 사이 함중(陷中)에 취한다.

근육 장비골근건(長腓骨筋腱) 소지외전근(小趾外轉筋)

혈관 비골동맥(腓骨動脈)

신경 비복신경(腓腹神經) 비측족배신경(腓側足背神經)

침 0.1~0.3촌

뜸 3~7장

별명 관양(關梁) 양문(梁門)

혈성 안신정경(安神定驚) 서근통락(舒筋通絡)

주치 전간(癲癎) 소아경풍(小兒驚風) 하복통(下腹痛) 설사(泄瀉) 두통(頭痛) 이명(耳鳴)

> 귀중한 것을 金이라 한다. 이 혈은 특정요혈의 하나로 금이나 옥처럼 귀중하므로 金門이라 하였다.

BL-64. 경골(京骨) 원혈(原穴)

마음을 편안(便安)히 하고 정신(精神)을 안정(安靜)시키며 경락을 잘 소통(疏通)시키는 효능이 있다.

혈위 제5 지(趾) 외측(外側) 소지외전근(小趾外轉筋) 중에 있다.

취혈 족배외측(足背外側) 제5 지(趾) 외측(外側) 중족골저(中足骨底) 전함중(前陷中) 적백육제(赤白肉際)에 취한다.

근육 소지외전근(小趾外轉筋)

혈관 배측중족동정맥(背側中足動靜脈)

신경 비측족배신경(腓側足背神經)

침 0.1~0.3촌

뜸 3~5장

혈성 청두명목(淸頭明目) 진경서근(鎭痙舒筋)

주치 두통(頭痛) 목예(目翳) 척주마목(脊柱麻木) 요통(腰痛) 슬관절통(膝關節痛) 경련(痙攣) 간질(癎疾)

> 京骨은 발 바깥쪽의 큰 뼈인 제5중족골(中足骨)이다. 이 혈은 제5중족골의 조융부(粗隆部) 아래 적백육제(赤白肉際)의 함요부에 있으므로 京骨이라 하였다.

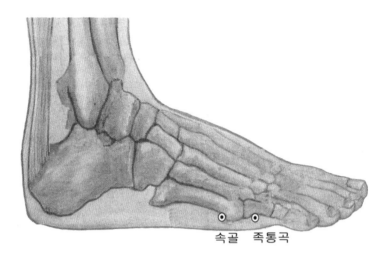

속골 족통곡

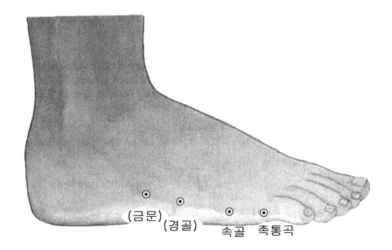

(금문) (경골) 속골 족통곡

BL-65. 속골(束骨) 수목혈(輸木穴)

열(熱)을 내리고 습(濕)을 내보내는 효능이 있다.

새끼발가락의 기절골(基節骨) 뒤쪽을 束骨이라 한다. 이 혈은 그 부위에 있으므로 束骨이라 하였다.

혈위　제5 지(趾) 외측(外側) 소지외전근(小指外轉筋) 중에 있다.

취혈　족배외측(足背外側) 제5 지(趾) 외측(外側) 중족골두(中足骨頭)
　　　　후함중(後陷中) 적백육제(赤白肉際)에 취한다.

근육　소지외전근(小趾外轉筋)

혈관　비골동맥(腓骨動脈)

신경　비측족배피신경(腓側足背皮神經)

침　　0.1~0.3촌

뜸　　3~7장

별명　자골(刺骨)

혈성　거풍청열(祛風淸熱) 영심통락(寧心通絡)

주치　두통(頭痛) 이롱(耳聾) 후두신경통(後頭神經痛) 요통(腰痛) 안병(眼病)

BL-66. 족통곡(足通谷) 형수혈(滎水穴)

풍사(風邪)를 흩어버려서 열(熱)을 내리는 효능이 있다.

通은 지나는 것을 말한다. 함요(陷凹)를 谷이라 한다. 이 혈은 방광경(膀胱經)의 맥기(脈氣)가 족소음신경(足少陰腎經)의 연곡(然谷)혈로 통해 있으므로 通谷이라 하였다.

혈위　제5 지(趾) 외측(外側) 소지외전근(小指外轉筋) 중에 있다.

취혈　족배외측(足背外側) 제5 지(趾) 외측(外側) 기절골저(基節骨底)
　　　　전함중(前陷中) 적백육제(赤白肉際)에 취한다.

근육　장단지신근(長短趾伸筋)

혈관　족배동정맥(足背動靜脈)

신경　비복신경(腓腹神經) 비측족배피신경(腓側足背皮神經)

침　　0.1~0.3촌

뜸　　3~7장

혈성　거풍청열(祛風淸熱) 영신통락(寧神通絡)

주치　전광(癲狂) 구고(口苦) 식불하(食不下) 두통(頭痛) 뉵혈(衄血) 자궁출혈(子宮出血)
　　　　후두부신경통(後頭部神經痛) 족관절염(足關節炎)

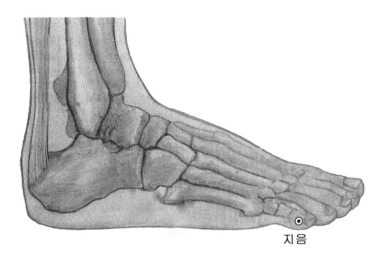

지음

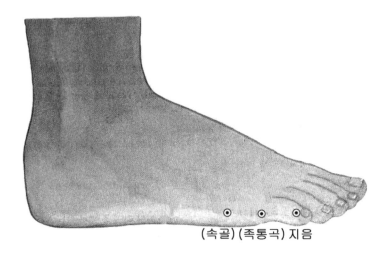

(속골) (족통곡) 지음

BL-67. 지음(至陰) 정금혈(井金穴)

머리를 맑게 하며 태아(胎兒)의 위치(位置)를 바로 잡는 효능이 있다.

혈위 제5 지(趾) 외측(外側) 조갑근각(爪甲根角) 옆에 있다.

취혈 족배외측(足背外側) 제5 지(趾) 조갑근각(爪甲根角) 옆 0.1촌에 취한다.

근육 장지굴근(長趾屈筋) 단지굴근(短趾屈筋)

혈관 족배동정맥(足背動靜脈)

신경 족척측신경(足蹠側神經)

침 0.1촌

뜸 3~5장

혈성 통규활락(通竅活絡) 서근전태(舒筋轉胎) 순태산(順胎産)

주치 태위부정(胎位不正) 난산(難産) 두통(頭痛) 뇌일혈(腦溢血) 족관절염(足關節炎) 유뇨(遺尿) 비색(鼻塞) 뉵혈(衄血) 목예(目翳)

至에는 '도달하다' '다하다'는 뜻이 있다. 이 혈은 족태양방광경의 기가 끝나는 곳이고 여기에서 족소음신경으로 넘어간다. 양기(陽氣)가 끝나고 음기(陰氣)가 일어나 음경(陰經)으로 들어가므로 至陰이라 하였다.

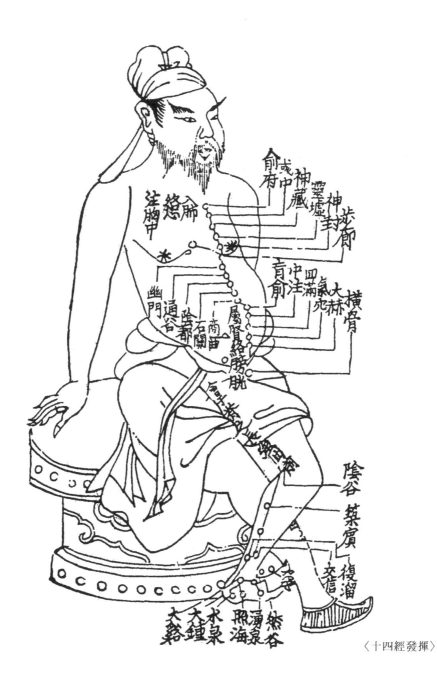

〈十四經發揮〉

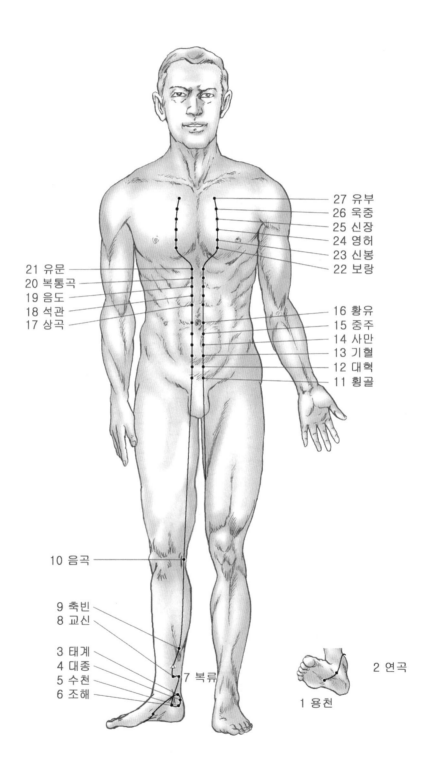

27 유부
26 욱중
25 신장
24 영허
23 신봉
22 보랑

21 유문
20 복통곡
19 음도
18 석관
17 상곡

16 황유
15 중주
14 사만
13 기혈
12 대혁
11 횡골

10 음곡

9 축빈
8 교신

3 태계
4 대종
5 수천
6 조해

7 복류

2 연곡

1 용천

10. 족소음신경(足少陰腎經)-KI(Kidney meridian)

『소문(素問)』 영란비전론(靈蘭秘典論)에 의하면 신(腎)은 작강지관(作强之官)으로 기교(技巧)가 여기에서 나온다고 하였다. 작강(作强)의 '作'은 동작을 뜻하고 强은 부하능력(負荷能力)이다. 기교는 정교하고 영민(靈敏)하다는 뜻이다. 신기(腎氣)가 충만하여 정(精)과 수(髓)가 넉넉하면 정신이 맑고 민첩하여 영민할 뿐만 아니라 근골(筋骨)이 튼튼하고 동작에 힘이 있다.

본경(本經)은 물론 신장(腎臟)을 중심으로 한 경락이지만 신장을 단순한 비뇨기(泌尿器)로 보는 서양의학적 견해와는 달리 생명의 근원이라고 보고 있다. 즉 신수(腎水)는 심화(心火)가 인체의 생명유지작용을 계속할 수 있도록 하여주는 기름인 것이다.

음(陰)에 속하고 오행속성(五行屬性)상 수경(水經)인 신경(腎經)에는 인체의 좌우로 각각 27개씩의 경혈이 분포되어 있으며 발바닥의 용천(湧泉)에서 시작하여 윗가슴 쇄골 아래의 유부(俞府)에서 끝난다.

본경(本經)은 신(腎)에 속(屬)하고 방광(膀胱)에 낙(絡)하며 색(色)은 흑(黑), 발주시간(發注時間)은 오후 5시부터 7시 즉 유시(酉時)이다.

주요혈(主要穴)		오수혈(五腧穴)	
원혈(原穴)	태계(太谿)	정목혈(井木穴)	용천(湧泉)
낙혈(絡穴)	대종(大鐘)	형화혈(滎火穴)	연곡(然谷)
극혈(郄穴)	수천(水泉)	수토혈(輸土穴)	태계(太谿)
모혈(募穴)	경문(京門)	경금혈(經金穴)	복류(復溜)
배유혈(背俞穴)	신유(腎俞)	합수혈(合水穴)	음곡(陰谷)

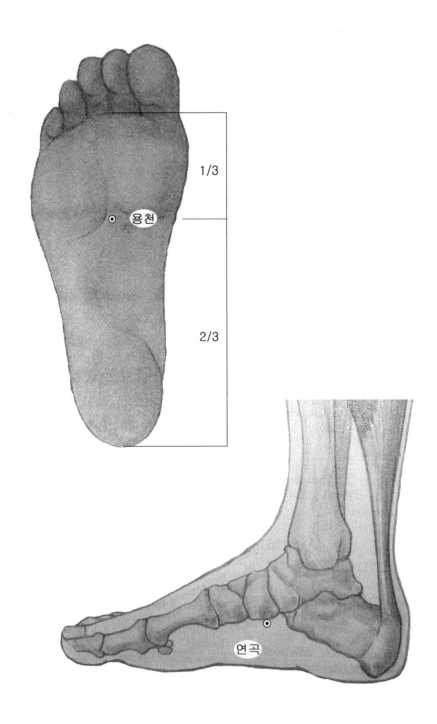

KI-1. 용천(湧泉) 정목혈(井木穴)

막힌 것을 소통(疏通)시키며 정신(精神)을 진정(鎭靜)시키는 효능이 있다.

혈위 발바닥, 중앙전방(中央前方)의 충양근(蟲樣筋) 중에 있다.

취혈 족저(足底), 제2 · 3 중족골(中足骨) 사이로 발가락을 뺀 발바닥 길이를 3등분하여 앞의 1/3 지점 가운데 함중(陷中)에 취한다.

근육 충양근(蟲樣筋) 장지굴근(長趾屈筋)

혈관 내측족저동맥(內側足底動脈) 족저정맥망(足底靜脈網)

신경 내측족척신경(內側足蹠神經)

침 0.3~0.5촌

뜸 3~7장

별명 지충(地衝) 지충(地沖) 궐심(蹶心) 궐심(厥心) 지위(地衛) 지부(地府) 근심(跟心)

혈성 익신조변(益腎調便) 평간식풍(平肝熄風) 개규성신(開竅醒神) 자신청열(滋腎淸熱)

주치 실신증(失神症) 심장병(心臟病) 뇌출혈(腦出血) 현훈(眩暈) 하복냉증(下腹冷症) 자궁하수(子宮下垂) 불임증(不姙症) 황달(黃疸) 당뇨병(糖尿病) 족심열(足心熱) 두통(頭痛)

泉은 땅 아래에서 솟아나오는 물을 말한다. 여기에서는 발 아래를 가리킨다. 湧은 물이 밑에서부터 분출하는 것을 형용한 말이다. 이 혈은 발바닥에 사람 인(人)자 모양으로 무늬진 곳의 함요부에 있고 경맥(經脈)의 기가 솟아오르는 곳이므로 湧泉이라 하였다.

KI-2. 연곡(然谷) 형화혈(滎火穴)

음기(陰氣)를 자양(滋養)하고 신(腎)을 보(補)하며 열(熱)을 내리고 습(濕)을 내보내는 효능이 있다.

혈위 내과(內踝) 하방(下方)의 무지외전근(拇趾外轉筋) 중에 있다.

취혈 내과(內踝) 하전방(下前方)의 주상골조면(舟狀骨粗面) 하함중(下陷中) 적백육제(赤白肉際)에 취한다.

근육 무지외전근(拇趾外轉筋)

혈관 내측족저동정맥(內側足底動靜脈) 측족저동정맥(側足底動靜脈)

신경 내측족저신경(內側足底神經)

침 0.3~0.5촌

뜸 3~7장

별명 용연(龍淵) 용천(龍泉) 연골(然骨)

혈성 익신고설(益腎固泄) 자음보신(滋陰補腎) 청리습열(淸利濕熱)

주치 인후염(咽喉炎) 방광염(膀胱炎) 당뇨병(糖尿病) 심장병(心臟病) 자궁병(子宮病) 유정(遺精) 고환염(睾丸炎)

내과(內踝) 앞에 돋아 오른 주상골(舟狀骨)이 있는 곳을 옛날에는 然谷이라 불렀다. 이 혈은 주상골(舟狀骨) 아래에 있으므로 然谷이라 하였다.

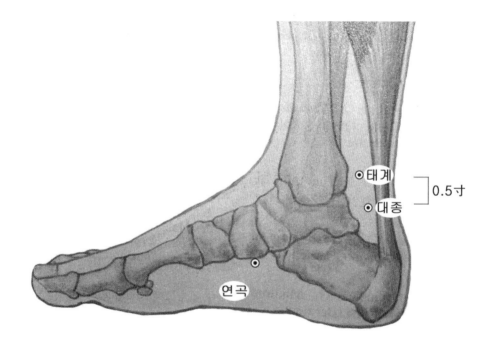

KI-3. 태계(太谿) 수토혈(輸土穴) 원혈(原穴)

신기(腎氣)를 조절(調節)하고 보충(補充)하며 삼초(三焦)를 잘 통하게 하는 효능이 있다.

혈위 내과첨(內踝尖)과 아킬레스건 사이 장지굴근(長趾屈筋) 중에 있다.

취혈 내과중심후연(內踝中心後緣)과 아킬레스건 사이의 함중(陷中)에 취한다.

근육 장지굴근건(長趾屈筋腱) 장지굴근(長趾屈筋)

혈관 후경골동정맥(後脛骨動靜脈)

신경 경골신경(脛骨神經)

침 0.3~0.5촌

뜸 3~7장

별명 여세(呂細)

혈성 익신납기(益腎納氣) 배토생금(培土生金)

주치 족저통(足底痛) 인두염(咽頭炎) 당뇨병(糖尿病) 신경쇠약(神經衰弱) 심장병(心臟病) 자궁병(子宮病) 구토(嘔吐)

太는 크다, 또는 높다는 뜻이다. 신수(腎水)는 용천(湧泉)에서 솟아나와 연곡(然谷)을 지나며 큰 계곡의 물처럼 흐르므로 太谿라 하였다.

KI-4. 대종(大鐘) 낙혈(絡穴)

신(腎)을 자양(滋養)하고 폐(肺)를 맑게 하는 효능이 있다.

혈위 내과(內踝) 하후방(下後方) 장무지굴근(長拇趾屈筋) 중에 있다.

취혈 태계(太谿) 하후방 0.5촌으로 아킬레스건 전연(前緣)의 종골(踵骨) 상연(上緣) 함중(陷中)에 취한다.

근육 장무지굴근(長拇趾屈筋)

혈관 후경골동정맥(後脛骨動靜脈)

신경 경골신경(脛骨神經)

침 0.3~0.5촌

뜸 3~5장

별명 태종(太鐘)

혈성 익신평천(益腎平喘) 통조이변(通調二便)

주치 애성(嗄聲) 인두염(咽頭炎) 구내염(口內炎) 신경쇠약(神經衰弱) 심계항진(心悸亢進) 자궁경련(子宮痙攣) 구토(嘔吐) 히스테리

大는 성대(盛大)하다는 뜻이고, 鐘은 발꿈치를 가리킨다. 이 혈은 경맥의 기가 성대(盛大)하고 또한 발꿈치는 전신의 무게를 받고 있고 이 혈이 그곳에 있으므로 大鐘이라 하였다.

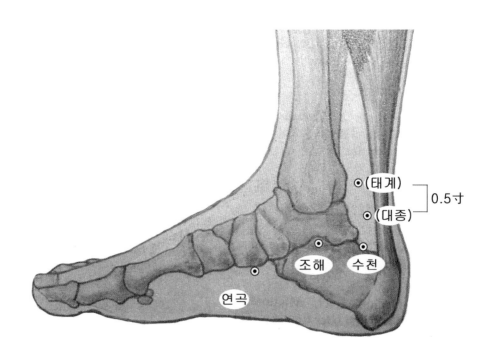

KI-5. 수천(水泉) 극혈(郄穴)

간(肝)과 신(腎)을 조절(調節)하고 보충(補充)하는 효능이 있다.

혈위 내과(內踝) 하후방(下後方) 장무지굴근건(長拇趾屈筋腱) 중에 있다.

취혈 태계(太谿) 직하(直下) 1촌, 종골(踵骨) 융기(隆起)의 전함중(前陷中)에 취한다.

근육 장무지굴근건(長拇趾屈筋腱)

혈관 후경골동정맥(後脛骨動靜脈)

신경 경골신경(脛骨神經)

침 0.1~0.3촌

뜸 3~7장

혈성 익신청열(益腎淸熱) 활혈통경(活血通經) 소리수도(疏利水道)

주치 월경부조(月經不調) 자궁탈(子宮脫) 소변불리(小便不利) 방광경련(膀胱痙攣) 근시(近視) 월경폐지(月經閉止) 폐결핵(肺結核) 족근통(足跟痛)

水泉은 수원(水源)을 뜻한다. 이 혈은 경맥이 여기에 이르면 泉의 水가 깊은 곳에서부터 크게 솟아오르는 듯하므로 水泉이라 하였다.

KI-6. 조해(照海) 팔맥교회혈(八脈交會穴) – 음교맥(陰蹻脈)

음기(陰氣)를 자양(滋養)하여 신(腎)을 보(補)하며 열(熱)을 내리고 습(濕)을 내보내는 효능이 있다.

혈위 내과(內踝) 하방(下方) 후경골근(後脛骨筋) 중에 있다.

취혈 내과첨(內踝尖) 직하(直下), 내과하연(內踝下緣) 하 1촌으로 거골(距骨) 하연(下緣) 함중(陷中)에 취한다.

근육 후경골근건(後脛骨筋腱)

혈관 후경골동정맥(後脛骨動靜脈)

신경 경골신경(脛骨神經) 복재신경(伏在神經)

침 0.1~0.3촌

뜸 3~5장

별명 음교(陰蹻)

혈성 통경안신(通經安神) 통조이음(通調二陰) 이인명목(利咽明目)

주치 월경불순(月經不順) 임질(淋疾) 인후종통(咽喉腫痛) 편도선염(扁桃腺炎) 신경쇠약(神經衰弱) 불면증(不眠症) 야간간질(夜間癎疾)

照는 빛을 비추는 것 또는 광명(光明)을 말한다. 海는 깊은 함요부(陷凹部)를 가리킨다. 양쪽 발바닥을 마주대면 안쪽 복사뼈 아래에 함요(陷凹) 부위가 나타나는데, 수많은 계곡(溪谷)의 물이 하나로 만나는 듯하다. 이 혈은 눈의 병을 치료하여 시력을 밝게 하므로 照海라고 하였다.

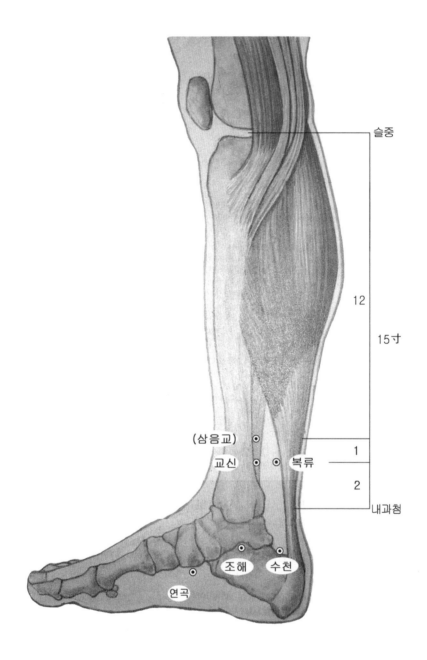

KI-7. 복류(復溜) 경금혈(經金穴)

신기(腎氣)를 기르고 보충(補充)하는 효능이 있다.

혈위 태계(太谿) 상방(上方) 장무지굴근(長拇趾屈筋) 중에 있다.

취혈 태계(太谿)와 음곡(陰谷)을 이은 선에서 태계 직상(直上) 2촌의 아킬레스건 전연(前緣)에 취한다.

근육 장무지굴근(長拇趾屈筋) 아킬레스건

혈관 후경골동정맥(後脛骨動靜脈)

신경 경골신경(脛骨神經)

침 0.3~0.5촌

뜸 3~5장

별명 창양(昌陽) 외명(外名) 외유(外俞) 복유(伏俞) 복구(伏臼) 복백(伏白)

혈성 보신익음(補腎益陰) 통조수도(通調水道) 이습통림(利濕通淋)

주치 신염(腎炎) 고환염(睾丸炎) 척수염(脊髓炎) 복막염(腹膜炎) 임질(淋疾) 신경쇠약(神經衰弱) 복창수종(腹脹水腫) 도한(盜汗) 장뇌명(腸雷鳴) 치통(齒痛)

> 여기에서 復은 엎드릴 복(伏)과 통하고, 溜는 물이 흐르는 모양이며 머물 류(留)와도 뜻이 통한다. 이 혈에서 경맥의 기는 엎드려 머물며 다시 깊게 흘러들므로 復溜라고 하였다.

KI-8. 교신(交信) 음교맥(陰蹻脈)의 극혈(郄穴)

간(肝)과 신(腎)을 조절(調節)하고 보충(補充)하는 효능이 있다.

혈위 복류(復溜) 전방(前方)의 장무지굴근(長拇趾屈筋)과 후경골근(後脛骨筋) 중에 있다.

취혈 삼음교(三陰交) 직하(直下) 1촌, 내과첨 상 2촌의 경골(脛骨) 내측(內側) 후연(後緣)으로 복류(復溜) 전방 0.5촌에 취한다.

근육 장무지굴근(長拇趾屈筋) 후경골근(後脛骨筋)

혈관 후경골동정맥(後脛骨動靜脈)

신경 경골신경(脛骨神經)

침 0.3~0.5촌

뜸 3~5장

별명 내근(內筋)

혈성 익신조경(益腎調經) 통조이음(通調二陰)

주치 기림(氣淋) 고환염(睾丸炎) 월경불순(月經不順) 대하(帶下) 급성하리(急性下痢) 변비(便秘) 복막염(腹膜炎)

> 交는 교회(交會)한다는 뜻이다. 신경맥(腎經脈)은 여기에서 나와 비경(脾經)의 삼음교(三陰交)와 교회한다. 信은 시간을 지킨다는 뜻이다. 옛날에는 월경(月經)을 信이라고 했다. 이 혈은 여성의 생리주기를 정상으로 되게 하는 효과가 있으므로 交信이라 하였다.

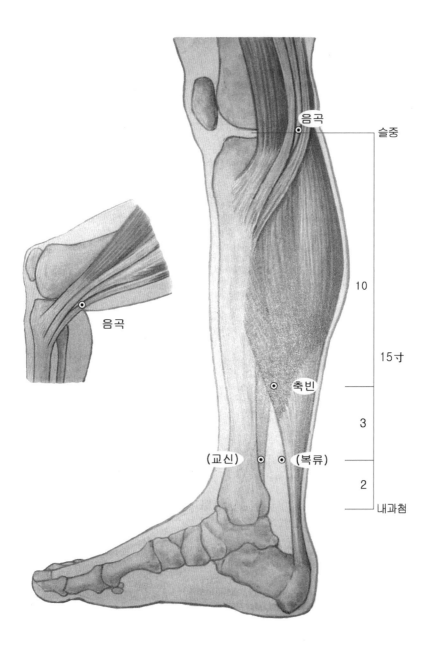

KI-9. 축빈(築賓) 음유맥(陰維脈)의 기시혈(起始穴) 극혈(郄穴)

간(肝)과 신(腎)을 조절(調節)하고 보충(補充)하며 열(熱)을 내리고 습(濕)을 내보내는 효능이 있다.

혈위 태계(太谿) 상방(上方) 비복근(腓腹筋)과 가자미근 사이에 있다.

취혈 태계(太谿)와 음곡(陰谷)을 이은 선에서 태계 상 5촌에 취한다.

근육 비복근(腓腹筋) 가자미근

혈관 후경골동정맥(後脛骨動靜脈)

신경 경골신경(脛骨神經)

침 0.3~0.5촌

뜸 3~7장

별명 퇴두(腿肚) 천장(腨腸)

혈성 익신영심(益腎寧心) 이기지통(理氣止痛) 해독(解毒)

주치 제독(諸毒) 임독(淋毒) 매독(梅毒) 태독(胎毒) 약물독(藥物毒) 등 해독작용 비복근경련(腓腹筋痙攣) 전간(癲癇)

築은 견실(堅實)하다. 賓은 머무는 곳을 가리킨다. 이 혈은 비복근(腓腹筋)의 아래에 있고 하퇴(下腿)를 높이 들어올릴 때 비복근이 수축되어 단단해지므로 築賓이라 하였다.

KI-10. 음곡(陰谷) 합수혈(合水穴)

신(腎)을 자양(滋養)하고 열(熱)을 내리는 효능이 있다.

혈위 슬와내측(膝窩內側) 횡문(橫紋) 상에서 반건양근건(半腱樣筋腱)과 반막양근건(半膜樣筋腱) 사이에 있다.

취혈 슬와횡문(膝窩橫紋) 선상(線上)에서 반건양근건(半腱樣筋腱)과 반막양근건(半膜樣筋腱) 사이 함중(陷中)에 취한다.

　※곡천(曲泉)·음곡(陰谷)·위중(委中)·위양(委陽)은 횡렬선(橫列線)에 있다.

근육 봉공근(縫工筋) 박근건(薄筋腱) 반건양근(半腱樣筋)

혈관 대복재정맥(大伏在靜脈)

신경 복재신경(伏在神經) 슬하신경(膝下神經)

침 0.3~0.5촌

뜸 3~5장

혈성 거습통수(祛濕通溲) 소설궐역(疏泄厥逆) 자신청열(滋腎淸熱)

주치 슬관절염(膝關節炎) 자궁출혈(子宮出血) 음위(陰萎) 요도염(尿道炎) 질내염(膣內炎) 임질(淋疾) 대하(帶下) 하복부창통(下腹部脹痛)

내측(內側)을 陰이라 하고, 함요(陷凹)를 谷이라 한다. 이 혈은 신경(腎經)에 속하고 신(腎)은 음(陰)의 장(臟)이며, 슬와(膝窩)의 내측(內側) 함요부에 있으므로 陰谷이라 하였다.

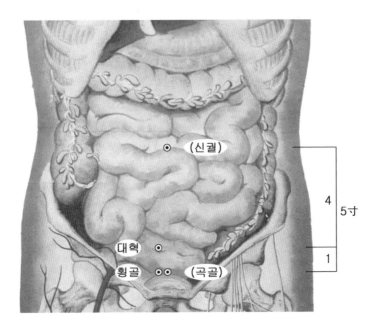

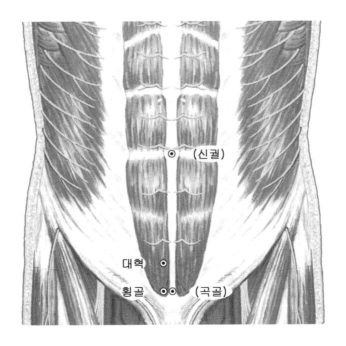

KI-11. 횡골(橫骨)

신경(腎經)과 충맥(衝脈)이 만나는 혈로서 간(肝)과 신(腎)을 조절(調節)하고 보충(補充)하는 효능이 있다.

혈위 하복부(下腹部)의 내외복사근(內外腹斜筋) 중에 있다.

취혈 제하(臍下) 5촌의 곡골(曲骨) 외방(外方) 0.5촌에 취한다.

※곡골(曲骨) · 횡골(橫骨) · 기충(氣衝) · 충문(衝門)은 횡렬선(橫列線)에 있다.

근육 내외복사근(內外腹斜筋)

혈관 천하복벽동정맥(淺下腹壁動靜脈)

신경 장골서혜신경(腸骨鼠蹊神經) 장골하복신경(腸骨下腹神經)

침 0.5~1촌 **뜸** 3~7장

별명 하극(下極) 거골(居骨) 수공(髓空) 곡골(曲骨)

혈성 익신흥양(益腎興陽) 청리하초(淸利下焦)

주치 소변불리(小便不利) 유뇨(遺尿) 유정(遺精) 장산통(腸疝痛) 방광마비(膀胱麻痺) 전립선염(前立腺炎)

> 치골(恥骨)을 옛날에는 橫骨이라 하였다. 이 혈은 치골결합(恥骨結合)의 양쪽에 있으므로 橫骨이라 하였다.

KI-12. 대혁(大赫)

간(肝)과 신(腎)을 조절(調節)하며 보충(補充)하는 효능이 있다.

혈위 하복부(下腹部)의 복직근(腹直筋) 중에 있다.

취혈 제하(臍下) 4촌의 중극(中極) 외방(外方) 0.5촌에 취한다.

※중극(中極) · 대혁(大赫) · 귀래(歸來)는 횡렬선(橫列線)에 있다.

근육 복직근(腹直筋)

혈관 하복동정맥(下腹動靜脈)

신경 장골하복신경(腸骨下腹神經) 장골서경신경(腸骨鼠經神經)

침 0.5~1촌 **뜸** 3~7장

별명 음유(陰維) 음관(陰關)

혈성 익신기(益腎氣) 이포궁(理胞宮)

주치 생식기질환(生殖器疾患) 적백대하(赤白帶下) 유정(遺精) 음위(陰萎) 조루(早漏) 목병(目病)

> 赫은 한층 빛나 잘 보이는 것을 말한다. 이 혈의 내부에는 자궁(子宮)이 있어 임신을 하면 이 부위가 돌출해 잘 보이므로 大赫이라 하였다.

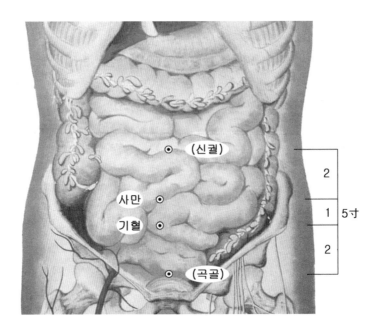

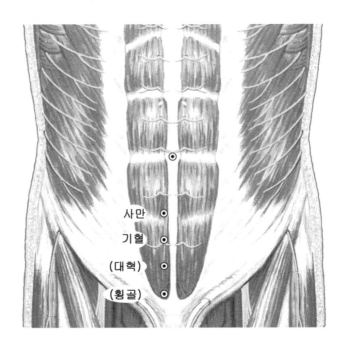

KI-13. 기혈(氣穴)

간(肝)과 신(腎)을 조절(調節)하면서 보충(補充)하고 경맥(經脈)을 따뜻하게 하여 한사(寒邪)를 흩어버리는 효능이 있다.

이 혈은 족소음과 충맥(衝脈)이 만나는 곳으로 신(腎)은 기를 넣어 두는 기능을 하므로 氣穴이라 하였다.

혈위　하복부(下腹部)의 복직근(腹直筋) 중에 있다.

취혈　제하(臍下) 3촌의 관원(關元) 외방(外方) 0.5촌에 취한다.

　　※관원(關元)·기혈(氣穴)·수도(水道)·오추(五樞)는 횡렬선(橫列線)에 있다.

근육　복직근(腹直筋)

혈관　하복동정맥(下腹動靜脈)

신경　장골하복신경(腸骨下腹神經)

침　0.5~1촌

뜸　5~10장

별명　포문(胞門) 자호(子戸) 좌포문(左胞門) 우자호(右子戸)

혈성　조충임(調衝任) 이기기(利氣機)

주치　월경불순(月經不順) 대하(帶下) 요척통(腰脊痛) 분돈(奔豚) 불임증(不姙症) 신장염(腎臟炎) 설사(泄瀉)

KI-14. 사만(四滿)

기(氣)를 조절(調節)하여 산증(疝症)을 다스리고 월경(月經)을 조절(調節)하여 아이를 갖게 하는 효능이 있다.

이 혈은 복부(腹部)에 있는 신경(腎經)의 경혈 중에서 네 번째이고, 어(瘀)를 흩뜨려 배가 팽팽한 증상을 없애는 효과가 있으므로 四滿이라 하였다.

혈위　하복부(下腹部)의 복직근(腹直筋) 중에 있다.

취혈　제하(臍下) 2촌의 석문(石門) 외방(外方) 0.5촌에 취한다.

　　※석문(石門)·사만(四滿)·대거(大巨)는 횡렬선(橫列線)에 있다.

근육　복직근(腹直筋)

혈관　하복동정맥(下腹動靜脈)

신경　장골하복신경(腸骨下腹神經)

침　0.5~1촌

뜸　5~10장

별명　수부(髓府) 수중(髓中)

혈성　소창화체(消脹化滯) 조경이수(調經利水)

주치　고창(鼓脹) 제하적취(臍下積聚) 산후복통(産後腹痛) 월경불순(月經不順) 붕루(崩漏) 장염(腸炎) 불임증(不姙症)

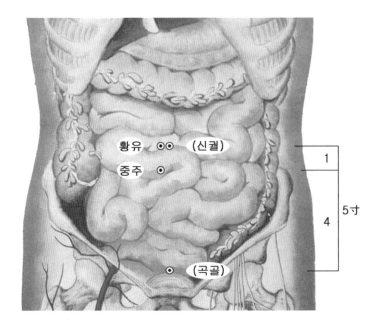

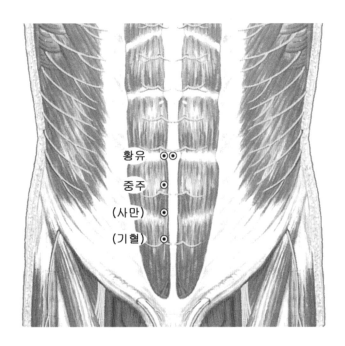

KI-15. 중주(中注)

복통(腹痛)이나 변비(便秘)를 치료하는 효능이 있다.

혈위 하복부(下腹部)의 복직근(腹直筋) 중에 있다.

취혈 제하(臍下) 1촌의 음교(陰交) 외방(外方) 0.5촌에 취한다.

※음교(陰交)·중주(中注)·외릉(外陵)은 횡렬선(橫列線)에 있다.

근육 복직근(腹直筋)

혈관 하복동정맥(下腹動靜脈)

신경 장골하복신경(腸骨下腹神經)

침 0.5~1촌

뜸 5~7장

혈성 조화월경(調和月經) 통조부기(通調府氣)

주치 하복통(下腹痛) 월경불순(月經不順) 변비(便秘) 장염(腸炎)

> 이 혈은 음교(陰交)의 옆에 있고 신기(腎氣)가 집중하는 곳이며, 단전(丹田)으로 기가 주입되는 곳이므로 中注라고 하였다.

KI-16. 황유(肓兪)

가슴을 풀어주고 기(氣)의 운행을 순조(順調)롭게 하는 효능이 있다.

혈위 배꼽 부위(部位)의 복직근(腹直筋) 중에 있다.

취혈 제중(臍中) 외방(外方) 0.5촌에 취한다.

※신궐(神闕)·황유(肓兪)·천추(天樞)·대횡(大橫)·대맥(帶脈)은 횡렬선(橫列線)에 있다.

근육 복직근(腹直筋)

혈관 상복동정맥(上腹動靜脈)

신경 흉곽신경전피지(胸廓神經前皮枝)

침 0.5~1촌

뜸 3~7장

혈성 이기지통(理氣止痛) 윤조통변(潤燥通便) 온중화위(溫中和胃)

주치 습관성변비(習慣性便秘) 장염(腸炎) 위경련(胃痙攣) 자궁경련(子宮痙攣) 신장질환(腎臟疾患) 당뇨병(糖尿病) 구토(嘔吐) 목적통(目赤痛)

> 肓은 장부(臟腑) 사이를 둘러싼 황막(肓膜)을 말한다. 신경(腎經)의 기는 여기에서 복강내(腹腔內)로 깊게 들어가 황막으로 주입되므로 肓兪라고 하였다.

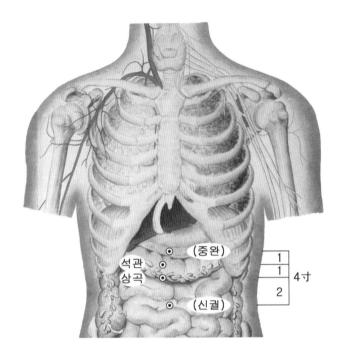

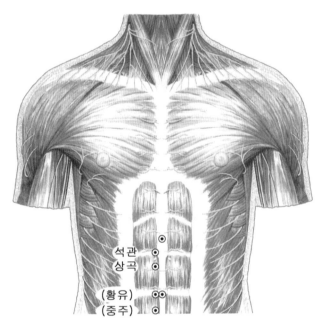

KI-17. 상곡(商曲)

장위(腸胃)를 조절(調節)하는 효능이 있다.

혈위 상복부(上腹部)의 복직근(腹直筋) 중에 있다.

취혈 제상(臍上) 2촌의 하완(下脘) 외방(外方) 0.5촌에 취한다.

※하완(下脘)·상곡(商曲)·태을(太乙)은 횡렬선(橫列線)에 있다.

근육 복직근(腹直筋)

혈관 상복동정맥(上腹動靜脈)

신경 흉곽신경전피지(胸廓神經前皮枝)

침 0.5~1촌

뜸 3~7장

별명 고곡(高曲) 상사(商舍)

혈성 건비화위(健脾和胃) 소적화체(消積化滯)

주치 위경련(胃痙攣) 복중적취(腹中積聚) 복막염(腹膜炎) 장산통(腸疝痛) 변비(便秘) 설사(泄瀉) 안구충혈(眼球充血) 식욕부진(食慾不振)

폐(肺)와 대장(大腸)은 금(金)에 속하고, 음(陰)에서 금에 속하는 것은 상(商)이다. 이 혈의 내부는 대장이 굽은 곳이므로 商曲이라 하였다.

KI-18. 석관(石關)

장위(腸胃)를 조절(調節)하여 다스리는 효능이 있다.

혈위 상복부(上腹部)의 복직근(腹直筋) 중에 있다.

취혈 제상(臍上) 3촌의 건리(建里) 외방(外方) 0.5촌에 취한다.

※건리(建里)·석관(石關)·관문(關門)·복애(腹哀)는 횡렬선(橫列線)에 있다.

근육 복직근(腹直筋)

혈관 상복동정맥(上腹動靜脈)

신경 흉곽신경전피지(胸廓神經前皮枝)

침 0.5~1촌

뜸 3~7장

별명 석궐(石闕)

혈성 이기조위(理氣調胃) 관장산결(寬腸散結)

주치 위경련(胃痙攣) 애역(呃逆) 변비(便秘) 산후복통(産後腹痛) 구토(嘔吐) 임질(淋疾) 안구충혈(眼球充血) 통경(痛經)

통하지않는 것을 石이라 했다. 이 혈은 대변폐색(大便閉塞), 기결장만(氣結腸滿), 불임증(不姙症)을 치료하므로 石關이라 하였다.

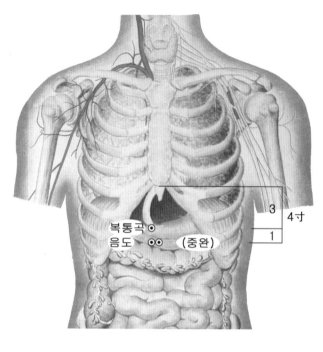

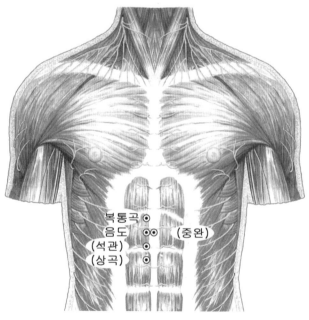

KI-19. 음도(陰都)

기(氣)의 운행(運行)을 다스려서 위(胃)를 조절(調節)하는 효능이 잇다.

혈위 상복부(上腹部)의 복직근(腹直筋) 중에 있다.

취혈 제상(臍上) 4촌의 중완(中脘) 외방(外方) 0.5촌에 취한다.

※중완(中脘) · 음도(陰都) · 양문(梁門)은 횡렬선(橫列線)에 있다.

근육 복직근(腹直筋)

혈관 상복동정맥(上腹動靜脈)

신경 흉곽신경전피지(胸廓神經前皮枝)

침 0.5~1촌

뜸 3~7장

별명 식궁(食宮) 석궁(石宮) 통관(通關)

혈성 관흉강역(寬胸降逆) 이기화위(理氣和胃)

주치 심하번만(心下煩滿) 장뇌명(腸雷鳴) 복통(腹痛) 변비(便秘) 구토(嘔吐) 불임(不姙) 폐기종(肺氣腫) 천식(喘息) 안구충혈(眼球充血) 각막염(角膜炎)

都는 도시(都市) 또는 집합(集合)하는 곳을 가리킨다. 腎(신)은 물을 주관하며 陰에 속한다. 이 혈은 충맥(衝脈)과 만나는 회혈(會穴)이고 충맥(衝脈)은 음혈(陰血)의 바다이며 결국 음기(陰氣)가 집합하는 곳이므로 陰都라고 하였다.

KI-20. 복통곡(腹通谷)

장위(腸胃)를 조절(調節)하여 다스리는 효능이 있다.

혈위 상복부(上腹部)의 복직근(腹直筋) 중에 있다.

취혈 제상(臍上) 5촌의 상완(上脘) 외방(外方) 0.5촌에 취한다.

※상완(上脘) · 복통곡(腹通谷) · 승만(承滿)은 횡렬선(橫列線)에 있다.

근육 복직근(腹直筋)

혈관 상복동정맥(上腹動靜脈)

신경 흉곽신경전피지(胸廓神經前皮枝)

침 0.3~0.5촌

뜸 3~7장

별명 통곡(通穀)

혈성 건비화위(健脾和胃) 영심안신(寧心安神)

주치 급만성위염(急慢性胃炎) 복통(腹痛) 복창(腹脹) 구토(嘔吐) 비위허약(脾胃虛弱) 설사(泄瀉) 안충혈(眼充血)

通은 통과(通過)한다는 뜻이다. 신경(腎經)과 충맥(衝脈)의 기는 여기를 통과하여 가슴 쪽으로 산포(散布)되므로 通谷이라 하였다.

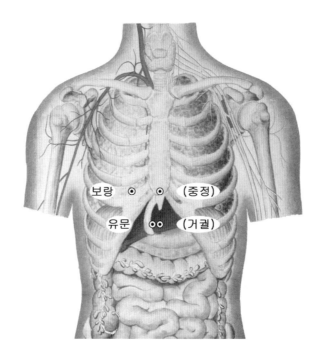

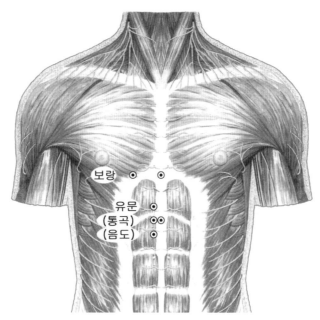

KI-21. 유문(幽門)

장위(腸胃)를 조절(調節)하여 다스리는 효능이 있다.

혈위 상복부(上腹部)의 복직근(腹直筋) 중에 있다.

취혈 제상(臍上) 6촌의 거궐(巨闕) 외방(外方) 0.5촌에 취한다.

※거궐(巨闕) · 유문(幽門) · 불용(不容) · 기문(期門)은 횡렬선에 있다.

근육 복직근(腹直筋)

혈관 상복동정맥(上腹動靜脈)

신경 흉곽신경전피지(胸廓神經前皮枝)

침 0.3~0.5촌   **뜸** 3~5장

별명 상문(上門)

혈성 건비화위(健脾和胃) 강역지구(降逆止嘔)

주치 만성위염(慢性胃炎) 심하번만(心下煩滿) 애역(呃逆) 늑간신경통(肋間神經痛) 설사(泄瀉) 위경련(胃痙攣)

幽는 감추어진 것, 門은 문호(門戶)를 뜻하는 것으로 위(胃)의 하부인 유문(幽門)을 가리키는 것이 아니다. 이 혈의 별명은 상문(上門)이라 하여 위의 상부를 가리키고 있다. 족소음신경이 여기에서 흉격막(胸膈膜)을 거쳐 가슴으로 들어가니 숨은 곳에서 나오게 된다 하여 幽門이라 하였다.

KI-22. 보랑(步廊)

폐기(肺氣)를 펴서 기(氣)를 다스리는 효능이 있어 기침이나 숨을 헐떡이거나 가슴 옆구리가 그득해지는 증상(症狀)을 주로 치료한다.

혈위 제5 늑간(肋間)의 대흉근(大胸筋) 중에 있다.

취혈 제5 늑간(肋間)의 중정(中庭) 외방(外方) 2촌에 취한다.

※중정(中庭) · 보랑(步廊) · 유근(乳根) · 식두(食竇)는 횡렬선(橫列線)에 있다.

근육 대흉근(大胸筋) 외늑간근(外肋間筋)

혈관 늑간동정맥(肋間動靜脈) 내유동정맥(內乳動靜脈)

신경 늑간신경(肋間神經)

침 0.2~0.4촌   **뜸** 3장

별명 보랑(步郞)

혈성 관흉이기(寬胸理氣) 지해평천(止咳平喘)

주치 늑간신경통(肋間神經痛) 늑막염(肋膜炎) 기관지염(氣管支炎) 구토(嘔吐) 비색(鼻塞) 천식(喘息) 식욕부진(食慾不振)

정원(庭園)의 맨 가운데를 정(庭)이라 하고 양쪽을 廊이라 하였다. 步는 걷는 것을 가리킨다. 신경(腎經)의 기는 이 부위에서 중정(中庭)의 양쪽을 올라가므로 步廊이라 하였다.

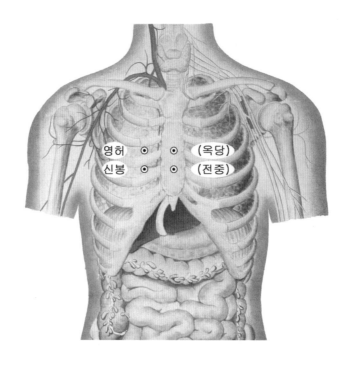

영허 ⊙　⊙ (옥당)
신봉 ⊙　⊙ (전중)

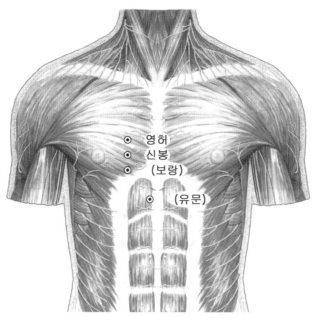

⊙　영허
⊙　신봉
⊙　(보랑)

⊙　(유문)

KI-23. 신봉(神封)

폐기(肺氣)를 펴서 기(氣)를 다스리고 마음을 편안히 하여 정신(精神)을 안정(安靜)시키는 효능이 있다.

혈위 제4 늑간(肋間)의 대흉근(大胸筋) 중에 있다.

취혈 제4 늑간(肋間)의 전중(膻中) 외방(外方) 2촌에 취한다.

※전중(膻中) · 신봉(神封) · 유중(乳中) · 천지(天池) · 천계(天谿)는 횡렬선에 있다.

근육 대흉근(大胸筋) 소흉근(小胸筋) 내외늑간근(內外肋間筋)

혈관 늑간동정맥(肋間動靜脈) 내유동정맥(內乳動靜脈)

신경 늑간신경(肋間神經)

침 0.2~0.4촌

뜸 3~5장

혈성 관폐지해(寬肺止咳) 강역화위(降逆和胃)

주치 협심증(狹心症) 흉만통(胸滿痛) 늑막염(肋膜炎) 늑간신경통(肋間神經痛) 유종(乳腫) 기관지염(氣管支炎) 구토(嘔吐)

이 혈은 심장에 가깝고 심은 神을 저장한다. 封은 소속된 구역으로 소군주(小君主)가 있는 곳이므로 神封이라 하였다.

KI-24. 영허(靈墟)

마음을 편안히 하여 정신(精神)을 안정(安靜)시키는 효능이 있다.

혈위 제3 늑간(肋間)의 대흉근(大胸筋) 중에 있다.

취혈 제3 늑간(肋間)의 옥당(玉堂) 외방(外方) 2촌에 취한다.

※옥당(玉堂) · 영허(靈墟) · 응창(膺窓) · 흉향(胸鄕)은 횡렬선(橫列線)에 있다.

근육 대흉근(大胸筋) 내외늑간근(內外肋間筋)

혈관 늑간(肋間動靜脈) 내유동정맥(內乳動靜脈)

신경 늑간신경(肋間神經)

침 0.2~0.4촌

뜸 3~5장

별명 영장(靈墻)

혈성 소간관흉(疏肝寬胸) 숙강폐기(肅降肺氣)

주치 늑간신경통(肋間神經痛) 늑막염(肋膜炎) 기관지염(氣管支炎) 협심증(狹心症) 유종(乳腫) 비색(鼻塞) 우울증(憂鬱症)

靈은 심령(心靈)이고, 墟는 장소를 말한다. 이 혈은 심과 관계가 있으므로 靈墟라고 하였다.

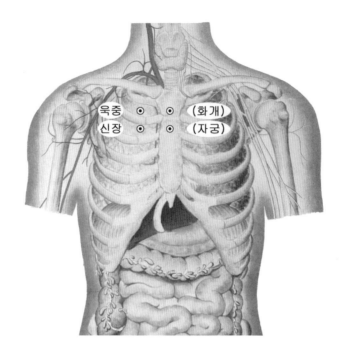

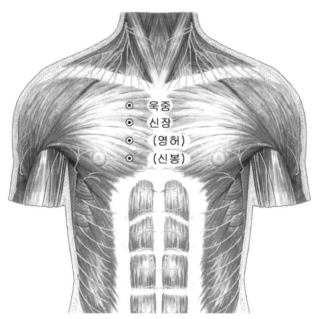

KI-25. 신장(神藏)

가슴을 풀어주고 기(氣)의 운행을 도와 거스르는 것을 내려서 천증(喘症)을 가라앉히는 효능이 있다.

혈위 제2 늑간(肋間)의 대흉근(大胸筋) 중에 있다.

취혈 제2 늑간(肋間)의 자궁(紫宮) 외방(外方) 2촌에 취한다.

※자궁(紫宮)·신장(神藏)·옥예(屋翳)·주영(周榮)은 횡렬선(橫列線)에 있다.

근육 대흉근(大胸筋) 내외늑간근(內外肋間筋)

혈관 내유동정맥(內乳動靜脈)

신경 늑간신경(肋間神經)

침 0.2~0.4촌 **뜸** 3장

혈성 관흉순기(寬胸順氣) 강역정천(降逆定喘)

주치 폐충혈(肺充血) 기관지염(氣管支炎) 늑간신경통(肋間神經痛) 늑막염(肋膜炎) 해수(咳嗽) 구토(嘔吐) 불면(不眠)

> 神은 심신(心神) 또는 혈기(血氣)를 가리킨다. 藏은 저장한다는 뜻이다. 이 혈의 아래에는 심이 있고 신경(腎經)은 상행하여 격(膈)을 관통하고, 그 기가 여기에서 심으로 들어가 저장되므로 神藏이라 하였다.

KI-26. 욱중(彧中)

가슴을 풀어주고 기(氣)의 운행을 다스려 기침을 가라앉히고 담(痰)을 없애는 효능이 있다.

혈위 제1 늑간(肋間)의 대흉근(大胸筋) 중에 있다.

취혈 제1 늑간(肋間)의 화개(華蓋) 외방(外方) 2촌에 취한다.

※화개(華蓋)·욱중(彧中)·고방(庫房)·중부(中府)는 횡렬선에 있다.

근육 대흉근(大胸筋) 내외늑간근(內外肋間筋)

혈관 내유동정맥(內乳動靜脈)

신경 늑간신경(肋間神經)

침 0.2~0.4촌 **뜸** 3~5장

별명 역중(域中)

혈성 관흉이기(寬胸理氣) 지해화담(止咳化痰)

주치 폐충혈(肺充血) 기관지염(氣管支炎) 늑간신경통(肋間神經痛) 늑막염(肋膜炎) 해수(咳嗽) 구토(嘔吐) 도한(盜汗)

> 彧은 郁과 발음이 같고 그 뜻은 무늬 장식이다. 이 혈은 폐(肺)에 가깝고 폐는 화개(華蓋)라고도 하며 꽃무늬 장식이라는 뜻으로 문욱(文郁)이라고 부르기도 했으므로 彧中이라 하였다.

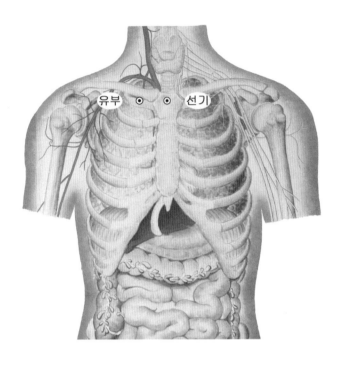

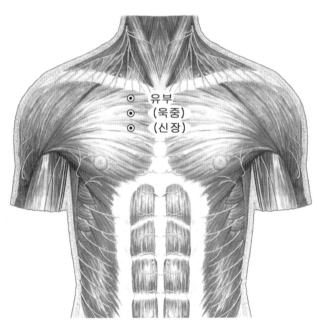

KI-27. 유부(兪府)

폐기(肺氣)를 펴서 기(氣)의 운행을 다스리는 효능이 있다.

혈위 쇄골(鎖骨) 아래 대흉근(大胸筋) 중에 있다.

취혈 천돌(天突) 하 1촌의 선기(璇璣) 외방(外方) 2촌 쇄골하연(鎖骨下緣) 에 취한다.

※선기(璇璣) · 유부(兪府) · 기호(氣戶) · 운문(雲門)은 횡렬선(橫列線)에 있다.

근육 대흉근(大胸筋) 내외늑간근(內外肋間筋)

혈관 내유동정맥(內乳動靜脈) 쇄골하동정맥(鎖骨下動靜脈)

신경 쇄골하신경(鎖骨下神經) 늑간신경(肋間神經)

침 0.2~0.4촌

뜸 3~5장

별명 수부(輸府) 수부(腧府)

혈성 지해평천(止咳平喘) 화위강역(和胃降逆)

주치 불면(不眠) 천식(喘息) 늑간신경통(肋間神經痛)

兪는 경혈이라는 뜻이고 府는 집합하는 곳을 가리킨다. 신경(腎經)의 기(氣)는 발에서 가슴을 지나 이곳으로 집결하므로 兪府라고 하였다.

443

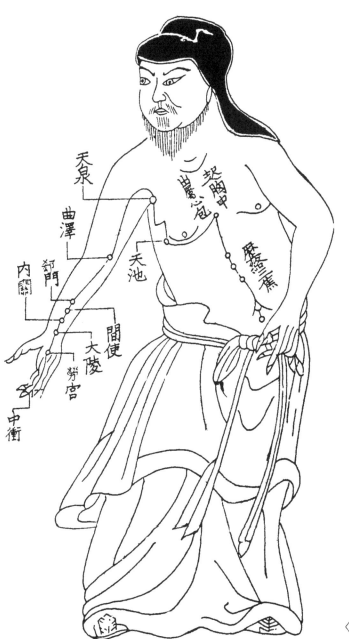

〈十四經發揮〉

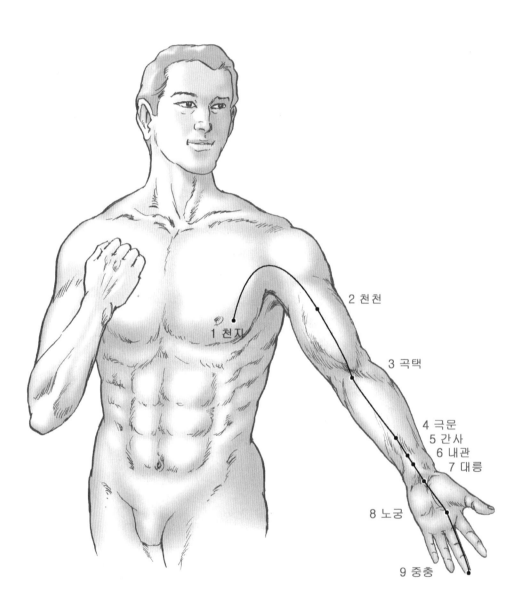

11. 수궐음심포경(手厥陰心包經)−PC(Pericardium meridian)

간(肝), 심(心), 비(脾), 폐(肺), 신(腎)의 오장(五臟)은 분명한 형태의 상이 있는데, 반하여 심포(心包)는 해부학적 규명이 안 되는, 기능상으로 가정된 조직으로밖에 볼 수 없어서 실로 불투명한 점이 있다. 원(元)의 활백인(滑佰仁)은 수궐음심포경이 심경(心經)의 작용을 대행하는 기능상의 칭호라 하였다. 즉 심포는 심의 대행 기관으로서 전신 조절작용에 관여하며 아울러 심을 보호하여 화경(火經)에 사기(邪氣)가 침입할 시 방어적 역할을 한다.

음(陰)에 속하고 오행속성(五行屬性)상 상화경(相火經)인 심포경(心包經)에는 인체의 좌우로 각각 9개씩의 경혈이 분포되어 있으며 젖꼭지 옆의 천지(天池)에서 시작하여 가운뎃손가락의 중충(中衝)에서 끝난다.

본경(本經)은 심포(心包)에 속(屬)하고 삼초(三焦)에 낙(絡)하며, 발주시간(發注時間)은 오후 7시부터 9시 즉 술시(戌時)이다.

주요혈(主要穴)		오수혈(五腧穴)	
원혈(原穴)	대릉(大陵)	정목혈(井木穴)	중충(中衝)
낙혈(絡穴)	내관(內關)	형화혈(滎火穴)	노궁(勞宮)
극혈(郄穴)	극문(郄門)	수토혈(輸土穴)	대릉(大陵)
모혈(募穴)	전중(膻中)	경금혈(經金穴)	간사(間使)
배유혈(背俞穴)	궐음유(厥陰俞)	합수혈(合水穴)	곡택(曲澤)

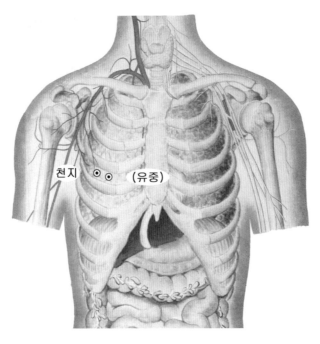

천지 ⊙ ⊙ (유중)

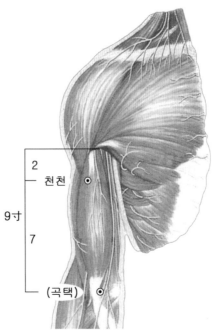

2

천천 ⊙

9寸

7

(곡택) ⊙

PC-1. 천지(天池)

심포락(心包絡), 삼초(三焦), 담(膽), 간(肝)의 여러 경맥(經脈)이 만나는 혈로서 가슴을 풀어주고 기(氣)의 운행을 다스리며 마음을 편안하게 하여 정신(精神)을 안정(安靜)시키는 효능이 있다.

혈위 제4 늑간(肋間)에서 유두(乳頭) 외방(外方) 대흉근(大胸筋) 중에 있다.

취혈 제4 늑간의 전중(膻中) 외방 5촌에 취한다.

※전중(膻中) · 신봉(神封) · 유중(乳中) · 천지(天池) · 천계(天谿)는 횡렬선(橫列線)에 있다.

근육 대흉근(大胸筋) 내외늑간근(內外肋間筋)

혈관 늑간동정맥(肋間動靜脈) 내유동정맥(內乳動靜脈)

신경 늑간신경(肋間神經)

침 0.1~0.3촌 **뜸** 3~5장

별명 천회(天會)

혈성 관흉이기(寬胸理氣) 산어지통(散瘀止痛)

주치 액와선염(腋窩腺炎) 늑간신경통(肋間神經痛) 뇌충혈(腦充血) 심장외막염(心臟外膜炎) 유방염(乳房炎) 해수(咳嗽)

天은 인체의 상부(上部)를 가리킨다. 池는 물이 머무는 곳을 뜻한다. 이 혈은 유두(乳頭) 옆에 있으며 유즙(乳汁)이 모인 못과 같아 天池라고 하였다.

PC-2. 천천(天泉)

근(筋)을 잘 움직이고 경락(經絡)을 소통(疏通)시키는 효능이 있다.

혈위 전액문두(前腋紋頭) 하 2촌의 상완이두근(上腕二頭筋) 중에 있다.

취혈 주횡문(肘橫紋)과 전액문두를 이은 선에서 전액문두 하 2촌으로 상완이두근의 두 힘살 사이에 취한다.

근육 상완이두근(上腕二頭筋)

혈관 중측부동맥(中側副動脈) 척측피정맥(尺側皮靜脈) 상완동맥(上腕動脈)

신경 척골신경(尺骨神經) 늑간상완신경(肋間上腕神經)

침 0.3~0.5촌 **뜸** 3~5장

별명 천온(天溫) 천습(天濕)

혈성 관흉이기(寬胸理氣) 통경활락(通經活絡)

주치 완내측통(腕內側痛) 심내막염(心內膜炎) 심계항진(心悸亢進) 해수(咳嗽) 애역(呃逆) 늑간신경통(肋間神經痛)

天은 인체의 상부(上部), 泉은 물이 솟아나는 샘이다. 여기에서는 경맥의 기혈(氣血)이 솟아나는 샘이라는 뜻이다. 심포경(心包經)의 기혈(氣血)은 천지(天池)에서 여기를 지나 손끝으로 가는데, 물이 처음에 지표로 솟아나오듯이 기혈이 표면으로 나오므로 天泉이라 하였다.

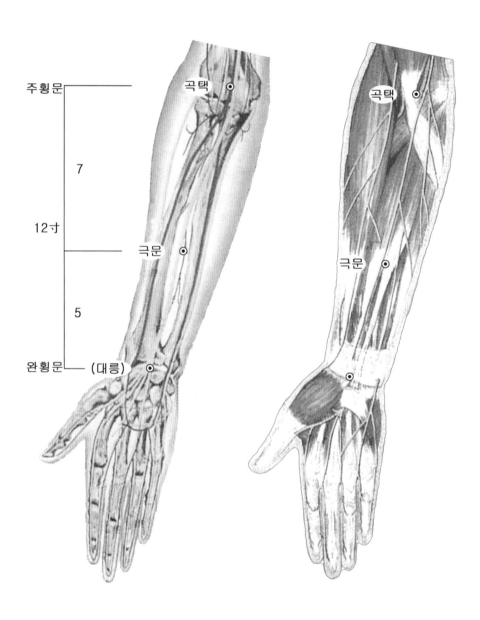

주횡문

7

12寸

극문

5

완횡문 ── (대릉)

곡택

극문

곡택

극문

PC-3. 곡택(曲澤) 합수혈(合水穴)

열(熱)을 내리고 답답함을 없애며 근(筋)을 부드럽게 하고 혈(血)이 잘 소통(疏通)되도록 하는 효능이 있다.

혈위 주횡문(肘橫紋)의 상완이두근건(上腕二頭筋腱)에 있다.

취혈 팔꿈치를 구부렸을 때 나타나는 주횡문(肘橫紋)에서 상완이두근건(上腕二頭筋腱)의 척측 함중(陷中)에 취한다.

근육 상완이두근건막(上腕二頭筋腱膜) 원회내근(圓回內筋)

혈관 척측피정맥(尺側皮靜脈) 상완동맥(上腕動脈)

신경 정중신경(正中神經)

침 0.2~0.3촌

뜸 3~5장

혈성 영심청열(寧心淸熱) 화중강역(和中降逆) 활락진경(活絡鎭痙)

주치 심장염(心臟炎) 주비통(肘臂痛) 기관지염(氣管支炎) 상박신경통(上膊神經痛) 애역(呃逆) 구토(嘔吐) 오조(惡阻)

> 曲은 굴곡(屈曲)을 뜻하고, 澤은 늪이나 못인 소택(沼澤)이다. 늪(沼)은 못(池)에 비해 깊지 않으나 넓다. 이 혈은 수(水)에 속하고 취혈할 때 팔꿈치를 구부리므로 曲澤이라 하였다.

PC-4. 극문(郄門) 극혈(郄穴)

정신(精神)을 편안하게 하며 기혈(氣血)을 다스려 조화(調和)롭게 하는 효능이 있다.

혈위 완횡문(腕橫紋) 상방(上方) 장장근(長掌筋)과 요측수근굴근(橈側手根屈筋) 사이에 있다.

취혈 대릉(大陵)과 곡택(曲澤)을 이은 선에서 대릉 상 5촌으로 장장근건(長掌筋腱)과 요측수근굴근건(橈側手根屈筋腱) 사이에 취한다.

근육 요측수근굴근(橈側手根屈筋) 장장근(長掌筋)

혈관 장측골간동맥(掌側骨間動脈)

신경 장측골간신경(掌側骨間神經) 정중신경(正中神經)

침 0.3~0.5촌

뜸 3~7장

혈성 청심이기(淸心理氣) 관흉지해(寬胸止咳) 양혈지혈(凉血止血)

주치 심장염(心臟炎) 뉵혈(衄血) 각혈(咯血) 해수(咳嗽)

※늑간신경통(肋間神經痛)으로 인한 호흡곤란(呼吸困難) 시 유침(留鍼) 하면 특효

> 郄은 공극(空隙)을 뜻하는데, 여기에서는 기혈(氣血)이 모이는 극혈(郄穴)이라는 것을 나타내고 있다. 門은 출입하는 문호이므로 郄門이라 하였다.

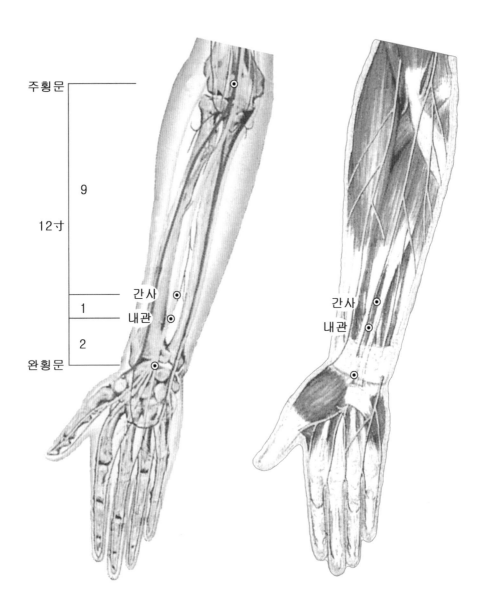

주횡문

9

12寸

간사

1   내관

2

완횡문

간사
내관

PC-5. 간사(間使) 경금혈(經金穴)

심포락(心包絡)의 경혈(經穴)로서 담(痰)을 없애고 공규(孔竅)를 열며
심기(心氣)를 길러서 정신(精神)을 안정(安靜)시키는 효능이 있다.

여기에서 間은 간극(間隙)을 나타내고, 使는 사자(使者)를 가리킨다. 이 혈은 두 개의 근(筋) 사이에 있고 경맥의 기를 전송(傳送)하는 기능을 가지고 있으므로 間使라고 하였다.

혈위　완횡문(腕橫紋) 상방(上方) 장장근(長掌筋)과 요측수근굴근(橈側手根屈筋) 사이에 있다.

취혈　대릉(大陵)과 곡택(曲澤)을 이은 선에서 대릉 상 3촌으로 장장근건(長掌筋腱)과 요측수근굴근건(橈側手根屈筋腱) 사이에 취한다.

근육　요측수근굴근(橈側手根屈筋) 장장근(長掌筋)

혈관　장측골간동맥(掌側骨間動脈)

신경　정중신경(正中神經) 장측골간신경(掌側骨間神經)

침　0.3~0.5촌

뜸　3~5장

별명　귀락(鬼絡)

혈성　관흉해울(寬胸解鬱) 화위거담(和胃祛痰) 영심(寧心)

주치　협심증(狹心症) 위염(胃炎) 비통(臂痛) 늑간신경통(肋間神經痛) 월경불순(月經不順) 정신분열증(精神分裂症) 구안와사(口眼喎斜) 매핵기(梅核氣)

PC-6. 내관(內關) 낙혈(絡穴) 팔맥교회혈(八脈交會穴) – 음유맥(陰維脈)

정신(精神)을 안정(安靜)시키고 마음을 편안하게 하며 통증(痛症)을 가라앉히고 기(氣)를 조절(調節)하는 효능이 있다.

內는 외(外)와 상대되는 말이고 關은 촌구맥(寸口脈)의 관맥(關脈) 부위에 이 혈이 있으며, 경맥의 기가 여기로 출입하고 있다 하여 內關이라 하였다.

혈위　완횡문(腕橫紋) 상방(上方) 장장근(長掌筋)과 요측수근굴근(橈側手根屈筋) 사이에 있다.

취혈　대릉(大陵)과 곡택(曲澤)을 이은 선에서 대릉 상 2촌으로 장장근건(長掌筋腱)과 요측수근굴근건(橈側手根屈筋腱) 사이에 취한다.

근육　요측수근굴근(橈側手根屈筋) 장장근(長掌筋)

혈관　장골간동맥(掌骨間動脈)

신경　장골간신경(掌骨間神經)

침　0.3~0.5촌

뜸　3~5장

혈성　관흉성신(寬胸醒神) 제번영심(除煩寧心) 이기화위(理氣和胃) 강역지구(降逆止嘔)

주치　협심증(狹心症) 심계(心悸) 등 심장병(心臟病) 고혈압(高血壓) 저혈압(低血壓) 간장염(肝臟炎) 위염(胃炎) 구내염(口內炎) 치통(齒痛) 구토(嘔吐) 흉통(胸痛) 위복통(胃腹痛) 횡격막경련(橫膈膜痙攣)

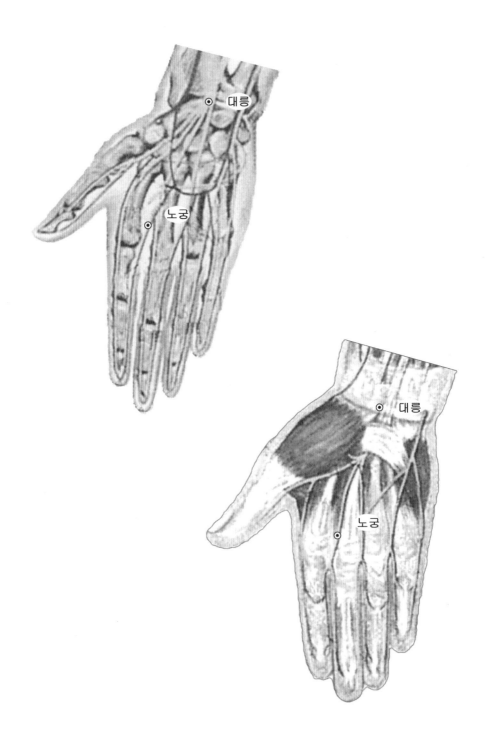

PC-7. 대릉(大陵) 수토혈(輸土穴) 원혈(原穴)

정신(精神)을 안정(安靜)시키고 마음을 편안하게 하며 통증(痛症)을 가라 앉히고 기(氣)를 조절(調節)하는 효능이 있다.

大는 숭고(崇高)하다는 뜻이 있고, 陵은 높게 솟아 있는 것을 가리킨다. 이 혈은 월상골(月狀骨)의 융기(隆起)된 부위에서 위쪽으로 요골(橈骨)과 월상골(月狀骨)의 접합부에 있으므로 大陵이라 하였다.

혈위 완횡문(腕橫紋) 중앙 장측수근인대(掌側手根靭帶) 중에 있다.

취혈 완횡문(腕橫紋) 중앙 장장근건(長掌筋腱)과 요측수근굴근건(橈側手根屈筋腱) 사이로 태연(太淵)과 신문(神門)의 중간에 취한다.

근육 장측수근인대(掌側手根靭帶) 요측수근굴근(橈側手根屈筋)

혈관 장골간동맥(掌骨間動脈)

신경 정중신경(正中神經) 장골간신경(掌骨間神經)

침 0.1~0.3촌

뜸 3~5장

별명 심주(心主) 귀심(鬼心)

혈성 영심안신(寧心安神) 관흉화위(寬胸和胃)

주치 심장병(心臟病) 늑간신경통(肋間神經痛) 신경쇠약(神經衰弱) 편도선염(扁桃腺炎) 두통(頭痛) 정신병(精神病) 급성위염(急性胃炎)

PC-8. 노궁(勞宮) 형화혈(滎火穴)

공규(孔竅)를 열고 정신(精神)을 일깨우는 효능이 있다.

勞는 노동(勞動)을 가리키고, 宮은 황궁(皇宮)을 말한다. 손은 노동을 하는 기관이다. 이 혈은 손바닥에 있고 심포(心包)는 군주(君主)인 심의 궁성(宮城)이므로 勞宮이라 하였다.

혈위 손바닥 제2 · 3 중수골간(中手骨間) 충양근(蟲樣筋) 중에 있다.

취혈 장측(掌側), 제2 · 3 중수골두(中手骨頭) 후함중(後陷中)으로 주먹을 쥐었을 때 중지(中指) 끝이 닿는 곳에 취한다.

근육 충양근(蟲樣筋) 수장건막(手掌腱膜) 총굴근건초(總屈筋腱鞘)

혈관 척골동맥천(尺骨動脈淺) 심장동맥궁(深掌動脈弓)

신경 총장측지신경(總掌側指神經)

침 0.3~0.5촌

뜸 3~5장

별명 오리(五里) 장중(掌中) 귀로(鬼路) 귀굴(鬼窟)

혈성 청심사열(淸心瀉熱) 성신개규(醒神開竅) 소종지양(消腫止痒)

주치 졸도(卒倒) 뇌충혈(腦充血) 구강염(口腔炎) 연하곤란(嚥下困難) 뉵혈(衄血) 황달(黃疸) 애역(呃逆) 중풍(中風)이나 정신이상으로 잘 웃는 데 효과가 있다.

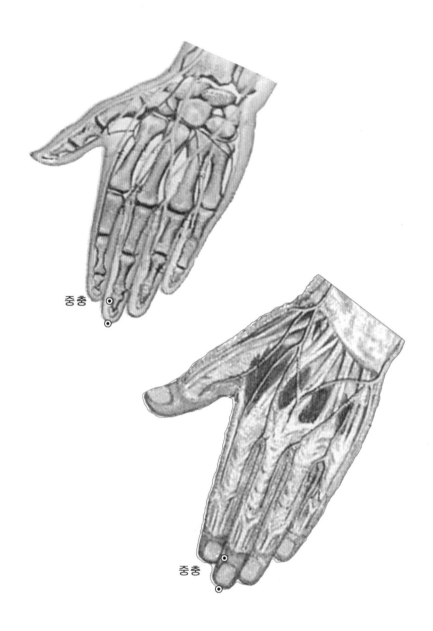

중충

중충

PC-9. 중충(中衝) 정목혈(井木穴)

심(心)의 낙맥(絡脈)을 소통(疏通)시키고 정신(精神)과 공규(孔竅)를 열며
양기(陽氣)를 회복(回復)시켜 궐기(厥氣)가 거슬러 오르는 것을 막는 효능
이 있다.

中은 이 혈이 중지(中指)의 끝 중앙
에 있음을, 衝은 요충(要衝)을 나타
낸다. 이 혈은 혈기(血氣)가 왕성한
부위이므로 中衝이라 하였다.

혈위 중지(中指) 끝 중앙, 또는 중지(中指) 요측(橈側) 조갑근각(爪甲根
角)에 있다.

취혈 중지(中指) 끝 중앙, 또는 중지(中指) 요측(橈側) 조갑근각(爪甲根角) 옆 0.1촌에 취한다.

근육 수장측지건초(手掌側指腱鞘) 심지굴근(深指屈筋)

혈관 고유장측지동정맥(固有掌側指動靜脈)

신경 고유장측지신경(固有掌側指神經) 총장측지신경(總掌側指神經)

침 0.1촌

뜸 3~5장

혈성 개규청심사열(開竅淸心瀉熱)

주치 뇌일혈(腦溢血) 실신(失神) 정신병(精神病) 현훈(眩暈) 소아간풍(小兒癎風) 심통(心痛)
쇼크 구급혈(救急穴) 편도선염(扁桃腺炎)

참고 중충(中衝)의 위치에 대한 고문(古文)의 해석은 다양하다. 『소문(素問)·무자론(繆刺論)』에서는 "중지손톱 위와 살 사이(中指爪甲上與肉
交者)"라고 하였고, 『침구갑을경(鍼灸甲乙經)』에서는 "중지(中指) 끝 손톱에서 부추잎만큼 나간 부위의 함중(在手中指之端 去爪甲如韭
葉陷者中)"이라 하였으며, 『침구대성(鍼灸大成)』에서는 "중지(中指) 끝 내측연(手中指端內廉)"이라고 하였다. 임상에서 중지의 끝은 자
침 시 동통이 심하므로 보통 중지 조갑각 내측의 함중에서 취한다.

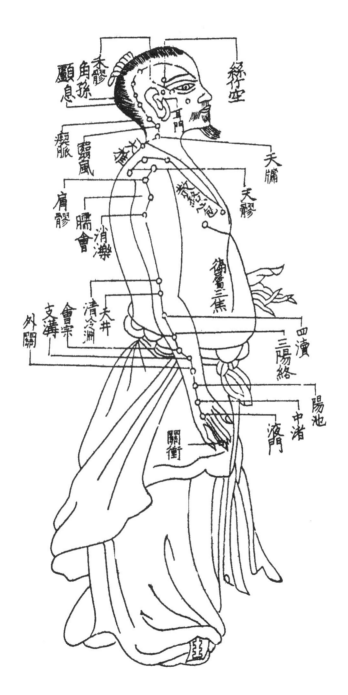

〈十四經發揮〉

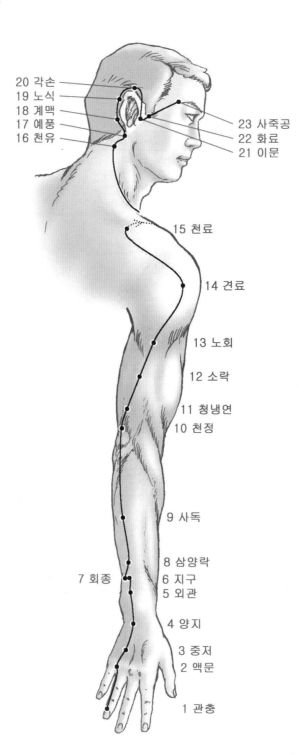

20 각손
19 노식
18 계맥
17 예풍
16 천유

23 사죽공
22 화료
21 이문

15 천료

14 견료

13 노회

12 소락

11 청냉연
10 천정

9 사독

8 삼양락
7 회종
6 지구
5 외관

4 양지

3 중저
2 액문

1 관충

1

460

12. 수소양삼초경(手少陽三焦經)−TE(Triple Energizer meridian)

삼초경(三焦經)은 심포경(心包經)과 표리관계(表裏關係)인 양경(陽經)으로서 두 장부(臟腑) 모두 해부학적 조직이 없는 기능상의 장부로 두 경락이 모두 전신(全身) 조절작용을 하는 것이 그 특징이라 하겠다.

난경(難經) 31난(難)에 의하면 상초(上焦)는 그 형상이 안개와 같고 위치는 심하(心下) 횡격막(橫膈膜)의 아래에 있는 위(胃)의 상부이나 작용은 납입(納入)만 하고 배출하지 않는 것을 주관한다 하였으며 치료점은 전중(膻中)이라 하였다.

중초(中焦)는 그 형상이 물거품과 같다 하였고 중완(中脘)에 위치하여 음식물을 소화시키고 영양을 흡수한다. 치료점은 천추(天樞)라 하였다.

하초(下焦)는 그 형상이 도랑과 같다 하였고 위치는 배꼽 아래에서 방광상구(膀胱上口)로 청탁을 분별하여 체외로 배출시키고 다시 받아들이지 않는다. 치료점은 음교(陰交)라 하였다. 실제 침뜸 임상에서 이 세 곳은 공히 상·중·하 삼초병변의 치료에 상용하는 혈위가 된다.

양(陽)에 속하고 오행속성(五行屬性)상 상화경(相火經)인 삼초경(三焦經)에는 인체의 좌우로 각각 23개씩의 경혈이 분포되어 있으며 넷째 손가락의 관충(關衝)에서 시작하여 눈썹 바깥의 사죽공(絲竹空)에서 끝난다.

본경(本經)은 삼초(三焦)에 속(屬)하고 심포(心包)에 낙(絡)하며, 발주시간(發注時間)은 오후 9시부터 11시 즉 해시(亥時)이다.

주요혈(主要穴)		오수혈(五腧穴)	
원혈(原穴)	양지(陽地)	정금혈(井金穴)	관충(關衝)
낙혈(絡穴)	외관(外關)	형수혈(滎水穴)	액문(液門)
극혈(郄穴)	회종(會宗)	수목혈(輸木穴)	중저(中渚)
모혈(募穴)	석문(石門)	경화혈(經火穴)	지구(支溝)
배유혈(背俞穴)	삼초유(三焦俞)	합토혈(合土穴)	천정(天井)

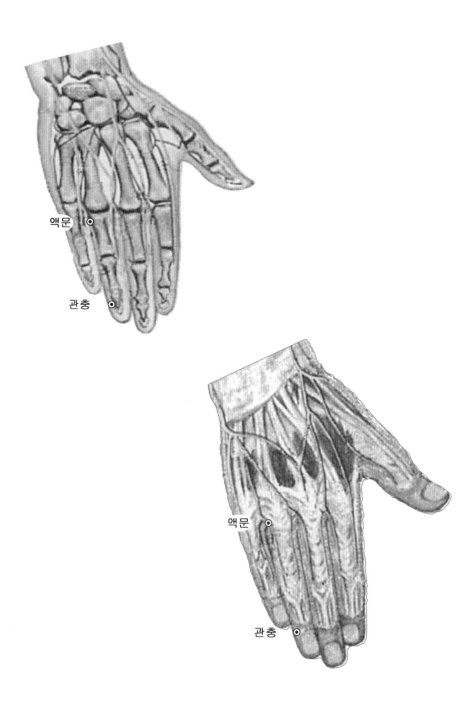

TE-1. 관충(關衝) 정금혈(井金穴)

삼초(三焦)의 열(熱)을 내리고 정신(精神)을 일깨워서 공규(孔竅)를 여는 효능이 있다.

혈위 넷째 손가락 척측(尺側) 조갑근각(爪甲根角) 옆 지신근(指伸筋) 중에 있다.

취혈 제4 지(指) 척측(尺側) 조갑근각(爪甲根角) 옆 0.1촌에 취한다.

근육 지신근(指伸筋)

혈관 수소두간정맥(手小頭間靜脈) 수배측정맥망(手背側靜脈網)

신경 수배측지신경(手背側指神經)

침 0.1촌

뜸 3~5장

혈성 청심개규(淸心開竅) 설열해표(泄熱解表)

주치 두통(頭痛) 구토(嘔吐) 각막염(角膜炎) 백예(白翳) 인후종통(咽喉腫痛) 편도선염(扁桃腺炎) 주비신경통(肘臂神經痛)

關은 관문(關門)의 뜻이며 출입하는 문이다. 衝은 요충(要衝)이고 경맥의 기가 일어나는 곳으로 기혈이 왕성한 것을 가리키고 있다. 이 혈은 소충(少衝)과 중충(中衝)의 사이에 있으며 그 모습이 관문과 같아서 關衝이라 하였다.

TE-2. 액문(液門) 형수혈(滎水穴)

열(熱)을 내리고 화기(火氣)를 없애며 정신(精神)을 편안하게 하여 지(志)를 안정시키는 효능이 있다.

혈위 넷째·다섯째 손가락 접합부(接合部) 지신근(指伸筋) 중에 있다.

취혈 수배(手背) 제4·5 지(指) 접합부(接合部) 적백육제(赤白肉際)에 취한다.

근육 지신근(指伸筋)

혈관 수소두간정맥(手小頭間靜脈) 수배측정맥(手背側靜脈) 배측중수동맥(背側中手動脈)

신경 수배측지신경(手背側指神經)

침 0.2~0.3촌

뜸 3~5장

별명 액문(掖門) 액문(腋門)

혈성 청두총이(聽頭聰耳) 화해표리(和解表裏)

주치 뇌빈혈두통(腦貧血頭痛) 인후종통(咽喉腫痛) 결막염(結膜炎) 수비통(手臂痛) 학질(虐疾)

液은 수액(水液)이다. 門은 출입하는 문호를 뜻한다. 삼초(三焦)에는 인체의 수액대사(水液代謝)를 조절하는 작용이 있어 삼초를 수부(水府)라고도 부른다. 그래서 삼초경의 경혈 이름에는 액(液), 저(渚), 지(池), 구(溝), 독(瀆), 연(淵), 락(濼) 등 물 수변(氵)이 붙은 글자가 많다. 液門은 수(水)에 속하며, 이 혈에서 수액(水液)의 기가 출입한다 하여 液門이라 하였다.

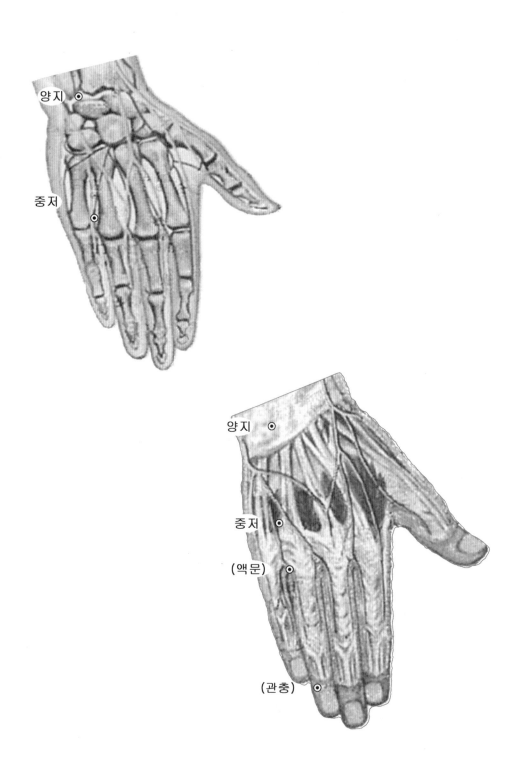

양지 ⊙

중저 ⊙

양지 ⊙

중저 ⊙

(액문) ⊙

(관충) ⊙

TE-3. 중저(中渚) 수목혈(輸木穴)

열(熱)을 내리고 공규(孔竅)를 열며 근육(筋肉)의 긴장을 풀고 혈(血)을 소통(疏通)시키는 효능이 있다.

혈위 손등 넷째 · 다섯째 손가락 중수골(中手骨) 사이 지신근(指伸筋) 중에 있다.

취혈 수배(手背) 제4 지(指) 척측(尺側) 중수골두(中手骨頭) 후함중(後陷中)에 취한다.

근육 지신근(指伸筋)

혈관 수소두간정맥(手小頭間靜脈) 수배측정맥망(手背側靜脈網) 배측중수동맥(背側中手動脈)

신경 수배측지신경(手背側指神經)

침 0.2~0.3촌

뜸 3~5장

별명 하도(下都)

혈성 청열이인(淸熱利咽) 총이명목(聰耳明目)

주치 상박신경통(上膊神經痛) 완관절통(腕關節痛) 고혈압(高血壓) 두통(頭痛) 현훈(眩暈) 이명(耳鳴) 이롱(耳聾)

> 渚는 물가의 모래섬 또는 큰 내(川) 가운데의 섬을 뜻한다. 액문(液門)에서 상행하여 2개의 중수골(中手骨) 중간에 있으므로 中渚라고 하였다.

TE-4. 양지(陽池) 원혈(原穴)

폐기(肺氣)를 펴서 해표(解表)하고 공규(孔竅)를 열어 눈과 귀를 밝게 하며 근육(筋肉)의 긴장(緊張)을 풀어 관절(關節)이 잘 돌아가게 하는 효능이 있다.

혈위 완배횡문(腕背橫紋)의 중점(中點) 지신근(指伸筋) 중에 있다.

취혈 완배횡문(腕背橫紋) 중앙 척골경상돌기(尺骨莖狀突起) 요측단(橈側端) 함중(陷中)으로 양계(陽谿)와 양곡(陽谷)의 중간에 취한다.

근육 지신근(指伸筋) 배측수근인대(背側手根靭帶)

혈관 배측중수동맥(背側中手動脈) 배측골간동맥(背側骨間動脈) 요골동맥(橈骨動脈)

신경 수배측지신경(手背側指神經) 배측골간신경(背側骨間神經)

침 0.2~0.3촌

뜸 3~5장

별명 별양(別陽)

혈성 서근활락(舒筋活絡) 이후총이(利喉聰耳)

주치 완관절염(腕關節炎) 감기(感氣) 자궁전후굴(子宮前後屈) 당뇨병(糖尿病) 학질(虐疾)

> 손등 쪽을 陽이라 하며 이 혈이 양경(陽經)에 속한 것을 나타내고 있다. 池는 함요(陷凹)된 것을 말하므로 陽池라고 하였다. 양계(陽谿), 양지(陽池), 양곡(陽谷) 3혈은 모두 손목에 나란히 있다.

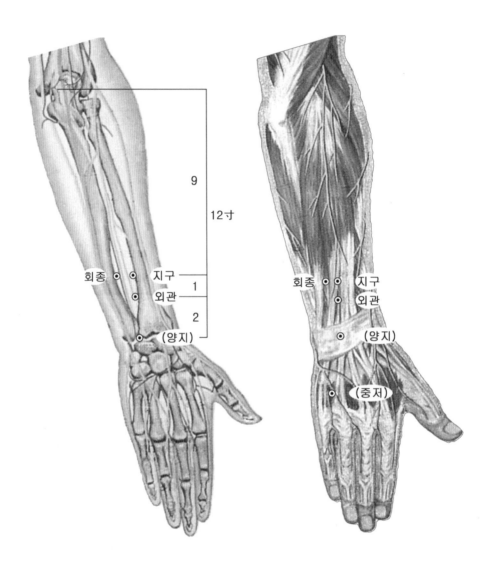

TE-5. 외관(外關) 낙혈(絡穴) 팔맥교회혈(八脈交會穴) – 양유맥(陽維脈)

놀란 것을 가라앉히고 풍사(風邪)를 날려 보내며 경락(經絡)을 잘 소통(疏通)시키는 효능이 있다.

혈위 완배횡문(腕背橫紋) 상방(上方) 지신근(指伸筋) 중에 있다.

취혈 완배횡문(腕背橫紋)과 주횡문(肘橫紋)을 이은 선에서 양지(陽池) 상 2촌으로 요골(橈骨)과 척골(尺骨) 사이에 취한다.

근육 지신근(指伸筋)

혈관 배측골간동맥(背側骨間動脈) 요측피정맥(橈側皮靜脈)

신경 배측골간신경(背側骨間神經)

침 0.3~0.5촌

뜸 5~7장

혈성 해표청열(解表淸熱) 총이명목(聰耳明目)

주치 고혈압(高血壓) 반신불수(半身不遂) 전박신경통(前膊神經痛) 유행성감기(流行性感氣) 상한(傷寒) 두통(頭痛) 이명(耳鳴) 치통(齒痛) 안통(眼痛) 화상(火傷) 전신절통(全身節痛)

> 앞 팔의 신근(伸筋) 쪽은 外이다. 손목에서 위로 이 혈에 이르기까지의 모습이 마치 관문(關門)과 같고, 이 혈은 수소양삼초경의 별락(別絡)을 이루고 수궐음심포경으로 달리므로, 내관(內關)에 대응시켜 外關이라 하였다.

TE-6. 지구(支溝) 경화혈(經火穴)

경맥(經脈)을 소통(疏通)시키고 공규(孔竅)를 열며 낙맥(絡脈)을 소통시켜 어혈(瘀血)을 없애고 장부(臟腑)를 조절(調節)하여 다스리는 효능이 있어서 조해(照海)혈과 짝을 이뤄 변비(便秘)를 치료한다.

혈위 완배횡문(腕背橫紋) 상방(上方) 지신근(指伸筋) 중에 있다.

취혈 완배횡문(腕背橫紋)과 주횡문(肘橫紋)을 이은 선에서 양지(陽池) 상 3촌으로 요골(橈骨)과 척골(尺骨) 사이에 취한다.

근육 지신근(指伸筋)

혈관 배측골간동맥(背側骨間動脈) 요측피정맥(橈側皮靜脈)

신경 배측골간신경(背側骨間神經)

침 0.3~0.5촌

뜸 3~7장

별명 비호(飛虎) 비허(飛虛)

혈성 총이이협(聰耳利脇) 강역윤장(降逆潤腸)

주치 심장염(心臟炎) 폐렴(肺炎) 늑막염(肋膜炎) 늑간신경통(肋間神經痛) 상박신경통(上膊神經痛) 만성변비(慢性便秘) 구토(嘔吐) 이명(耳鳴)

> 支는 팔다리의 지(肢)와 뜻이 통하고, 좁은 곳을 溝라고 한다. 이 혈은 앞 팔에 2개의 근과 2개의 뼈 사이에 있고 경맥의 기가 지나는 곳이므로 支溝라고 하였다.

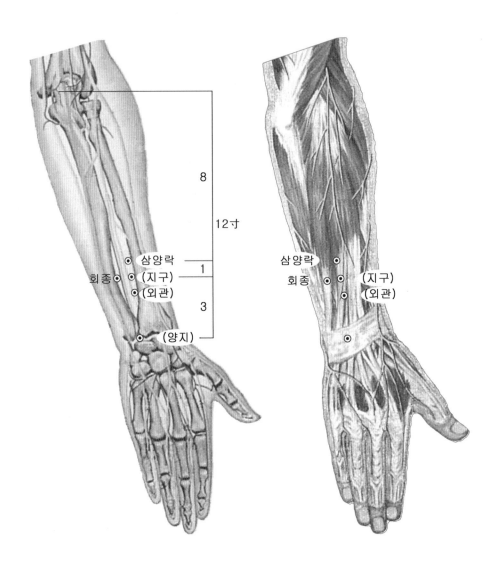

TE-7. 회종(會宗) 극혈(郄穴)

경맥(經脈)의 기(氣)가 가장 잘 모이므로 경락(經絡)을 소통(疏通)시키는 효능이 있다.

혈위 완배횡문(腕背橫紋) 상방(上方) 지신근(指伸筋) 중에 있다.

취혈 완배횡문(腕背橫紋)과 주횡문(肘橫紋)을 이은 선에서 양지(陽池) 상 3촌의 지구(支溝)에서 척측(尺側)으로 척골(尺骨)의 요측연(橈側緣)에 취한다.

근육 지신근(指伸筋)

혈관 배측골간동맥(背側骨間動脈)

신경 0.3~0.5촌

뜸 3~7장

혈성 청열해울(淸熱解鬱) 총이진경(聰耳鎭痙)

주치 상박신경통(上膊神經痛) 전간(癲癇) 이롱(耳聾)

會는 회합(會合), 宗은 모인다는 뜻이다. 삼초경의 기가 지구(支溝)에서 삼양락(三陽絡)으로 갈 때 반드시 이 혈에 모였다가 가므로 會宗이라 하였다.

TE-8. 삼양락(三陽絡)

낙맥(絡脈)을 소통(疏通)시키고 공규(孔竅)를 열며 통증(痛症)을 가라앉히는 효능이 있다.

혈위 완배횡문(腕背橫紋) 상방(上方) 지신근(指伸筋) 중에 있다.

취혈 완배횡문(腕背橫紋)과 주횡문(肘橫紋)을 이은 선에서 양지(陽池) 상 4촌으로 요골(橈骨)과 척골(尺骨) 사이에 취한다.

근육 지신근(指伸筋) 소지신근(小指伸筋)

혈관 배측골간동맥(背側骨間動脈) 부요측피정맥(副橈側皮靜脈)

신경 배측골간신경(背側骨間神經)

침 0.3~0.5촌

뜸 3~7장

별명 통관(通關) 통문(通門) 통간(通間) 문통(門通) 과문(過門)

혈성 개규총이(開竅聰耳) 이인진통(利咽鎭痛)

주치 수비통(手臂痛) 이롱(耳聾) 실어증(失語症) 폭음아(暴瘖瘂) 주동통(肘疼痛) 각혈(咯血)의 요혈 기와(嗜臥)

三陽은 여기서는 수삼양경(手三陽經)을 가리킨다. 絡은 연락(連絡)의 뜻이다. 이 혈은 기가 성대(盛大)하고 태양, 소양, 양명 3개의 양맥(陽脈)으로 연락하는 작용을 하므로 三陽絡이라 하였다.

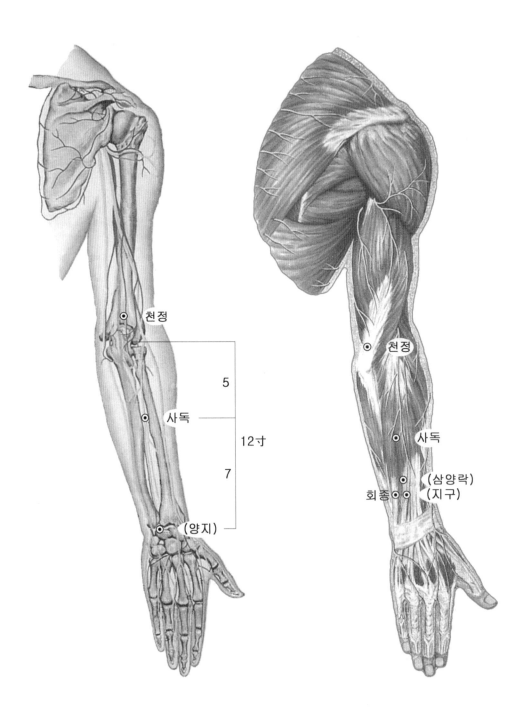

TE-9. 사독(四瀆)

근육(筋肉)의 긴장(緊張)을 풀고 낙맥(絡脈)을 소통(疏通)시키는 효능이 있다.

혈위 주두(肘頭) 하방(下方) 지신근(指伸筋) 중에 있다.

취혈 완배횡문(腕背橫紋)과 주횡문(肘橫紋)을 이은 선에서 양지(陽池) 상 7촌으로 요골(橈骨)과 척골(尺骨) 사이에 취한다.

근육 지신근(指伸筋)

혈관 배측골간동맥(背側骨間動脈)

신경 배측골간신경(背側骨間神經)

침 0.3~0.5촌

뜸 3~7장

혈성 청리인후(淸利咽喉) 총이(聰耳)

주치 수비통(手臂痛) 이롱(耳聾) 실어증(失語症) 주동통(肘疼痛) 각혈(咯血) 인후염(咽喉炎) 서경(書痙)

瀆은 도랑 또는 수도(水道)이다. 옛날에 장강(長江), 황하(黃河), 준하(准河), 제수(濟水)의 사수(四水)를 瀆이라 불렀다. 삼초(三焦)는 결독(決瀆)의 관(官), 수부(水府)라고 한 것을 볼 때, 삼양락 위의 四瀆은 맥기(脈氣)가 흘러가는 넓이가 넓어지는 곳임을 알 수 있다.

TE-10. 천정(天井) 합토혈(合土穴)

열(熱)을 내리고 담(痰)을 없애거나 경락(經絡)을 소통시켜 관절(關節)을 잘 움직이게 하는 효능이 있다.

혈위 주두(肘頭) 상방(上方), 상완삼두근건(上腕三頭筋腱) 중에 있다.

취혈 주두(肘頭)와 견료(肩髎)를 이은 선상에서 주두 상 1촌의 함중(陷中)에 취한다.

근육 상완삼두근(上腕三頭筋)

혈관 중측부동맥(中側部動脈)

신경 배측전완피신경(背側前腕皮神經) 배측상완피신경(背側上腕皮神經)

침 0.3~0.5촌

뜸 3~7장

혈성 총이영신(聰耳寧神) 이기소담(理氣消痰)

주치 기관지염(氣管支炎) 경항신경통(頸項神經痛) 편도선염(扁桃腺炎) 인후염(咽喉炎) 나력(瘰癧) 이롱(耳聾)

天은 상부(上部)이고, 井은 파진 곳을 뜻한다. 이 혈은 척골주두(尺骨肘頭) 1촌 위에 있고 2근(筋) 사이의 함요(陷凹) 가운데에 있으며 둥글고 높은 산 위에 있는 못(池)과 같다. 그러나 삼초는 결독(決瀆)의 관(官)으로 물이 못(池)처럼 고여 있는 것이 아니라 흘러나가므로 天井이라 하였다.

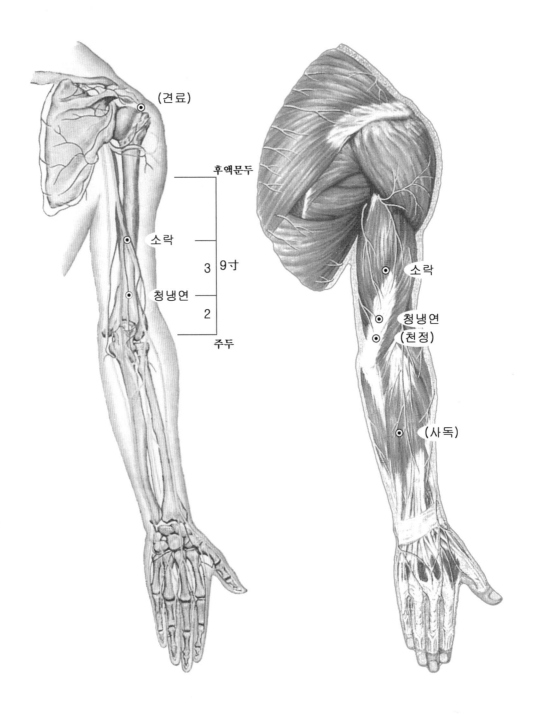

TE-11. 청냉연(清冷淵)

뭉친 열(熱)을 밖으로 끌어내 풀어버리며 근육(筋肉)의 긴장(緊張)을 풀어 주고 낙맥(絡脈)을 소통(疏通)시키는 효능이 있다.

혈위 주두(肘頭) 상방(上方) 상완삼두근(上腕三頭筋) 하부(下部)에 있다.

취혈 주두(肘頭)와 견료(肩髎)를 이은 선상에서 주두 상 2촌에 취한다.

근육 상완삼두근(上腕三頭筋)

혈관 중측부동맥(中側部動脈)

신경 배측전완피신경(背側前腕皮神經)

침 0.3~0.5촌

뜸 3~7장

별명 청냉천(清冷泉) 청호(青昊) 청영(青靈)

혈성 온경산한(溫經散寒) 활락지통(活絡止痛)

주치 견배통(肩背痛) 주통(肘痛) 두통(頭痛)

清은 청량(清凉), 冷은 한랭(寒冷), 淵은 물이 가득 차 있는 곳을 뜻한다. 이 혈은 삼초에 열이 머물러 쌓여 생긴 병을 치료하는 작용이 있고 청열(清熱)하고 양혈(凉血)하는 혈이므로 清冷淵이라 하였다.

TE-12. 소락(消濼)

경락(經絡)을 소통(疏通)시키며 삼초(三焦)의 열(熱)을 내리는 효능이 있다.

혈위 주두(肘頭) 상방(上方) 상완삼두근(上腕三頭筋) 중에 있다.

취혈 주두(肘頭)와 견료(肩髎)를 이은 선상에서 주두 상 5촌에 취한다.

근육 상완삼두근(上腕三頭筋)

혈관 요측부동맥(橈側部動脈) 중측부동맥(中側部動脈)

신경 배측상완피신경(背側上腕皮神經) 배측전완피신경(背側前腕皮神經)

침 0.3~0.5촌

뜸 3~7장

별명 소삭(消爍) 소력(消歷) 소력(消歷)

혈성 청열산풍(清熱散風) 청심영신(清心寧神)

주치 두통(頭痛) 치통(齒痛) 후두신경통(後頭神經痛) 당뇨(糖尿) 항배강급(項背强急)

消는 없앤다, 濼은 열이 진액(津液)을 상하게 한다는 뜻이다. 이 혈은 소갈병(消渴病)을 치료하는 효력이 있으므로 消濼이라고 하였다.

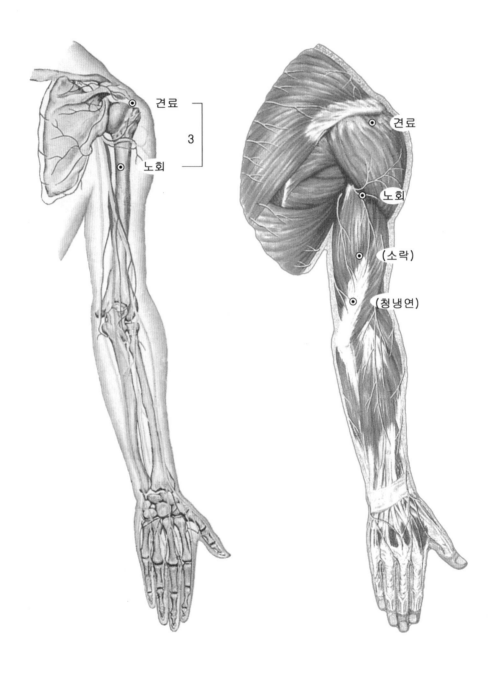

TE-13. 노회(臑會)

경락(經絡)을 소통(疏通)시키는 효능이 있다.

혈위 주두(肘頭) 하방(下方) 삼각근(三角筋) 후연(後緣)의 상완삼두근(上腕三頭筋) 중에 있다.

취혈 주두(肘頭)와 견료(肩髎)를 이은 선에서 견료 하 3촌에 취한다.

근육 상완삼두근(上腕三頭筋) 삼각근(三角筋)

혈관 중측부동맥(中側部動脈)

신경 요골신경(橈骨神經) 척골신경(尺骨神經)

침 0.3~0.5촌

뜸 3~7장

별명 노절(臑窃) 노교(臑交) 노유(臑俞) 노지(臑支) 노수(臑腧) 노료(臑髎)

혈성 청열이절(淸熱利節) 이기소담(理氣消痰)

주치 두통(頭痛) 치통(齒痛) 후두신경통(後頭神經痛) 항배강급(項背强急)

상완(上腕), 즉 팔뚝을 臑라고 한다. 會는 이 혈이 회혈(會穴)로 삼초경과 양유맥이 만나는 곳이므로 臑會라고 하였다.

TE-14. 견료(肩髎)

긴장(緊張)된 근육(筋肉)을 풀어서 관절(關節)의 움직임을 원활(圓滑)하게 하는 효능이 있다.

혈위 견봉후각(肩峰後角) 하방(下方) 함중(陷中)으로 견우(肩髃) 뒤쪽 삼각근(三角筋) 중에 있다.

취혈 견봉후각(肩峰後角) 하함중(下陷中)으로 팔을 수평으로 들어 올렸을 때 어깨 위에 나타나는 두 개의 함요처(陷凹處) 중 뒤쪽의 함중(陷中)에 취한다. 앞쪽은 견우(肩髃)이다.

근육 삼각근(三角筋) 대원근(大圓筋) 극하근(棘下筋)

혈관 액와동맥(腋窩動脈) 배측상완동맥(背側上腕動脈)

신경 액와신경(腋窩神經)

침 0.5~0.8촌

뜸 3~5장

별명 견교(肩窌)

혈성 거풍습(祛風濕) 이관절(利關節)

주치 견비통(肩臂痛) 상박신경통(上膊神經痛) 완신경통(腕神經痛) 늑막염(肋膜炎)

肩은 견단(肩端)이나 견관절(肩關節) 부위를 가리키고, 이 혈이 삼초경에서 어깨 부위 가장 말단(末端)에 있다는 뜻이다. 髎는 뼈의 우묵한 곳이므로 肩髎라고 하였다.

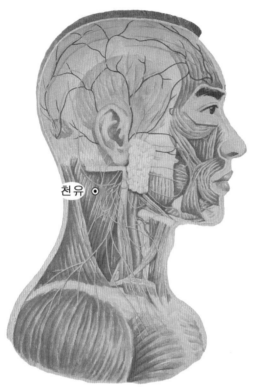

천유 ⊙

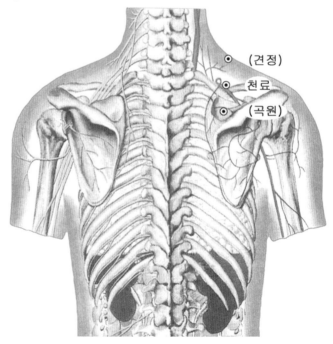

⊙ (견정)

⊙ 천료

⊙ (곡원)

TE-15. 천료(天髎)

삼초경(三焦經)과 담경(膽經) 및 양유맥(陽維脈)이 만나는 혈(穴)로서 근육(筋肉)의 긴장을 풀어 관절(關節)을 잘 돌아가게 하는 효능이 있다.

혈위   견갑골(肩胛骨) 상부(上部) 극상근(棘上筋)과 승모근(僧帽筋) 중에 있다.

취혈   견갑골상각(肩胛骨上角) 상 함요처(陷凹處)로 도도(陶道)와 견봉외단(肩峰外端)을 이은 선의 중간에 취한다.

근육   승모근(僧帽筋) 극상근(棘上筋)

혈관   쇄골상동정맥(鎖骨上動靜脈)

신경   쇄골상신경(鎖骨上神經)

침   0.3~0.5촌

뜸   5~7장

별명   천교(天窌)

혈성   청열해표(淸熱解表) 관흉이기(寬胸理氣)

주치   견비통(肩臂痛) 상박신경통(上膊神經痛) 완신경통(腕神經痛) 늑막염(肋膜炎)

天은 인체의 상부(上部)인데, 여기에서는 견부(肩部)를 뜻한다. 혈의 위치가 높을 때 天이라 부른다. 髎는 뼈가 돌기된 곳의 가장자리나 갈라진 틈, 우묵한 곳을 뜻한다. 이 혈은 어깨 부위의 뒤, 극상와(棘上窩) 가운데에 있으므로 天髎라고 하였다.

TE-16. 천유(天牖)

통증(痛症)을 멈추고 관절(關節)을 잘 움직이게 하며 머리를 맑게 하고 눈과 귀를 총명하게 하는 효능이 있다.

혈위   유양돌기(乳樣突起) 후하부(後下部)의 흉쇄유돌근(胸鎖乳突筋) 후연(後緣) 승모근(僧帽筋) 중에 있다.

취혈   하악각(下顎角) 수평선의 흉쇄유돌근 후연에 취한다.

근육   흉쇄유돌근(胸鎖乳突筋) 승모근(僧帽筋)

혈관   이개후동정맥(耳介後動靜脈) 이하선(耳下腺)

신경   대이개신경(大耳介神經)

침   0.3~0.5촌, 심자(深刺)를 피한다.

뜸   3장

별명   천청(天聽) 전청(轉聽)

혈성   소담절학(消痰截瘧) 청두명목(淸頭明目)

주치   이명이롱(耳鳴耳聾) 인후염(咽喉炎) 안구충혈(眼球充血) 안면부종(顔面浮腫) 견배통(肩背痛) 항강(項强)

인체의 상부(上部)를 나타내는 天은 여기에서는 두항부(頭項部)를 가리킨다. 牖는 창(窓)으로, 머리 부위에 구멍(竅)이 있다는 뜻인데 이 혈이 머리와 귓속의 병을 치료하므로 天牖라 하였다.

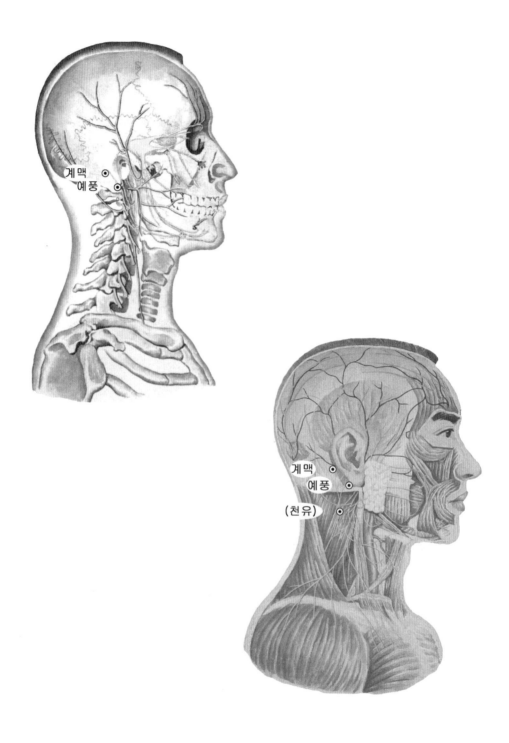

TE-17. 예풍(翳風)

삼초경(三焦經)과 담경(膽經)이 만나는 혈(穴)로서 경락(經絡)을 소통(疏通)시켜 풍사(風邪)를 없애며 공규(孔竅)를 열어 밝게 하는 효능이 있다.

翳는 깃털로 만든 부채로 귀를 닮았다. 風은 음(音)이나 성(聲)의 뜻으로 통한다. 이 혈은 귀의 후하방(後下方) 함요부에 있고 귀의 모양이 깃털로 만든 부채와 같으며, 이명(耳鳴)을 치료하므로 翳風이라 하였다.

혈위 유양돌기(乳樣突起) 후방 흉쇄유돌근(胸鎖乳突筋) 중에 있다.

취혈 이수(耳垂) 하후측(下後側)의 유양돌기(乳樣突起) 하전방(下前方) 함중(陷中)에 취한다.

근육 흉쇄유돌근(胸鎖乳突筋)

혈관 이개후동정맥(耳介後動靜脈)

신경 대이개신경(大耳介神經)

침 0.5~1촌

뜸 3~5장

혈성 산풍활락(散風活絡) 총이소종(聰耳消腫)

주치 안면신경마비(顔面神經麻痺) 중풍(中風) 반신불수(半身不遂) 이명(耳鳴) 이롱(耳聾) 이하선염(耳下腺炎) 농아(聾啞)

TE-18. 계맥(瘈脈)

열(熱)을 내리고 풍사(風邪)를 흩어버리는 효능이 있다.

瘈는 경련(痙攣), 脈은 낙맥(絡脈)의 뜻이다. 이 혈은 귀 뒤 정맥(靜脈) 위에 있고, 소아(小兒) 경련(痙攣)을 치료할 수 있으므로 瘈脈이라 하였다.

혈위 이륜후부(耳輪後部) 유양돌기(乳樣突起) 중앙, 이개근(耳介筋) 중에 있다.

취혈 유양돌기의 중앙으로 예풍(翳風)에서 각손(角孫)까지 귓바퀴를 따라 이은 선을 3등분하여 예풍 상방 1/3지점에 취한다.

근육 흉쇄유돌근(胸鎖乳突筋) 이개근(耳介筋)

혈관 이개후동정맥(耳介後動靜脈)

신경 대이개신경(大耳介神經)

침 0.1~0.3촌

뜸 3장. 큰 뜸은 피한다. 『備急千金要方』 "不可灸"

별명 자맥(資脈) 체맥(體脈)

혈성 청열정경(淸熱定驚) 통규총이(通竅聰耳)

주치 뇌충혈(腦充血) 두통(頭痛) 구토(嘔吐) 소아경간(小兒驚癇) 이명(耳鳴) 시각장애(視覺障碍) 전간(癲癇) 하리(下痢)

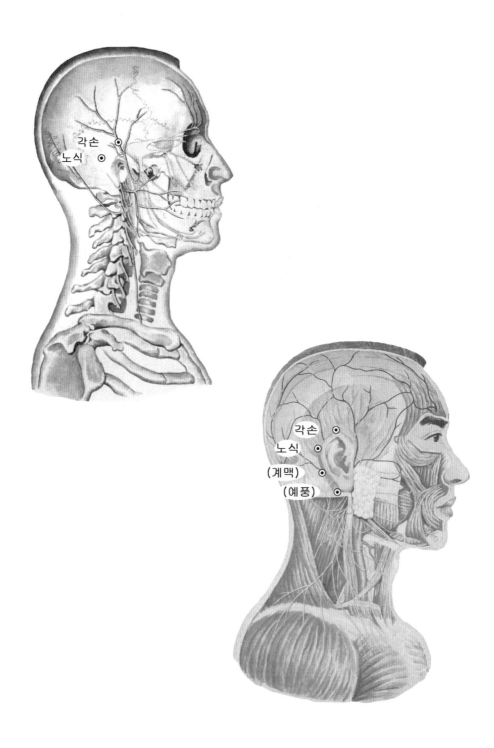

TE-19. 노식(顱息)

열(熱)을 내리고 풍사(風邪)를 흩어버리는 효능이 있다.

혈위	이륜후부(耳輪後部) 유양돌기(乳樣突起) 상방(上方) 이개근(耳介筋) 중에 있다.
취혈	예풍(翳風)에서 각손(角孫)까지 귓바퀴를 따라 이은 선을 3등분하여 예풍 상방 2/3지점에 취한다.
근육	이개근(耳介筋)
혈관	이개후동정맥(耳介後動靜脈)
신경	대이개신경(大耳介神經)
침	0.1~0.3촌
뜸	3장
별명	노신(顱顖)
혈성	산풍청열(散風淸熱) 진경총이(鎭驚聰耳)
주치	두통(頭痛) 이명(耳鳴) 이통(耳痛) 소아구토(小兒嘔吐) 뇌충혈(腦充血)

顱는 머리를 가리키고, 息은 휴식(休息)이나 중지(中止)의 뜻이다. 이 혈에는 두통(頭痛), 소아전간(小兒癲癇)이나 경련(痙攣)의 병증을 덜어 주거나 멎게 하는 작용이 있으므로 顱息이라 하였다.

TE-20. 각손(角孫)

삼초경(三焦經)과 소장경(小腸經) 및 담경(膽經)이 모이는 혈(穴)이며, 열(熱)을 내리고 풍사(風邪)를 흩어버리는 효능이 있다.

혈위	이첨(耳尖)이 머리카락 경계선과 만나는 곳의 이개근(耳介筋) 중에 있다.
취혈	귓바퀴를 앞으로 접었을 때 이첨(耳尖)이 발제(髮際)에 닿는 곳에 취한다.
근육	이개근(耳介筋) 측두두정근(側頭頭頂筋)
혈관	이개후동정맥(耳介後動靜脈)
신경	이개측두신경(耳介側頭神經)
침	0.1~0.3촌
뜸	3~7장
혈성	청열산풍(淸熱散風) 명목퇴예(明目退翳)
주치	안병(眼病) 각막염(角膜炎) 백예(白翳) 치통(齒痛) 치육염(齒齦炎) 구내염(口內炎) 순조(脣燥) 저작곤란(咀嚼困難) 편두통(偏頭痛) 이통(耳痛)
기타	주성(酒醒)에 요혈임.

角은 모퉁이나 튀어나온 끝을 가리키고, 孫은 낙맥(絡脈)의 분지(分枝)인 손맥(孫脈)을 가리킨다. 이 혈은 이첨(耳尖)을 옆머리 부위에 갖다 대었을 때 튀어나온 끝에 위치하고 여기에서 지맥(支脈)이 갈라져 나오므로 角孫이라 하였다.

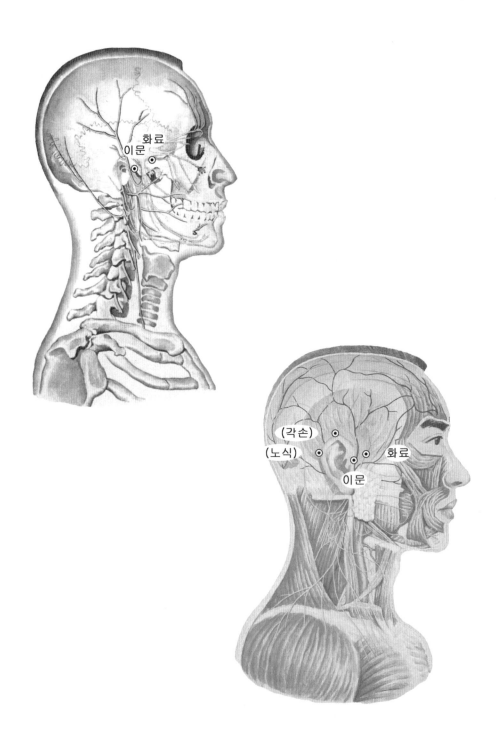

TE-21. 이문(耳門)

경락(經絡)을 소통(疏通)시키며 공규(孔竅)를 열어 총명(聰明)하게 하는 효능이 있다.

혈위 이주(耳珠) 전상부(前上部) 측두이근(側頭耳筋) 중에 있다.

취혈 이주(耳珠) 전연(前緣) 상방 절흔(切痕)과 하악관절돌기(下顎關節突起) 후연(後緣) 사이 함중에 취한다.

근육 측두이근(側頭耳筋)

혈관 중측두동맥(中側頭動脈) 협골안와동맥(頰骨眼窩動脈)

신경 이개측두신경(耳介側頭神經)

침 0.1~0.3촌

뜸 3~7장

별명 소이(小耳) 이전(耳前)

혈성 청열소종(淸熱消腫) 총이개규(聰耳開竅)

주치 중이염(中耳炎) 이롱(耳聾) 농아(聾啞) 치통(齒痛) 편두통(偏頭痛)

> 혈의 위치가 귀 앞에 있고 귀 질환을 주로 치료하므로 귀의 문이라는 뜻으로 耳門이라 하였다.

TE-22. 화료(和髎)

열(熱)을 내리고 풍사(風邪)를 흩어버리는 효능이 있다.

혈위 이문(耳門) 전상방(前上方) 측두근(側頭筋) 중에 있다.

취혈 이주(耳珠) 전상방으로 대이륜하각(對耳輪下脚) 수평선상(水平線上)의 빈발(鬢髮·귀밑머리) 후연(後緣) 함중(陷中)에 취한다.

근육 측두이근(側頭耳筋) 측두근(側頭筋)

혈관 천측두동맥(淺側頭動脈) 중측두동맥(中側頭動脈) 협골안와동맥(頰骨眼窩動脈)

신경 이개측두신경(耳介側頭神經)

침 0.1~0.3촌

뜸 사상구(絲狀灸)로 1장

별명 이화료(耳和髎)

혈성 소종지통(消腫止痛) 총이영신(聰耳寧神)

주치 두통(頭痛) 아관긴급(牙關緊急) 비염(鼻炎) 축농증(蓄膿症) 안면신경마비(顔面神經麻痺) 이명(耳鳴) 제안질(諸眼疾)

> 和는 정상(正常)이라는 뜻으로, 코가 정상이면(-鼻和) 향취(香臭)를 잘 알고, 입이 정상이면(-口和) 오미(五味)를 잘 알고, 귀가 정상이면(-耳和) 오음(五音)을 잘 듣고, 눈이 정상이면(-目和) 오색(五色)을 잘 본다고 했다. 髎는 뼈의 틈이나 함요부(陷凹部)를 가리킨다. 이 혈에 자침하면 귀, 코, 눈, 입의 기능이 회복되므로 和髎라고 하였다.

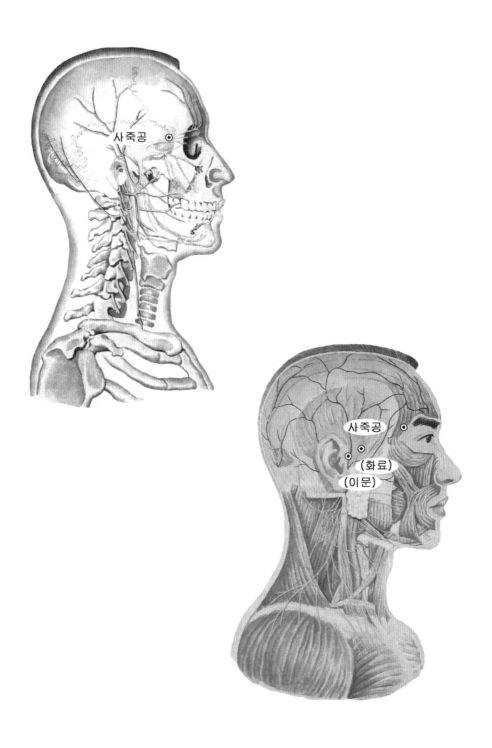

TE-23. 사죽공(絲竹空)

삼초경(三焦經)과 담경(膽經)이 만나는 혈로서 열(熱)을 내리고 풍사(風邪)를 흩어버리는 효능이 있다.

혈위 미모(眉毛) 외측단(外側端) 안륜근(眼輪筋) 중에 있다.

취혈 눈썹 바깥쪽 끝 함중(陷中)에 취한다.

근육 안륜근(眼輪筋)

혈관 천측두동정맥(淺側頭動靜脈) 누선동맥(淚腺動脈) 중측두정맥(中側頭靜脈)

신경 누선신경(淚腺神經) 협골측두신경(頰骨側頭神經)

침 0.1~0.3촌

뜸 금구(禁灸)

별명 목료(目髎) 거교(巨竆) 거료(巨髎)

혈성 산풍청열(散風淸熱) 청두명목(淸頭明目)

주치 뇌충혈(腦充血) 두통(頭痛) 안면신경마비(顔面神經麻痺) 안병(眼病)

絲竹은 가느다란 대나무 잎인데, 여기에서는 눈썹꼬리(眉尾)를 가리키고 있다. 空은 우묵한 웅덩이를 뜻한다. 이 혈은 눈썹의 바깥쪽 끝 함요부(陷凹部)에 있고, 그 모습이 絲竹을 닮아 絲竹空이라 하였다.

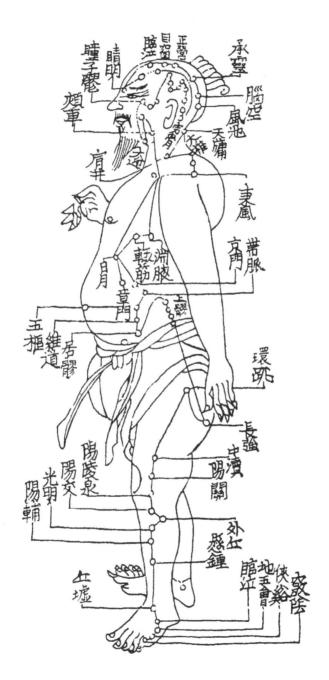

〈十四經發揮〉

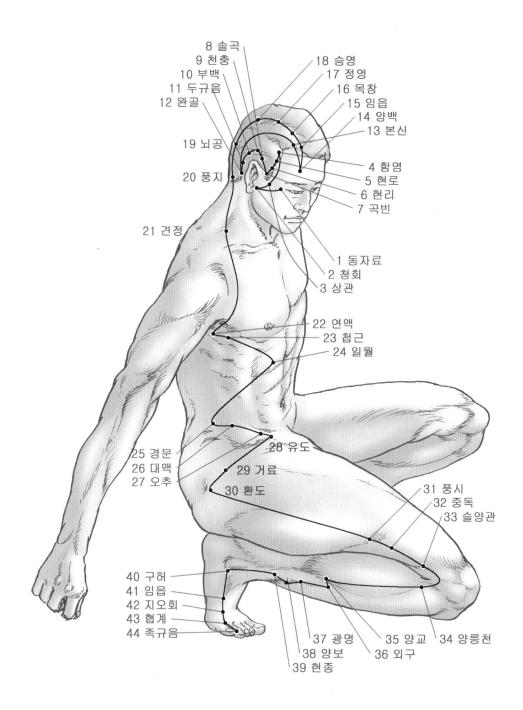

8 솔곡
9 천충
10 부백
11 두규음
12 완골

18 승영
17 정영
16 목창
15 임읍
14 양백
13 본신

19 뇌공

4 함염
5 현로
6 현리
7 곡빈

20 풍지

21 견정

1 동자료
2 청회
3 상관

22 연액
23 첩근
24 일월

25 경문
26 대맥
27 오추

28 유도
29 거료
30 환도

31 풍시
32 중독
33 슬양관

40 구허
41 임읍
42 지오회
43 협계
44 족규음

37 광명
38 양보
39 현종

35 양교
36 외구

34 양릉천

13. 족소양담경(足少陽膽經)-GB(Gallbladder meridian)

담경(膽經)은 머리에서 발까지 거의가 인체의 측면(側面)을 흐르고 있다. 『내경(內經) 소문(素問) 영란비전론(靈蘭秘典論)』에서 담(膽)은 가장 청허(淸虛)한 장기로서 어느 쪽에도 치우치지 않으며 어지러운 현훈증(眩暈症)을 치료한다거나 정신을 안정시켜 수면(睡眠)케 하는 등의 중정(中正)의 역할을 하므로 중정지관(中正之官)이라 하였으며 또한 모든 결단이 담으로부터 이루어지므로 결단출언(決斷出焉)이라 하였다.

양(陽)에 속하고 오행속성(五行屬性)상 목경(木經)인 담경(膽經)에는 인체의 좌우로 각각 44개씩의 경혈이 분포되어 있으며 눈꼬리 옆의 동자료(瞳子髎)에서 시작하여 넷째 발가락 바깥쪽 끝의 족규음(足竅陰)에서 끝난다.

본경(本經)은 담(膽)에 속(屬)하고 간(肝)에 낙(絡)하며, 발주시간(發注時間)은 밤 11시부터 새벽 1시 즉 자시(子時)이다.

주요혈(主要穴)		오수혈(五腧穴)	
원혈(原穴)	구허(丘墟)	정금혈(井金穴)	족규음(足竅陰)
낙혈(絡穴)	광명(光明)	형수혈(滎水穴)	협계(俠谿)
극혈(郄穴)	외구(外丘)	수목혈(輸木穴)	족임읍(足臨泣)
모혈(募穴)	일월(日月)	경화혈(經火穴)	양보(陽輔)
배유혈(背俞穴)	담유(膽俞)	합토혈(合土穴)	양릉천(陽陵泉)

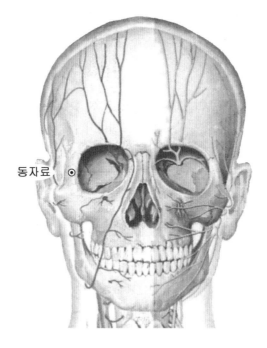

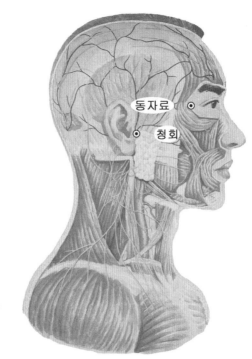

GB-1. 동자료(瞳子髎)

담경(膽經)과 소장경(小腸經)과 삼초경(三焦經)이 만나는 혈로서 열(熱)을 내리고 풍사(風邪)를 흩어버리며 낙맥(絡脈)을 소통(疏通)시키고 눈을 밝게 하는 효능이 있다.

瞳子는 동공(瞳孔)으로 눈을 대표한다. 髎는 뼈의 틈이나 우묵한 곳을 가리키며. 이 혈은 눈 옆에 있으므로 瞳子髎라고 하였다.

혈위 눈 바깥쪽 모서리 외방(外方)의 안륜근(眼輪筋) 중에 있다.

취혈 목외자(目外眥) 외방(外方) 0.5촌의 골함중(骨陷中)에 취한다.

근육 안륜근(眼輪筋)

혈관 천측두동정맥(淺側頭動腦靜脈) 누선동맥(淚腺動脈) 중측두정맥(中側頭靜脈)

신경 누선신경(淚腺神經) 협골측두신경(頰骨側頭神經)

침 0.1~0.3촌

뜸 금구(禁灸)

별명 동자교(瞳子髎) 태양(太陽) 전관(前關) 후곡(後曲)

혈성 소산풍열(疏散風熱) 명목퇴예(明目退翳) 평간식풍(平肝熄風)

주치 결막염(結膜炎) 각막염(角膜炎) 야맹(夜盲) 망막염(網膜炎) 안구충혈(眼球充血) 시신경위축(視神經萎縮) 두통(頭痛) 안면신경마비(顔面神經麻痺)

GB-2. 청회(聽會)

열(熱)을 내리고 풍사(風邪)를 흩어버리며 관절(關節)과 공규(孔竅)를 소통(疏通)하고 여는 효능이 있다.

會에는 모인다는 뜻이 있다. 이 혈은 귀 앞에 있고 귀는 청각(聽覺)을 주관한다. 이 혈에 자침하면 이롱(耳聾), 기폐(氣閉)를 치료하여 청각(聽覺)을 집중하게 하므로 聽會라고 하였다.

혈위 이주(耳珠) 하부(下部) 하악관절돌기(下顎關節突起) 후연(後緣)의 측두이근(側頭耳筋) 중에 있다.

취혈 이주(耳珠) 전연(前緣) 하방(下方) 절흔(切痕)과 하악관절돌기(下顎關節突起) 사이에 취한다.

근육 측두근(側頭筋) 측두이근(側頭耳筋)

혈관 중측두동정맥(中側頭動腦靜脈) 천측두동정맥(淺側頭動腦靜脈)

신경 이개측두신경(耳介側頭神經) 안면신경(顔面神經)

침 0.1~0.3촌

뜸 금구(禁灸)

별명 청가(聽呵) 청하(聽河) 후관(後關) 상관(上關) 기관(機關)

혈성 개규총이(開竅聰耳) 통경활락(通經活絡)

주치 이명(耳鳴) 중이염(中耳炎) 농아(聾啞) 안면신경마비(顔面神經麻痺) 치통(齒痛) 하악탈구(下顎脫臼)

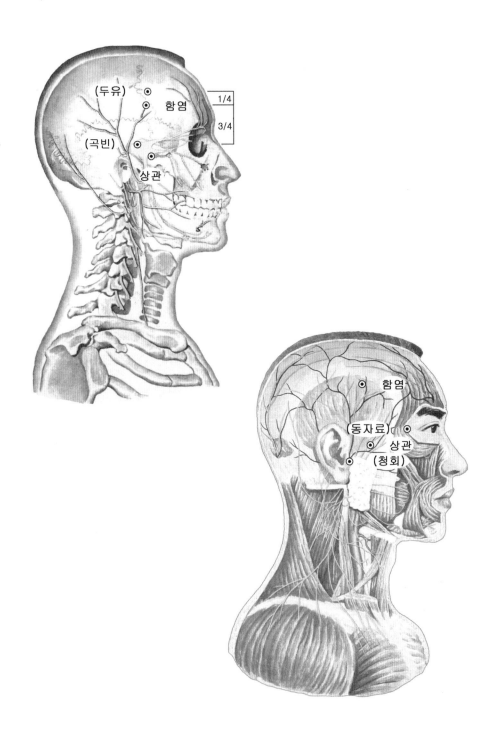

GB-3. 상관(上關)

담경(膽經)과 삼초경(三焦經) 및 위경(胃經)이 만나는 혈로서 열(熱)을 내리고 풍사(風邪)를 흩어버리는 효능이 있다.

혈위 협골궁(頰骨弓) 중앙상연(中央上緣)으로 측두근(側頭筋) 중에 있다.

취혈 협골궁(頰骨弓) 중간상연(中間上緣)의 함중(陷中)으로 하관(下關)과 상하(上下)로 상대되는 곳에 취한다.

근육 측두근(側頭筋)

혈관 이개전정맥(耳介前靜脈) 중측두동맥(中側頭動脈) 천측두정맥(淺側頭靜脈) 협골안와동맥(頰骨眼窩動脈)

신경 이개측두신경(耳介側頭神經) 교근신경(咬筋神經) 안면신경(顔面神經)

침 0.1~0.3촌

뜸 금구(禁灸)

별명 객주인(客主人) 태양(太陽)

혈성 청열안신(淸熱安神) 총이진경(聰耳鎭痙) 통경활락(通經活絡)

주치 치통(齒痛) 구안와사(口眼喎斜) 이명(耳鳴) 이롱(耳聾) 두통(頭痛) 하악탈골(下顎脫骨) 안병(眼病)

> 上은 상방(上方), 關은 기관(機關)을 뜻한다. 하악골의 하관(下關)에 상대하여 상악골에 있으므로 上關이라 하였다.

GB-4. 함염(頷厭)

담경(膽經)과 삼초경(三焦經) 및 위경(胃經)이 만나는 혈로서 풍사(風邪)를 흩어버리고 통증(痛症)을 멈추게 하는 효능이 있다.

혈위 전두부(前頭部)의 측두근(側頭筋) 중에 있다.

취혈 두유(頭維)와 곡빈(曲鬢)의 연결선을 4 등분하여 위로부터 1/4 되는 곳에 취한다.

근육 측두근(側頭筋) 측두근막(側頭筋膜)

혈관 천측두동정맥(淺側頭動靜脈)

신경 협골측두신경(頰骨側頭神經)

침 0.1~0.3촌

뜸 3~5장

혈성 청열산풍(淸熱散風) 평간식풍(平肝熄風) 진경지통(鎭痙止痛)

주치 두통(頭痛) 현훈(眩暈) 이명(耳鳴) 삼차신경통(三叉神經痛) 안면신경마비(顔面神經麻痺) 눈병

> 頷은 아래턱을 가리키고, 厭은 합치는 것을 말한다. 이 혈은 두유(頭維) 아래 교근(咬筋) 위에 있고 하악(下顎)이 운동할 때 저작근(咀嚼筋)의 움직임에 합쳐져 움직이므로 頷厭이라 하였다.

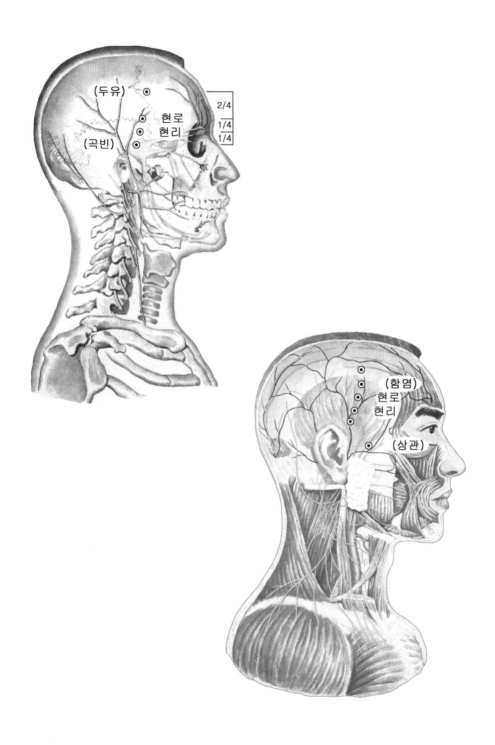

GB-5. 현로(懸顱)

담경(膽經)과 삼초경(三焦經) 및 위경(胃經)이 만나는 혈로서 풍사(風邪)를 흩어버리고 통증(痛症)을 멈추게 하는 효능이 있다.

懸은 매달다. 顱는 머리를 가리킨다. 이 혈은 옆머리에 머리털이 난 부위가 굽은 곳에 매달린 듯하여 懸顱라고 하였다.

혈위 전두부(前頭部)의 측두근(側頭筋) 중에 있다.

취혈 두유(頭維)와 곡빈(曲鬢) 연결선의 중점(中點)에 취한다.

근육 측두근(側頭筋)

혈관 천측두동정맥(淺側頭動靜脈)

신경 협골측두신경(頰骨側頭神經)

침 0.1~0.3촌

뜸 3~5장

별명 수공(髓空) 미교(米嚙) 수중(髓中)

혈성 평간식풍(平肝熄風) 소종지통(消腫止痛) 청열산풍(淸熱散風)

주치 두통(頭痛) 목외자통(目外眥痛) 치통(齒痛) 비염(鼻炎) 뇌충혈(腦充血) 뇌신경쇠약(腦神經衰弱)

GB-6. 현리(懸釐)

앞머리의 양기(陽氣)가 다리까지 내려가 걸을 수 있게 하며 풍사(風邪)를 흩어버리고 열(熱)을 내리는 효능이 있다.

懸은 매다는 것. 釐는 다스리거나 고치는 것을 가리킨다. 이 혈은 옆머리에 매달린 듯한 곳에 있고 두통, 현훈(眩暈)을 멎게 하므로 懸釐라고 하였다.

혈위 전두부(前頭部)의 측두근(側頭筋) 중에 있다.

취혈 두유(頭維)와 곡빈(曲鬢)의 연결선을 4 등분하여 아래로부터 1/4 되는 곳에 취한다.

근육 측두근(側頭筋)

혈관 천측두동정맥(淺側頭動靜脈)

신경 협골측두신경(頰骨側頭神經)

침 0.1~0.3촌

뜸 3~5장

별명 수공(髓空) 수중(髓中)

혈성 청열해표(淸熱解表) 소종지통(消腫止痛)

주치 뇌충혈(腦充血) 두통(頭痛) 편두통(偏頭痛) 치통(齒痛) 이명(耳鳴) 목외자통(目外眥痛) 간질(癎疾)

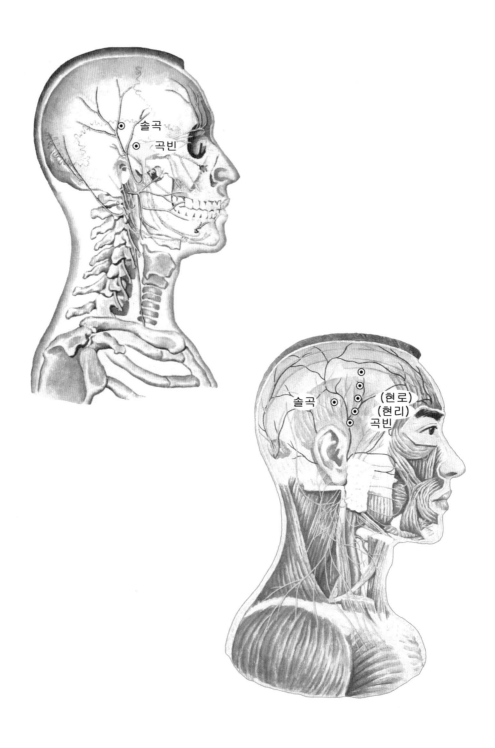

GB-7. 곡빈(曲鬢)

담경(膽經)과 방광경(膀胱經)이 만나는 혈로서 관절(關節)을 돌려주고 공규(孔竅)를 열며 열(熱)을 내리고 풍사(風邪)를 흩어버리는 효능이 있다.

혈위 이첨(耳尖) 전방(前方)의 측두근(側頭筋) 중에 있다.

취혈 이첨(耳尖) 수평선(水平線)과 이주(耳珠) 전연(前緣) 수직선(垂直線)이 만나는 지점에 취한다.

근육 측두근(側頭筋) 측두이근(側頭耳筋)

혈관 중측두동맥(中側頭動脈) 협골안와동맥(頰骨眼窩動脈)

신경 이개측두신경(耳介側頭神經)

침 0.1~0.3촌

뜸 3~5장

별명 곡우(曲友)

혈성 산풍지통(散風止痛) 개관이규(開關利竅) 거풍지경(祛風止痙)

주치 반신불수(半身不遂) 아관긴급(牙關緊急) 두통(頭痛) 치통(齒痛) 삼차신경통(三叉神經痛)

曲은 굽은 것, 鬢은 머리 좌우 양쪽의 머리털을 가리킨다. 이 혈은 구레나룻 부위에 있고 경맥이 여기에서 굽어 위쪽의 솔곡(率谷)까지 가므로 曲鬢이라 하였다.

GB-8. 솔곡(率谷)

담경(膽經)과 방광경(膀胱經)이 만나는 혈이며 열(熱)을 내리고 풍사(風邪)를 흩어버리는 효능이 있다.

혈위 이첨(耳尖) 직상부(直上部)의 측두두정근(側頭頭頂筋) 중에 있다.

취혈 이첨의 각손(角孫) 직상(直上) 1.5촌에 취한다.

근육 측두이근(側頭耳筋) 측두두정근(側頭頭頂筋) 측두근(側頭筋)

혈관 이개후동정맥(耳介後動靜脈)

신경 이개측두신경(耳介側頭神經)

침 0.1~0.3촌

뜸 3~5장

별명 솔곡(蟀谷) 이첨(耳尖) 솔각(率角) 솔골(率骨)

혈성 평간식풍(平肝熄風) 영신지토(寧神止吐)

주치 두통(頭痛) 주정중독(酒精中毒) 편두통(偏頭痛) 안질환(眼疾患) 구토(嘔吐)

率에는 따라간다는 뜻이 있고, 谷은 함요부(陷凹部)를 가리킨다. 이 혈을 취혈할 때 귀 끝의 바로 위로 손가락을 따라가 발제(髮際)에서 1.5촌 위 함요(陷凹)를 취하므로 率谷이라 하였다.

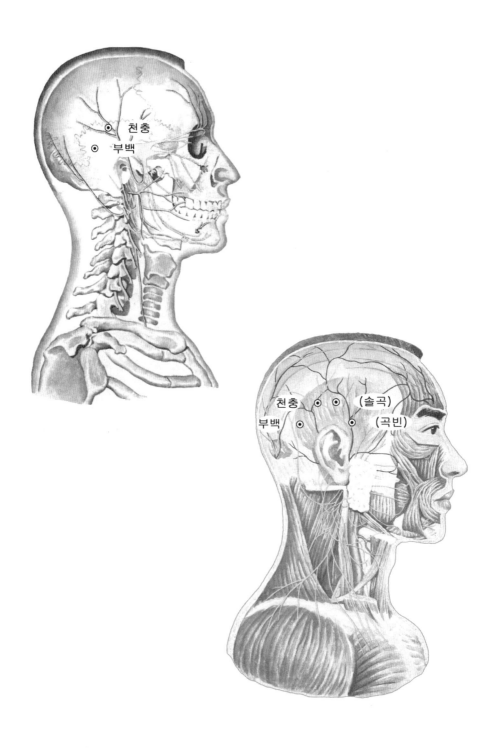

GB-9. 천충(天衝)

담경(膽經)과 방광경(膀胱經)이 만나는 혈로서 열(熱)을 내리고 풍사(風邪)를 흩어버리는 효능이 있다.

혈위 이첨(耳尖) 상방(上方)의 측두두정근(側頭頭頂筋) 중에 있다.

취혈 솔곡(率谷) 수평선(水平線)과 이륜(耳輪) 후연(後緣)의 수직선(垂直線)이 교차(交叉)하는 곳으로 솔곡 뒤 0.5촌에 취한다.

근육 측두근(側頭筋) 측두두정근(側頭頭頂筋)

혈관 이개후동정맥(耳介後動靜脈)

신경 이개측두신경(耳介側頭神經)

침 0.1~0.3촌

뜸 3~5장

별명 천구(天衢)

혈성 소종지통(消腫止痛) 거풍정경(祛風定驚)

주치 두통(頭痛) 현훈(眩暈) 치통(齒痛) 간질(癎疾) 정신장애(精神障碍) 이명(耳鳴) 근연축(筋攣縮)

天은 천공(天空)을 가리키는데, 백회(百會)는 하늘과 같이 머리 위에 위치하고 있다. 衝은 통하는 길을 가리킨다. 이 혈은 백회로 통하는 길의 역할을 하므로 天衝이라 하였다.

GB-10. 부백(浮白)

담경(膽經)과 방광경(膀胱經)이 만나는 혈로서 열(熱)을 내리고 풍사(風邪)를 흩어버리며 가래를 없애고 천식(喘息)을 가라앉히는 효능이 있다.

혈위 이첨(耳尖) 후상방(後上方)의 측두이근(側頭耳筋) 중에 있다.

취혈 천충(天衝)과 완골(完骨)을 잇는 포물선(抛物線)을 3등분하여 위로부터 1/3지점에 취한다.

근육 측두이근(側頭耳筋) 측두두정근(側頭頭頂筋)

혈관 이개후동정맥(耳介後動靜脈)

신경 이개측두신경(耳介側頭神經)

침 0.1~0.3촌

뜸 3~5장

혈성 거풍해표(祛風解表) 이기소담(理氣消痰)

주치 두통(頭痛) 이명(耳鳴) 난청(難聽) 치신경통(齒神經痛) 편도선염(偏桃腺炎) 호흡곤란(呼吸困難) 눈병

浮는 부표(浮漂)하는 것으로, 여기에서는 맥기(脈氣)가 가볍게 떠올라 상승하는 것을 가리킨다. 白은 옛부터 百과 통한다. 맥기(脈氣)가 천충(天衝)을 지나 머리 꼭대기의 백회(百會)에 이르므로 浮白이라 하였다.

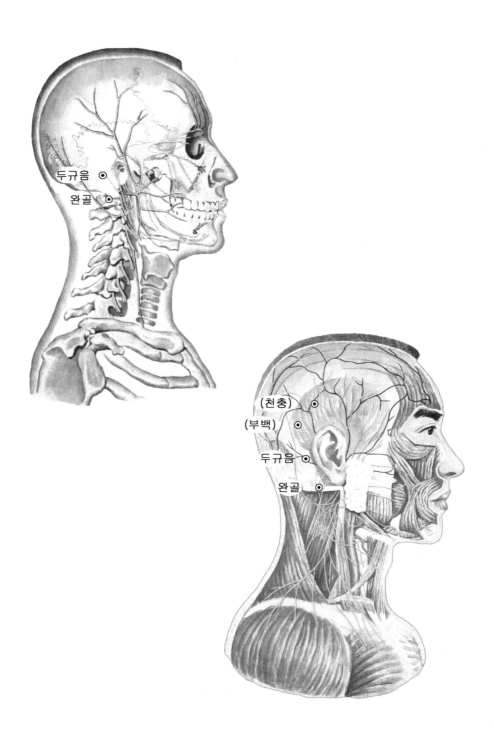

GB-11. 두규음(頭竅陰)

담경(膽經)과 방광경(膀胱經)과 삼초경(三焦經)이 만나는 혈로서 낙맥(絡脈)을 소통(疏通)시키고 열(熱)을 내리는 효능이 있다.

혈위 유양돌기(乳樣突起) 후방(後方)의 항이근(項耳筋) 중에 있다.

취혈 천충(天衝)과 완골(完骨)을 잇는 포물선(抛物線)을 3등분하여 아래로부터 1/3지점에 취한다.

근육 항이근(項耳筋)

혈관 이개후동정맥(耳介後動靜脈)

신경 대이개신경(大耳介神經)

침 0.1~0.3촌

뜸 3~5장

별명 침골(枕骨) 규음(竅陰)

혈성 평간식풍(平肝熄風) 개규총이(開竅聰耳) 청열산풍(淸熱散風)

주치 이병(耳病) 눈병(眼病) 뇌충혈(腦充血) 뇌막염(腦膜炎) 두정통(頭頂痛) 구고(口苦) 후비(喉痺) 현훈(眩暈)

竅는 구멍이고, 陰은 음측(陰側)을 가리킨다. 이 혈은 귓구멍의 뒤, 즉 귀의 陰에 있으므로 頭竅陰이라 하였다.

GB-12. 완골(完骨)

담경(膽經)과 방광경(膀胱經)이 만나는 혈로서 풍사(風邪)를 흩어버리고 낙맥(絡脈)을 소통(疏通)시키며 열(熱)을 내려서 눈을 밝게 하는 효능이 있다.

혈위 유양돌기(乳樣突起) 하후방(下後方)의 흉쇄유돌근부착부(胸鎖乳突筋附着部)에 있다.

취혈 유양돌기(乳樣突起) 하후연(下後緣) 함중(陷中)에 취한다.

근육 흉쇄유돌근(胸鎖乳突筋) 항이근(項耳筋)

혈관 이개후동정맥(耳介後動靜脈)

신경 대이개신경(大耳介神經)

침 0.3~1촌

뜸 3~5장

별명 두완골(頭完骨)

혈성 평간식풍(平肝熄風) 영신진간(寧神鎭癇)

주치 난청(難聽) 이명(耳鳴) 후비(喉痺) 구안와사(口眼喎斜) 편두통(偏頭痛) 안면제질환(顔面諸疾患) 뇌제질환(腦諸疾患)

유양돌기(乳樣突起)를 옛날에는 完骨이라 불렀다. 다시 말해 이 혈은 귀 뒤의 튀어나온 뼈가 마치 성곽(城郭)처럼 둘러쳐져 있어 뇌부(腦府)를 감싸 보호하며 안으로 신경계통을 간직하고 귀와 눈에 통해 있으므로 完骨이라 하였다.

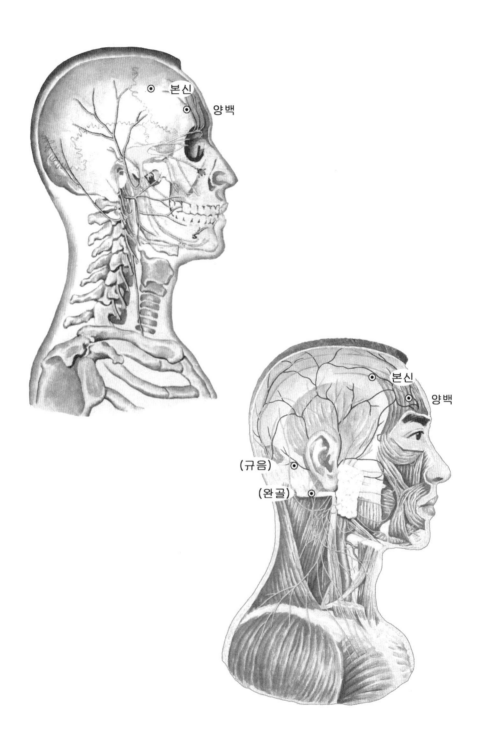

GB-13. 본신(本神)

담경(膽經)과 양유맥(陽維脈)이 만나는 혈로서 열(熱)을 내리고 풍사(風邪)를 흩어버리는 효능이 있다.

혈위 신정(神庭) 외방(外方)의 전두근(前頭筋) 중에 있다.

취혈 전발제(前髮際) 상 0.5촌의 신정(神庭) 외방 3촌으로 신정(神庭)과 두유(頭維)를 이은 선에서 바깥쪽 1/3 지점에 취한다.

근육 전두근(前頭筋)

혈관 전두동정맥(前頭動靜脈)

신경 전두신경(前頭神經)

침 0.1~0.3촌

뜸 3~5장

혈성 영심안신(寧心安神) 식풍진경(熄風鎭痙) 청열지통(淸熱止痛)

주치 뇌충혈(腦充血) 현훈(眩暈) 구토(嘔吐) 경항강급(頸項强急) 흉협통(胸脇痛) 소아섬망(小兒譫妄) 간질(癎疾)에 묘혈(妙穴)

뇌(腦)는 사람의 근본이고 원신(元神)의 부(府)이다. 이 혈은 앞머리에 신정(神庭) 옆 3촌에 있고, 그 속은 뇌이므로 本神이라 하였다.

GB-14. 양백(陽白)

풍사(風邪)를 흩어버리고 눈을 밝게 하는 효능이 있다.

혈위 미궁(眉弓) 중앙상방(中央上方)의 전두근(前頭筋) 중에 있다.

취혈 동공(瞳孔) 중심(中心) 직상(直上)으로 눈썹 위 1촌에 취한다.

근육 전두근(前頭筋)

혈관 외측전두동맥(外側前頭動脈)

신경 누선신경(淚腺神經) 전두신경(前頭神經)

침 0.1~0.3촌 |

뜸 1~3장

혈성 거풍사화(祛風瀉火) 이담명목(利膽明目)

주치 제반안병(諸般眼病) 안검경련(眼瞼痙攣) 두중(頭重) 삼차신경통(三叉神經痛) 수기각성(睡氣覺醒) 미릉골통(眉稜骨痛)

白은 광명(光明)을 말한다. 이 혈은 양유맥과 만나는 회혈(會穴)이다. 이 혈에 자침하면 시계(視界)가 밝아지고 앞이마에 빛을 받듯이 밝아지므로 陽白이라 하였다.

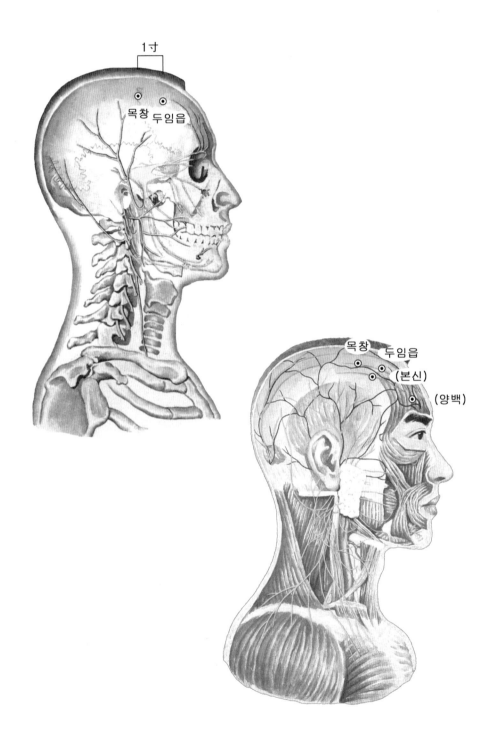

GB-15. 두임읍(頭臨泣)

담경(膽經)과 방광경(膀胱經) 및 양유맥(陽維脈)이 만나는 혈로서 열(熱)을 내리고 풍사(風邪)를 흩어버리는 효능(效能)이 있다.

혈위 전두부(前頭部)의 전두근(前頭筋) 중에 있다.

취혈 동공중심(瞳孔中心) 직상(直上), 전발제(前髮際) 상 0.5촌으로 신정(神庭)과 두유(頭維)의 중간에 취한다.

근육 전두근(前頭筋)

혈관 전두동정맥(前頭動靜脈)

신경 전두신경(前頭神經)

침 0.1~0.3촌

뜸 3~5장

별명 임읍(臨泣)

혈성 산풍청열(散風淸熱) 명목총이(明目聰耳)

주치 누액과다(淚液過多) 축농증(蓄膿症) 결막충혈(結膜充血) 각막염(角膜炎) 두통(頭痛) 현훈(眩暈) 중풍(中風)

臨은 높은 곳에 있어 아래를 내려다 보는 것이고, 泣은 소리 없이 우는 것이니, 사람이 막 울려고 할 때에 먼저 콧속에서 이마까지 시큰하면서 아픈 다음에 눈물을 흘리는 것이다. 이 혈은 누액과다(淚液過多) 등 안질환(眼疾患)을 치료하므로 頭臨泣이라 하였다.

GB-16. 목창(目窓)

담경(膽經)과 양유맥(陽維脈)이 만나는 혈로서 낙맥(絡脈)을 소통(疏通)시키고 눈을 밝게 하는 효능이 있다.

혈위 전두부(前頭部)의 전두근(前頭筋) 중에 있다.

취혈 동공(瞳孔) 중심(中心) 직상(直上)으로 전발제(前髮際) 상 1.5촌, 두임읍(頭臨泣) 후방 1촌에 취한다.

근육 전두근(前頭筋)

혈관 전두동정맥(前頭動靜脈)

신경 전두신경(前頭神經)

침 0.1~0.3촌

뜸 3~5장

별명 지영(至榮) 목교(目窌) 정영(正榮)

혈성 개규명목(開竅明目) 식풍진경(熄風鎭驚) 거풍소종(祛風消腫)

주치 안구충혈(眼球充血) 시력감퇴(視力減退) 안면부종(顔面浮腫) 두통(頭痛)

目은 눈(眼)이고, 窓은 빛이 들어오는 창이다. 이 혈의 맥기(脈氣)는 눈으로 통하고 눈병을 치료하며 눈의 창을 밝게 하므로 目窓이라 하였다.

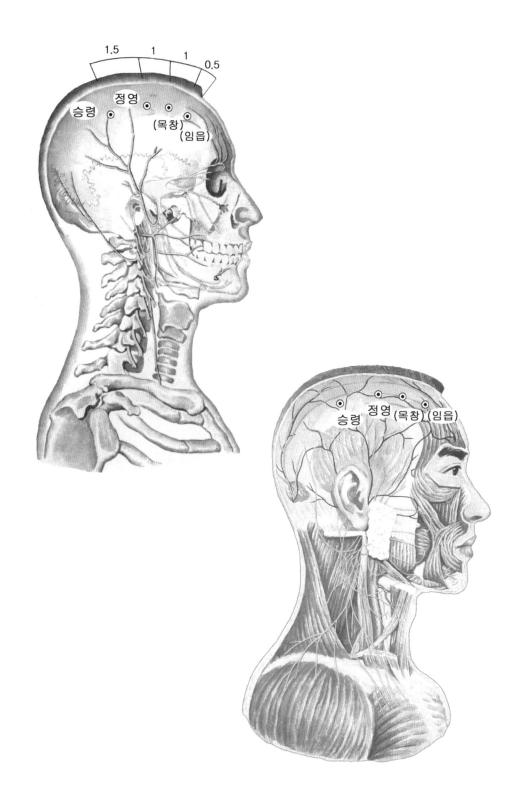

GB-17. 정영(正營)

열(熱)을 내리고 풍사(風邪)를 흩어버리는 효능이 있다.

혈위 전발제(前髮際) 상방(上方)의 전두근(前頭筋) 중에 있다.

취혈 동공(瞳孔) 중심(中心) 직상(直上)으로 전발제(前髮際) 상 2.5촌, 두임읍(頭臨泣) 후방 2촌에 취한다.

근육 전두근(前頭筋)

혈관 전두동정맥(前頭動靜脈)

신경 전두신경(前頭神經)

침 0.1~0.3촌

뜸 3~5장

혈성 평간식풍(平肝熄風) 활락지통(活絡止痛)

주치 현훈(眩暈) 두통(頭痛) 뇌빈혈(腦貧血) 치통(齒痛) 오심(惡心) 구토(嘔吐)

正은 틀림없다는 뜻이고, 營은 집결(集結)하는 것을 가리킨다. 이 혈은 담경(膽經)에 속하면서 양유맥(陽維脈)과 서로 만나고 집결하는 위치에 해당하므로 正營이라 하였다.

GB-18. 승령(承靈)

담경(膽經)과 양유맥(陽維脈)이 만나는 혈로서 열(熱)을 내리고 풍사(風邪)를 흩어버리는 효능이 있다.

혈위 전발제(前髮際) 상방(上方)의 후두근(後頭筋) 중에 있다.

취혈 동공(瞳孔) 중심(中心) 직상(直上)으로 전발제(前髮際) 상 4촌, 정영(正營) 후방 1.5촌에 취한다.

근육 후두근(後頭筋) 측두근(側頭筋)

혈관 후두동정맥(後頭動靜脈)

신경 후두신경(後頭神經)

침 0.1~0.3촌

뜸 3~5장

혈성 청열산풍(淸熱散風) 선폐이비(宣肺利鼻)

주치 두통(頭痛) 현훈(眩暈) 뉵혈(衄血)

承은 받는 것, 靈은 신(神)을 가리킨다. 이 혈은 머리 꼭대기에 있고 통천(通天) 옆에 있으며, 머리는 원신(元神)의 부(府)이므로 承靈이라 하였다.

507

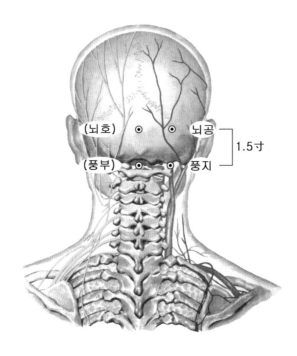

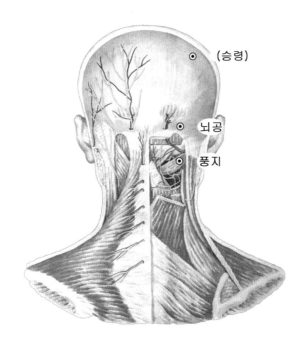

GB-19. 뇌공(腦空)

담경(膽經)과 양유맥(陽維脈)이 만나는 혈로서 열(熱)을 내리고 풍사(風邪)를 흩어버리는 효능이 있다.

혈위 외후두융기(外後頭隆起) 상연(上緣)의 후두근(後頭筋) 중에 있다.

취혈 풍부(風府) 상 1.5촌의 뇌호(腦戶)와 수평선으로 풍지(風池) 직상(直上) 1.5촌에 취한다.

근육 후두근(後頭筋)

혈관 후두동정맥(後頭動靜脈)

신경 후두신경(後頭神經)

침 0.1~0.3촌

뜸 3~5장

별명 섭유(顳顬)

혈성 청열지통(淸熱止痛) 영신진경(寧神鎭驚) 거풍개규(祛風開竅)

주치 두통(頭痛) 후두신경통(後頭神經痛) 두중(頭重) 현훈(眩暈) 천식(喘息) 오한발열(惡寒發熱) 전간(癲癎) 목통(目痛)

> 空은 구멍이나 함요(陷凹)의 뜻이 있다. 이 혈은 뇌호(腦戶) 옆이고, 후두골(後頭骨) 아래 함요부(陷凹部)에 있으므로 腦空이라 하였다.

GB-20. 풍지(風池)

담경(膽經)과 삼초경(三焦經) 및 양유맥(陽維脈)이 만나는 혈로서 풍사(風邪)를 흩어버리고 열(熱)을 내리며 머리를 맑게 하고 공규(孔竅)를 열어 눈을 밝게 하고 정신(精神)을 맑게 하는 효능이 있다.

혈위 유양돌기(乳樣突起) 후방(後方)의 승모근(僧帽筋) 중에 있다.

취혈 뇌공(腦空) 아래의 흉쇄유돌근(胸鎖乳突筋)과 승모근(僧帽筋) 기시부(起始部) 사이 함중(陷中)으로 풍부(風府)와 수평이 되는 곳에 취한다.

근육 승모근(僧帽筋)

혈관 후두동정맥(後頭動靜脈)

신경 대후두신경(大後頭神經)

침 0.5~1.0촌

뜸 5~7장

혈성 평간식풍(平肝熄風) 청열해표(淸熱解表) 청두명목(淸頭明目)

주치 뇌질환(腦疾患) 안질환(眼疾患) 이비질환(耳鼻疾患) 반신불수(半身不遂) 기타 광범위하게 응용되는 혈이다.

> 池는 얕은 함요부(陷凹部)를 가리킨다. 이 혈은 풍기(風氣)가 뇌(腦)로 들어가는 요충지이고, 족소양(足少陽)과 양유맥(陽維脈)의 회혈(會穴)이며, 감기와 중풍으로 인한 편마비(偏麻痺)를 치료하고, 풍사(風邪)가 멈춰 쌓이는 곳이므로 風池라고 하였다.

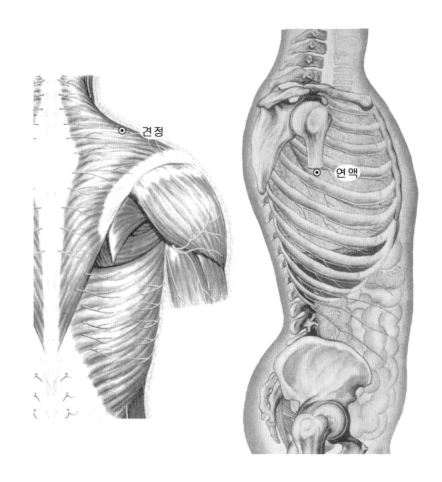

GB-21. 견정(肩井)

담경(膽經), 삼초경(三焦經), 위경(胃經), 양유맥(陽維脈)이 만나는 혈로서 경락(經絡)을 소통(疏通)시키며 가래를 흩어버리고 공규(孔竅)를 여는 효능이 있다.

혈위 견갑골(肩胛骨)과 쇄골중앙(鎖骨中央) 사이의 승모근(僧帽筋) 전연(前緣)에 있다.

취혈 대추(大椎)와 견봉외단(肩峰外端)을 이은 선의 중간에 취한다.

근육 승모근(僧帽筋) 극상근(棘上筋)

혈관 쇄골상동정맥(鎖骨上動靜脈)

신경 쇄골상신경(鎖骨上神經)

침 0.3~0.5촌   **뜸** 3~7장

별명 박정(膊井)

혈성 거풍청열(祛風淸熱) 통경이기(通經理氣) 활담개울(豁痰開鬱)

주치 반신불수(半身不遂) 뇌충혈(腦充血) 견배동통(肩背疼痛) 회고불능(回顧不能) 자궁출혈(子宮出血) 나력(瘰癧) 담석통(膽石痛) 갑상선기능항진(甲狀腺機能亢進) 유선염(乳腺炎) 산후냉증(産後冷症)

肩은 어깨 부위, 井은 함요(陷凹)가 깊은 것을 가리킨다. 이 혈은 어깨 부위에 있고, 그 아래 흉곽(胸郭)은 井과 같이 비어 있으므로 肩井이라 하였다.

GB-22. 연액(淵腋)

가슴이 그득하거나 팔이 아파서 들 수가 없는 것을 치료(治療)하는 효능이 있다.

혈위 측흉부(側胸部) 내외늑간근(內外肋間筋) 중에 있다.

취혈 액와(腋窩) 직하(直下) 3촌에서 제4 늑간(肋間)과 교차(交叉)하는 곳에 취한다.

근육 내외늑간근(內外肋間筋) 대거근(大鋸筋)

혈관 늑간동정맥(肋間動靜脈)

신경 늑간신경(肋間神經)

침 0.1~0.3촌   **뜸** 3~5장

별명 천액(泉液) 액문(腋門) 천액(泉腋) 천연(泉淵) 연액(淵液)

혈성 관흉지통(寬胸止痛) 소종통경(消腫通經)

주치 늑막염(肋膜炎) 늑간신경통(肋間神經痛) 흉만(胸滿) 견통(肩痛) 액하종(腋下腫) 오한발열(惡寒發熱) 해수(咳嗽)

淵은 함요부(陷凹部)를 가리키고, 액(腋)은 겨드랑이 腋과 통하며, 이 혈은 겨드랑이 아래에 있으며 땀을 분비(分泌)하는 곳이므로 淵腋이라 하였다.

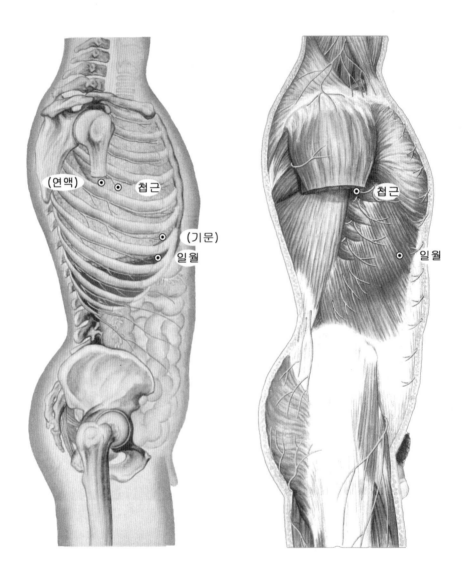

GB-23. 첩근(輒筋)

담경(膽經)과 방광경(膀胱經)이 만나는 혈로서 가슴을 풀어주고 기(氣)의 순행을 다스리는 효능이 있다.

혈위 측흉부(側胸部) 내외늑간근(內外肋間筋) 중에 있다.

취혈 연액(淵液) 앞 1촌의 제4 늑간으로 유두(乳頭) 외방 3촌에 취한다.

근육 내외늑간근(內外肋間筋) 대거근(大鋸筋)

혈관 늑간동정맥(肋間動靜脈)

신경 늑간신경(肋間神經)

침 0.1~0.3촌

뜸 3~5장

별명 신광(神光) 담모(膽募) 천액(泉腋) 액문(腋門) 천연(泉淵) 연액(淵液)

혈성 강역지천(降逆止喘) 이기지통(理氣止痛)

주치 사지불수(四肢不隨) 언어삽체(言語澁滯) 하복창만(下腹脹滿) 구토(嘔吐)

> 輒은 우마차(牛馬車) 등의 바퀴 양쪽의 판(板)을 가리킨다. 이 혈은 옆구리에 있고 자침하면 근맥(筋脈)이 단단해지므로 輒筋이라 하였다.

GB-24. 일월(日月) 담경(膽經)의 모혈(募穴)

담경(膽經)과 비경(脾經)이 만나는 혈로서 간(肝)과 담(膽)을 소통(疏通)시키며 풍토(風土)를 조화(調和)롭게 하여 역기(逆氣)를 내리는 효능이 있다.

혈위 상복부(上腹部) 내외복사근(內外腹斜筋) 중에 있다.

취혈 유두(乳頭) 직하, 제7 늑간(肋間)으로 상완(上脘) 외방(外方) 4촌의 함중(陷中)에 취한다.

　※상완(上脘) · 복통곡(腹通谷) · 승만(承滿) · 일월(日月)은 수평선 상에 있다.

근육 내외복사근(內外腹斜筋)

혈관 상복벽동정맥(上腹壁動靜脈) 천복벽동맥(淺腹壁動脈)

신경 늑간신경(肋間神經)

침 0.1~0.3촌

뜸 3~7장

별명 신광(神光) 담모(膽募)

혈성 소간이담(疏肝利膽) 건비강역(健脾降逆)

주치 급만성간염(急慢性肝炎) 위질환(胃疾患) 장산통(腸疝痛) 횡격막경련(橫膈膜痙攣) 늑간신경통(肋間神經痛)

> 담(膽)은 결단(決斷)을 주관하는데, 결단이란 밝음을 구하려는 노력이다. 밝을 명(明) 자는 日과 月 두 자로 되어 있다. 양 옆구리의 이 혈은 마치 해, 달과 같으므로 日月이라 하였다.

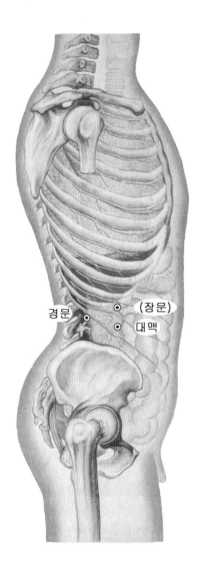
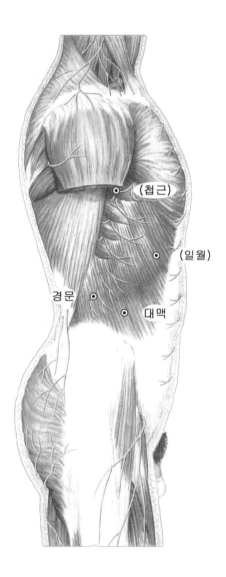

GB-25. 경문(京門) 신경(腎經)의 모혈(募穴)

신(腎)은 수(水)를 주관하는데 이 혈도 물길이 잘 통하지 않는 것을 주로 치료하여 물길의 문호(門戶)가 된다. 신(腎)을 자양(滋養)하여 양기(陽氣)를 튼튼하게 하며 하초(下焦)를 잘 통하게 하는 효능이 있다.

京은 수도(首都), 門은 기혈(氣血)이 왕래하는 것을 가리킨다. 이 혈은 신(腎) 부위에 있고 신의 모혈(募穴)이므로 京門이라 하였다.

혈위 측복부(側腹部) 내외복사근(內外腹斜筋) 중에 있다.

취혈 제12 늑골단(肋骨端) 하제(下際)에 취한다.

근육 내외복사근(內外腹斜筋)

혈관 상복벽동정맥(上腹壁動靜脈) 늑간동맥(肋間動脈)

신경 늑간신경(肋間神經)

침 0.3~0.5촌

뜸 3~7장

별명 기유(氣俞) 기부(氣府) 신모(腎募)

혈성 온신이수(溫腎利水) 화기화중(化氣和中)

주치 신장염(腎臟炎) 장산통(腸疝痛) 장뇌명(腸腦鳴) 요통(腰痛) 늑간신경통(肋間神經痛) 소아복학(小兒腹瘧)

GB-26. 대맥(帶脈)

하초(下焦)를 따뜻하게 보(補)하여 생리(生理)를 조절(調節)하고 대하(帶下)를 그치게 하는 효능이 있다.

帶脈은 기경팔맥(奇經八脈)의 하나로 인체의 허리를 휘감아 마치 몸을 묶어주는 것과 같으니, 여러 경맥(經脈)을 요대(腰帶) 부위에서 묶어주므로 帶脈이라 하였다.

혈위 측복부(側腹部) 내외복사근(內外腹斜筋) 중에 있다.

취혈 제11 늑골단(肋骨端) 아래에서 제중(臍中)의 수평선과 교차(交叉)하는 곳에 취한다.

※신궐(神闕) · 황유(肓俞) · 천추(天樞) · 대횡(大橫) · 대맥(帶脈)은 횡렬선(橫列線)에 있다.

근육 내외복사근(內外腹斜筋) 복횡근(腹橫筋)

혈관 늑간동맥(肋間動脈) 외측복벽동맥(外側腹壁動脈)

신경 늑간신경(肋間神經)

침 0.5~0.8촌

뜸 3~7장

혈성 조경지대(調經止帶) 청리습열(淸利濕熱)

주치 대하(帶下) 자궁내막염(子宮內膜炎) 월경불순(月經不順) 자궁경련(子宮痙攣) 방광염(膀胱炎) 장산통(腸疝痛) 흉협통(胸脇痛) 하리(下痢) 요통(腰痛) 전립선염(前立腺炎)

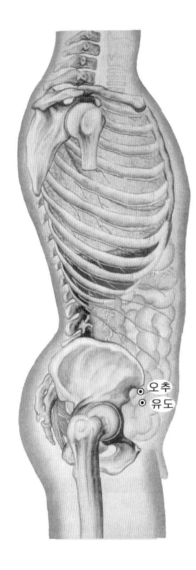
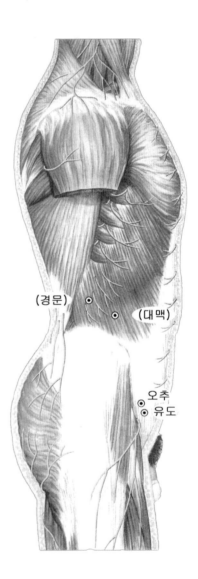

GB-27. 오추(五樞)

담경(膽經)과 대맥(帶脈)이 만나는 곳으로 하초(下焦)를 따뜻하게 보(補)하는 효능이 있다.

五는 오장(五臟), 樞는 주요(主要)하다는 것을 가리킨다. 이 혈은 관원(關元) 옆에 있으며 단전(丹田)의 옆으로 오장(五臟)의 기가 모이는 주요한 부위이므로 五樞라고 하였다.

혈위 상전장골극(上前腸骨棘) 내하방(內下方)의 내외복사근(內外腹斜筋) 중에 있다.

취혈 상전장골극(上前腸骨棘) 아래로 관원(關元)과 수평이 되는 지점에 취한다.

※관원(關元) · 기혈(氣穴) · 수도(水道) · 오추(五樞)는 횡렬선(橫列線)에 있다.

근육 내외복사근(內外腹斜筋) 복막근(腹膜筋)

혈관 외측복벽동맥(外側腹壁動脈)

신경 장골하복신경(腸骨下腹神經)

침 0.5~0.8촌

뜸 5~7장

혈성 이기지통(理氣止痛) 강요익신(强腰益腎)

주치 적백대하(赤白帶下) 요배통(腰背痛) 복통(腹痛) 변비(便秘) 산증(疝症) 고환염(睾丸炎)

GB-28. 유도(維道)

담경(膽經)과 대맥(帶脈)이 만나는 곳으로서 양기(陽氣)를 덥혀주고 습(濕)을 내보내며 근육(筋肉)의 긴장(緊張)을 풀어주고 낙맥(絡脈)을 소통(疏通)시키는 효능이 있다.

維는 연접(連接), 道는 통하는 길을 가리킨다. 이 혈은 담경(膽經)과 대맥(帶脈)이 만나는 회혈(會穴)이고 대맥이 연접해 신체의 정면(正面)으로 통하는 길이 되므로 維道라고 하였다.

혈위 상전장골극(上前腸骨棘) 내하방(內下方)의 내외복사근(內外腹斜筋) 중에 있다.

취혈 오추(五樞) 전하방(前下方) 0.5촌에 취한다.

근육 복막근(腹膜筋) 내외복사근(內外腹斜筋)

혈관 외측복벽동맥(外側腹壁動脈)

신경 장골하복신경(腸骨下腹神經)

침 0.5~0.8촌

뜸 5~7장

별명 외추(外樞)

혈성 조경고대(調經固帶) 이수지통(利水止痛)

주치 대하(帶下) 자궁내막염(子宮內膜炎) 장산통(腸疝痛) 습관성변비(習慣性便秘) 요통(腰痛) 서혜선염(鼠蹊腺炎) 고환염(睾丸炎) 구토(嘔吐) 하리(下痢)

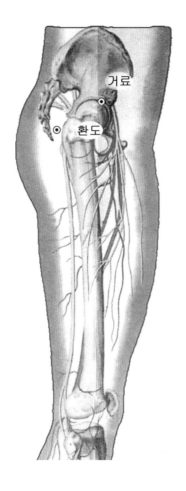
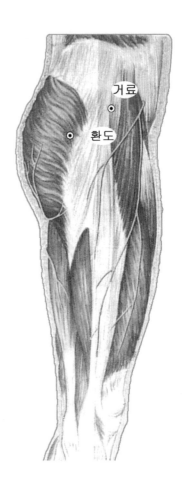

GB-29. 거료(居髎)

담경(膽經)과 양교맥(陽蹻脈)이 만나는 혈로서 열(熱)을 내리고 습(濕)을 내보내며 근육(筋肉)의 긴장(緊張)을 풀고 관절(關節)을 잘 움직이게 하는 효능이 있다.

居는 책상다리할 거(倨)와 통하므로 굴곡(屈曲)이나 구부린다는 뜻이다. 髎는 뼈의 함요(陷凹) 부위이다. 무릎을 구부리면 이 혈 부위에 함요가 생기므로 居髎라고 하였다.

혈위 대퇴골대전자(大腿骨大轉子) 최고점 전상방(前上方), 장골근(腸骨筋) 중에 있다.

취혈 상전장골극(上前腸骨棘)과 대퇴골대전자 최고점(最高點)을 이은 선의 중간에 취한다.

근육 장골근(腸骨筋) 대퇴복근막장근(大腿腹筋膜張筋)

혈관 천장골회선동정맥(淺腸骨回旋動靜脈)

신경 장골하복신경(腸骨下腹神經)

침 0.5~0.8촌

뜸 5~7장

별명 거교(居窌) 고거료(股居髎)

혈성 소통경락(疏通經絡) 행기지통(行氣止痛)

주치 고환염(睾丸炎) 임질(淋疾) 자궁내막염(子宮內膜炎) 방광염(膀胱炎) 대하(帶下) 맹장염(盲腸炎) 요통(腰痛) 하지제통(下肢諸痛)

GB-30. 환도(環跳)

담경(膽經)과 방광경(膀胱經)이 만나는 혈로서 허리와 다리를 잘 움직이게 하며 경락(經絡)을 소통(疏通)시키는 효능이 있다.

環은 고리처럼 구부러진 것, 跳는 도약(跳躍)을 가리킨다. 무릎을 구부려 허리 부위를 고리처럼 구부릴 때 또는 도약할 때 발꿈치가 이 혈에 닿는다. 이 혈에 자침하면 하지마비(下肢痲痺) 환자도 도약할 수 있게 된다고 하여 環跳라고 하였다.

혈위 대퇴골대전자(大腿骨大轉子)의 후상부(後上部) 대중소둔근(大中小臀筋) 중에 있다.

취혈 대전자(大轉子) 상후(上後) 함요처(陷凹處)로, 대전자와 요유(腰俞)의 연결선을 3등분하여 외측으로부터 1/3 되는 지점에 취한다.

근육 대중소둔근(大中小臀筋)

혈관 상둔동정맥(上臀動靜脈) 하둔동정맥(下臀動靜脈)

신경 상중소둔피신경(上中小臀皮神經) 상하둔신경(上下臀神經)

침 2~3.5촌

뜸 5~15장

별명 관골(髖骨) 환도(鐶跳) 비추(髀樞) 분중(分中) 비압(髀壓) 추중(樞中) 환곡(環谷)

혈성 거풍습(祛風濕) 이요퇴(利腰腿) 통경락(通經絡)

주치 좌골신경통(坐骨神經痛) 요부(腰部) 대퇴부(大腿部) 슬부(膝部)의 근육염(筋肉炎) 소아마비(小兒麻痺) 반신불수(半身不遂) 각기(脚氣) 하지부병(下肢部病)에 특효혈

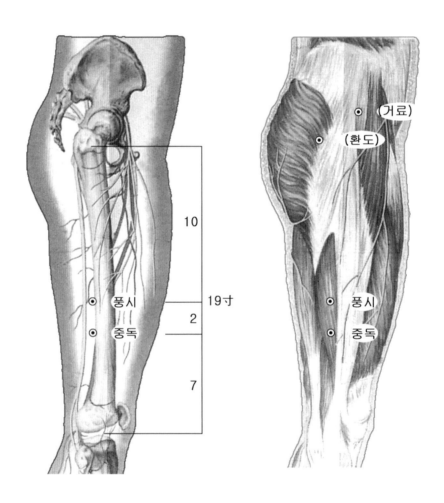

GB-31. 풍시(風市)

풍사(風邪)를 몰아내고 습(濕)을 내보내며 근(筋)을 잘 움직이고 낙맥(絡脈)을 소통시키는 효능이 있다.

혈위 대퇴외측부(大腿外側部) 중앙의 대퇴이두근(大腿二頭筋) 중에 있다.

취혈 대퇴골대전자(大腿骨大轉子)와 슬중(膝中)을 이은 선에서 슬중 상 9촌으로, 정립(正立)하고 차렷 자세로 팔을 내렸을 때 가운뎃손가락 끝이 닿는 곳에 취한다.

근육 대퇴이두근(大腿二頭筋) 대내전근(大內轉筋)

혈관 대퇴동맥(大腿動脈)

신경 좌골신경(坐骨神經)

침 0.5~1.5촌

뜸 3~7장

별명 수수(垂手)

혈성 거풍화습(祛風化濕) 소통경락(疏通經絡) 강근골(强筋骨)

주치 좌골신경통(坐骨神經痛) 각기(脚氣) 하지마비(下肢麻痺) 요퇴통(腰腿痛) 슬관절염(膝關節炎) 반신불수(半身不遂) 전신소양(全身瘙痒)

市는 집합(集合), 집결(集結)한다는 뜻이 있다. 風市는 풍기(風氣)가 집결하는 곳을 가리킨다. 이 혈은 風을 없애는 요혈(要穴)이므로 風市라고 하였다.

GB-32. 중독(中瀆)

근육(筋肉)의 긴장(緊張)을 풀어주고 낙맥(絡脈)을 소통(疏通)시키는 효능이 있다.

혈위 대퇴외측(大腿外側) 대퇴이두근(大腿二頭筋) 중에 있다.

취혈 대퇴골대전자(大腿骨大轉子)와 슬중(膝中)을 이은 선에서 슬중(膝中) 상 7촌으로 풍시(風市) 아래 2촌에 취한다.

근육 대퇴이두근(大腿二頭筋) 대내전근(大內轉筋)

혈관 대퇴동맥(大腿動脈)

신경 좌골신경(坐骨神經) 총비골신경(總腓骨神經)

침 0.5~0.8촌

뜸 5~7장

별명 중독(中犢)

혈성 거풍습(祛風濕) 소경락(疏經絡)

주치 좌골신경통(坐骨神經痛) 반신불수(半身不遂) 각기(脚氣) 하지마비(下肢麻痺) 경련(痙攣)

좁은 물길을 瀆이라 한다. 이 혈의 위에는 풍시(風市), 아래에는 슬양관(膝陽關)이 있고, 맥기(脈氣)가 이 부위를 좁은 물길로 흐르는 물처럼 지나므로 中瀆이라 하였다.

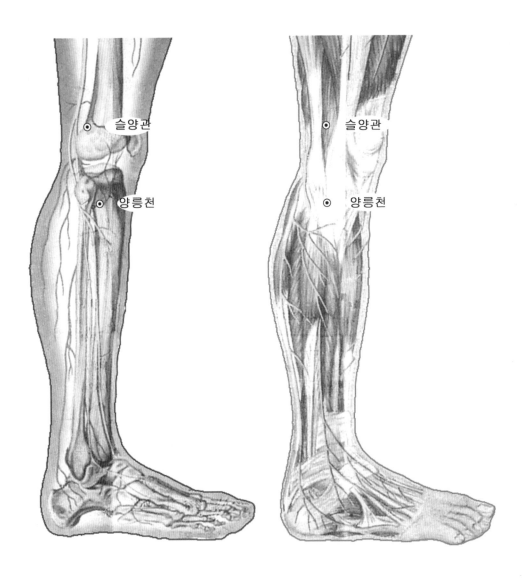

GB-33. 슬양관(膝陽關)

무릎 부위가 붓고 아픈 데 자주 사용하는 혈이며 근육(筋肉)의 긴장(緊張)을 풀어주고 관절(關節)이 잘 돌아가게 하며 경락(經絡)을 따뜻하게 하여 한사(寒邪)를 내보내는 효능이 있다.

陽은 무릎 외측(外側), 關은 관절(關節)을 가리키므로 陽關이라 하였다.

혈위	대퇴골외측상과(大腿骨外側上顆)의 대퇴이두근부착부(大腿二頭筋附着部)에 있다.
취혈	대퇴골외측상과(大腿骨外側上顆) 후상연(後上緣) 함중(陷中)에 취한다.
근육	대퇴이두근(大腿二頭筋)
혈관	슬와동정맥(膝窩動靜脈)
신경	비측비복신경(腓側腓腹神經) 총비골신경(總腓骨神經)
침	0.5~0.8촌
뜸	3~5장
별명	관릉(關陵) 한부(寒府) 관양(關陽) 슬양관(膝陽關) 양릉(陽陵)
혈성	화습산한(化濕散寒) 소통경락(疏通經絡)
주치	슬관절염(膝關節炎) 하지마비(下肢麻痺) 슬종통(膝腫痛) 반신불수(半身不遂) 류머티즘 학슬풍(鶴膝風)

GB-34. 양릉천(陽陵泉) `합토혈(合土穴)` `팔회혈(八會穴) 중 근회(筋會)` `담(膽)의 하합혈(下合穴)`

간(肝)과 담(膽)의 열(熱)을 빼내고 근육(筋肉)의 긴장을 풀어 관절이 잘 움직이게 하는 효능이 있다.

陽은 외측면(外側面), 陵은 높은 곳인데 여기서는 비골두(腓骨頭)를 가리킨다. 泉은 비골두(腓骨頭) 앞쪽 아래의 작은 함요(陷凹) 부위를 가리키므로 陽陵泉이라 하였다.

혈위	비골두(腓骨頭) 하전방의 장단비골근(長短腓骨筋) 중에 있다.
취혈	비골두하저(腓骨頭下底) 전방(前方)으로 비골(腓骨)과 경골(脛骨) 사이 함중(陷中)에 취한다.
근육	장단비골근(長短腓骨筋) 비복근(腓腹筋)
혈관	슬와동정맥(膝窩動靜脈) 소복재정맥(小伏在靜脈)
신경	비측비복신경(腓側腓腹神經) 총비골신경(總腓骨神經)
침	0.5~1촌
뜸	5~7장
별명	근회(筋會) 양지릉천(陽之陵泉)
혈성	소간이담(疏肝利膽) 서근활락(舒筋活絡)
주치	슬관절염(膝關節炎) 반신불수(半身不遂) 좌골신경통(坐骨神經痛) 각기(脚氣) 전신근병(全身筋病)

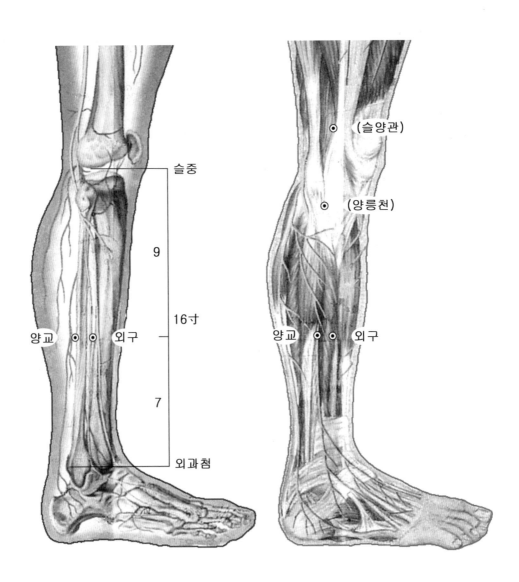

GB-35. 양교(陽交) 양유맥(陽維脈)의 극혈(郄穴)

　　근육(筋肉)의 긴장(緊張)을 풀어주고 낙맥(絡脈)을 소통(疏通)시키는 효능이 있다.

혈위　외과첨(外踝尖) 상부(上部) 비골(腓骨) 후연(後緣)으로 장비골근(長腓骨筋) 중에 있다.

취혈　외과첨(外踝尖)과 슬중(膝中)을 이은 선에서 외과첨 상 7촌의 비골(腓骨) 후연(後緣)에 취한다.

근육　전경골근(前脛骨筋) 장비골근(長腓骨筋)

혈관　전경골동정맥(前脛骨動靜脈)

신경　천심비골신경(淺深腓骨神經)

침　0.5~0.8촌

뜸　5~7장

별명　별양(別陽) 족료(足髎) 족교(足窌)

혈성　소간이담(疏肝利膽) 정경안신(定驚安神)

주치　좌골신경통(坐骨神經痛) 하퇴외측통(下腿外側痛) 천식(喘息) 늑막염(肋膜炎)

> 交는 교회(交會)한다는 것을 가리킨다. 이 혈은 담경에 속하고 양유맥과 만나는 교회혈이다. 陽은 이 혈이 하퇴(下腿)의 외측, 위경과 방광경의 사이에 있음을 가리키므로 陽交라고 하였다.

GB-36. 외구(外丘) 극혈(郄穴)

　　근육(筋肉)의 긴장(緊張)을 풀어주고 낙맥(絡脈)을 소통(疏通)시키는 효능이 있다.

혈위　외과첨(外踝尖) 상부(上部) 비골(腓骨) 전연(前緣)으로 장비골근(長腓骨筋)과 전경골근(前脛骨筋) 사이에 있다.

취혈　양교(陽交) 앞 1촌으로 외과첨(外踝尖)과 슬중(膝中)을 이은 선에서 외과첨 상 7촌의 비골(腓骨) 전연(前緣)에 취한다.

근육　전경골근(前脛骨筋) 장비골근(長腓骨筋)

혈관　전경동정맥(前脛動靜脈)

신경　천심비골신경(淺深腓骨神經)

침　0.5~0.8촌

뜸　5~7장

혈성　소간관흉(疏肝寬胸) 안신진경(安神鎭痙)

주치　두통항강(頭痛項强) 흉협고만(胸脇苦滿) 비골신경통(腓骨神經痛) 비복근경련(腓腹筋痙攣) 각기(脚氣) 전질(癲疾) 공수병(恐水病)에 다장구(多壯灸)

> 丘는 융기(隆起)를 가리킨다. 이 혈은 하퇴(下腿)의 외측에 있고 달릴 때 이 부위의 근육이 언덕과 같이 융기하므로 外丘라고 하였다.

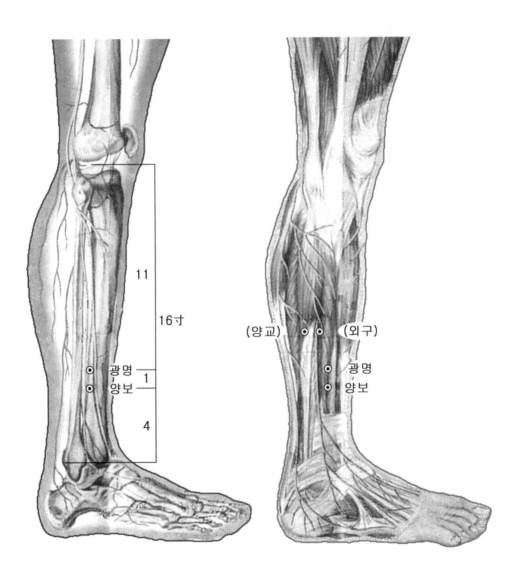

GB-37. 광명(光明) 낙혈(絡穴)

근육(筋肉)의 긴장(緊張)을 풀어주고 낙맥(絡脈)을 소통(疏通)시키는 효능이 있다.

담경(膽經)은 위로 눈과 통한다. 이 혈은 눈병을 치료하고 눈을 밝게 하므로 光明이라 하였다.

혈위	외과첨(外踝尖) 상부(上部) 비골(腓骨) 전연(前緣)으로 장지신근(長趾伸筋)과 단비골근(短腓骨筋) 사이에 있다.
취혈	외과첨(外踝尖)과 슬중(膝中)을 이은 선에서 외과첨 상 5촌의 비골(腓骨) 전연(前緣)에 취한다.
근육	장지신근(長趾伸筋) 단비골근(短腓骨筋)
혈관	전경골동정맥(前脛骨動靜脈)
신경	천심비골신경(淺深腓骨神經)
침	0.5~0.8촌
뜸	3~7장
혈성	청간명목(淸肝明目) 통락지통(通絡止痛)
주치	야맹증(夜盲症) 시신경위축(視神經萎縮) 근시(近視) 결막염(結膜炎) 하지신경통(下肢神經痛) 편두통(偏頭痛)

GB-38. 양보(陽輔) 경화혈(經火穴)

간(肝)과 담(膽)의 열(熱)을 내리며 경락(經絡)을 잘 소통(疏通)시키는 효능이 있다.

옛날에는 비골(腓骨)을 보골(輔骨)이라 했다. 이 혈은 비골 앞쪽에 있고 앞은 陽이므로 陽輔라고 하였다.

혈위	하퇴외측(大腿外側) 비골(腓骨)과 경골(脛骨) 사이 장단비골근(長短腓骨筋) 중에 있다.
취혈	외과첨(外踝尖)과 슬중(膝中)을 이은 선에서 외과첨 상 4촌의 비골(腓骨) 전연(前緣)에 취한다.
근육	장단비골근(長短腓骨筋)
혈관	전경골동정맥(前脛骨動靜脈)
신경	천심비골신경(淺深腓骨神經)
침	0.5~0.8촌
뜸	3~5장
별명	분육(分肉) 분간(分間)
혈성	거풍청열(祛風淸熱) 소통경락(疏通經絡)
주치	전신동통(全身疼痛) 요통(腰痛) 슬관절염(膝關節炎) 하지신경통(下肢神經痛) 심협통(心脇痛) 반신불수(半身不遂) 소아마비(小兒麻痺) 편두통(偏頭痛)

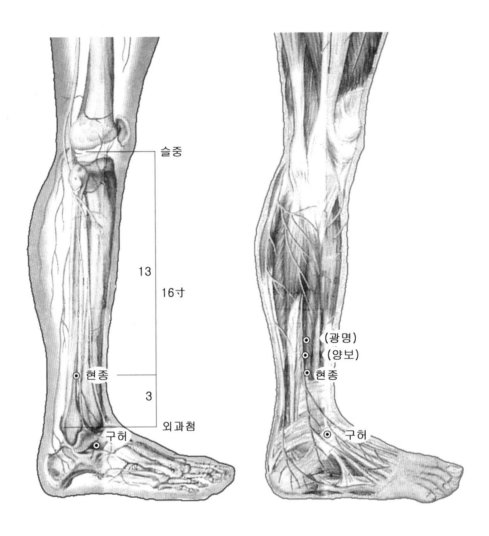

GB-39. 현종(懸鐘) 팔회혈(八會穴) 중 수회(髓會)

간기(肝氣)를 소통(疏通)시켜 뭉친 것을 풀어주고 기(氣)의 운행(運行)을 조절(調節)하여 통증(痛症)을 그치게 하는 효능이 있다.

혈위 외과첨(外踝尖) 상방(上方)의 장지신근(長趾伸筋)과 단비골근(短腓骨筋) 사이에 있다.

취혈 외과첨(外踝尖)과 슬중(膝中)을 이은 선에서 외과첨 상 3촌의 비골(腓骨) 전연(前緣)에 취한다.

근육 장지신근(長趾伸筋) 단비골근(短腓骨筋)

혈관 전경골동정맥(前脛骨動靜脈)

신경 천심비골신경(淺深腓骨神經)

침 0.5~1촌   **뜸** 3~5장

별명 절골(絕骨) 수회(髓會)

혈성 평간식풍(平肝熄風) 익신장골(益腎壯骨) 통경활락(通經活絡) 청수열(淸髓熱)

주치 고혈압(高血壓) 반신불수(半身不遂) 좌골신경통(坐骨神經痛) 골수염(骨髓炎) 소아마비(小兒麻痺) 전신절통(全身節痛)

懸은 매단다는 뜻이다. 옛날에 아이들이 이 부위에 鐘 모양의 방울을 매달았으므로 懸鐘이라 하였다. 이 혈은 비골(腓骨) 앞쪽과 장·단 비골근(腓骨筋) 사이에 함요부(陷凹部)가 있고 거기에서 뼈가 단절되어 도랑 모양처럼 보이므로 절골(絕骨)이라고도 한다.

GB-40. 구허(丘墟) 원혈(原穴)

정기(正氣)를 북돋고 사기(邪氣)를 몰아내며 간기(肝氣)를 소통하여 비(脾)를 튼튼하게 하는 효능이 있다.

혈위 외과첨(外踝尖) 하전방의 장지신근건(長趾伸筋腱)에 있다.

취혈 외과첨(外踝尖) 하전방(下前方)의 장지신근건(長趾伸筋腱) 외측연(外側緣) 함요처(陷凹處)에 취한다.

근육 장지신근건(長趾伸筋腱) 하퇴십자인대(下腿十字靭帶)

혈관 비측족저동맥(腓側足底動脈)

신경 비측족저신경(腓側足底神經)

침 1~1.5촌   **뜸** 3~5장

별명 구허(坵墟)

혈성 부정거사(扶正祛邪) 소간건비(疏肝健脾) 이관절(利關節)

주치 담낭염(膽囊炎) 늑간신경통(肋間神經痛) 좌골신경통(坐骨神經痛) 뇌충혈(腦充血) 액하종(腋下腫) 전근(轉筋)

높은 곳을 丘라고 하며, 큰 丘를 墟라고 한다. 이 혈은 외과(外踝)의 앞쪽 아래에 있고 외과가 丘처럼 또는 墟처럼 높으므로 丘墟라고 하였다.

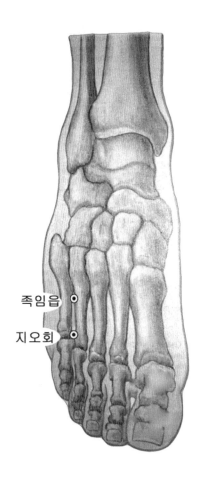

족임읍
지오회

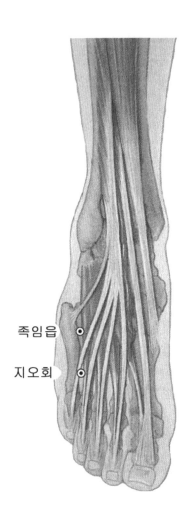

족임읍
지오회

GB-41. 족임읍(足臨泣) 수목혈(輸木穴) 팔맥교회혈(八脈交會穴) – 대맥(帶脈)

머리와 다리의 임읍(臨泣)혈은 상하(上下)로 상대(相對)하고 있다. 간기(肝氣)를 소통시켜 뭉친 것을 풀어주고 기(氣)의 운행(運行)을 조절(調節)하여 통증(痛症)을 그치게 하는 효능이 있다.

> 머리에 있는 혈을 두임읍, 다리에 있는 혈을 족임읍이라고 부른다. 태양경과 소양경이 시작되는 정명(睛明)과 동자료(瞳子髎) 또한 눈물이 흘러나오는 곳이므로 臨泣이라 하였다.

혈위 제4·5 중족골(中足骨) 접합부(接合部) 전방(前方)의 단지신근건(短趾伸筋腱) 중에 있다.

취혈 족배측(足背側) 제4 지(趾) 외측(外側) 중족골저(中足骨底) 전함중(前陷中)에 취한다.

근육 장단지신근(長短趾伸筋) 단지굴근(短趾屈筋)

혈관 비측족저동맥(腓側足底動脈)

신경 비측족저신경(腓側足底神經)

침 0.3~0.5촌

뜸 3~5장

별명 임읍(臨泣)

혈성 평간식풍(平肝熄風) 화담소종(化痰消腫) 청두목(淸頭目)

주치 유선염(乳腺炎) 경임파선결핵(頸林巴腺結核) 목외자통(目外眥痛) 결막염(結膜炎) 심내막염(心內膜炎) 늑막염(肋膜炎) 월경부조(月經不調) 담석통(膽石痛)

GB-42. 지오회(地五會)

간열(肝熱)을 식히고 담(膽)을 소통(疏通)시키는 효능이 있다.

> 머리는 天이요, 발은 地라고 했다. 이 혈은 발등이 벌겋게 부어오르거나 다섯 발가락이 땅에 닿지 않는 것을 치료하므로 地五會라고 하였다.

혈위 넷째 발가락 중족골두(中足骨頭) 외측(外側)의 단지신근건(短趾伸筋腱) 중에 있다.

취혈 족배측(足背側) 제4지(趾) 외측(外側) 중족골두(中足骨頭) 후함중(後陷中)에 취한다.

근육 단지신근건(短趾伸筋腱)

혈관 배측족저동정맥(背側足底動靜脈)

신경 배측족저신경(背側足底神經)

침 0.3~0.5촌   **뜸** 금구(禁灸)

별명 지오(地五)

혈성 산풍청열(散風淸熱) 소간소종(疏肝消腫)

주치 이명(耳鳴) 목적통(目赤痛) 유선염(乳腺炎) 액하종(腋下腫) 요통(腰痛)

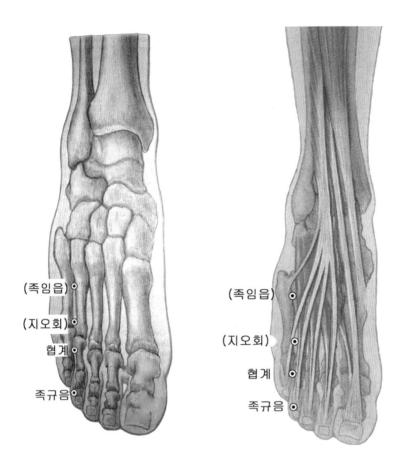

(족임읍) ⊙

(지오회) ⊙

협계 ⊙

족규음 ⊙

(족임읍) ⊙

(지오회) ⊙

협계 ⊙

족규음 ⊙

GB-43. 협계(俠谿) 형수혈(滎水穴)

간기(肝氣)를 소통(疏通)시키고 열(熱)을 내리는 효능이 있다.

혈위 넷째 · 다섯째 발가락 접합부(接合部)의 장지신근(長趾伸筋) 중에 있다.

취혈 족배측(足背側) 제4 · 5 지(趾) 접합부(接合部) 적백육제(赤白肉際)에 취한다.

근육 장지신근(長趾伸筋)

혈관 배측중족동맥(背側中足動脈) 배측족저동맥(背側足底動脈)

신경 배측족저신경(背側足底神經)

침 0.2~0.3촌

뜸 3~5장

별명 협계(夾溪) 협계(俠溪)

혈성 평간식풍(平肝熄風) 소간영심(疏肝寧心)

주치 이명(耳鳴) 뇌충혈(腦充血) 이롱(耳聾) 늑간신경통(肋間神經痛) 흉협통(胸脇痛) 열병(熱病) 한불출(汗不出)膚

> 俠은 낄 협(挾)과 통한다. 谿는 좁은 도랑을 가리킨다. 이 혈은 넷째와 다섯째 발가락에 끼어 있는 도랑 안에 있으므로 俠谿라고 하였다.

GB-44. 족규음(足竅陰) 정금혈(井金穴)

열(熱)을 내리고 음기(陰氣)를 길러주는 효능이 있다.

혈위 넷째 발가락 바깥쪽 장지신근(長趾伸筋) 중에 있다.

취혈 족배측(足背側) 제4 지(趾) 외측(外側) 조갑근각(爪甲根角) 옆 0.1 촌에 취한다.

근육 장지신근(長趾伸筋)

혈관 족배측동정맥(足背側動靜脈) 배측중족동맥(背側中足動脈)

신경 족배측지신경(足背側趾神經)

침 0.1촌

뜸 3~5장

별명 규음(竅陰)

혈성 평간식풍(平肝熄風) 총이명목(聰耳明目)

주치 늑막염(肋膜炎) 두통(頭痛) 뇌충혈(腦充血) 졸도(卒倒) 다몽(多夢) 이롱(耳聾) 안병(眼病) 늑간신경통(肋間神經痛) 신경쇠약(神經衰弱) 천식(喘息) 심장비대(心臟肥大)

> 竅는 구멍을 가리킨다. 간(肝)의 竅는 눈이고, 심(心)의 竅는 혀, 비(脾)의 竅는 입, 폐(肺)의 竅는 코, 신(腎)의 竅는 귀이다. 이 오규(五竅)는 음(陰)에 속한다. 이 혈은 머리의 두규음(頭竅陰)과 작용이 같고 다리에 있으므로 足竅陰이라 하였다.

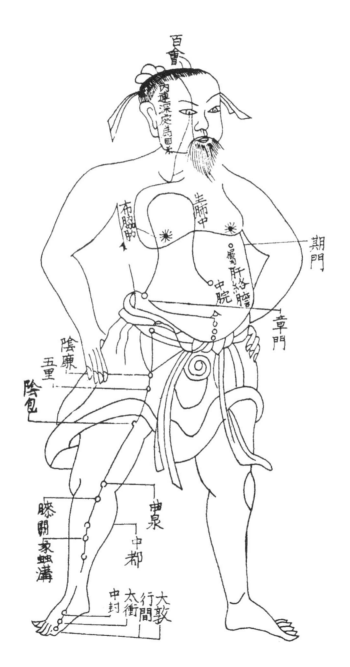

〈十四經發揮〉

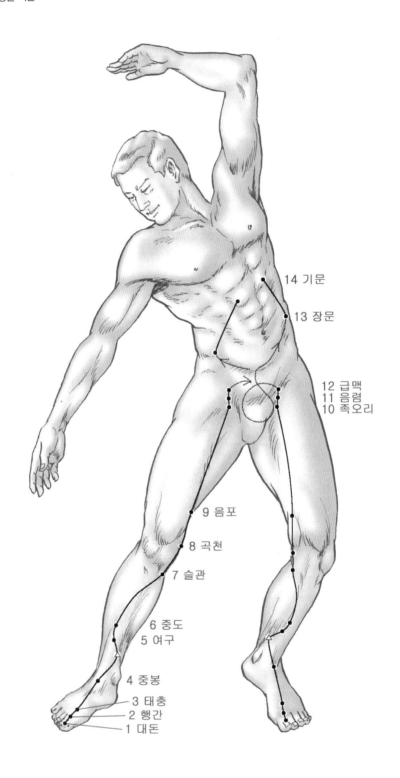

14 기문

13 장문

12 급맥
11 음렴
10 족오리

9 음포

8 곡천

7 슬관

6 중도
5 여구

4 중봉

3 태충
2 행간
1 대돈

14. 족궐음간경(足厥陰肝經)-LR(Liver meridian)

　　『내경(內經)』에 의하면 간(肝)의 기상(氣像)은 용맹스럽고 과단성이 있기때문에 장군지관(將軍之官)이라 하였고, 여러 가지 치밀한 계략(計略)이 간의 기상(氣像)에서 연유되기 때문에 모려출언(謀慮出焉)이라 하여 감정과 의지의 주체 장부로 본다. 또한 간은 인간의 정신작용 측면에서 보면 혼(魂)을 저장하고 있어서 흔히 생기(生氣)가 없거나 중심을 잃을 때 혼이 나간 사람이라고 하는데 인간의 오장에 혼(魂), 신(神), 의(意), 백(魄), 지(志) 등 정신영역을 포함한다고 보아 모든 사리판단을 두뇌 쪽으로 보는 서양의학과의 대조적 시각차를 볼 수 있다.

　　음(陰)에 속하고 오행속성(五行屬性)상 목경(木經)인 간경(肝經)에는 인체의 좌우로 각각 14개씩의 경혈이 분포되어 있으며 엄지발가락의 대돈(大敦)에서 시작하여 가슴 제6늑간의 기문(期門)에서 끝난다.

　　본경(本經)은 간(肝)에 속(屬)하고 담(膽)에 낙(絡)하며 색(色)은 청(靑), 발주시간(發注時間)은 새벽 1시부터 3시 즉 축시(丑時)이다.

주요혈(主要穴)		오수혈(五腧穴)	
원혈(原穴)	태충(太衝)	정목혈(井木穴)	대돈(大敦)
낙혈(絡穴)	여구(蠡溝)	형화혈(滎火穴)	행간(行間)
극혈(郄穴)	중도(中都)	수토혈(輸土穴)	태충(太衝)
모혈(募穴)	기문(期門)	경금혈(經金穴)	중봉(中封)
배유혈(背俞穴)	간유(肝俞)	합수혈(合水穴)	곡천(曲泉)

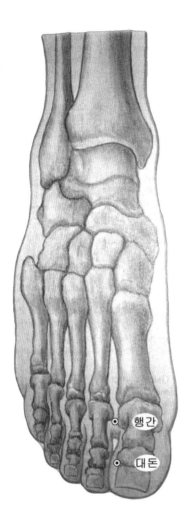
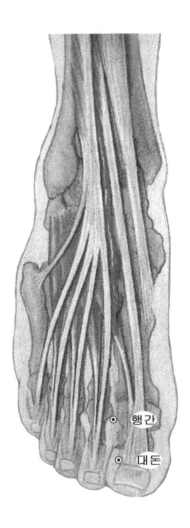

LR-1. 대돈(大敦) 정목혈(井木穴)

경맥(經脈)을 소통(疏通)하고 공규(孔竅)를 여는 효능이 있다.

혈위 엄지발가락 바깥쪽 장무지신근건(長拇趾伸筋腱) 중에 있다.

취혈 무지외측(拇趾外側) 조갑근각(爪甲根角) 옆 0.1촌에 취한다.

근육 장무지신근건(長拇趾伸筋腱)

혈관 족배측지동정맥(足背側趾動靜脈)

신경 족배측지신경(足背側趾神經)

침 0.1촌

뜸 3~5장

별명 수천(水泉) 대순(大順)

혈성 조리간기(調理肝氣) 진경영신(鎭痙寧神)

주치 자궁출혈(子宮出血) 월경과다(月經過多) 자궁하수(子宮下垂) 두통(頭痛) 졸도(卒倒) 복막염(腹膜炎) 복수(腹水) 임질(淋疾) 고환염(睾丸炎) 유뇨증(遺尿症) 산기(疝氣) 음통(陰痛) 소아야뇨(小兒夜尿)

> 敦이란 두터운 것을 말한다. 엄지발가락 끝의 살이 두텁고 크므로 大敦이라 하였다.

LR-2. 행간(行間) 형화혈(榮火穴)

간기(肝氣)를 편안하게 다스려서 생리(生理)를 조절(調節)하고 혈(血)을 조화(調和)롭게 하는 효능이 있다.

혈위 엄지와 둘째발가락 접합부(接合部)의 배측골간근(背側骨間筋) 중에 있다.

취혈 족배(足背) 제1·2 지(趾) 접합부(接合部) 적백육제(赤白肉際)에 취한다.

근육 배측골간근(背側骨間筋) 장무지신근건(長拇趾伸筋腱)

혈관 족배측지동정맥(足背側趾動靜脈)

신경 족배측지신경(足背側趾神經)

침 0.2~0.4촌

뜸 3~5장

혈성 평간식풍(平肝熄風) 영심안신(寧心安神)

주치 장산통(腸疝痛) 변비(便秘) 음경통(陰莖痛) 월경과다(月經過多) 두통(頭痛) 불면(不眠) 심계항진(心悸亢進) 소아경풍(小兒驚風) 전간(癲癎) 소화불량(消化不良) 초기녹내장(初期綠內障)

> 行은 통과한다는 뜻이고, 또한 통로를 가리키기도 한다. 엄지발가락과 둘째 발가락의 사이로 지나는 곳에 있으므로 行間이라 하였다.

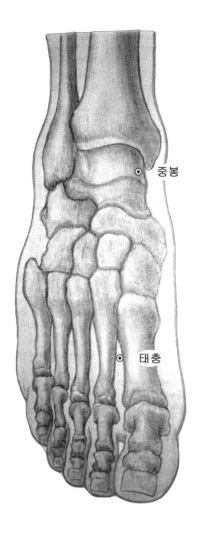

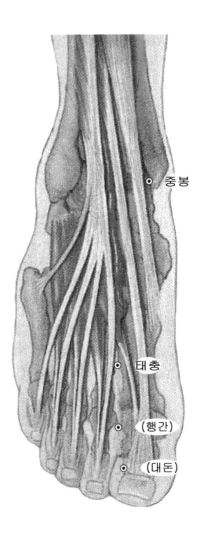

LR-3. 태충(太衝) 수토혈(輸土穴) 원혈(原穴)

울체(鬱滯)된 간기(肝氣)를 소통시켜 낙맥(絡脈)을 소통시키고 혈(血)을 조화(調和)롭게 하는 효능이 있다.

혈위 첫째와 둘째 중족골(中足骨) 접합부(接合部)의 배측골간근(背側骨間筋) 중에 있다.

취혈 족배(足背) 제1·2 중족골저(中足骨底) 접합부(接合部) 전함중(前陷中)에 취한다.

근육 배측골간근(背側骨間筋) 무지내전근(拇趾內轉筋)

혈관 족배측지동정맥(足背側趾動靜脈)

신경 족배측지신경(足背側趾神經)

침 0.3~0.5촌

뜸 3~5장

별명 태충(太沖) 대충(大沖)

혈성 평간식풍(平肝熄風) 건비화습(健脾化濕)

주치 급만성위장병(急慢性胃腸病) 자궁출혈(子宮出血) 장출혈(腸出血) 간병(肝病) 황달(黃疸) 변비(便秘) 두통(頭痛) 현훈(眩暈) 경풍(驚風) 내장조절작용(內臟調節作用) 고혈압(高血壓) 졸도(卒倒) 뇌출혈(腦出血)

음경맥(陰經脈)의 원혈(原穴)은 거의 '太'자가 붙는다. 衝은 요충(要衝)을 가리킨다. 이 혈은 혈기가 왕성하고 간경의 기가 흘러드는 곳으로 여자의 생리와 관계가 있으므로 太衝이라 하였다.

LR-4. 중봉(中封) 경금혈(經金穴)

간기(肝氣)를 소통(疏通)시키고 낙맥(絡脈)을 통(通)하게 하는 효능이 있다.

혈위 내과(內踝) 전방(前方)의 전경골근(前脛骨筋) 중에 있다.

취혈 내과(內踝) 전방(前方)의 전경골근건(前脛骨筋腱) 내측연(內側緣) 함요처(陷凹處)로 해계(解谿)와 상구(商丘)의 중간에 취한다.

근육 전경골근(前脛骨筋)

혈관 전경측동맥(前脛側動脈)

신경 심비골신경(深腓骨神經) 경골신경(脛骨神經)

침 0.2~0.3촌

뜸 3~5장

별명 현천(懸泉)

혈성 소간건비(疏肝健脾) 이기소산(理氣消疝)

주치 간염(肝炎) 유정(遺精) 산기(疝氣) 배뇨곤란(排尿困難) 황달(黃疸) 전신마비(全身麻痺)

中은 중간. 封에는 경계의 뜻이 포함되어 있다. 이 혈은 두 개 지표의 경계에 있으므로 中封이라 하였다.

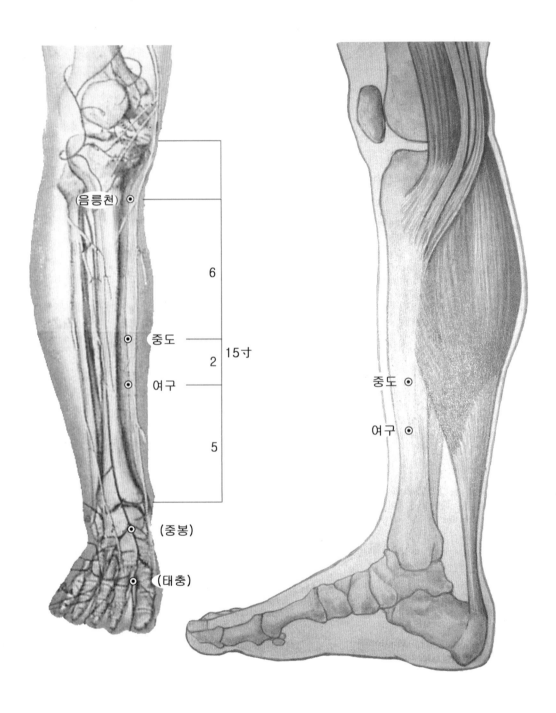

LR-5. 여구(蠡溝) 낙혈(絡穴)

간기(肝氣)를 보충(補充)하여 생리(生理)를 조절(調節)하며 열(熱)을 내리고 부종(浮腫)과 피부소양증 및 음문(陰門)의 가려움증을 가라앉히는 효능이 있다.

혈위 경골전내측면(脛骨前內側面) 장지굴근(長趾屈筋) 중에 있다.

취혈 내과첨(內踝尖)과 슬중(膝中)을 이은 선에서 내과첨 상 5촌, 경골내측면(脛骨內側面) 중앙(中央)에 취한다.

근육 전경골근(前脛骨筋) 장지굴근(長趾屈筋)

혈관 전경골동정맥(前脛骨動靜脈)

신경 경골신경(脛骨神經)

침 0.1~0.3촌

뜸 3~5장

별명 교의(交儀)

혈성 익간조경(益肝調經) 청열소종(清熱消腫)

주치 요폐(尿閉) 자궁내막염(子宮內膜炎) 월경불순(月經不順) 피부소양증(皮膚瘙痒症) 산통(疝痛) 무좀

蠡는 나무를 갉아먹어 구멍을 내는 벌레를 가리킨다. 溝는 좁고 작은 도랑이다. 발등을 위로 올릴 때 작은 도랑 모양이 생기므로 蠡溝라고 하였다.

LR-6. 중도(中都) 극혈(郄穴)

간기(肝氣)를 소통하여 조절하며 충맥(衝脈)을 견고(堅固)하게 하여 붕루(崩漏)를 그치게 하는 효능이 있다.

혈위 경골전내측면(脛骨前內側面) 장지굴근(長趾屈筋) 중에 있다.

취혈 내과첨(內踝尖)과 슬중(膝中)을 이은 선에서 내과첨 상 7촌, 경골내측면(脛骨內側面) 중앙(中央)에 취한다.

근육 전경골근(前脛骨筋) 장지굴근(長趾屈筋)

혈관 전경골동정맥(前脛骨動靜脈) 대복재정맥(大伏在靜脈)

신경 경신경(脛神經) 복재신경(伏在神經)

침 0.1~0.3촌

뜸 3~5장

별명 중극(中郄) 태음(太陰)

혈성 익간장혈(益肝藏血) 행기지통(行氣止痛)

주치 장산통(腸疝痛) 붕루(崩漏) 월경과다(月經過多) 소복경련(小腹痙攣) 산후오로부지(産後惡露不止)

中은 중앙, 都는 집합한다는 뜻이다. 이 혈은 기혈이 깊게 모이는 극혈(郄穴)이다. 이 혈은 하퇴 내측의 중앙인 경골(脛骨) 위에 있으므로 中都라고 하였다.

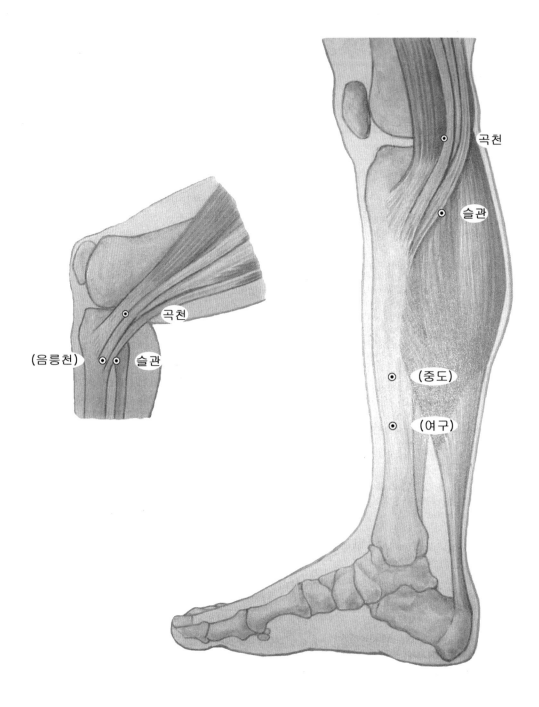

LR-7. 슬관(膝關)

관절(關節)을 소통(疏通)시켜 움직이게 하는 효능이 있다.

이 혈은 슬관절(膝關節)에 가까우므로 膝關이라 하였다.

혈위 경골내측과(脛骨內側顆) 후방(後方)의 비복근(腓腹筋)에 있다.

취혈 경골내측과(脛骨內側顆) 하후방(下後方)의 비복근(腓腹筋) 내측두(內側頭) 함중(陷中)으로 음릉천(陰陵泉) 후측(後側) 1촌에 취한다.

근육 비복근(腓腹筋) 반막양근(半膜樣筋) 박근(薄筋)

혈관 대복재정맥(大伏在靜脈)

신경 복재신경(伏在神經)

침 0.3~0.5촌

뜸 3~5장

혈성 온경화습(溫經化濕) 거풍소종(祛風消腫) 이관절(利關節)

주치 슬통(膝痛) 슬관절염(膝關節炎) 반신불수(半身不遂) 인후통(咽喉痛)

LR-8. 곡천(曲泉) 합수혈(合水穴)

아랫배가 아프거나 정액(精液)이 새어나가거나 무릎 안쪽이 아픈 것 등을 치료하는 효능을 가지고 있다.

曲은 굴곡(屈曲), 泉은 웅덩이를 가리킨다. 무릎을 구부리면 웅덩이처럼 함요되므로 曲泉이라 하였다.

혈위 경골내측과(脛骨內側顆) 후방(後方)의 봉공근(縫工筋)과 박근(薄筋) 중에 있다.

취혈 슬와횡문(膝窩橫紋) 내측(內側)의 슬중선상(膝中線上)에서 촉지(觸指) 되는 반막양근건(半膜樣筋腱) 전연(前緣) 함중(陷中)에 취한다.

※위양(委陽) · 위중(委中) · 음곡(陰谷) · 곡천(曲泉)은 횡렬선(橫列線)에 있다.

근육 봉공근(縫工筋) 박근(薄筋) 반막양근(半膜樣筋)

혈관 대복재정맥(大伏在靜脈)

신경 복재신경(伏在神經)

침 0.5~0.8촌

뜸 3~5장

혈성 소간해울(疏肝解鬱) 통조전음(通調前陰) 청리습열(淸利濕熱)

주치 비뇨기병(泌尿器病) 슬관절염(膝關節炎) 반신불수(半身不遂)

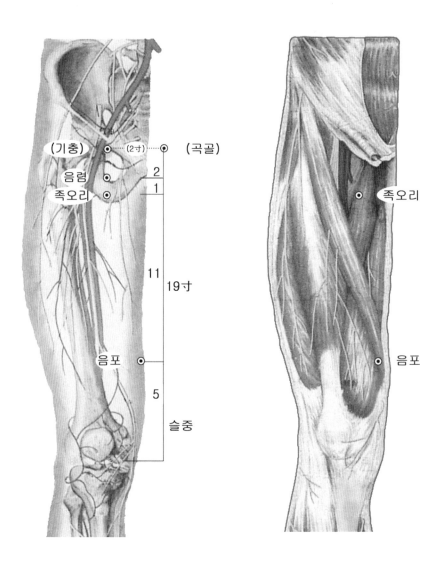

(기충) ······(2寸)······ (곡골)

음렴   2

족오리   1

11   19寸

음포

5

슬중

족오리

음포

LR-9. 음포(陰包)

음포(陰包)는 족궐음간경(足厥陰肝經)이 양 넓적다리 안쪽에서 깊숙이 행(行)한다 하였으며, 기(氣)의 운행을 다스리고 혈(血)을 통하게 하여 하초(下焦)를 소통시키고 조절하는 효능이 있다.

혈위 대퇴(大腿) 내측(內側)의 봉공근(縫工筋)과 박근(薄筋) 사이에 있다.

취혈 대퇴(大腿) 내측으로 곡골(曲骨) 외방 2촌의 기충(氣衝)과 곡천(曲泉)을 이은 선에서 곡천[膝中線] 상 5촌에 취한다.

근육 봉공근(縫工筋) 박근(薄筋)

혈관 대복재정맥(大伏在靜脈)

신경 복재신경(伏在神經)

침 0.5~0.8촌

뜸 3~5장

별명 음포(陰胞) 음모(陰毛)

혈성 통조전음(通調前陰) 익신건요(益腎健腰)

주치 월경불순(月經不順) 유뇨(遺尿) 요둔근경련(腰臀筋痙攣)

> 陰은 대퇴(大腿) 안쪽을 가리키고 包는 포장(包藏)하는 것을 가리킨다. 이 혈은 비(脾)와 신(腎)의 두 경맥 사이에 있으며, 둥글게 포장한 모습과 같고, 包는 포(胞)와 뜻이 통해 자궁(子宮)을 가리키는데 이 경맥의 기가 자궁을 지나므로 陰包라고 하였다.

LR-10. 족오리(足五里)

하초(下焦)를 소통시켜 조절하며 기(氣)의 운행을 다스리고 혈(血)을 조화(調和)롭게 하는 효능이 있다.

혈위 대퇴(大腿) 내측(內側) 상부, 장내전근(長內轉筋) 중에 있다.

취혈 곡골(曲骨) 외방(外方) 2촌의 기충(氣衝)과 곡천(曲泉)을 이은 선에서 기충 직하(直下) 3촌에 취한다.

근육 장내전근(長內轉筋) 봉공근(縫工筋)

혈관 비측대퇴회선동맥(腓側大腿回旋動脈)

신경 폐쇄신경(閉鎖神經)

침 0.5~0.8촌

뜸 3~5장

별명 오리(五里)

혈성 청간건비(淸肝健脾) 통조전음(通調前陰)

주치 소복창(小腹脹) 산열(産熱) 호흡곤란(呼吸困難) 최면(催眠)

> 곡골(曲骨) 외방 2촌에서 바로 아래로 3촌, 기문(箕門)에서 위로 약 5촌이므로 五里라고 하였다.

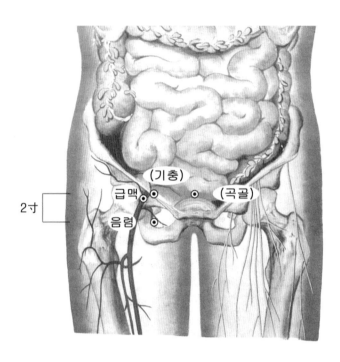

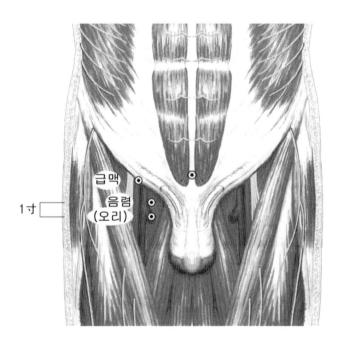

LR-11. 음렴(陰廉)

생리(生理)를 조절(調節)하고 아이를 갖게 하며 긴장(緊張)된 근(筋)을 부드럽게 하고 낙맥(絡脈)을 소통(疏通)시키는 효능이 있다.

혈위 대퇴내측(大腿內側) 상단부(上端部) 장내전근(長內轉筋) 중에 있다.

취혈 곡골(曲骨) 외방(外方) 2촌의 기충(氣衝)과 곡천(曲泉)을 이은 선에서 기충 직하 2촌에 취한다.

근육 장내전근(長內轉筋)

혈관 비측대퇴회선동맥(腓側大腿回旋動脈)

신경 폐쇄신경(閉鎖神經)

침 0.5~0.8촌

뜸 3~5장`

혈성 조경종자(調經種子) 서근활락(舒筋活絡)

주치 월경불순(月經不順) 불임증(不姙症) 백대과다(白帶過多) 음부소양(陰部瘙痒) 임질(淋疾) 소골반울혈(小骨盤鬱血)

곡골(曲骨)에서 양쪽 2촌에 바로 아래로 2촌 되는 곳에 있는데, 대퇴(大腿)의 안쪽은 陰이라 하고 가장자리를 廉이라 하므로 음기(陰器)의 옆에 있는 혈이라 하여 陰廉이라 하였다.

LR-12. 급맥(急脈)

간기(肝氣)를 조절하여 통증을 그치게 하며 기(氣)의 운행을 다스려서 산기(疝氣)를 풀어주는 효능이 있다.

혈위 치골결합부(恥骨結合部) 외방(外方)의 치골근(恥骨筋)과 장골근(腸骨筋) 사이에 있다.

취혈 치골결합(恥骨結合) 하연(下緣) 외방(外方) 2.5촌에 취한다.

근육 치골근(恥骨筋) 장골근(腸骨筋)

혈관 대퇴동정맥(大腿動靜脈)

신경 대퇴신경(大腿神經)

침 0.5~0.8촌

뜸 3~5장

혈성 조간지통(調肝止痛) 이기도산(理氣導疝)

주치 음경통(陰莖痛) 산기(疝氣) 자궁탈(子宮脫) 하복부통(下腹部痛) 대퇴내측통(大腿內側痛)

대퇴동맥(大腿動脈)이 손으로 만져지는 부위로 급하게 맥이 뛰는 듯하여 急脈이라 하였다.

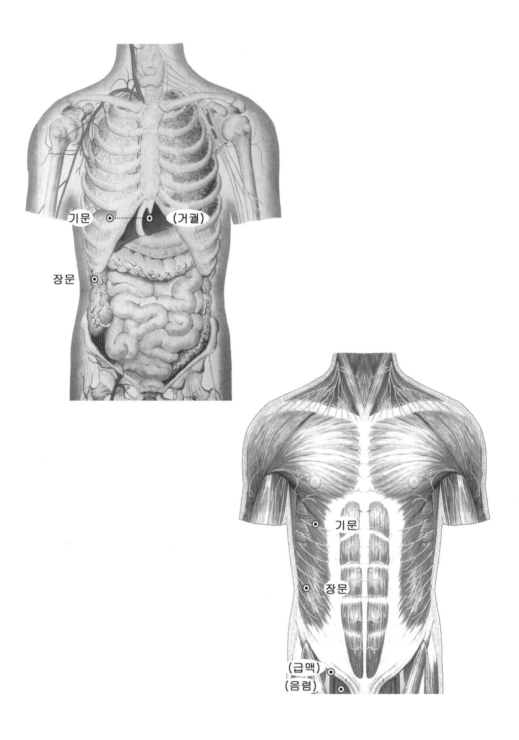

LR-13. 장문(章門) 비경(脾經)의 모혈(募穴) 팔회혈(八會穴) 중 장회(臟會)

간(肝)과 비(脾)를 소통(疏通)하고 조절(調節)하여 열(熱)을 내리고 습(濕)을 내보내며 혈(血)을 소통시켜 어혈(瘀血)을 없애는 효능이 있다.

혈위 제11 늑골단(肋骨端)의 내외복사근(內外腹斜筋) 중에 있다.

취혈 제11 늑골단(肋骨端) 하제(下際)로 팔을 굽혀서 옆구리에 붙였을 때 팔꿈치 끝이 닿는 곳에 취한다.

근육 내외복사근(內外腹斜筋)

혈관 상복벽동맥(上腹壁動脈) 늑간동맥(肋間動脈)

신경 늑간신경(肋間神經)

침 0.5~0.8촌 **뜸** 3~5장

별명 장평(長平) 협료(脇膠) 장수(長手) 방료(肪膠) 주첨(肘尖) 후장문(後章門) 계늑(季肋) 계협(季脇) 비모(脾慕) 장회(臟會)

혈성 건비소창(健脾消脹) 화위이담(和胃利膽)

주치 간염(肝炎) 장염(腸炎) 소화불량(消化不良) 비장종대(脾臟腫大) 늑간신경통(肋間神經痛) 늑막염(肋膜炎) 기관지염(氣管支炎) 천식(喘息) 복막염(腹膜炎)

> 章은 밝은 것을 뜻한다. 이 혈은 간경(肝經)에 속하며 간은 푸른색, 봄(春)이다. 좌우 옆구리로 나뉘어 門과 같은 모습을 하고 있으므로 章門이라 하였다.

LR-14. 기문(期門) 간경(肝經)의 모혈(募穴)

간경(肝經)과 비경(脾經)과 음유맥(陰維脈)이 만나는 혈(穴)로서 간(肝)과 비(脾)를 소통하고 조절하여 기(氣)의 운행을 다스리고 혈(血)을 잘 돌게 하는 효능이 있다.

혈위 제6 늑간(肋間)의 내외복사근건막(內外腹斜筋腱膜) 중에 있다.

취혈 유두직하(乳頭直下), 제6 늑간(肋間)으로 거궐(巨闕) 외방 4촌에 취한다.

※거궐(巨闕)·유문(幽門)·불용(不容)·기문(期門)은 횡렬선에 있다.

근육 내외복사근(內外腹斜筋)

혈관 상복벽동맥(上腹壁動脈) 천복벽동맥(淺腹壁動脈)

신경 늑간신경(肋間神經)

침 0.2~0.4촌 **뜸** 3~5장

별명 복기문(腹期門) 간모(肝募)

혈성 소간건비(疏肝健脾) 화위건역(和胃健逆)

주치 간염(肝炎) 신장염(腎臟炎) 늑간신경통(肋間神經痛) 담낭염(膽囊炎) 기관지천식(氣管支喘息) 소화불량(消化不良) 늑막염(肋膜炎)

> 期는 일주(一周)한다. 門은 양쪽으로 열린 문을 닮은 혈의 위치를 가리킨다. 인체의 기혈(氣血)은 폐경(肺經)의 중부(中府)에서 시작하여 십이경맥을 돌아 期門에서 끝난다. 이 혈은 12경 361혈의 종점으로 기혈이 일주하였으므로 期門이라 하였다.

15 경외기혈(經外奇穴)

인체에는 십사경맥혈 외에도 임상적으로 효과가 탁월하여 널리 사용되고 있는 침혈들이 많이 있는데 이를 경외기혈, 경외혈, 또는 기혈이라 한다. 전신(全身)에 걸쳐 일정한 위치와 이름이 있고 치료에 중요한 의의를 갖고 있으나 특별한 계통이나 규율은 없다.

1) 머리와 목 부위

사신총(四神聰)

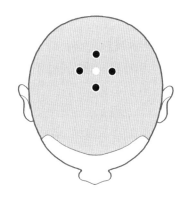

취혈	백회(百會)의 전후좌우 각각 1촌
침	0.1~0.2촌
뜸	3~7장
혈성	영심안신(寧心安神) 명목총이(明目聰耳)
주치	중풍(中風) 반신불수(半身不遂) 두통(頭痛) 편두통(偏頭痛) 현훈(眩暈) 우울증(憂鬱症) 발광(發狂) 간질(癎疾) 실면(失眠) 건망증(健忘症)

인당(印堂)

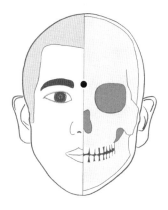

취혈	양미간(兩眉間)의 정중앙(正中央)
침	0.3~0.5촌
뜸	금구(禁灸)
혈성	진경청신(鎭痙淸神) 명목통규(明目通竅)
주치	두통(頭痛) 현훈(眩暈) 구토증(嘔吐症) 반신불수(半身不遂) 안면신경마비(顔面神經麻痺) 소아경풍(小兒驚風) 비염(鼻炎) 삼차신경통(三叉神經痛) 고혈압(高血壓) 신경쇠약(神經衰弱) 학질(瘧疾) 머리·얼굴의 종기(腫氣)

어요(魚腰)

취혈 동공(瞳孔)의 직상(直上)으로 눈썹 가운데

침 0.1~0.2촌

뜸 금구(禁灸)

혈성 명목소종(明目消腫) 서근활락(舒筋活絡)

주치 근시(近視) 급성(急性) 결막염(結膜炎) 눈의 통증 망막의 출혈 눈시울이 떨리는 증상 눈시울의 하수(下垂) 안면신경마비(顔面神經麻痺)

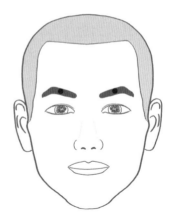

구후(球後)

취혈 안와하연(眼窩下椽) 외측 1/4 지점

침 0.1~0.2촌

뜸 금구(禁灸)

혈성 명목퇴예(明目退翳) 통락지통(通絡止痛)

주치 안질(眼疾)

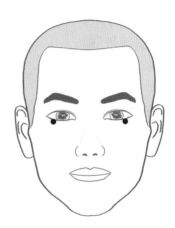

태양(太陽)

취혈 외안각(外眼角)과 눈썹 끝 사이에서 뒤로 약 1촌 오목한 곳

침 0.2~0.3촌

뜸 금구(禁灸)

혈성 청열소종(淸熱消腫) 지통서락(止痛舒絡)

주치 두통(頭痛) 편두통(偏頭痛) 어지러움 치통(齒痛) 삼차신경통(三叉神經痛) 신경쇠약(神經衰弱) 시신경위축(視神經萎縮) 안면신경마비(顔面神經麻痺) 눈이 벌겋게 붓고 아픈 증상

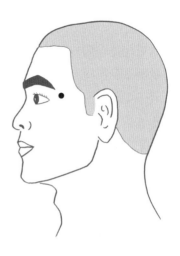

이첩(耳尖)

취혈 귀를 앞으로 수직(垂直)이 되도록 접었을 때 위쪽으로 뾰족한 곳

침 0.1~0.2촌, 점자출혈(點刺出血)

뜸 3~5장

혈성 청열소종(淸熱消腫) 명목이인(明目利咽)

주치 해열(解熱) 안질(眼疾)

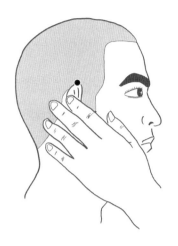

상영향(上迎香)

취혈 코 옆 비순구의 상단

침 0.3~1촌 횡자(橫刺)

뜸 금구(禁灸)

혈성 청열산풍(淸熱散風) 명목통비(明目通鼻)

주치 비염(鼻炎) 코 부위의 종기

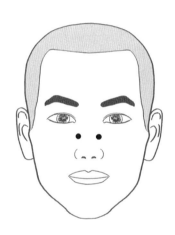

내영향(內迎香)

취혈 콧구멍 속 바깥쪽 점막

침 삼릉침(三稜針)으로 점자(點刺)하여 출혈

혈성 청열명목(淸熱明目) 통비소종(通鼻消腫)

주치 콧병 인염(咽炎) 열나는 병 현훈(眩暈)
          냄새를 맡지 못하는 증상 더위 먹은 증상

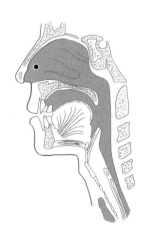

비주(鼻柱)

취혈 비중격(鼻中隔)의 직하 구륜갑(口輪匣)에 취한다.

침 0.1~0.2촌

뜸 금구(禁灸)

주치 안면신경마비(顔面神經麻痺) 영풍유루(迎風流淚)

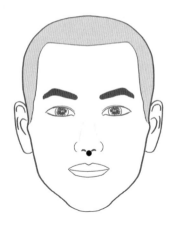

해천(海泉)

취혈 혓바닥 밑의 설소대(舌小帶) 중앙

침 점자출혈(點刺出血)

뜸 금구(禁灸)

혈성 거사개규(祛邪開竅) 생진지갈(生津止渴)

주치 횡격막경련 소갈(消渴) 설염(舌炎)

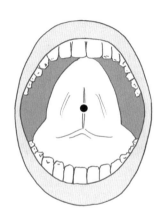

설주(舌柱)

취혈 혓바닥 밑의 설소대(舌小帶)와 설하벽(舌下壁)이 만나는 곳

침 점자출혈(點刺出血)

뜸 금구(禁灸)

주치 중설(重舌) 소갈(消渴) 인후염(咽喉炎)

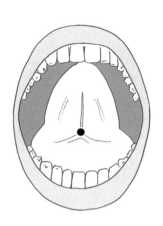

금진(金津)·옥액(玉液)

취혈 입을 벌리고 혀를 뒤로 접은 뒤 혀 아래 양쪽의 정
맥(靜脈)에 취혈. 왼쪽이 금진, 오른쪽이 옥액

침 점자출혈(點刺出血)

뜸 금구(禁灸)

혈성 청열소종(淸熱消腫) 청심강역(淸心降逆)

주치 혀가 뻣뻣한 증상 혀가 붓는 증상 구창(口瘡)
당뇨병(糖尿病) 구토(嘔吐) 설사(泄瀉) 실어(失語)

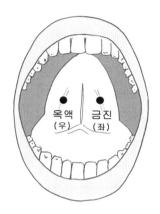

옥액
(우) 금진
(좌)

협승장(俠承漿)

취혈 승장(承漿) 양옆 1촌의 오목한 곳

침 0.2~0.3촌

뜸 금구(禁灸)

주치 얼굴이나 뺨이 붓는 증상 잇몸궤양
안면신경마비(顔面神經麻痺) 눈썹떨림
입 주위의 종기(腫氣) 삼차신경통(三叉神經痛)

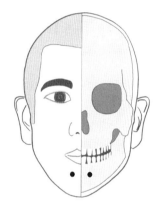

견정(牽正)

취혈 귓밥 앞 0.5촌으로 귓밥 중점과 평행되는 곳

침 0.2~0.3촌

뜸 금구(禁灸)

주치 안면신경마비(顔面神經麻痺) 구취(口臭)
구강궤양(口腔潰瘍) 하치통(下齒痛)

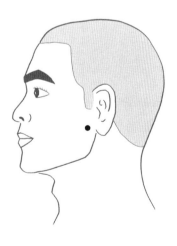

예명(瞖明)

취혈 흉쇄유돌근 정지부, 유양돌기 하방으로 예풍 뒤쪽
　　　1촌

침 　0.3~0.5촌

뜸 　5~7장

혈성 식풍영신(熄風寧神) 퇴예명목(退瞖明目)

주치 안질(眼疾) 현운(眩暈) 불면(不眠) 정신병(精神病)
　　　두통(頭痛)

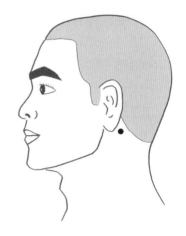

2) 뒷목, 등, 허리 부위

백로(百勞)

취혈 대추(大椎) 위 2촌으로 뒷머리카락 경계에서 1촌
　　　아래 정중선으로부터 양옆으로 1촌 나간 곳

침 　0.5~0.8촌

뜸 　3~7장

혈성 화담소괴(化痰消塊) 지해평천(止咳平喘)

주치 연주창(連珠瘡) 해수(咳嗽) 백일해(百日咳) 학질(瘧疾)
　　　근육의 경련 또는 염좌

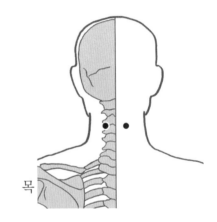

목

승골(崇骨)

취혈 제6경추 극돌기 하함중(下陷中)

침 　0.3~0.5촌

뜸 　3~7장

혈성 식풍진경(熄風鎭痙) 절학지해(截瘧止咳)

주치 감기(感氣) 백일해(百日咳) 목경련 학질(瘧疾)
　　　간질(癎疾) 해수(咳嗽) 중풍(中風)

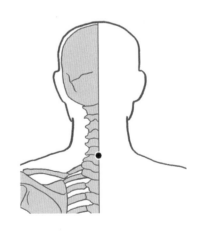

정천(定喘)

취혈 대추 양옆 0.5촌

침 0.5~0.8촌

뜸 3~5장

혈성 지해정천(止咳定喘) 선통폐기(宣通肺氣)

주치 해수(咳嗽) 천식(喘息) 낙침(落枕) 상지마비와 통증
두드러기

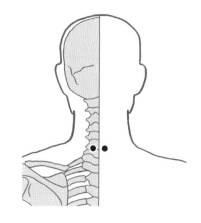

협척(夾脊)

취혈 화타협척혈은 제1흉추(胸椎) 극돌기로부터 제5요추(腰椎) 극돌기까지
매 극돌기 하함중(下陷中) 외방 0.5촌으로 전해지고 있으나
현재는 경추(頸椎) 흉추(胸椎) 요추(腰椎)의 외연(外緣)에 취한다.

침 0.5~1촌

뜸 3~7장

혈성 조화오장(調和五臟) 통강부기(通降腑氣)

주치 척추 각 부위의 관절병증 및 각 장부의 질병
(흉부 윗부분의 협척혈은 심·폐의 질병 및 팔의 병증,
흉부 아랫부분의 협척혈은 위·장의 병증, 허리 부위의
협척혈은 허리·복부 및 다리의 병증)

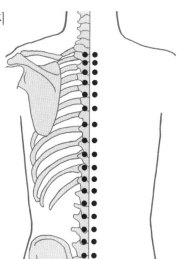

갑봉(胛縫)

취혈 견갑골(肩胛骨) 위아래 끝부분의 안쪽 기슭으로
좌우 2혈씩이다.

침 0.2~0.3촌

뜸 3~5장

주치 견갑신경통(肩胛神經痛) 견갑풍습통(肩胛風濕痛)

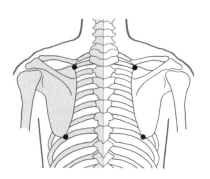

췌유(膵兪)

취혈 제8흉추 극돌기 하 양방 1.5촌

침 0.2~0.3촌

뜸 5~7장

별명 팔유(八兪) 위관하유(胃管下兪)

주치 당뇨(糖尿) 인후건조(咽喉乾燥) 복통(腹痛) 구역(嘔逆)

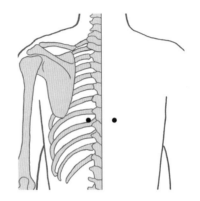

사화(四花)

취혈 취혈법이 복잡하나 통상 제3, 제5흉추 극돌기 하에서
양방 1.5촌, 즉 폐유(肺兪)와 심유(心兪)에 해당한다.

침 0.3~0.4촌

뜸 5~7장

혈성 보폐제채(補肺除瘵) 지해평천(止咳平喘)

주치 허약체질(虛弱體質) 빈혈(貧血) 해수(咳嗽) 천식(喘息)
기관지염(氣管支炎)

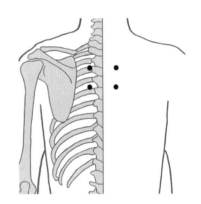

기죽마(騎竹馬)

취혈 취혈법이 복잡하나 통상 제9흉추 극돌기 하[근축(筋
縮)] 외방 1촌에 해당한다.

침 0.3~0.4촌

뜸 3~9장

혈성 청열해독(淸熱解毒) 소종지통(消腫止痛)

주치 장옹(腸癰) 치통(齒痛) 사지하부(四肢下部)의 옹저(癰
疽) 정창(疔瘡)

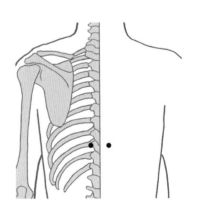

비근(痞根)

취혈 제1요추 극돌기 하 현추(懸樞) 양방 3.5촌

침 0.3~0.4촌

뜸 3~7장

혈성 산적소괴(散積消塊) 도체화어(導滯化瘀)

주치 요통(腰痛) 위통(胃痛) 간비종대(肝脾腫大) 위염(胃炎)
　　　장염(腸炎) 위하수(胃下垂)

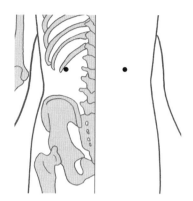

십칠추하(十七椎下)

취혈 제5요추 극돌기 하함중(下陷中)

침 0.5~1촌

뜸 5~7장

혈성 익신이뇨(益腎利尿)

주치 요통(腰痛) 월경통(月經痛) 하지마비(下肢麻痺)
　　　자궁출혈(子宮出血) 부인병(婦人病)
　　　항문이나 외생식기(外生殖器)의 병

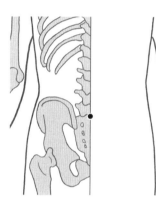

요안(腰眼)

취혈 엎드렸을 때 제4요추 극돌기 하에서 양옆에 생기는
　　　함요처(陷凹處)

침 0.5~0.8촌

뜸 3~5장

혈성 익신제채(益腎除瘵)

주치 요통(腰痛) 신허(腎虛) 신하수(腎下垂) 월경부조(月經不調)
　　　적백대하(赤白帶下) 제부인과(諸婦人科)질병
　　　당뇨병(糖尿病) 고환염(睾丸炎)

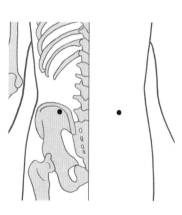

둔압(臀壓)

취혈 엎드린 자세에서 천골(薦骨)과 미골(尾骨)의 접합부(接合部)인
요유(腰兪) 외방(外方) 2촌의 함요처(陷凹處)에 취한다.

침 3.5~4촌

뜸 3~5장

혈성 익신제채(益腎除瘵)

주치 요통(腰痛) 좌골신경통(坐骨神經痛) 하지마비(下肢麻痺) 등
제반 하지질환(下肢疾患)

참고 심자(深刺)하면 전감(電感)이 하지(下肢)로 전도되고 사자(斜刺)하면 전감(電感)
이 외생식기나 항문 쪽으로 전도된다.

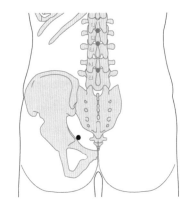

요기(腰奇)

취혈 꼬리뼈 끝에서 위로 2촌

침 0.3~0.5촌

뜸 7~9장

혈성 진경지통(鎭痙止痛) 영신통변(寧神通便)

주치 간질(癎疾) 치질(痔疾) 변비(便秘)

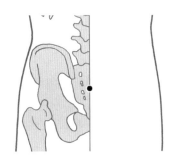

3) 가슴, 배 부위

제사변(臍四辨)

취혈 제중(臍中) 상하 좌우 각 1촌

침 0.5~0.8촌

뜸 7장

혈성 건비화위(健脾和胃) 고본진경(固本鎭痙)

주치 전간(癲癎) 설사(泄瀉) 이질(痢疾) 복통(腹痛) 부종(浮腫)

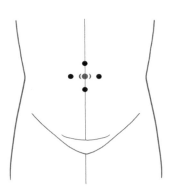

삼각구(三角灸)

취혈 환자의 입 넓이만한 길이를 한 변으로 하는 정삼각형을 만들어
그 정점을 제중(臍中)에 대고 밑변이 수평으로 될 때 두 각이
닿는 곳

뜸 5~7장

혈성 이기지통(理氣止痛)

주치 위경련(胃痙攣) 불임증(不姙症) 만성장염(慢性腸炎)

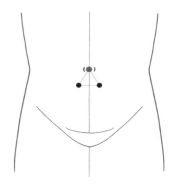

자궁(子宮)

취혈 임맥의 중극에서 양옆으로 3촌 되는 곳

침 0.5~1촌

뜸 7~15장

혈성 조경종자(調經種子) 이기지통(理氣止痛)

주치 월경부조(月經不調) 월경통(月經痛) 불임증(不姙症)
자궁출혈(子宮出血) 대하(帶下)

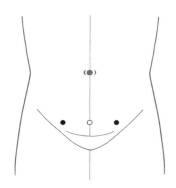

4) 상지(上肢) 부위

십선(十宣)

취혈 열 손가락 첨단으로 손톱 끝에서 손바닥 쪽으로 0.1촌

침 0.1~0.2촌 천자(淺刺), 점자출혈(點刺出血)

혈성 개규성뇌(開竅醒腦) 설열진경(泄熱鎭痙)

주치 실신(失神) 쇼크 급성 뇌빈혈 뇌출혈 일사병(日射病)
전간(癲癎) 파상풍(破傷風) 고혈압(高血壓) 고열(高熱)
손가락 마목(麻木)

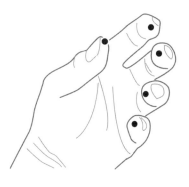

사봉(四縫)

취혈 둘째손가락부터 다섯째손가락 장측(掌側)에서 기절골(基節骨)과
중절골(中節骨) 사이의 횡문(橫紋) 중앙

침 삼릉침이나 호침으로 점자(點刺)하여 점액을 짜낸다.

혈성 건비소적(健脾消積) 거담도체(祛痰導滯)

주치 어린이 소화불량 어린이 감질(疳疾) 손가락 관절염(關節炎)
백일해(百日咳) 설사(泄瀉)

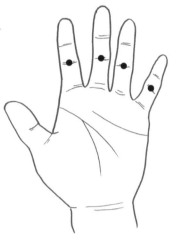

대골공(大骨空)

취혈 엄지손가락 등쪽으로 기절골(基節骨)과 말절골(末節骨) 사이 횡문
(橫紋) 중앙(中央)

침 0.1~0.2촌

뜸 3~5장

혈성 퇴예명목(退翳明目)

주치 안질환(眼疾患) 토사(吐瀉) 뉵혈(衄血)

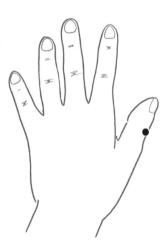

소골공(小骨空)

취혈 새끼손가락 등쪽으로 기절골(基節骨)과 중절골(中節骨) 사이 횡
문(橫紋) 중앙(中央)

침 0.1~0.2촌

뜸 3~5장

혈성 명목총이(明目聰耳)

주치 안질환(眼疾患) 손가락관절통 후통(喉痛)

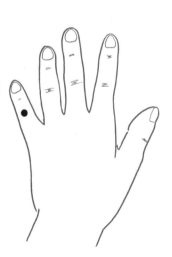

봉안(鳳眼)

취혈 엄지손가락 기절골(基節骨)과 중절골(中節骨) 사이 요측(橈側)
　　　횡문단(橫紋端)의 적백육제(赤白肉際)

침 　0.1~0.2촌

뜸 　3~5장

주치 야맹증(夜盲症) 수지(手指) 굴신불리(屈伸不利)

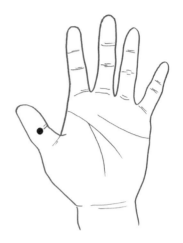

권첨(拳尖)

취혈 주먹을 쥐었을 때 중지(中指) 제1절골(節骨)의 손등 쪽
　　　가장 튀어나온 곳

뜸 　3~5장

주치 안질환(眼疾患) 인후통(咽喉痛)

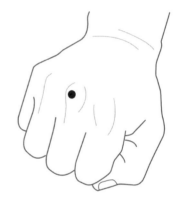

일선문(一扇門)·이선문(二扇門)

취혈 제2·3지(指) 기절골(基節骨) 사이가 일선문, 제4·5지
　　　기절골 사이가 이선문

침 　0.3~0.5촌

뜸 　3~7장

주치 안질환(眼疾患) 열이 내리지 않고 땀도 나지 않을 때

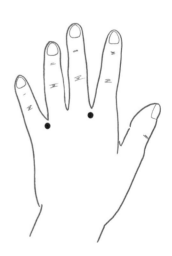

위령(威靈)·정령(精靈)

취혈 손등에서 취혈하며 손목 쪽으로 제2·3지(指) 중수골저(中手骨底)
　　　 전함중(前陷中)이 위령, 제4·5지 중수골저 전함중이 정령

침 　0.3~0.5촌

주치 구급(救急) 두통(頭痛) 이명(耳鳴) 소아경풍(小兒驚風)
　　　 수배통(手背痛)

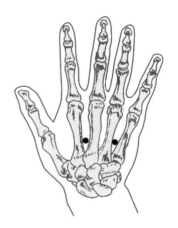

외노궁(外勞宮)

취혈 손등의 제2·3지(指) 중수골(中手骨) 사이로 노궁(勞宮)과 상대
　　　 되는 곳

침 　0.3~0.5촌

뜸 　1~3장

혈성 소종지통(消腫止痛) 건비소적(健脾消積)

주치 소화불량 소아경풍(小兒驚風) 설사
　　　 손가락이 펴지질 않을 때

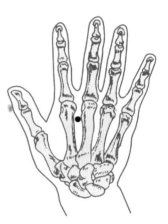

팔사(八邪)

취혈 손등 쪽 다섯 손가락이 갈라진 사이에 있는 좌우 각 4개씩

침 　0.3~0.5촌, 점자출혈(點刺出血)

뜸 　3~5장

혈성 거사통낙(祛邪通絡) 청열소종(淸熱消腫)

주치 손과 팔이 붓고 아픈 증상 번열(煩熱) 치통(齒痛)
　　　 두통(頭痛)

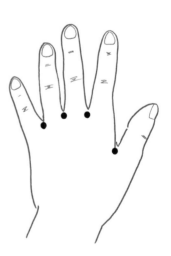

삼관(三關)

취혈 둘째 손가락 손바닥 쪽으로 밑에서부터 첫째 횡문이 풍관(風關),
둘째 횡문이 기관(氣關), 마지막 횡문이 명관(命關)

침 0.1~0.2촌

주치 소아경풍(小兒驚風)

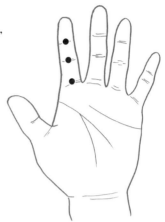

고골(高骨)

취혈 손목의 요골경상돌기 가장 튀어나온 곳

침 평자(平刺) 0.3~0.5촌

뜸 1~3장

주치 수완통(手腕痛)

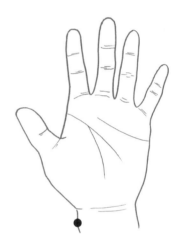

소천심(小天心)

취혈 손목의 대릉(大陵)에서 손바닥 안으로 1.5촌 들어간 곳

침 0.3~0.5촌

뜸 1~3장

주치 풍습성 심장병 고열혼미(高熱昏迷) 소변불통 심계통(心系痛)

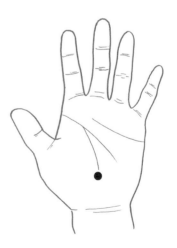

십왕(十王)

취혈 조갑근부(爪甲根部) 정중앙에서 손목 쪽으로 0.1촌 가량 들어간
곳

침 점자출혈(點刺出血)

뜸 1~3장

주치 고열(高熱) 혼미(昏迷) 중서(中暑) 급성위장염(急性胃腸炎)

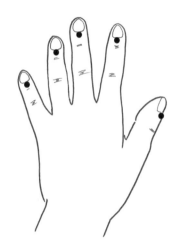

주첨(肘尖)

취혈 팔을 구부렸을 때 주두(肘頭)의 가장 튀어나온 곳

뜸 3~7장

혈성 화담소종(化痰消腫) 청열해독(淸熱解毒)

주치 옹저(癰疽) 임파선염(淋巴腺炎)

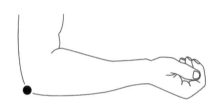

5) 하지(下肢) 부위

학정(鶴頂)

취혈 슬개골 위의 중간 오목한 곳

침 0.5~0.8촌

뜸 3~5장

혈성 청열화습(淸熱化濕) 통이관절(通利關節)

주치 슬관절염(膝關節炎) 하지마비(下肢麻痺)
발과 다리의 무력증(無力症)

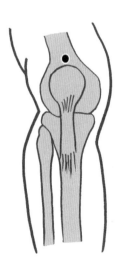

담낭(膽囊)

취혈 양릉천(陽陵泉) 하 약 1촌의 압통점

침 0.5~0.8촌

뜸 3~5장

혈성 청열이담(淸熱利膽) 통락지통(通絡止痛)

주치 담낭염(膽囊炎) 옆구리 통증 하지마비(下肢麻痺)

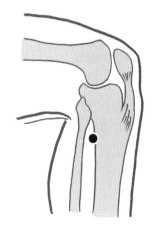

난미(闌尾)

취혈 족삼리(足三里)의 직하방 2촌의 압통점

침 0.5~0.8촌

뜸 3~9장

혈성 통강부기(通降腑氣) 청열지통(淸熱止痛)

주치 급만성충수염(虫垂炎) 소화불량

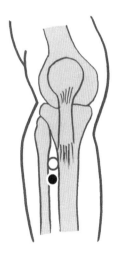

팔풍(八風)

취혈 발등 쪽 좌우 열 발가락 사이로 발몸뼈 머리
사이에 있는 8개의 혈이다.

침 0.3~0.5촌, 점자출혈(點刺出血)

뜸 3~5장

혈성 절학소종(截瘧消腫) 청열해독(淸熱解毒)

주치 학질(瘧疾) 월경이상(月經異常) 치통(齒痛) 두통(頭痛)
각기(脚氣) 발등의 발적종창(發赤腫脹)

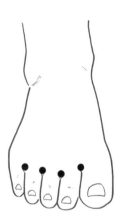

슬안(膝眼)

취혈 무릎 슬개골의 아래 함요처로 안쪽은 내슬안,
　　　바깥쪽은 외슬안

침 0.5~1촌

뜸 5~7장

혈성 청열소종(淸熱消腫) 서통경락(舒通經絡)

주치 무릎관절염 각기(脚氣)

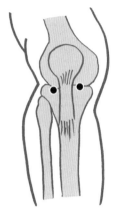

백충와(百蟲窩)

취혈 무릎 위로 비경(脾經)의 혈해(血海) 직상 1촌

침 0.5~0.8촌

뜸 3~5장

혈성 청열양혈(淸熱凉血) 해독살충(解毒殺蟲)

주치 담마진(蕁麻疹) 습진(濕疹) 피부소양증(皮膚瘙痒症)

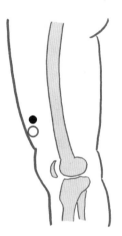

이내정(裏內庭)

취혈 발바닥 둘째 발가락과 셋째 발가락 사이로
　　　내정과 상대되는 곳

침 0.3~0.5촌

뜸 3장

주치 식중독(食中毒) 체했을 때 급성위통(急性胃痛)
　　　소아경풍(小兒驚風) 간질(癎疾) 발가락 통증

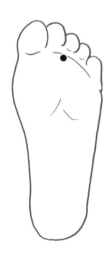

기단(氣端)

취혈 발가락 첨단으로 발톱 끝에서 발바닥 쪽으로 0.1촌
되는 곳

침 0.1~0.2촌 천자(淺刺) 또는 점자출혈(點刺出血)

뜸 3~7장

혈성 진경서근(鎭痙舒筋)

주치 각기(脚氣) 족지마비(足趾麻痺) 중풍혼미(中風昏迷)
구급(救急)

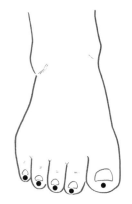

독음(獨陰)

취혈 둘째 발가락 발바닥 쪽으로 2번째 마디에 해당하는
횡문(橫紋)의 중앙

침 0.1~0.2촌

뜸 3~5장

혈성 강역화위(降逆和胃) 조화월경(調和月經)

주치 심통(心痛) 구토(嘔吐) 월경부조(月經不調) 난산(難産)

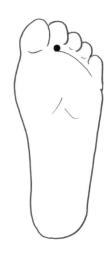

6) 기타

사관혈(四關穴)

구성 합곡(合谷), 태충(太衝)

특징 각각 수양명대장경(手陽明大腸經), 족궐음간경(足厥陰肝經)의 원혈(原穴)로서 일양(一陽) 일음(一
陰), 일기(一氣) 일혈(一血), 일부(一腑) 일장(一臟), 일승(一昇) 일강(一降)의 특징을 갖고, 장부·
음양·기혈을 동시에 치료함.

부록

十四 經穴歌

出處 : 元·滑壽『十四經發揮』
著者 : 滑壽(伯仁)

手太陰十一穴(**수태음**십일혈)　　中府雲門天府列(중부운문천부열)
俠白尺澤孔最存(협백척택공최존)　列缺經渠太淵涉(열결경거태연섭)
魚際少商如韮葉(어제소상여구엽)

手陽明起商陽(**수양명**기상양)　　二間三間合谷藏(이간삼간합곡장)
陽谿偏歷溫溜(양계편력온류)　　　下廉上廉三里長(하렴상렴삼리장)
曲池肘髎迎五里(곡지주료영오리)　臂臑肩髃巨骨當(비노견우거골당)
天鼎扶突禾髎接(천정부돌화료접)　終以迎香二十穴(종이영향이십혈)

四十五穴足陽明(사십오혈**족양명**)　承泣四白巨髎經(승읍사백거료경)
地倉大迎頰車峙(지창대영협거치)　下關頭維人迎對(하관두유인영대)
水突氣舍連缺盆(수돌기사연결분)　氣戶庫房屋翳屯(기호고방옥예둔)
膺窓乳中延乳根(응창유중연유근)　不容承滿梁門起(불용승만양문기)
關門太乙滑肉門(관문태을활육문)　天樞外陵大巨存(천추외릉대거존)
水道歸來氣衝次(수도귀래기충차)　髀關伏兎走陰市(비관복토주음시)
梁丘犢鼻足三里(양구독비족삼리)　上巨虛連條口位(상거허연조구위)
下巨虛位及豊隆(하거허위급풍륭)　解谿衝陽陷谷中(해계충양함곡중)
內庭厲兌經穴終(내정려태경혈종)

二十一穴太陰脾(이십일혈**태음비**)　隱白大都太白隨(은백대도태백수)
公孫商丘三陰交(공손상구삼음교)　漏谷地機陰陵坳(누곡지기음릉요)
血海箕門衝門開(혈해기문충문개)　府舍腹結大橫排(부사복결대횡배)

腹哀食竇連天谿(복애식두연천계)　　胸鄕周榮大包隨(흉향주영대포수)

九穴手少陰(九穴手少陰)
靈道通里陰郄遂(영도통리음극수)　　極泉靑靈少海深(극천청영소해심)
神門少府少衝尋(신문소부소충심)

手太陽穴一十九(수태양혈일십구)
腕骨陽谷可養老(완골양곡가양노)　　少澤前谷後谿隅(소택전곡후계우)
臑俞天宗及秉風(노유천종급병풍)　　支正小海肩貞走(지정소해견정주)
天窓天容上顴髎(천창천용상권료)　　曲垣肩外復肩中(곡원견외복견중)
却入里中循聽宮(각입이중순청궁)

足太陽六十三(족태양육십삼)
五處承光上通天(오처승광상통천)　　睛明攢竹曲差參(정명찬죽곡차삼)
大杼風門引肺俞(대저풍문인폐유)　　絡却玉枕天柱嶄(락각옥침천주참)
肝俞膽俞脾俞合(간유담유비유합)　　厥陰心俞膈俞注(궐음심유격유주)
大腸小腸膀胱俞(대장소장방광유)　　胃俞三焦腎俞中(위유삼초신유중)
自從大杼至白環(자종대저지백환)　　中膂白環兩俞輸(중려백환양유수)
上髎次髎中復下(상료차료중부하)　　相去脊中三寸間(상거척중삼촌간)
浮郄委陽委中罅(부극위양위중하)　　會陽承扶殷門亞(회양승부은문아)
太陽行背第三行(태양행배제삼행)　　髆內俠脊附分當(박내협척부분당)
譩譆膈關魂門旁(의희격관혼문방)　　魄戶膏肓與神堂(백호고황여신당)
肓門志室胞之肓(황문지실포지황)　　陽綱意舍仍胃倉(양강의사잉위창)
合膕以下合陽是(합괵이하합양시)　　二十椎下秩邊藏(이십추하질변장)
飛揚跗陽泊崑崙(비양부양박곤륜)　　承筋承山居其次(승근승산거기차)
京骨束骨又通谷(경골속골우통곡)　　僕參申脈連金門(복삼신맥연금문)
小指外側至陰續(소지외측지음속)

足少陰穴二十七(족소음혈이십칠)
大鍾照海通水泉(대종조해통수천)　　湧泉然谷太谿溢(용천연곡태계일)
陰谷橫骨大赫聯(음곡횡골대혁연)　　復溜交信築賓連(부류교신축빈연)
肓俞商曲石關蹲(황유상곡석관준)　　氣穴四滿中注立(기혈사만중주립)
步廊神封靈墟位(보랑신봉영허위)　　陰都通谷幽門僻(음도통곡유문벽)
神藏彧中俞府旣(신장욱중유부기)

九穴手厥陰(구혈수궐음)
郄門間使內關對(극문간사내관대)　　天池天泉曲澤深(천지천천곡택심)
大陵勞宮中衝備(대릉노궁중충비)

二十三穴手少陽(이십삼혈수소양)   關衝液門中渚傍(관충액문중저방)
陽池外關支溝會(양지외관지구회)   會宗三陽四瀆配(회종삼양사독배)
天井上合淸冷淵(천정상합청냉연)   消濼臑會肩髎偏(소락노회견료편)
天髎天牖同翳風(천료천유동예풍)   瘈脈顱息角孫通(계맥로식각손통)
耳門和髎絲竹空(이문화료사죽공)

少陽足經瞳子髎(소양족경동자료)   四十三穴行迢迢(사십삼혈행초초)
聽會客主頷厭集(청회객주함염집)   懸顱懸釐曲鬢翹(현로현리곡빈교)
率谷天衝浮白次(솔곡천충부백차)   竅陰完骨本神企(규음완골본신기)
陽白臨泣開目窓(양백임읍개목창)   正營承靈及腦空(정영승영급뇌공)
風池肩井淵液長(풍지견정연액장)   輒筋日月京門當(첩근일월경문당)
帶脈五樞維道續(대맥오추유도속)   居髎環跳下中瀆(거료환도하중독)
陽關陽陵復陽交(양관양릉복양교)   外丘光明陽輔高(외구광명양보고)
懸鍾丘墟足臨泣(현종구허족임읍)   地五俠谿竅陰畢(지오협계규음필)

足肝經十三穴(족간경십삼혈)   大敦行間太衝列(대돈행간태충열)
中封蠡溝及中都(중봉려구급중도)   膝關曲泉膝內徹(슬관곡천슬내철)
陰包五里上陰廉(음포오리상음렴)   章門期門貫上膈(장문기문관상격)

督脈背中行(독맥배중행)   二十七穴始長强(이십칠혈시장강)
腰俞陽關命門當(요유양관명문당)   懸樞脊中走筋縮(현추척중주근축)
至陽靈臺神道長(지양영대신도장)   身柱陶道大椎俞(신주도도대추유)
瘂門風府腦戶俱(아문풍부뇌호구)   强間後頂百會前(강간후정백회전)
前頂顖會上星圓(전정신회상성원)   神庭素髎水溝裏(신정소료수구리)
兌端齦交斯已矣(태단간교사이의)

任脈分三八(임맥분삼팔)   起於會陰上曲骨(기어회음상곡골)
中極關元到石門(중극관원도석문)   氣海陰交神闕立(기해음교신궐립)
水分下脘循建里(수분하완순건리)   中脘上脘巨闕起(중완상완거궐기)
鳩尾中庭膻中竿(구미중정전중졸)   玉堂紫宮樹華蓋(옥당자궁수화개)
璇璣天突廉泉淸(선기천돌염천청)   上頤還以承漿承(상이환이승장승)

八脈交會八穴歌

出處：『醫經小學』
著者：未詳

公孫衝脈胃心胸(공손충맥위심흉)　　內關陰維下總同(내관음유하총동)
臨泣膽經連帶脈(임읍담경연대맥)　　陽維目銳外關逢(양유목예외관봉)
後溪督脈內眦頸(후계독맥내비경)　　申脈陽蹻絡亦通(신맥양교락역통)
列缺任脈行肺系(열결임맥행폐계)　　陰蹻照海膈喉嚨(음교조해격후롱)

千金十穴歌

出處：明·徐鳳『鍼灸大全』
著者：未詳

三里內庭穴(삼리내정혈)　　肚腹中妙訣(두복중묘결)　　曲池與合谷(곡지여합곡)
頭面病可徹(두면병가철)　　腰背痛相連(요배통상연)　　委中崑崙穴(위중곤륜혈)
頭項如有痛(두항여유통)　　後溪病列缺(후계병열결)　　環跳與陽陵(환도여양릉)
膝前兼腋脇(슬전겸액협)　　可神即留久(가신즉유구)　　當瀉即疏泄(당사즉소설)
三百六十名(삼백육십명)　　一十千金穴(일십천금혈)

常用穴位 效能歌

出處 : 未詳
著者 : 未詳

頭頸部主要常用穴位 效能歌

百會平肝灸昇陽(백회평간구승양)　　定神通竅取印堂(정신통규취인당)
太陽目疾偏頭痛(태양목질편두통)　　風池頭痛目疾良(풍지두통목질량)
睛明承泣均明目(정명승읍균명목)　　通利鼻竅聚迎香(통리비규취영향)
耳區各穴能聰耳(이구각혈능총이)　　翳風面灘口僻區(예풍면탄구벽구)
面灘面穴均可取(면탄면혈균가취)　　頰車斜向透地倉(협거사향투지창)
下關利頰療面痛(하관이협료면통)　　陽白四白挾承漿(양백사백협승장)
瘂門治啞利喉舌(아문치아리후설)　　上簾泉刺舌下方(상염천자설하방)

胸腹部主要常用穴位 效能歌

天突利咽平氣逆(천돌리인평기역)　　調氣通乳取膻中(조기통유취전중)
中脘和中調胃氣(중완화중조위기)　　巨闕寧心和胃從(거궐녕심화위종)
天樞理腸療瀉痢(천추리장료사리)　　回陽救逆灸臍中(회양구역구제중)
氣海功能調腎氣(기해공능조신기)　　關元益腎理胞宮(관원익신리포궁)
水道善調下焦症(수도선조하초증)　　疝痛歸來及氣衝(산통귀래급기충)
章門肝脾利腰胁(장문간비리요협)　　中極遺尿或尿閉(중극유뇨혹뇨폐)

腰背部主要常用穴 效能歌

大椎通陽能退熱(대추통양능퇴열)　　定喘穴治氣喘靈(정천혈치기천영)
至陽肝病祛黃疸(지양간병거황달)　　調益腎氣灸命門(조익신기구명문)
長强提肛兼引産(장강제항겸인산)　　八髎下焦病症鍼(팔료하초병증침)
背俞各依臟腑取(배유각의장부취)　　解熱大杼與風門(해열대저여풍문)
肺俞宣肺心寧神(폐유선폐심녕신)　　膈俞理血上焦呈(격유리혈상초정)
肝膽脾胃中焦疾(간담비위중초질)　　調中利氣內臟分(조중리기내장분)

腎俞益腎兼志室(신유익신겸지실)   大腸俞主腰膝伸(대장유주요슬신)
秩邊善治下肢症(질변선치하지증)   膏肓灸勞鍼莫深(고황구노침막심)
肩胛諸穴痺痛外(견갑제혈비통외)   肩井天宗乳汁生(견정천종유즙생)

上肢部主要常用穴 效能歌

肩穴均主肩部症(견혈균주견부증)   曲池退熱及疏風(곡지퇴열급소풍)
手三里亦調腸胃(수삼리역조장위)   合谷解表面口功(합곡해표면구공)
支溝利脇治便秘(지구이협치변비)   外關頭脇效相同(외관두협효상동)
中渚肩背能聰耳(중저견배능총이)   養老明目項強從(양노명목항강종)
後溪舒筋通督脈(후계서근통독맥)   少澤産後下乳洪(소택산후하유홍)
尺澤利咽淸肺熱(척택이인청폐열)   列缺頭項強痛攻(열결두항강통공)
魚際平喘兼淸熱(어제평천겸청열)   少商泄熱醒昏蒙(소상설열성혼몽)
間使治瘧寧神志(간사치학녕신지)   內關和胃并寬胸(내관화위병관흉)
寧神和胃大陵穴(영신화위대릉혈)   淸心泄熱取勞宮(청심설열취노궁)
臂麻手顫鍼少海(비마수전침소해)   舌強不語通里緩(설강불어통리완)
神門最能安神志(신문최능안신지)   少府心悸與怔冲(소부심계여정충)

下肢部主要常用穴位 效能歌

環跳坐骨神經症(환도좌골신경증)   通利腰腿取殷門(통리요퇴취은문)
利髖多用居髎穴(이관다용거료혈)   髀關伏兎膝前伸(비관복토슬전신)
足三里穴調腸胃(족삼리혈조장위)   上巨虛穴腸病鍼(상거허혈장병침)
豊隆降逆逍痰喘(풍륭강역소담천)   胃熱牙疼瀉內庭(위열아동사내정)
陽陵利脇調肝膽(양릉리협조간담)   眼疾尙可取光明(안질상가취광명)
懸鍾舒筋療項强(현종서근료항강)   丘墟利脇止頭疼(구허이협지두동)
委中穴治腰背痛(위중혈치요배통)   承山療痔主肛門(승산료치주항문)
崑崙舒筋及催産(곤륜서근급최산)   糾正胎位灸至陰(규정태위구지음)
活血調經鍼血海(활혈조경침혈해)   利水消腫陰陵泉(이수소종음릉천)
三陰理血調肝腎(삼음리혈조간신)   公孫腸胃病痛痊(공손장위병통치)
崩漏症宜灸隱白(붕루증의구은백)   臍腹疝痛取曲泉(제복산통취곡천)
平肝息風太衝穴(평간식풍태충혈)   肝陽目眩瀉行間(간양목현사행간)

復溜治汗調腎氣(복류치한조신기)　太谿牙疼虛火炎(태계아동허화염)
照海寧志療癲癇(조해녕지료전간)　昏迷頭痛刺湧泉(혼미두통자용천)

回陽九鍼歌

出處：明·高武『鍼灸聚英』
著者：未詳

痙門勞宮三陰交(아문노궁삼음교)　湧泉太谿中脘接(용천태계중완접)
環跳三里合谷幷(환도삼리합곡병)　此是回陽九鍼穴(차시회양구침혈)

四總穴歌

出處：明·朱權『乾坤生意』
著者：朱權

肚腹三里留(두복삼리유)　腰背委中求(요배위중구)
頭項尋列缺(두항심열결)　面口合谷收(면구합곡수)

治病十一症歌

出處 : 明·徐鳳『鍼灸大全』
著者 : 未詳

攢竹(찬죽) 絲竹主頭疼(사죽주두동)　　偏正皆宜向此中(편정개의향차중)
更去大都徐寫動(갱거대도서사동)　　風池鍼刺三分深(풍지침자삼분심)
曲池(곡지) 合谷先鍼瀉(합곡선침사)　　永與除痾病不侵(영여제아병부침)
依此不鍼無不應(의차불침무불응)　　管敎隨手便安寧(관교수수편안녕)
頭風頭痛與牙疼(두풍두통여아동)　　合谷(합곡) 三間兩穴尋(삼간양혈심)
更向大都鍼眼痛(갱향대도침안통)　　太淵穴內用鍼行(태연혈내용침행)
牙痛三分鍼呂細(아통삼분침여세)　　齒痛依前指上明(치통의전지상명)
更推大都左之右(갱추대도좌지우)　　交互相迎仔細尋(교호상영자세심)
聽會兼之與聽宮(청회겸지여청궁)　　七分鍼瀉耳中聾(칠분침사이중롱)
耳門又瀉三分許(이문우사삼분허)　　更加七壯灸聽宮(갱가칠장구청궁)
大腸經內將鍼瀉(대장경내장침사)　　曲池(곡지) 合谷七分中(합곡칠분중)
醫者若能明此理(의자약능명차리)　　鍼下之時便見功(침하지시편견공)
肩背幷和肩髆疼(견배병화견박동)　　曲池(곡지) 合谷七分深(합곡칠분심)
未愈尺澤加一寸(미유척택가일촌)　　更于三間次第行(갱우삼간차제행)
各入七分于穴內(각입칠분우혈내)　　少海二府刺心經(소해이부자심경)
穴內淺深依法用(혈내천심의법용)　　當時蠲疾兩之輕(당시견질양지경)
咽喉以下至于臍(인후이하지우제)　　胃脘之中百病危(위완지중백병위)
心氣痛時胸結硬(심기통시흉결경)　　傷寒嘔噦悶涎洫(상한구홰민연수)
列缺下鍼三分許(열결하침삼분허)　　三分鍼瀉到風池(삼분침사도풍지)
二指三間幷三里(이지삼간병삼리)　　中衝還刺五分依(중충환자오분의)

汗出難來刺腕骨(한출난래자완골)　　五分鍼瀉要君知(오분침사요군지)
魚際(어제) 經渠幷通理(경거병통리)　　一分鍼瀉汗淋漓(일분침사한림리)
二指三間及三里(이지삼간급삼리)　　大指各刺五分宜(대지각자오분의)
汗至如若通遍體(한지여약통편체)　　有人明此是良醫(유인명차시양의)

四肢無力中邪風(사지무력중사풍)
精神昏倦多不語(정신혼권다불어)
兩手三間隨後瀉(양수삼간수후사)
各入五分于穴內(각입오분우혈내)

風池手足指諸間(풍지수족지제간)
各刺五分隨後瀉(각자오분수후사)
三里(삼리) 陰交行氣瀉(음교행기사)
每穴又加三七壯(매혈우가삼칠장)

肘痛將鍼刺曲池(주통장침자곡지)
五分鍼刺于二穴(오분침자우이혈)
未愈更加三間刺(미유갱가삼간자)
又兼氣痛憎寒熱(우겸기통증한열)

腿胯腰痛痞氣攻(퇴과요통비기공)
更鍼風市兼三里(갱침풍시겸삼리)
又去陰交瀉一寸(우거음교사일촌)
剛柔進退隨呼吸(강유진퇴수호흡)

肘膝痛時刺曲池(주슬통시자곡지)
左病鍼右右鍼左(좌병침우우침좌)
膝痛二寸鍼犢鼻(슬통이촌침독비)
但能仔細尋其理(단능자세심기리)

眼澁難開百病攻(안삽난개백병공)
風池(풍지) 合谷用鍼通(합곡용침통)
三里兼之與太衝(삼리겸지여태충)
迎隨得法有神功(영수득법유신공)

右癱偏風左曰瘓(우탄편풍좌왈탄)
更灸七壯便身安(갱구칠장편신안)
一寸三分量病看(일촌삼분양병간)
自然癱瘓卽時安(자연탄탄즉시안)

經渠合谷共相宜(경거합곡공상의)
癧病纏身便得離(학병전신편득리)
五分深刺莫扰疑(오분심자막우의)
間使行鍼莫用遲(간사행침막용지)

髖骨穴內七分窮(관골혈내칠분궁)
一寸三分補瀉同(일촌삼분보사동)
行間仍刺五分中(행간잉자오분중)
去疾除病捻指功(거질제병념지공)

進鍼一寸是相宜(진침일촌시상의)
依此三分瀉氣奇(의차삼분사기기)
三里陰交要七次(삼리음교요칠차)
劫病之功在片時(겁병지공재편시)

長桑君天星秘訣歌

出處 : 明·朱權『乾坤生意』
著者 : 未詳

天星秘訣少人知(천성비결소인지)
若是胃中停宿食(약시위중정숙식)
脾病血氣先合谷(비병혈기선합곡)
如中鬼邪先間使(여중귀사선간사)
脚若轉筋幷眼花(각약전근병안화)
脚氣酸痛肩井先(각기산통견정선)
如是小腸連臍痛(여시소장연제통)
耳鳴腰痛先五會(이명요통선오회)
小腸氣痛先長强(소장기통선장강)
足緩難行先絶骨(족완난행선절골)
牙痛頭痛兼喉痺(아통두통겸후비)
胸膈痞滿先陰交(흉격비만선음교)
肚腹浮腫脹膨膨(두복부종창팽팽)
傷寒過經不出汗(상한과경불출한)
寒瘧面腫及腸鳴(한학면종급장명)
冷風濕痺鍼何處(냉풍습비침하처)
指痛攣急少商好(지통련급소상호)
此是桑君眞口訣(차시상군진구결)

此法專分前後施(차법전분전후시)
後尋三里起璇璣(후심삼리기선기)
後刺三陰交莫遲(후자삼음교막지)
手臂攣痺取肩髃(수비련비취견우)
先鍼承山次內踝(선침승산차내과)
次尋三里陽陵泉(차심삼리양능천)
先刺陰陵後湧泉(선자음능후용천)
次鍼耳門(차침이문) 三里內(삼리내)
後刺大敦不要忙(후자대돈불요망)
次尋條口及衝陽(차심조구급충양)
先刺二間後三里(선자이간후삼리)
鍼到承山飮食喜(침도승산음식희)
先鍼水分瀉建里(선침수분사건리)
期門(기문) 通里先後看(통리선후간)
先取合谷後內庭(선취합곡후내정)
先取環跳次陽陵(선취환도차양능)
依法施之無不靈(의법시지무불령)
時醫莫作等閑輕(시의막작등한경)

馬丹陽天星十二穴治雜病歌

出處：明·徐鳳『鍼灸大全』
著者：馬丹陽

三里內庭穴(삼리내정혈)   曲池合谷接(곡지합곡접)
委中配承山(위중배승산)   太衝(태충) 崑崙穴(곤륜혈)
環跳與陽陵(환도여양능)   通理并列缺(통리병열결)
合擔用法擔(합담용법담)   合截用法截(합절용법절)
三百六十血(삼백육십혈)   不出十二訣(불출십이결)
治病如神靈(치병여신령)   渾如湯澆雪(혼여탕요설)
北斗降眞機(북두강진기)   金鎖敎開徹(금쇄교개철)
至人可傳授(지인가전수)   匪人莫浪說(비인막낭설)

其一 :

三里膝眼下(삼리슬안하)   三寸兩筋間(삼촌양근간)
能通心腹脹(능통심복창)   善治胃中寒(선치위중한)
腸鳴并泄瀉(장명병설사)   腿腫瑟胻酸(퇴종슬행산)
傷寒羸瘦損(상한영수손)   氣蠱及諸般(기고급제반)
年過三旬後(년과삼순후)   鍼灸眼便寬(침구안변관)
取穴當審的(취혈당심적)   八分三壯安(팔분삼장안)

其二 :

內庭次趾外(내정차지외)   本屬足陽明(본속족양명)
能治四肢厥(능치사지궐)   喜靜惡聞聲(희정오문성)
癮疹咽喉痛(은진인후통)   數欠及牙痛(수흠급아통)
瘧疾不能食(학질불능식)   鍼着便惺惺(침착편성성)

其三 :

曲池拱手取(곡지공수취) 　　屈肘骨邊求(굴주골변구)

善治肘中痛(선치주중통) 　　偏風手不收(편풍수불수)

挽弓開不得(만궁개불득) 　　筋緩莫梳頭(근완막소두)

喉閉促欲死(후폐촉욕사) 　　發熱更無休(발열갱무휴)

遍身風癬癩(편신풍선나) 　　鍼着卽時瘳(침착즉시추)

其四 :

合谷在虎口(합곡재호구) 　　兩指岐骨間(양지기골간)

頭痛幷面腫(두통병면종) 　　瘧疾熱還寒(학질열환한)

齒齲鼻衄血(치우비뉵혈) 　　口噤不開言(구금불개언)

鍼入五分深(침입오분심) 　　令人卽便安(령인즉편안)

其五 :

委中曲瞅里(위중곡추리) 　　橫紋脈中央(횡문맥중앙)

腰痛不能擧(요통불능거) 　　沈沈引脊梁(침침인척량)

痠痛筋莫展(산통근막전) 　　風痺復無常(풍비복무상)

膝頭難伸屈(슬두난신굴) 　　鍼入卽安康(침입즉안강)

其六 :

承山名魚腹(승산명어복) 　　腨腸分肉間(천장분육간)

善治腰疼通(선치요동통) 　　痔疾大便難(치질대변난)

脚氣幷膝腫(각기병슬종) 　　輾轉戰疼酸(전전전동산)

霍亂及轉筋(곽란급전근) 　　穴中刺便安(혈중자편안)

其七 :

太衝足大趾(태충족대지) 　　節後二寸中(절후이촌중)

動脈知生死(동맥지생사) 　　能醫惊癇風(능의량간풍)

咽喉幷心脹(인후병심창) 　　兩足不能行(양족불능행)

七疝偏墜腫(칠산편추종) 　　眼目似雲朦(안목사운몽)

亦能療腰痛(역능료요통) 　　鍼下有神功(침하유신공)

其八 :

崑崙足外踝(곤륜족외과)　　跟骨上邊尋(근골상변심)
轉筋腰尻痛(전근요고통)　　暴喘滿衝心(폭천만충심)
擧步行不得(거보행부득)　　一動卽呻吟(일동즉신음)
若欲求安樂(약욕구안락)　　須于此穴鍼(수우차혈침)

其九 :

環跳在髀樞(환도재비추)　　側臥屈足取(측와굴족취)
折腰莫能顧(절요막능고)　　冷風幷濕痹(냉풍병습비)
腿胯連腨痛(퇴과련천통)　　轉側重欷歔(전측중희허)
若人鍼灸後(약인침구후)　　頃刻病消除(경각병소제)

其十 :

陽陵居膝下(양능거슬하)　　外臁一寸中(외렴일촌중)
膝腫幷麻木(슬종병마목)　　冷痹及偏風(냉비급편풍)
擧足不能起(거족불능기)　　坐臥似衰翁(좌와사쇠옹)
鍼入六分止(침입육분지)　　神功妙不同(신공묘부동)

其十一 :

通里腕側後(통리완측후)　　去腕一寸中(거완일촌중)
欲言聲不出(욕언성불출)　　懊憹及怔忡(오뇌급정충)
實則四肢重(실칙사지중)　　頭顋面頰紅(두시면협홍)
虛則不能食(허칙불능식)　　暴瘖面無容(폭음면무용)
毫鍼微微刺(호침미미자)　　方信有神功(방신유신공)

其十二 :

列缺腕側上(열결완측상)　　次指手交叉(차지수교차)
善療偏頭患(선료편두환)　　遍身風痹麻(편신풍비마)
痰涎頻壅上(담연빈옹상)　　口噤不開牙(구금불개아)
若能明補瀉(약능명보사)　　應手疾如拿(응수질여나)

孫眞人鍼十三鬼穴歌

出處：明·徐鳳『鍼灸大全』
著者：孫眞人

百邪癲狂所爲病(백사전광소위병) 鍼有十三穴須認(침유십삼혈수인)
凡鍼之體先鬼宮(범침지체선귀궁) 次鍼鬼信無不應(차침귀신무불응)
一一從頭逐一求(일일종두축일구) 男從左起女從右(남종좌기여종우)
一鍼人中鬼宮停(일침인중귀궁정) 左邊下鍼右出鍼(좌변하침우출침)
第二手大指甲下(제이수대지갑하) 名鬼信刺三分深(명귀신자삼분심)
三鍼足大指甲下(삼침족대지갑하) 名曰鬼壘入二分(명왈귀루입이분)
四鍼掌後大陵穴(사침장후대능혈) 入鍼五分爲鬼心(입침오분위귀심)
五鍼申脈各鬼路(오침신맥각귀로) 火鍼三下七鋥鋥(화침삼하칠정정)
第六却尋大杼上(제육각심대저상) 入髮一寸名鬼枕(입발일촌명귀침)
七刺耳垂下五分(칠자이수하오분) 名曰鬼床鍼要溫(명왈귀상침요온)
八鍼承漿名鬼市(팔침승장명귀시) 從左出右君須記(종좌출우군수기)
九鍼勞宮爲鬼營(구침노궁위귀영) 十鍼上星名鬼堂(십침상성명귀당)
十一陰下縫三壯(십일음하봉삼장) 女玉門頭爲鬼藏(여옥문두위귀장)
十二曲池名鬼臣(십이곡지명귀신) 火鍼仍要七鋥鋥(화침잉요칠정정)
十三舌頭當舌中(십삼설두당설중) 此穴須名是鬼封(차혈수명시귀봉)
手足兩邊相對刺(수족양변상대자) 若逢孤穴只單通(약봉고혈지단통)
此是先師眞妙訣(차시선사진묘결) 狂猖惡鬼走無踪(광창오귀주무종)

一鍼鬼宮(일침귀궁) 卽人中(즉인중) 入三分(입삼분)
二鍼鬼信(이침귀신) 卽少商(즉소상) 入三分(입삼분)
三鍼鬼壘(삼침귀루) 卽隱白(즉은백) 入二分(입이분)
四鍼鬼心(사침귀심) 卽大陵(즉대능)(或太淵(혹태연)) 入五分(입오분)
五鍼鬼路(오침귀로) 卽申脈(즉신맥)(或間使(혹간사)) 火鍼入三分(화침입삼분)
六鍼鬼枕(육침귀침) 卽風府(즉풍부) 入二分(입이분)
七鍼鬼床(칠침귀상) 卽頰車(즉협차) 入五分(입오분)

八鍼鬼市(팔침귀시)　　卽承漿(즉승장)　　入三分(입삼분)

九鍼鬼窟(구침귀굴)　　卽勞宮(즉노궁)　　入二分(입이분)

十鍼鬼堂(십침귀당)　　卽上星(즉상성)　　火鍼入二分(화침입이분)

十一鍼鬼藏(십일침귀장)　　男卽會陰(남즉회음)

女卽玉門頭(여즉옥문두)　　灸三壯(구삼장)

十二鍼鬼腿(십이침귀퇴)　　卽曲池(즉곡지)　　火鍼入五分(화침입오분)

十三鍼鬼封(십삼침귀봉)　　在舌下中縫(재설하중봉)　　刺出血(자출혈)

仍橫安板一枚(잉횡안판일매)　　就兩口吻(취양구문)

令舌不動(령설부동)　　此法甚效(차법심효)

更加間使(갱가간사)　　後溪二穴尤妙(후계이혈우묘)

男子先鍼左起(남자선침좌기)　　女人先鍼右起(여인선침우기)

單日爲陽(단일위양)　　双日爲陰(쌍일위음)

陽日(양일)　　陽時鍼右轉(양시침우전)

陰日(음일)　　陰時鍼左轉(음시침좌전)

2 취혈 조견표

	임 맥 (任脈)	CV
		24

혈명	위 치			옆으로 위치한 다른 경의 경혈		
				신경	위경	기타
24. 승장	입술 아래 중앙 오목한 곳					
23. 염천	턱과 설골의 중간					
22. 천돌	흉골병 위 0.5寸 오목한 곳				1.5, 기사 4, 결분	
21. 선기	4/5	전중과 천돌을 5등분, 각 혈 사이는 1.6촌	쇄골 밑	2, 유부	4, 기호	6, 운문
20. 화개	3/5		제1늑간	2, 욱중	4, 고방	6, 중부
19. 자궁	2/5		제2늑간	2, 신장	4, 옥예	6, 주영
18. 옥당	1/5		제3늑간	2, 영허	4, 응창	6, 흉향
17. 전중	양 유두 중간		제4늑간	2, 신봉	4, 유중	5,천지-6,천계-7,첩근-8,연액
16. 중정	전중 아래 1.6촌		제5늑간	2, 보랑	4, 유근	6, 식두
15. 구미	7/8	제중과 기골 사이 8寸 그 사이를 8등분하여, 각 혈 사이는 1촌				
14. 거궐	6/8			0.5, 유문	2, 불용	3.5, 기문
13. 상완	5/8			0.5, 복통곡	2, 승만	
12. 중완	중간			0.5, 음도	2, 양문	
11. 건리	3/8			0.5, 석관	2, 관문	4, 복애
10. 하완	2/8			0.5, 상곡	2, 태을	6, 장문
9. 수분	1/8				2, 활육문	
8. 신궐	배꼽			0.5, 황유	2, 천추	4, 대횡
7. 음교	4/5	기해는 음교와 석문의 중간, 관원과 제중의 중간. 곡골과 제중 사이는 5촌 곡골과 제중을 5등분.		0.5, 중주	2, 외릉	
6. 기해						
5. 석문	3/5			0.5, 사만	2, 대거	
4. 관원	2/5			0.5, 기혈	2, 수도	
3. 중극	1/5			0.5, 대혁	2, 귀래	
2. 곡골	치골의 위쪽 가장자리			0.5, 횡골	2, 기충	2.5, 급맥 3.5, 충문
1. 회음	전음과 후음 사이					

	독맥 (督脈)	GV 28

28. 은교	윗입술 내측 중앙, 잇몸 위 윗입술 부착 부위	
27. 태단	윗입술 상단 중앙, 외피와 점막 사이	
26. 수구	윗입술과 코 사이 홈의 중앙	
25. 소료	코 끝 정중앙의 오목한 곳	

24. 신정	전발제로부터 0.5촌 위	0.75, 미충-1.5, 곡차-2.25, 두임읍-3, 본신-4.5, 두유
23. 상성	전발제로부터 1촌 위	1.5, 오처
22. 신회	전발제로부터 2촌 위, 상성 뒤 1寸	
21. 전정	풍부~신회까지 각 혈 간격 1.5촌.	
20. 백회	인당~전발제 : 3촌	1.5, 통천
19. 후정	전발제~후발제 : 12촌	1.5, 낙각
18. 강간	전발제~백회 : 5촌 백회~후발제 : 7촌	
17. 뇌호	후발제~대추 : 3촌	1.3, 옥침
16. 풍부	후발제로부터 1촌 위	
15. 아문	후발제로부터 0.5촌 위	1.3, 천주

14. 대추	제7경추극돌기 하함중	2, 견중유 – 4, 견정
13. (일) 도도	제1흉추극돌기 하함중	1.5, 대저 – 3, 견외유
12. (삼) 신주	제3흉추극돌기 하함중	1.5, 폐유 – 3, 백호 -곡원
11. (오) 신도	제5흉추극돌기 하함중	1.5, 심유 – 3, 신당 -천종
10. (육) 영대	제6흉추극돌기 하함중	1.5, 독유 – 3, 의회
9. (질) 지양	제7흉추극돌기 하함중, 견갑골 하단과 수평	1.5, 격유 – 3, 격관
8. (구) 근축	제9흉추극돌기 하함중	1.5, 간유 – 3, 혼문
7. (십) 중추	제10흉추극돌기 하함중	1.5, 담유 – 3, 양강
6. (십일)척중	제11흉추극돌기 하함중	1.5, 비유 – 3, 의사
5. (일) 현추	제1요추극돌기 하함중	1.5, 삼초유 – 3, 황문
4. (이) 명문	제2요추극돌기 하함중	1.5, 신유 – 3, 지실
3. (사) 양관	제4요추극돌기 하함중	1.5, 대장유

2. 요유	천골과 미골 접합부	0.7, 하료 – 1.5, 백환유
1. 장강	꼬리뼈 끝과 항문 사이	0.5, 회양

수태음폐경 (手太陰肺經)	LU
	11

1. 중부	제1늑간, 운문 하 1촌. 화개 외방 6촌
2. 운문	쇄골 하 오훼돌기 내연. 선기 외방 6촌

3. 천부	3/9	유두와 수평	전액문두에서 주횡문의 척택 사이는 9촌
4. 협백	4/9	천부 바로 아래 1촌	상완골 요측연

5. 척택	주횡문 중앙 상완이두근건 요측은 척택, 척측은 곡택	주횡문의 척택에서 완횡문의 태연까지 12촌
6. 공최	척택과 태연을 이은 선 위, 척택에서 5촌, 태연에서 7촌	
7. 열결	요골경상돌기에서 약간 위쪽 오목한 곳, 정맥이 있는 곳, 양 손 교차시 식지가 닿는 곳. 태연에서 1.5촌	
8. 경거	요골경상돌기(橈骨莖狀突起) 요측연(橈側緣), 태연에서 1촌	
9. 태연	완횡문(腕橫紋) 요측(橈側) 요골동맥(橈骨動脈) 박동부위	

10. 어제	무지(拇指) 중수골(中手骨)의 중간 적백육제(赤白肉際)
11. 소상	무지(拇指) 요측(橈側) 조갑근각(爪甲根角) 옆 0.1촌

수양명대장경 (手陽明大腸經)		LI
		20

20. 영향	비익 외연 중앙 옆 수평선과 비순구가 만나는 곳.
19. 화료	콧구멍 바깥쪽 벽 수직선과 수구혈 수평선이 만난 점
18. 부돌	후두융기 옆 3촌
17. 천정	부돌과 결분의 중간점, 흉쇄유돌근 외측연

16. 거골	견쇄관절과 견갑극 사이 함요처
15. 견우	팔을 들 때 나타나는 어깨의 움푹한 곳 두 개 중 앞은 견우, 뒤는 견료
14. 비노	곡지와 견우의 연결선에서 곡지 위 7촌
13. 오리	곡지와 견우의 연결선에서 곡지 위 3촌.
12. 주료	곡지 외상방 1촌

11. 곡지		완요골 요측에서 주횡문과 완능선이 만나는 지점, 누르면 압통이 있는 곳
10. 삼리	10/12	양계와 곡지의 연결선에서 곡지 아래 2촌, 누르면 저린 곳
9. 상렴	9/12	양계와 곡지의 연결선에서 곡지 아래 3촌
8. 하렴	8/12	양계와 곡지의 연결선에서 곡지 아래 4촌
7. 온류	5/12	양계와 곡지의 연결선에서 양계 위 5촌.
6. 편력	3/12	양계와 곡지의 연결선에서 양계 위 3촌.

(※ 위 표 중 10~6 행의 중간 칸에 "양계에서 곡지 사이는 12촌"이라 병기됨)

5. 양계	엄지를 위로 폈을 때 손목 위의 두 힘줄 사이 오목한 곳
4. 합곡	둘째손가락 중수골(中手骨) 요측(橈側) 중간
3. 삼간	둘째손가락 중수골두(中手骨頭) 요측(橈側) 후함중(後陷中)
2. 이간	둘째손가락 기절골저(基節骨底) 요측(橈側) 전함중(前陷中) 적백육제(赤白肉際)
1. 상양	둘째손가락 요측(橈側) 조갑근각(爪甲根角) 옆 0.1촌

족양명위경 (足陽明胃經)

1. 승읍	동자 직하 0.7촌, 아래쪽 안와 상연	
2. 사백	동자 직하 1촌, 안와하공의 함요처	
3. 거료	동자 수직선과 콧구멍 수평선의 교차점	
4. 지창	구각 외방 0.4촌	
5. 대영	하악각 앞 1.3촌의 오목한 곳	
6. 협거	아래턱 모서리와 귀아래 끝선 중간의 약간 앞쪽, 이를 악물면 불룩해지는 곳	
7. 하관	관골궁 하연의 오목한 곳	
8. 두유	액발각 상 0.5촌의 오목한 곳	

9. 인영	후두융기 외방 1.5촌, 흉쇄유돌근 안쪽 끝에 목동맥 박동이 만져지는 곳
10. 수돌	인영 하 흉쇄유돌근 내연(內緣), 인영과 기사의 중간
11. 기사	쇄골상연, 흉쇄유돌근의 흉골두와 쇄골두 사이 오목한 곳
12. 결분	쇄골 위 움푹한 곳, 유두 수직선 위

13. 기호	선기 외방 4촌		결분 아래 쇄골 넘어 쇄골 밑
14. 고방	화개 외방 4촌		제1늑간, 기호 하 1.6촌
15. 옥예	자궁 외방 4촌	유두의 수직선 위	제2늑간, 고방 하 1.6촌
16. 응창	옥당 외방 4촌		제3늑간, 옥예 하 1.6촌
17. 유중	전중 외방 4촌		제4늑간, 유두 중앙부
18. 유근	중정 외방 4촌		제5늑간,, 유중 하 1.6촌

19. 불용	거궐 외방 2촌		
20. 승만	상완 외방 2촌		불용 하 1촌
21. 양문	중완 외방 2촌		승만 하 1촌
22. 관문	건리 외방 2촌		양문 하 1촌
23. 태을	하완 외방 2촌		관문 하 1촌
24. 활육문	수분 외방 2촌		태을 하 1촌
25. 천추	제중 외방 2촌	유두 폭의 1/2	활육문 하 1촌
26. 외릉	음교 외방 2촌		천추 하 1촌
27. 대거	석문 외방 2촌		외릉 하 1촌
28. 수도	관원 외방 2촌		대거 하 1촌
29. 귀래	중극 외방 2촌		수도 하 1촌
30. 기충	곡골 외방 2촌		귀래 하 1촌

31. 비관	둔하횡문(臀下橫紋) 수평선과 상전장골극 수직선이 만나는 곳, 누르면 아픈 곳		
32. 복토	슬개골 상연 바깥쪽 끝과 비관의 중간, 대퇴직근(大腿直筋)이 도드라지는 곳		
33. 음시	슬개골외상연 위 3촌, 양구 상 1촌.		
34. 양구	슬개골외상연 위 2촌.		

35. 독비	슬개골 바깥쪽 아래 오목한 곳, 무릎 힘줄 바깥쪽의 오목한 곳 (외슬안)		
36. 족삼리	독비 아래 3촌	슬중(膝中)에서 외과첨 사이 16촌	* **족삼리** : 비골소두에서 수평을 이루는 경골릉(경골조면)에 이르러 아래로 1촌 지점에서 다시 바깥쪽으로 1촌 나간 곳
37. 상거허	조구 위 2촌		
38. 조구	독비와 해계 중간		
39. 하거허	조구 아래 1촌		
40. 풍륭	조구 바깥쪽 1촌		

41. 해계	발목관절 횡문 중앙의 두 힘줄사이 오목한 곳
42. 충양	발등의 가장 높은 곳에서 조금 오목한 곳
43. 함곡	둘째발가락 외측 중족골저 전함중
44. 내정	둘째와 셋째발가락 갈라진 곳 적백육제(赤白肉際)
45. 여태	둘째발가락 외측 조갑근각(爪甲根角) 옆 0.1촌

	족태음비경 (足太陰脾經)	SP
		21

21. 대포	액중선(腋中線)과 제 6늑간이 만나는 자리, 극천과 장문의 중간	
20. 주영	전정중선의 자궁 외방 6촌, 제2늑간	유두의 수직선 외측 2촌
19. 흉향	전정중선의 옥당 외방 6촌, 제3늑간	
18. 천계	전정중선의 전중 외방 6촌, 제4늑간, 유두 외방 2촌	
17. 식두	전정중선의 중정 외방 6촌, 유근 외방 2촌, 제5늑간	

16. 복애	제상 3촌인 건리 외방 4촌, 대횡 위 3촌	
15. 대횡	제중 외방 4촌, 천추 외방 2촌	유두의 수직선 상
14. 복결	제중 외방 대횡 아래 1.3촌	
13. 부사	곡골 외방 4촌, 복결 하 3촌, 충문 위 0.7촌	
12. 충문	치골결합(恥骨結合) 상연(上緣) 곡골 외방 3.5촌	

11. 기문	슬중(膝中)과 충문(衝門) 연결선에서 충문 하 6촌, 슬중 상 13촌
10. 혈해	슬개골(膝蓋骨) 내상연(內上緣) 위 2촌, 양구와 같은 높이

9. 음릉천	경골내측과(脛骨內側髁) 하후연(下後緣), 양릉천과 같은 높이	
8. 지기	내과첨(內踝尖) 상 10촌, 경골내측 후연	경골내측(脛骨內側) 후연(後緣) 함요처에서 취혈, 내과첨(內踝尖)과 슬중(膝中) 사이 15촌
7. 누곡	내과첨(內踝尖) 상 6촌	
6. 삼음교	내과첨 (內踝尖) 상 3촌 경골내측(脛骨內側) 후연(後緣)	

5. 상구	내과첨(內踝尖) 전하부(前下部)로 내과첨과 주상골조면(舟狀骨粗面) 연결선의 중점
4. 공손	무지(拇趾) 중족골저(中足骨底) 내측(內側) 전함중(前陷中) 적백육제(赤白肉際)
3. 태백	무지(拇趾) 중족골두(中足骨頭) 내측(內側) 후함중(後陷中) 적백육제(赤白肉際)
2. 대도	무지(拇趾) 기절골저(基節骨底) 내측(內側) 전함중(前陷中) 적백육제(赤白肉際)
1. 은백	무지(拇趾) 내측(內側) 조갑근각(爪甲根角) 옆 0.1촌

수소음심경 (手少陰心經)	HT 9

1. 극천	액와(腋窩) 중앙, 동맥이 만져지는 곳
2. 청령	극천과 소해 사이의 1/3 아래쪽, 상완이두근(上腕二頭筋) 안쪽 가장자리 아래 오목한 곳
3. 소해	주횡문(肘橫紋) 내측단(內側端)
4. 영도	완횡문(腕橫紋)의 신문 위로 1.5촌, 척측수근굴근건(尺側手根屈筋腱) 요측연(橈側緣)
5. 통리	완횡문의 신문 위로 1촌, 척측수근굴근건 요측연
6. 음극	완횡문의 신문 위로 0.5촌, 척측수근굴근건 요측연
7. 신문	완횡문의 척측수근굴근건 요측연
8. 소부	제4 · 5중수골(中手骨) 사이, 주먹을 쥐었을 때 새끼손가락이 손바닥에 닿는 부위
9. 소충	제5지(指) 요측(橈側) 조갑근각(爪甲根角) 옆 0.1촌

수태양소장경 (手太陽小腸經)	SI
	19

19. 청궁	이주(耳珠) 가장 도드라진 곳 앞, 입을 벌리면 움푹해지는 곳 이주(耳珠) 위쪽은 이문, 귀구슬 가운데는 청궁, 귀구슬 아래쪽은 청회
18. 권료	목외자(目外眥) 수직선과 비익하연(鼻翼下緣) 수평선이 만나는 곳, 광대뼈 밑 오목한 곳
17. 천용	하악각(下顎角) 흉쇄유돌근과의 중간점, 예풍 하 1촌
16. 천창	후두융기(喉頭隆起)의 수평선 높이로 흉쇄유돌근(胸鎖乳突筋)의 뒤쪽 가장자리

15. 견중유	대추 양옆 2촌, 견정과 대추의 중간
14. 견외유	도도 양옆 3촌, 견갑골 내측
13. 곡원	견갑골극상와(肩胛骨棘上窩) 내측단 함중
12. 병풍	견갑극상와(肩胛棘上窩) 중간, 거골과 곡원의 중간
11. 천종	견갑극하와(肩胛棘下窩) 수직선과 4번 흉추극돌기 수평선 만나는 곳, 누르면 몹시 저리거나 아픈 곳, 천종·노유·견정의 세 혈이 정삼각형
10. 노유	후액문두 끝을 따라 올라가 견갑극(肩胛棘) 하함중(下陷中)
9. 견정	후액문두(後腋紋頭) 위로 1촌

8. 소해	주두(肘頭)와 상완골내측상과(上腕骨內側上顆) 사이, 신경이 건드려지면 손끝까지 저리다
7. 지정	양곡과 소해의 연결선에서 양곡 위 5촌
6. 양로	척골경상돌기(尺骨莖狀突起) 요측연 함중, 손바닥을 가슴으로 향하면 뼈 사이에 홈이 생기고 손 바닥을 아래로 향하면 뼈가 튀어나오는 곳
5. 양곡	완관절(腕關節) 척측 경상돌기(莖狀突起)와 월상골(月狀骨) 사이 함중, 완골과 양로 중간

4. 완골	제5지(指) 중수골(中手骨)과 두상골(頭狀骨) 사이 적백육제, 후계 뒤
3. 후계	제5지(指) 중수골두(中手骨頭) 후방 횡문(橫紋) 적백육제
2. 전곡	제5지(指) 기절골저(基節骨底) 척측(尺側) 전함중(前陷中) 적백육제(赤白肉際)
1. 소택	제5지(指) 척측(尺側) 조갑근각(爪甲根角) 옆 0.1촌

족태양방광경 (足太陽膀胱經)

1. 정명	목내자(目內眥)와 그 안쪽 뼈의 중간
2. 찬죽	눈썹의 안쪽 끝에서 홈진 곳, 누르면 오목한 곳, 정명 직상
3. 미충	찬죽 수직선 위 전발제(前髮際)에서 0.5촌 들어간 곳, 신정과 곡차의 중간
4. 곡차	머리정중선 전발제에서 0.5촌의 신정 외방 1.5촌
5. 오처	곡차 위 0.5촌, 상성 외방 1.5촌
6. 승광	전발제 상 2.5촌, 오처 뒤 1.5촌
7. 통천	전발제 상 4촌, 승광 뒤 1.5촌
8. 낙각	전발제 상 5.5촌, 통천 뒤 1.5촌
9. 옥침	풍부 위 1.5촌의 뇌호 외방 1.3촌
10. 천주	제1·2경추(頸椎) 사이의 아문 외방 1.3촌

11. 대저	제1흉추극돌기(胸椎棘突起) 하함중(下陷中) 외방 1.5촌	일 도도	
12. 풍문	제2흉추극돌기 하함중 외방 1.5촌		부분
13. 폐유	제3흉추극돌기 하함중 외방 1.5촌	삼 신주	백호
14. 궐음유	제4흉추극돌기 하함중 외방 1.5촌		고황
15. 심유	제5흉추극돌기 하함중 외방 1.5촌	오 신도	신당
16. 독유	제6흉추극돌기 하함중 외방 1.5촌	육 영대	의회
17. 격유	제7흉추극돌기 하함중 외방 1.5촌	칠 지양	격관
18. 간유	제9흉추극돌기 하함중 외방 1.5촌	구 근축	혼문
19. 담유	제10흉추극돌기 하함중 외방 1.5촌	십 중추	양강
20. 비유	제11흉추극돌기 하함중 외방 1.5촌	십일 척중	의사
21. 위유	제12흉추극돌기 하함중 외방 1.5촌		위창
22. 삼초유	제1요추극돌기(腰椎棘突起) 하함중 외방 1.5촌	일 현추	황문
23. 신유	제2요추극돌기 하함중 외방 1.5촌	이 명문	지실
24. 기해유	제3요추극돌기 하함중 외방 1.5촌		
25. 대장유	제4요추극돌기 하함중 외방 1.5촌	사 양관	
26. 관원유	제5요추극돌기 하함중 외방 1.5촌		
27. 소장유	제1후천골공(後薦骨孔) 외측, 정중천골릉(正中薦骨稜) 외방 1.5촌		상료
28. 방광유	제2후천골공 외측, 정중천골릉 외방 1.5촌		차료	포황
29. 중려유	제3후천골공 외측, 정중천골릉 외방 1.5촌		중료
30. 백환유	제4후천골공 외측, 정중천골릉 외방 1.5촌		하료	질변

31. 상료	제1후천골공(後薦骨孔) 중앙 함요처(陷凹處), 제1천골극돌기(薦骨棘突起) 하함중 외방 1촌	
32. 차료	제2후천골공 중앙 함요처, 제2천골극돌기 하함중 외방 0.9촌	
33. 중료	제3후천골공 중앙 함요처, 제3천골극돌기 하함중 외방 0.8촌	
34. 하료	제4후천골공 중앙 함요처, 제4천골극돌기 하함중 외방 0.7촌	
35. 회양	미골(尾骨) 하단(下端) 외방 0.5촌	
36. 승부	둔하횡문(臀下橫紋) 중앙	
37. 은문	승부와 위중 사이(14촌)에서 승부 하 6촌	
38. 부극	위양 상 1촌	
39. 위양	슬와횡문(膝窩橫紋) 외측 대퇴이두근(大腿二頭筋) 내연(內緣)	
40. 위중	슬와횡문 중앙	

41. 부분	제2흉추극돌기(胸椎棘突起) 하함중(下陷中) 외방 3촌			풍문
42. 백호	제3흉추극돌기 하함중 외방 3촌	삼 신주		폐유
43. 고황	제4흉추극돌기 하함중 외방 3촌			궐음유
44. 신당	제5흉추극돌기 하함중 외방 3촌	오 신도		심유
45. 의희	제6흉추극돌기 하함중 외방 3촌	육 영대		독유
46. 격관	제7흉추극돌기 하함중 외방 3촌	칠 지양		격유
47. 혼문	제9흉추극돌기 하함중 외방 3촌	구 근축		간유
48. 양강	제10흉추극돌기 하함중 외방 3촌	십 중추		담유
49. 의사	제11흉추극돌기 하함중 외방 3촌	십일 척중		비유
50. 위창	제12흉추극돌기 하함중 외방 3촌			위유
51. 황문	제1요추극돌기 하함중 외방 3촌	일 현추		삼초유
52. 지실	제2요추극돌기 하함중 외방 3촌	이 명문		신유
53. 포황	제2후천골공(後薦骨孔) 외방 3촌		방광유	차료
54. 질변	제4후천골공 외방 3촌	요유	백환유	하료

55. 합양	위중 하 2촌, 슬중(膝中)과 외과첨 사이의 1/8	
56. 승근	합양과 승산의 중간, 위중 하 5촌, 합양 하 3촌, 승산 상 3촌, 비복근의 중앙	
57. 승산	비복근 하단(下端)의 人자형으로 골진 곳	
58. 비양	비복근 외측 하단, 곤륜 위 7촌, 승근 외측 하 1촌	
59. 부양	곤륜 위로 3촌, 현종(담경) 바깥쪽	

60. 곤륜	발 바깥쪽 복사뼈와 아킬레스건의 중간
61. 복삼	곤륜과 발바닥면 사이의 중간, 발뒤꿈치뼈 윗기슭 조금 오목한 곳, 곤륜 아래로 1.5촌
62. 신맥	발 바깥쪽 복사뼈 아래쪽 가장자리 밑
63. 금문	신맥과 경골 사이의 중간, 뼈 아래 오목한 곳
64. 경골	발 바깥쪽 다섯째 발몸뼈 뒤쪽 오목한 곳, 발등과 발바닥 경계
65. 속골	다섯째 발몸뼈 앞머리 부위 뒤쪽 오목한 곳, 다섯째 발가락 본절 뒤로 넘어 오목한 곳
66. 족통곡	다섯째 발가락 본절 앞 오목한 곳
67. 지음	다섯째 발가락 발톱뿌리 바깥쪽 모서리 옆 0.1촌

족소음신경(足少陰腎經)	KI 27

27. 유부	선기 외방 2촌, 쇄골(鎖骨) 하연(下緣)	가슴 한가운데 선과 유두 사이(4촌)의 1/2 폭
26. 욱중	화개 외방 2촌, 제1늑간	
25. 신장	자궁 외방 2촌, 제2늑간	
24. 영허	옥당 외방 2촌, 제3늑간	
23. 신봉	전중 외방 2촌, 제4늑간	
22. 보랑	중정 외방 2촌, 제5늑간	

21. 유문	거궐 외방 0.5촌, 제상(臍上) 6촌	가슴 한가운데 선과 유두 사이(4촌)의 1/8 폭
20. 복통곡	상완 외방 0.5촌, 제상(臍上) 5촌	
19. 음도	중완 외방 0.5촌, 제상(臍上) 4촌	
18. 석관	건리 외방 0.5촌, 제상(臍上) 3촌	
17. 상곡	하완 외방 0.5촌, 제상(臍上) 2촌	
16. 황유	제중(臍中) 외방 0.5촌	
15. 중주	음교 외방 0.5촌, 제하(臍下) 1촌	
14. 사만	석문 외방 0.5촌, 제하(臍下) 2촌	
13. 기혈	관원 외방 0.5촌, 제하(臍下) 3촌	
12. 대혁	중극 외방 0.5촌, 제하(臍下) 4촌	
11. 횡골	곡골 외방 0.5촌, 제하(臍下) 5촌	

10. 음곡	무릎을 직각으로 구부리고 힘을 주면 오금의 가로 금 위에 나타나는 딱딱한 두 힘줄 사이 오목한 곳	태계와 음곡 사이는 13촌
9. 축빈	태계와 음곡의 연결선 상에서 태계 상 5촌	
8. 교신	내과첨과 삼음교 사이의 2/3 위(태계 위 2촌), 아킬레스건 전연(前緣)과 경골(脛骨) 후연(後緣)의 중간	
7. 복류	내과첨(內踝尖)과 삼음교 사이의 2/3 위(태계 위 2촌) 아킬레스건 전연(前緣)	

6. 조해	내과(內踝) 하연(下緣) 함요처(陷凹處)	태계~족저 (足底) 사이 3촌
5. 수천	태계와 발바닥면 사이 1/3, 태계 아래 1촌, 내과(內踝) 후연(後緣) 종골(踵骨) 상	
4. 대종	태계 하 0.5촌, 아킬레스건 전연(前緣)	
3. 태계	내과첨(內踝尖) 수평선으로 내과(內踝) 후연(後緣)과 아킬레스건 전연(前緣)의 중간	
2. 연곡	내과(內踝) 앞쪽 아래에 돌아오른 주상골(舟狀骨) 하연 적백육제(赤白內際) 함요처(陷凹處)	
1. 용천	발가락을 뺀 발바닥 길이의 1/3 앞 부위의 중앙 함요처, 제2·3중족골(中足骨) 사이	

| 수궐음심포경 (手厥陰心包經) | PC
9 |

1. 천지	제 4늑간에서 유두 외방 1촌	
2. 천천	전액문두(前腋紋頭) 하 2촌(전액문두와 곡택 사이는 9寸), 상완이두근의 두 힘살 사이 오목한 곳	
3. 곡택	주횡문(肘橫紋)에서 상완이두근건(上腕二頭筋腱)의 척측(尺側) (요측(橈側)은 척택)	
4. 극문	완횡문(腕橫紋·대릉) 상 5촌, 장장근건(長掌筋腱)과 요측수근굴근건(橈側手筋屈筋腱) 사이	곡택과 대릉 사이는 12寸
5. 간사	완횡문 상 3촌, 장장근건 요측연(橈側緣)	
6. 내관	완횡문 상 2촌, 장장근건 요측연	
7. 대릉	완횡문 상 장장근건과 요측수근굴근건 사이	
8. 노궁	제2·3지(指) 중수골(中手骨) 사이, 주먹을 쥐면 셋째손가락 끝이 손바닥에 닿는 부위	
9. 중충	중지(中指) 끝 중앙 손톱 앞 0.1촌 (조갑근각 요측 옆 0.1촌)	

수소양삼초경(手少陽三焦經)	TE 23

23. 사죽공	눈썹 바깥쪽 끝 홈지고 오목한 곳		
22. 화료	이주(耳珠) 앞 위쪽, 광대뼈의 상연(上緣) 동맥이 뛰는 곳, 귀밑머리의 후연(後緣)		
21. 이문	이주(耳珠) 윗부분 앞, 입을 벌리면 홈이 지는 곳, 이주 윗부분 앞은 이문, 이주 중앙 앞은 청궁, 이주 아랫부분 앞은 청회		

20. 각손	이륜(耳輪)을 앞으로 접어 이첨(耳尖)이 옆머리에 닿는 곳		
19. 노식	2/3	예풍과 각손을 활모양으로	귀를 뒤로 붙여 이륜(耳輪)이 닿는 부위에서
18. 계맥	1/3	연결하여 3등분	뼈의 오목한 곳
17. 예풍	이수(耳垂) 뒤, 아래턱뼈와 유양돌기 끝 사이의 중간에 오목한 곳		
16. 천유	하악각(下顎角) 수평선과 흉쇄유돌근(胸鎖乳突筋) 후연(後緣)이 만나는 지점		

15. 천료	도도와 견봉단을 잇는 선 위의 중간점(견정과 곡원을 잇는 선 위의 중간)		
14. 견료	팔을 수평으로 들어 어깨 위에 나타나는 두 오목한 곳 중에서 뒤쪽 오목한 곳, (앞쪽은 견우), 견봉단 뒷모서리를 돌아나가 삼각근의 근속이 갈라진 오목한 곳		
13. 노회	견료(肩髎) 하 3촌	주두(肘頭)와 액와 횡문 사이는 9촌	후액문두 수평선 높이에서 삼각근 후연 함중
12. 소락	주두(肘頭) 상 5촌		팔을 안으로 돌리면 홈이 지는 곳
11. 청냉연	주두(肘頭) 상 2촌		천정 위로 1촌

10. 천정	주두(肘頭)[팔꿈치] 위 1촌, 두 힘살 사이 오목한 곳	
9. 사독	양지 상 7촌, 요골과 척골 사이 함중	
8. 삼양락	양지 상 4촌, 요골과 척골 사이 함중	하완의 요골과 척골 사이 오목한 곳, 양지와 팔꿈치 끝 사이는 12촌
7. 회종	양지 상 3촌, 척골의 요측연(橈側緣)	
6. 지구	양지 상 3촌, 요골과 척골 사이 함중	
5. 외관	양지 상 2촌, 요골과 척골 사이 함중	

4. 양지	손목 관절의 손등쪽, 요골경상돌기(橈骨莖狀突起) 척측단(尺側端) 함중(陷中),
3. 중저	넷째손가락과 다섯째손가락 사이로 넷째손가락 중수골두(中手骨頭) 후함중(後陷中)
2. 액문	제4지(指) 중수골저(中手骨底) 척측(尺側) 전함중(前陷中) 적백육제(赤白肉際)
1. 관충	제4지(指) 척측(尺側) 조갑근각(爪甲根角) 옆 0.1촌

족소양담경 (足少陽膽經)	GB
	44

1. 동자료	목외자(目外眥) 외방 0.5촌, 뼈 위로 올라 바로 오목한 곳
2. 청회	이주(耳珠) 아랫부분 앞, 입을 벌리면 옴폭해지는 곳 이주 윗부분 앞은 이문, 이주 가운데부분 앞은 청궁
3. 상관	관골궁(觀骨弓) 상연(上緣) 함중(含中), 하관과 아래위 상대

4. 함염	1/4	두유와	두유는 액발각(額髮角)에서 전두골(前頭骨) 도드라진 부분 위로
5. 현로	2/4	곡빈 사이는	들어가 오목한 곳,
6. 현리	3/4	4寸	곡빈은 이첨(耳尖) 수평선과 이주(耳珠) 앞 수직선이 만나는 곳
7. 곡빈	이첨(耳尖) 수평선과 이주(耳珠) 앞 수직선이 만나는 곳, 각손 앞으로 1촌		
8. 솔곡	이첨(耳尖)이 닿는 곳(각손)에서 위로 1.5촌		
9. 천충	솔곡 수평선과 이륜(耳輪) 수직선이 만나는 곳, 솔곡 뒤로 0.5촌		
10. 부백	각손 뒤로 1촌	1/3	천충에서 완골을 활모양으로 이은 선을 3등분
11. 두규음	유양돌기 후연(後緣)	2/3	
12. 완골	유양돌기 하후연(下後緣)의 오목한 곳		
13. 본신	목외자(目外眥) 수직선 위, 전발제(前髮際)에서 0.5촌 위, 신정과 두유 사이의 2/3 지점		
14. 양백	동자(瞳子) 직상(直上) 눈썹 위로 1촌(전발제(前髮際)와 눈썹 사이의 3촌의 1/3)		
15. 두임읍	동자 직상, 전발제(前髮際) 상 0.5촌, 신정과 두유의 중간		
16. 목창	동자 직상 전발제 상 1.5촌 두임읍 후방 1촌		
17. 정영	전발제 상 2.5촌, 목창 후방 1촌		
18. 승령	전발제 상 4촌, 정영 후방 1.5촌		
19. 뇌공	풍부(風府) 상 1.5촌의 뇌호(腦戶)와 수평선으로 풍지(風池) 직상(直上) 1.5촌에 취한다.		
20. 풍지	풍부 수평선 위, 후두골(後頭骨) 하, 유양돌기 후방과 승모근 바깥쪽 사이의 오목한 곳		
21. 견정	대추와 견봉단(肩峰端)을 이은 선의 중간점		
22. 연액	액와(腋窩) 중앙(극천) 수직선 아래로 3촌, 제4늑간, 유두 바깥쪽 4촌		
23. 첩근	연액 앞 1촌, 제 4늑간, 유두 바깥쪽 3촌		
24. 일월	유두(乳頭) 직하, 제7늑간의 함중		
25. 경문	제12늑골단(肋骨端) 하제(下際)		
26. 대맥	제11늑골단 하제(下齊) 수직선과 제중(臍中) 수평선이 만나는 곳		
27. 오추	상전장골극(上前腸骨棘) 아래로 관원 수평선과 만나는 곳		

28. 유도	오추 전하방(前下方) 0.5촌
29. 거료	상전장골극(上前腸骨棘)과 대퇴골대전자(大腿骨大轉子) 최고점 사이의 중간 오목한 곳
30. 환도	대퇴골대전자 뒤 위쪽 함중, 대퇴골대전자와 요유를 이은 연결선 외측 1/3 되는 지점

31. 풍시	대퇴골(大腿骨) 후연(後緣)의 두 힘살 사이, 슬중(膝中) 상 9촌, 바르게 서서 팔을 내려 가운데 손가락 끝이 닿는 곳	
32. 중독	대퇴골대전자(大腿骨大轉子)과 슬중(膝中)의 연결선에서 풍시 하 2촌, 슬중 상 7촌	
33. 슬양관	대퇴골외측상과(大腿骨外側上顆) 위 함중(陷中)으로 양릉천 위 3촌	
34. 양릉천	비골소두(腓骨小頭) 아래쪽의 바로 앞 오목한 곳	
35. 양교	외과첨(外踝尖) 상 7촌, 비골(腓骨) 후연(後緣)	비골소두와 외과첨의 중간
36. 외구	양교 앞쪽 1촌, 비골(腓骨) 전연(前緣)	
37. 광명	외과첨 상 5촌, 비골 전연	
38. 양보	외과첨 상 4촌, 비골 전연	
39. 현종	외과첨 상 3촌, 비골 전연, 삼음교와 내외 상대, 외과첨에서 비골을 타고 오르면 뼈가 부러진 듯 함요(陷凹)된 곳에서 전연(前緣)	
40. 구허	외과첨 아래에서 전방으로, 장지신근건(長趾伸筋腱) 외측연(外側緣) 함요처(陷凹處)	

41. 족임읍	제4·5지(趾) 중족골(中足骨) 결합부(結合部) 앞 함요처(陷凹處)
42. 지오회	제4지(趾) 중족골두(中足骨頭) 외측(外側) 후함중(後陷中)
43. 협계	제4지(趾) 기절골저(基節骨底) 외측(外側) 전함중(前陷中) 적백육제(赤白肉際)
44. 족규음	제4지(趾) 외측(外側) 조갑근각(爪甲根角) 옆 0.1촌

족궐음간경 (足厥陰肝經)	LR
	14

14. 기문	제6늑간(肋間), 거궐 수평선과 유두(乳頭) 수직선이 만나는 곳		
13. 장문	제11늑골단(肋骨端) 하제(下際), 팔꿈치 끝이 닿는 부위		

12. 급맥	치골 상연(上緣)의 곡골 외방 2.5촌, 기충 외하방 0.5촌		
11. 음렴	기충 하 2촌	슬중(膝中)과 기충 사이 19촌	장내전근(長內轉筋)과 치골근(恥骨筋) 사이
10. 족오리	기충 하 3촌		
9. 음포	곡천 상 5촌		경골(脛骨)과 장골(腸骨)을 이은 봉공근(縫工筋)과 박근(薄筋) 사이 오목한 곳

8. 곡천	무릎을 완전히 구부려 생긴 내측 횡문단(橫紋端)으로 두 힘살 사이 오목한 곳	
7. 슬관	경골내측과(脛骨內側顆) 하후방(下後方)으로 음릉천 뒤 1촌	
6. 중도	내과첨(內踝尖) 상 7촌, 경골내측면(脛骨內側面) 중간(中間)	슬관과 발 안쪽 복사뼈 높은 끝 사이 13촌
5. 여구	내과첨(內踝尖) 상 5촌, 경골내측면(脛骨內側面) 중간(中間)	

4. 중봉	족관절(足關節) 내과(內踝) 전방, 전경골근건(前脛骨筋腱) 내측연(內側緣) 해계와 상구의 중간
3. 태충	첫째와 둘째발가락 중족골(中足骨) 위쪽 결합부 아래 오목한 곳
2. 행간	무지(拇趾)와 제2지(趾)가 갈라진 적백육제(赤白肉際)
1. 대돈	무지(拇趾) 외측(外側) 조갑근각(爪甲根角) 옆 0.1촌

3 참고문헌

김남수, 『생활침뜸의학』, 서울 : 보성사, 1999.

전통의학연구소, 『東洋醫學大事典』, 서울 : 성보사, 2000.

최태섭, 『鍼灸經穴學正典』, 서울 : 사림원, 1982.

강쇄빈, 『經典鍼灸學』, 서울 : 일중사, 2000.

배병철, 『今釋黃帝內經』, 서울 : 성보사, 1995.

李鼎, 『鍼灸學』, 北京 : 人民衛生出版社, 1995.

李鼎, 『經絡學』, 上海 : 上海科學技術出版社, 1995.

東洋療法學敎協會, 『經絡經穴槪論』, 東京 : 医道の日本社, 1992.

玉富春 等, 『新穴奇穴圖譜』, 上海 : 科學技術出版社, 1999.

安徽中醫學院 · 上海中醫學院, 『鍼灸學事典』, 上海 : 上海科學技術出版社, 1987.

李德深, 『中國針灸穴位通鑒』, 北京 : 靑馬出版社, 1994.

山東中醫學院 校釋 『鍼灸甲乙經校釋 上冊』, 北京 : 人民衛生出版社, 1979.

邱茂良 主編 『鍼灸學』, 上海 : 上海科學技術出版社, 2000.

程莘農 主編 『中國鍼灸學』, 北京 : 人民衛生出版社, 1995.

정통침뜸연구소, 『경락학』

『針灸辨證治療學』, 中國醫藥科技出版社.

『原色圖解 解剖學』, 汎文社.

4 찾아보기

ㅈ

- 1915년 전남 광산군 하남면 출생
- 부친 김서중(金瑞中)으로부터 형님 김기수(金己洙)와 함께 한학 및 침구학 전수
- 1943년 남수침술원 개원
- 서울맹학교 교과서 제정위원 및 심의위원
- 중국 북경 침구골상학원(현 북경중의약대학) 객좌교수
- 녹색대학원 자연의학과 석좌교수
- 미국 사우스베일로대학교 명예 동양의학 박사(2009)
- 미국 로드랜드대학교 명예 자연치유학 박사(2012)
- 세계침구학회연합회(WFAS) 주석단 집행위원, 교육위원, 침구의사고시위원
- 세계중의약학회연합회(WFCMS) 주석단 집행위원, 국제침구의사고시 한국 대표
- 사단법인 대한침구사협회 입법추진위원장, 봉사단장
- 사단법인 허임기념사업회 설립 이사장
- 대한민국 대통령 표창(2002)
- 국민훈장 동백장 서훈(2008)
- 미국 애틀랜타 리버데일 호스피탈 암센터, 암환자 침뜸시술 임상연구(2009~2010)
- 중국 세계중의약학회연합회 위팡탕(御方堂) 중의병원 진료(2011)
- 미국 대통령 버락 오바마 자원봉사상 금상 수상(2012)
- 중국 UN MDGs 새천년개발목표 특별공로상 수상(2013)
- 100세 기념, 5천 제자의 『헌정집』 헌정(2014)
- 미국 사우스베일로대학교 '구당 침뜸' 박사과정 정식 개설(2016)

주요 저서

- 『무극보양뜸』
- 『나는 침뜸으로 승부한다』
- 『뜸의 이론과 실제』
- 『침뜸 이야기』
- 『침구사의 맥이 끊어지면 안 된다』
- 『침구사를 키워 인류를 구해야』
- 『생활침뜸의학』
- 『침사랑 뜸사랑, 아~ 내사랑』
- 『침뜸의학개론』, 『경락경혈학』, 『장상학』, 『병인병기학』,
  『침뜸술』, 『취혈자침실기』, 『침뜸진단학』, 『경락학』 등
- 『針通經絡灸調(나는 침뜸으로 승부한다 중국어판)』
- 『灸治百病(뜸의 이론과 실제 중국어판)』

[개정판] 침뜸기초 下

경락경혈학

초　판　1쇄 발행 | 2002년 6월 3일
초　판　16쇄 발행 | 2014년 3월 7일
개정판　5쇄 발행 | 2023년 7월 31일

저　　　자 | 김 남 수
펴 낸 곳 | **정통침뜸연구소**
등　　록 | 제6-0587호 2002년 1월 7일
주　　소 | 서울 동대문구 제기로 93(청량리동 486) 구당 B/D 1층
전　　화 | (02)3295-2332
팩　　스 | (02)964-7999
홈 페 이 지 | **www.chimtm.com**

ⓒ 2015, 정통침뜸연구소

ISBN 978-89-90255-32-7　04510
ISBN 978-89-90255-30-3　(세트)

정가 47,000원

총판 | 한국출판협동조합 070-7119-1744 경기도 파주시 적성면 적성산단3로 10

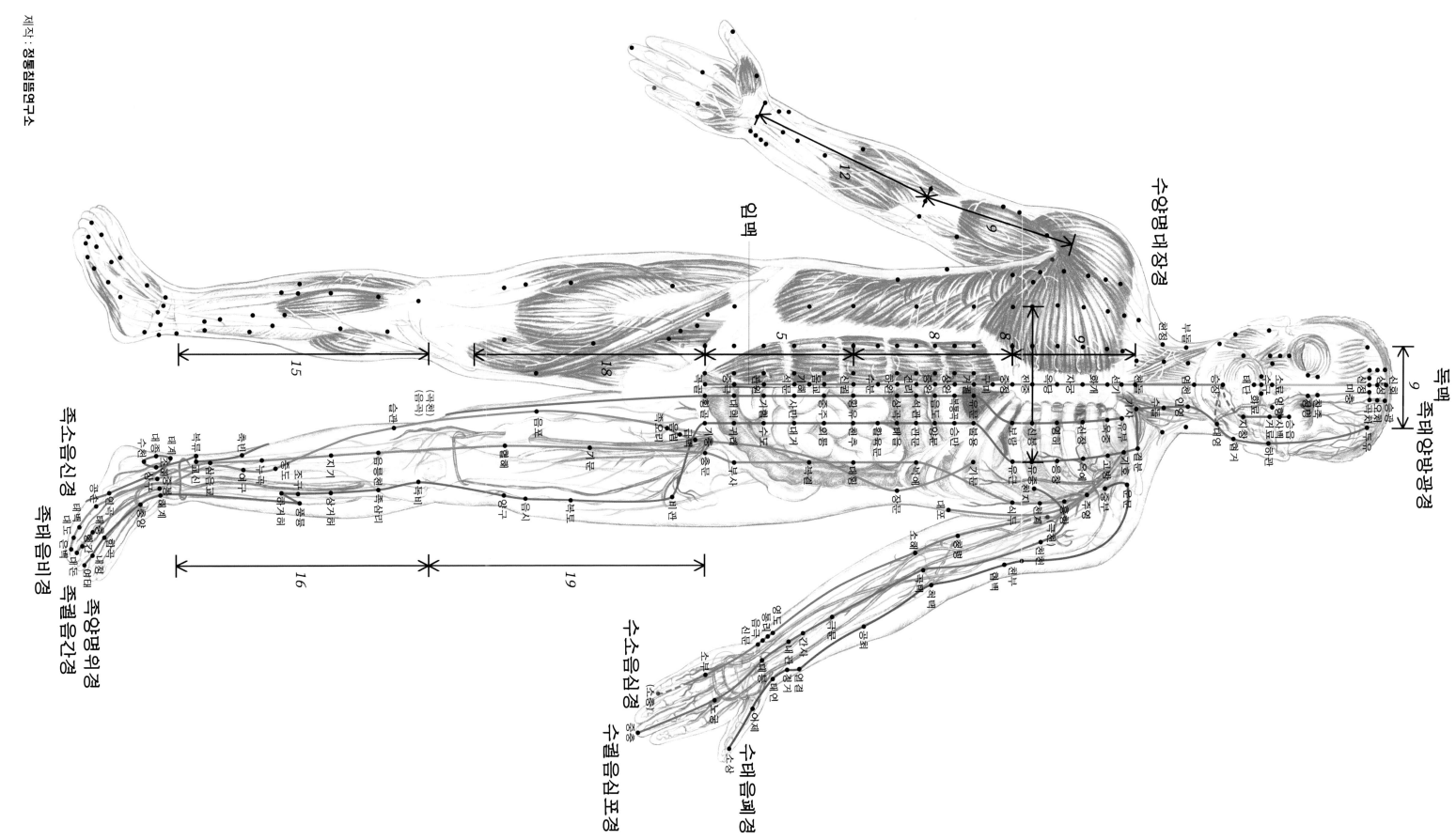

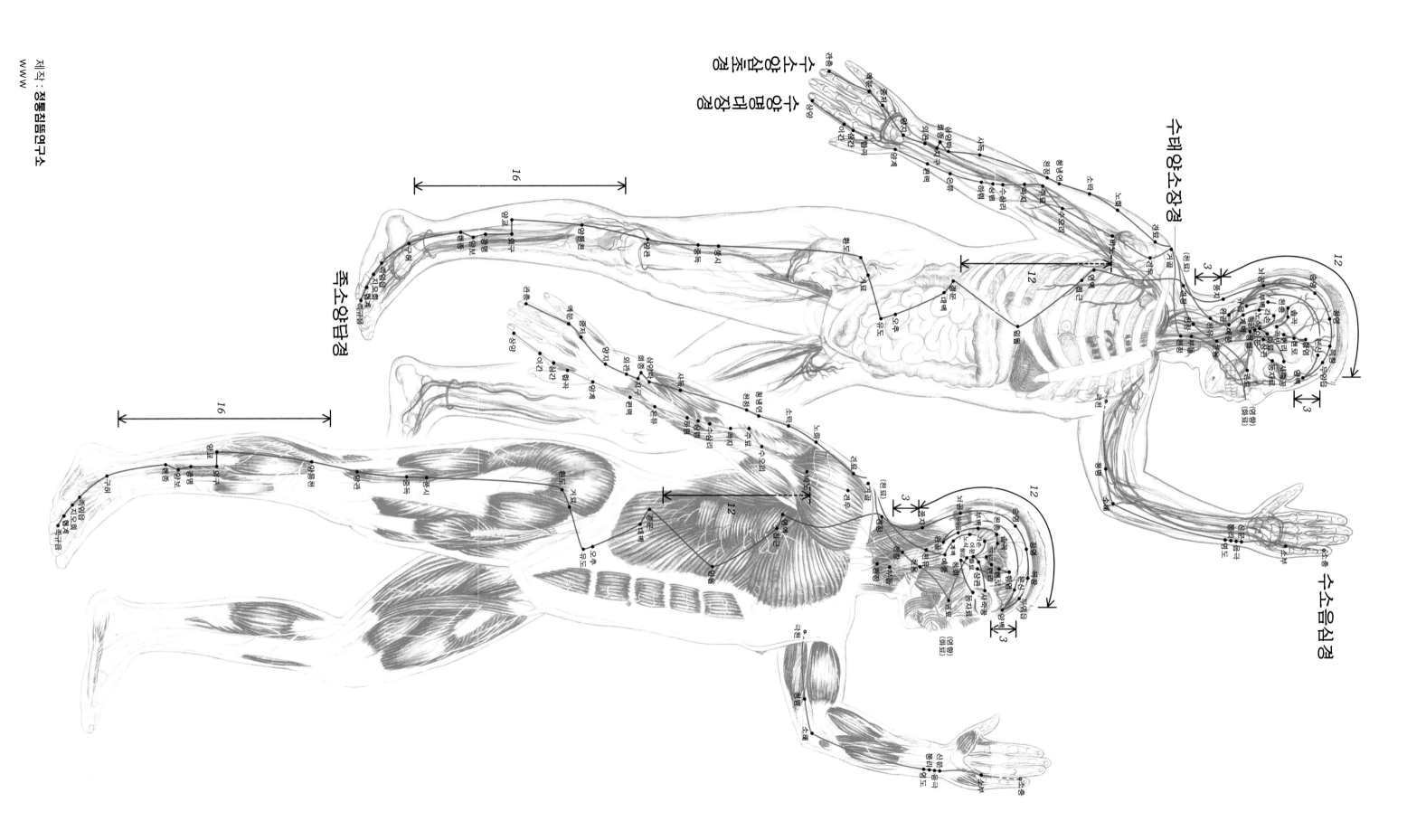